AF523922

Semnos Lehrbuch

Besuchen Sie uns im Internet
www.semnos.de

Udo Baer
Kreative Leibtherapie. Das Lehrbuch
Berlin:
Semnos Verlag 2017 / 2. Auflage
ISBN 978-3934933-36-1

Lektorat: Elke Renz
Satz: TRITUM GmbH, Jena
Umschlaggestaltung und Satz: Christin Ursprung, Berlin
Titelfoto: jala / photocase.com
Druck: CPI – Clausen und Bosse, Leck

Semnos Lehrbuch

Udo Baer

Kreative Leibtherapie
Das Lehrbuch

Semnos

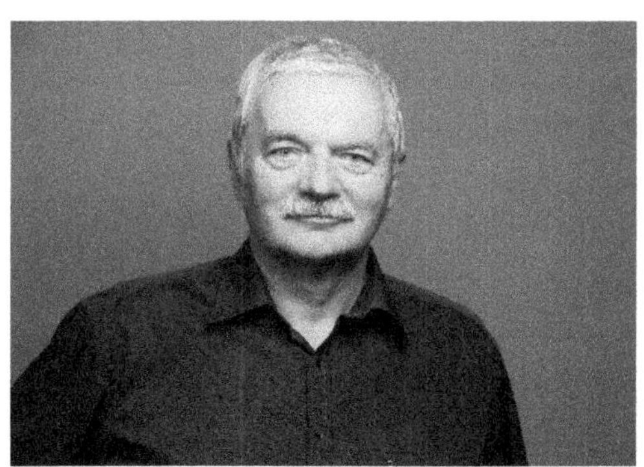

Udo Baer (Neukirchen-Vluyn, Jg. 1949)
Dr. phil. (Gesundheitswissenschaften), Diplom-Pädagoge, Kreativer Leibtherapeut, Vorsitzender der Stiftung Würde, Wissenschaftlicher Leiter der Zukunftswerkstatt *therapie kreativ* sowie des Instituts für soziale Innovationen (ISI) mit dem Institut für Gerontopsychiatrie (IGP) und Mitbegründer des Pädagogischen Instituts Berlin (PIB), Autor, Referent, www.baer-frick-baer.de.
www.alter-und-wuerde.de
www.kinder-und-wuerde.de
www.trauma-und-wuerde.de

Inhalt

1 Einführung – und was man vor dem Lesen wissen sollte

Dieses Lehrbuch erscheint zum 25. Jahrestag der Gründung der Zukunftswerkstatt *therapie kreativ* bzw. ihrer Vorläuferin, der „Zukunftswerkstatt Tanz e.V." im Jahr 1987. Zwei Jahre zuvor hatten sich meine Frau Gabriele Frick-Baer und ich sowie einige Kolleg/innen aus dem sozialpädagogischen Bereich zusammengetan, um die Zukunftswerkstatt e.V. zu gründen. Wir alle arbeiteten damals in sozialen Berufen, überwiegend bei Wohlfahrtsverbänden, und waren es irgendwann überdrüssig, uns selbst und andere immer wieder sagen zu hören: „Man müsste mal ..." Um dieses „Man müsste mal ..." nicht immer wieder in die ferne Zukunft zu verschieben, sondern die Gestaltung der Zukunft in der Gegenwart anzupacken, gründeten wir die Zukunftswerkstatt e.V. Wir waren neben unseren sozialen Berufstätigkeiten alle kreativ tätig, im tänzerischen und musikalischen Bereich, im Theater, in der künstlerischen Gestaltung, und machten dabei zahlreiche und intensive Erfahrungen, wie der künstlerische Prozess das Erleben und Verhalten verändern kann. Wir wollten dies für unsere sozialen Projekte nutzbar machen und mit unseren sonstigen Aktivitäten verbinden.

Von Therapie war in diesem Zusammenhang noch kaum die Rede, auch wenn meine Frau und ich uns damals in therapeutischen Ausbildungen befanden bzw. diese absolviert und therapeutische Erfahrungen gesammelt hatten. Viel gesprochen wurde aber schon von Werten wie Aufrichten, Beziehung und Würde.

Mit der Zukunftswerkstatt e.V. gründeten wir zahlreiche Projekte: ein Gesundheits- und Bewegungszentrum im Duisburger Norden, in dem wir mit schwer sozial benachteiligten Menschen gesundheitsfördernde Angebote durchführten (z. B. „Herzbegleitung" für Menschen nach einem Herzinfarkt, „Rund um die gestresste Wirbelsäule" für Menschen mit Rückenbeschwerden, „Anti-Kopfschmerz-Gruppen"). Wir gründeten eine mobile Orientierungsschule für altersverwirrte Menschen, in der wir Konzepte erarbeiteten und erprobten, Elemente des Tanzes und der Musik in die Arbeit mit Demenzkranken zu bringen. (unter dem Motto „Ich bewege mich – ich lasse mich bewegen"). Wir verknüpften Berufsfortbildungen für türkische junge Frauen mit tänzerischen Angeboten, die im geschützten Rahmen das Selbstbewusstsein stärken halfen). Weil die Erfahrungen dafür sprachen, wurden wir immer mutiger darin, therapeutische Elemente in unsere sozialpädagogische Arbeit zu integrieren, zum Beispiel mit schwer psychisch erkrankten Menschen. Dabei merkten meine Frau und ich, dass vieles von dem, was wir sowohl im Studium als auch in den therapeutischen Aus- und Fortbildungen gelernt hatten, nicht ausreichend „passte" und wir neue Methoden entwickeln mussten. Wir brauchten schließlich auch mehr Kolleginnen und Kollegen, die diese und viele andere Projekte durchführen konnten, und schufen dafür eine einjährige Vollzeitfortbildung, die vom damaligen Arbeitsamt finanziert wurde: die Tanz-Sozialtherapie. Dafür wurde schließlich die Zukunftswerkstatt Tanz e.V. gegründet. Die Ausweitung von deren Aktivitäten auf andere künstlerische Schwerpunkte fand schließlich in der Namensänderung zu „Zukunftswerkstatt Tanz Musik Gestaltung" ihren Ausdruck, bis sie letztendlich mit ihrer zunehmenden Ausrichtung zum Ausbildungsinstitut für leiborientierte Therapie in die „Zukunftswerkstatt *therapie kreativ*" umbenannt wurde.

Wir verschwendeten in diesen Anfangsjahren keinen Gedanken daran, neue therapeutische Modelle oder gar Verfahren schaffen zu wollen. Das wurde im Laufe der Zeit anders, weil wir unsere Erfahrungen und damit die Notwendigkeiten der Anpassung der Theorie an unsere Praxis nicht ignorieren konnten. In den Anfangsjahren verstanden sich meine Frau und ich als kreative Gestalttherapeut/innen, fußend auf unsere von uns geschätzten Ausbildungen beim Fritz-Perls-Institut, die durch zahlreiche andere Inputs fachlich ergänzt wurden, die wir uns zielgerichtet suchten. Basierend auf den Wurzeln einer humanistischen Psychotherapie bestand der Schwerpunkt unseres Interesses darin, Elemente all dieser therapeutischen und kreativen Kompetenzen für das soziale, pädagogische und Gesundheitsfeld nutzbar zu machen. Wir wussten, dass die Möglichkeiten des Tanzes, des Musizierens und der künstlerischen Gestaltung dazu einladen, Erfahrungen leiblicher Veränderungen zu machen. Wer einmal in einer Theatergruppe intensiv erlebt hat, wie es ist, aufrecht und würdevoll durch die Welt zu schreiten, wird sich nicht mehr mit der geduckten Haltung begnügen. Wir erlebten, dass Menschen mit Demenz, die mit Worten nicht oder kaum noch ansprechbar waren, über kreative Dialoge Fähigkeiten zeigten, die niemand mehr vermutet hätte. Doch all solche Erfahrungen und Veränderungsprozesse zu begleiten, bedurfte therapeutischer Kompetenzen, die über die künstlerischen Fähigkeiten hinausgingen. Wir nannten diese Kompetenzen, die wir entwickelten und vermittelten, damals Kreative Sozialtherapie und initiierten dafür auch die Gründung eines Verbandes gemeinsam mit anderen Ausbildungsinstituten, die in den 90er-Jahren Therapie für die Arbeit im sozialen Feld nutzbar machen wollten.

Die Erweiterung unserer Praxis im Gesundheitsbereich sowie im Bildungs- und Sozialwesen konfrontierte uns in der Folgezeit mit zwei Schwierigkeiten. Die erste bestand darin, dass wir oft mit dem uns zur Verfügung stehenden methodischen Repertoire nicht zufrieden waren und neue Wege beschreiten mussten. Wir gaben uns auch nicht damit zufrieden, wie es damals üblich war, kreative Methoden vor allem als Warm-Ups zu benutzen, um dann die „eigentliche" therapeutische Arbeit mit den klassischen Methoden der Gestalttherapie oder anderer Verfahren durchzuführen. Wir waren uns sicher und die Erfahrungen bestätigten uns, dass in den künstlerischen Prozessen viel mehr therapeutisches Potential vorhanden war, als damals genutzt wurde, und versuchten, dieses zu entwickeln. Die zweite Schwierigkeit bestand darin, dass im zunehmenden Maße die theoretischen Modelle mit den Erfahrungen, die wir machten, nicht mehr übereinstimmten. Viele Worte passten nicht und wir suchten neue Begriffe. Viele Erklärungszusammenhänge und handlungsleitende theoretische Modelle erwiesen sich bezogen auf unsere Erfahrungen als unzureichend. Dies umso mehr, als unsere Aktivitäten sich damals verstärkt auf das Feld der Psychotherapie erweiterten und nun auch Angebote im klinischen Kontext stattfanden.

So fand dieser Entwicklungsprozess um das Jahr 2000 herum seinen Ausdruck darin, dass wir unseren Ansatz als „Kreative Leibtherapie" bezeichneten. Die Bezeichnung „kreative Gestalttherapie" passte nicht mehr, wir hatten uns aus der Gestalttherapie heraus entwickelt. Parallel dazu hatte sich das theoretische Konzept des Fritz-Perls-Instituts zur Integrativen Therapie entwickelt und das FPI sich in seinem Selbstverständnis aus der humanistischen Psychologie verabschiedet – ein Weg, den meine Frau, ich und unsere engsten Kolleg/innen nicht mitgehen wollten. Wir publizierten Praxisberichte und theoretische Beiträge auch unserer Kolleg/innen und Fortbildungsteilnehmer/innen 15 Jahre lang in unserer Zeitschrift (erst „Sozialtherapie", später „*therapie kreativ*") und gaben Sammelbände wichtiger Artikel heraus. 1999 erschien schließlich mein erstes Fachbuch („Gefühlssterne, Angstfresser, Verwandlungsbilder ..."), das nicht nur ein Sammelband war, sondern unseren damaligen theoretischen Stand beschrieb und vor allem die vor mir entwickelten kunst- und gestaltungstherapeutischen Methoden vorstellte. In die späteren Auflagen (und die folgenden Fachbücher) flossen die nach der Erstausgabe entwickelten leibtherapeutischen Modelle ein.

Ich war vorher schon intensiv auf der Suche nach einer für uns und in sich stimmigen Theorie gewesen und fand 2000 mit dem damals erschienen Buch „Leib-Raum-Person" von Thomas Fuchs einen uns überzeugenden philosophischen Boden. Hier und im Gefolge dessen in zahlreichen anderen Werken der Leibphänomenologie, die wir teilweise über die Auseinandersetzung mit dem Leibbegriff Hilarion Petzolds kannten, aber jetzt noch einmal in dem neuen Kontext studieren konnten, fanden meine Frau und ich Ansätze und Begrifflichkeiten, um unsere praktischen Erfahrungen in Worte zu fassen. Diese leidenschaftliche Auseinandersetzung war ein Ringen um Worte, die den inneren Zusammenhang dessen, was wir praktisch-therapeutisch taten, ausdrückten. Wir merkten, dass mit jeder „gelingenden" Begrifflichkeit auch unsere Praxis besser wurde und wir uns Klient/innen wie auch Teilnehmer/innen unserer Fortbildungen verständlicher machen konnten. Parallel beschäftigte ich mich mit der modernen Neurobiologie, der Säuglingsforschung und der sonstigen Entwicklungspsychologie und arbeitete die Erkenntnisse heraus, die für die therapeutische Praxis und Theoriebildung relevant und nützlich waren und sind. Gleichzeitig setzten meine Frau und ich unsere eigenen Untersuchungen zu den Erlebensprozessen künstlerischer Aktivitäten fort, um das Potenzial zu benennen und therapeutisch zu nutzen, das künstlerischen Prozessen innewohnt. All dies fand seinen Niederschlag in den nach 2001 erschienenen Lehr- und Studienbüchern, wobei sich unser Ansatz der „Kreativen Leibtherapie" immer mehr herausschälte.

Im Jahr 2011 entstanden der Wunsch und die Aufforderung, die Modelle und theoretischen Grundlagen der Kreativen Leibtherapie zusammenzufassen und als Lehrbuch zu veröffentlichen, das nun, 2012, erscheint.

Zu Inhalt, Struktur und Gestaltung dieses Lehrbuches ist einiges voranzuschicken:

» Da es sich um ein Lehrbuch handelt, das vor allem die theoretischen Grundlagen und Essenzen Kreativer Leibtherapie zur Verfügung stellen soll, sind viele Inhalte knapp dargestellt. Es gibt weniger Praxisbeispiele und methodische Darstellungen als in den bisherigen Veröffentlichungen. Diesbezüglich möchte ich auf unsere anderen Publikationen verweisen.

» Ich beginne im Aufbau des Buches mit dem Herzstück, meinem Leibverständnis und dessen Konsequenzen für die Therapie. Üblicherweise entwickeln sich Lehrbücher über Darlegungen zur Wissenschaftstheorie von der Vorgeschichte zu den therapeutischen Quellen allmählich hin zu den Kerninhalten. Wer diesen Weg der Annäherung vorzieht, möge bitte die Lektüre mit Kapitel 7 und 8 beginnen. Ich schlage vor, sich gleich in das Zentrum des Denkens und Geschehens zu begeben, und habe deswegen die Gliederung gewählt, mit dem Kapitel über „Leiblichkeit – Menschenbild und Therapie" zu beginnen, das die weitreichendste Relevanz für die Entwicklung der Kreativen Leibtherapie hat. Beide Wege sind möglich.

» Therapie dient der Veränderung von Mustern, unter denen Menschen leiden. Im Kapitel 3 finden Sie unser Verständnis von Musterbildung und Musterveränderung und dabei auch unsere leiborientierten Entwicklungsmodelle, die der Theorie und Praxis Kreativer Leibtherapie zugrunde liegen.

» Üblicherweise gibt es in therapeutischen Lehrbüchern getrennte Kapitel über die theoretischen Modelle des Menschen, dann über die Diagnostik, dann über die Therapie. Eine Besonderheit Kreativer Leibtherapie besteht darin, dass in unseren therapeutischen Modellen diese verschiedenen Aspekte miteinander verknüpft sind: Sie sind gleichzeitig Landkarten für Erlebensprozesse, diagnostische Zugänge und therapeutische Pfade. Ich habe deswegen das Bild eines Hauses gewählt, das aus zehn Räumen besteht. In jedem dieser Räume ist ein zentrales Modell der Kreativen Leibtherapie enthalten, und Sie können sich den Räumen dieses Hauses über verschiedene Türen und damit Zugängen nähern, über den theoretischen, den diagnostischen und den therapeutischen. Deswegen folgt auf die Beschäftigung mit der Leiblichkeit und damit den Verbindungen von Menschenbild und Therapie das Kapitel der „Komplexen Theorie-Module: The Big Ten", das die zehn wesentlichen Modelle der Kreativen Leibtherapie darstellt und dabei gleichzeitig deren theoretischen Hintergrund, den diagnostischen Nutzen und die Bedeutung in der Therapie erläutert.

» In Kapitel 5 gehe ich auf einige häufige Pathologien von der Depression bis zu den Traumafolgen ein und beschreibe ein leibphänomenologisches Verständnis und daraus abgeleitete spezifische Wege therapeutischer Begleitung. Diese beziehen jeweils mehrere der Big-Ten-Modelle ein.

» Ich werde mich dann in Kapitel 6 mit Wegen der therapeutischen Veränderung und Elementen des therapeutischen Prozesses beschäftigen, um dabei spezifische, kreative leibtherapeutische Erfahrungen, Vorstellungen und Konzepte darzustellen. Dies ist notwendigerweise unvollständig, weil es sonst den Rahmen dieses Buches sprengen würde. Ich habe diejenigen Themen ausgewählt, die wesentlich und charakteristisch für die Kreative Leibtherapie sind.

» Zum Schluss, nach dem Kapitel über Quellen Kreativer Leibtherapie, werde ich in Kapitel 8 zusammenfassend darstellen, dass und warum Kreative Leibtherapie ein Verfahren tiefenpsychologisch fundierter Psychotherapie ist. Im Ausblick (Kapitel 9) werde ich mich mit den uns zentralen Themen „Würde und Würdigung" auseinandersetzen.

Was fehlt in diesem Buch zugunsten einer Konzentration auf das theoretisch Wesentliche? Es fehlen Darlegungen der leiborientierten Tanztherapie, Musiktherapie und Kunsttherapie, also der Kreativen Leibtherapie mit unterschiedlichen medialen Schwerpunkten. Dazu sind jeweils leiborientierte Fachbücher erschienen: „Klingen, um in sich zu wohnen" (Musiktherapie), „Gefühlssterne, Angstfresser, Verwandlungsbilder" (Kunsttherapie), „Leibbewegungen, Herzkreise und der Tanz der Würde" (Tanztherapie). Fachbücher zur Poesie- und Theatertherapie sowie zur leiborientierten kreativen Supervision werden folgen. Es fehlt ferner eine zusammenfassende Darstellung der Psychopathologie. Veröffentlichungen über spezifische Pathologien und spezifische Therapien für Themen- und Klient/innengruppen sind zum Teil vorhanden (Demenz: „Innenwelten der Demenz", Kriegstraumata: „Wo geht's denn hier nach Königsberg?", Kinder suchtkranker Eltern: „Hören, was niemand sieht", ADS/ADHS: „Jetzt reden wir" , Essstörungen: „Das große Verschwinden und die Ge-Wichtigkeit", Traumatherapie: „Aufrichten in Würde" und transgenerative Traumaweitergabe: „Wie Traumata in die nächste Generation wirken" – die Autor/innen entnehmen Sie bitte der Literaturliste). Weitere werden folgen. Mehrere Forschungsprojekte und Studien sind gegenwärtig in Arbeit.

Ebenfalls fehlt noch eine zusammenfassende Darstellung der leiborientierten kreativen Therapie mit Kindern und Jugendlichen in Theorie und Praxis. Sie ist uns ein besonderes Anliegen und deshalb in Vorbereitung.

Weder vorstellen noch erarbeiten werde ich ein besonderes Indikationssystem für Kreative Leibtherapie oder für besondere Teilverfahren (z. B. als Manuale) für bestimmten Patient/innen-Gruppen. Der phänomenologische Weg besteht immer darin, die Besonderheiten konkreter Probleme zu studieren, ihren Spuren im

Erleben der Menschen zu folgen und adäquate Modelle und Methoden zu entwickeln. Diese müssen immer auf die einzelnen Klient/innen angewandt werden. Welche Methode bei welchen Menschen eingesetzt werden sollte, hängt immer von einer Vielzahl von Faktoren ab, wie z. B. der konkreten Lebenssituation und Erlebensbefindlichkeit einer Klientin oder eines Klienten oder – sehr wichtig – der Qualität der therapeutischen Beziehung. Deswegen können wir durchaus Hinweise geben, für welche Menschen welche Teilbereiche Kreativer Leibtherapie in besonderer Weise geeignet zu sein scheinen, werden aber keine festen Zuordnungen im Sinne von Indikationen vorgeben. Stattdessen folgen wir einem Konzept der prozessualen Diagnostik, für das ich in diesem Buch eine Vielzahl diagnostischer Zugänge zur Verfügung stelle. Schon jede Beschreibung einer Qualität der Leiblichkeit (s. Kap. 2.2) gibt Hinweise auf deren Einschränkungen, Fehlen, Störungen und sonstige Beeinträchtigungen bei Klient/innen. Diagnostik heißt im Kern „Einsicht". Diagnostische Zugänge im Sinne der Kreativen Leibtherapie verhelfen zu Einsichten, lineare Indikationssysteme wie „dieses Symptom = diese Störung mit dieser Ursache" verengen und versperren dagegen den Blick. Doch dazu später mehr.

In der Praxis der Kreativen Leibtherapie nennen wir Therapeut/innen die Menschen, die wir begleiten, manchmal Klient/innen, manchmal Patient/innen, je nach klinischem oder psychosozialem Kontext. Der Einfachheit halber verwende ich hier durchgehend die Bezeichnung Klient/innen. Bitte denken Sie die andere Bezeichnung, die Sie bevorzugen, jeweils mit.

Ein Wort zum Schluss des Anfangs: Die Tatsache, dass ich mich hier an einer zusammenfassende Darstellung des gegenwärtigen Entwicklungsstandes Kreativer Leibtherapie versuche, ist kein Schritt zur Kanonisierung, zu einer Festschreibung ihrer Inhalte und Methoden. Kreative Leibtherapie, die diesen Namen verdient, atmet den Geist phänomenologischer Forschung, ist aus ihr entstanden und wird durch sie weiterentwickelt. Kreative Leibtherapie ist ein offenes System, offen in zweierlei Hinsicht: offen für neue Erfahrungen und Modelle sowie offen für Anregungen und Inspiration durch andere Methoden, Modelle und Verfahren, die das Erleben der Menschen würdigen, die Aufrichtung des Menschen, seine Würde achten und fördern und gegen Würdelosigkeit und Erniedrigung in menschlichen Begegnungen theoretisch und praktisch Stellung beziehen. Was wir in einer früheren Veröffentlichung schon formuliert haben, gilt auch hier: Unsere Abgrenzung gilt nicht anderen Verfahren, sondern Verletzungen der Würde.

2 Leiblichkeit – Menschenbild und Therapie

Jeder Therapeut, jede Therapeutin arbeitet auf der Grundlage eines Menschenbildes. Es mag bewusst oder unbewusst sein, in jedem Fall ist es wirksam. Jedem therapeutischen Verfahren liegt ein bestimmtes Menschenbild zugrunde, und es ist notwendig, dieses Menschenbild explizit zu formulieren. Nur dann kann es sich der kritischen Auseinandersetzung stellen, und nur dann können sich Therapeutinnen und Therapeuten in ihrer Arbeit an diesem Menschenbild orientieren.

Das Bild vom Menschen ist Teil des Weltbildes. Wie Therapeut/innen die Welt sehen und welche Haltung sie ihr gegenüber einnehmen, bestimmt auch die Haltung gegenüber den Klient/innen und gegenüber sich selbst. Das Verständnis der Welt ist grundlegend eine Angelegenheit der Philosophie, das Menschbild ist Inhalt eines Teilbereichs der Philosophie, der Anthropologie. In diesem Buch werde ich deshalb deutlich auf philosophische Fragen Bezug nehmen und die dieser Veröffentlichung zugrunde liegenden Haltungen öffentlich machen.

Wie später ausgeführt werden wird, ist ein der Kreativen Leibtherapie zugrunde liegender Aspekt des Menschenbildes die Würdigung seiner Individualität und Subjektivität. Viktor von Weizsäcker forderte die „Wiedereinführung des Subjekts" in die Wissenschaft. Der Platz des Subjekts darf aber nicht, wie oft geschehen, nur darin bestehen, dass ü b e r Subjekte und Subjektivität anderer Menschen geschrieben wird und ansonsten so getan wird, als sei es der Wissenschaftlichkeit geschuldet, die Subjektivität der Autor/innen und anderer Beteiligter auszuklammern.

Ich werde meine Beteiligung als Subjekt deutlich machen und nicht verschweigen. Dies geschah bereits in der Einleitung, und dies zeigt sich daran, dass ich „ich" schreiben werden, wenn ich „ich" meine – auch wenn dies nicht dem akademischen Brauch entspricht. Wenn ich die Bezeichnung „wir" benutze, meine ich meine Frau Gabriele Frick-Baer und mich. Wir haben gemeinsam viele Modelle Kreativer Leibtherapie entwickelt, wobei ich mehr für die Strukturierung und Systematisierung und sie mehr (d.h. nicht ausschließlich!) für die Konkretisierung und praxis-bezogene Weiterentwicklung tätig war. Wenn ich die zahlreichen Kolleginnen und Kollegen sowie engagierten Teilnehmer/innen unserer Fortbildungen meine, formuliere ich „meine Kolleg/innen und ich" oder z. B. „wir Kreativen Leibtherapeut/innen".

Und noch eine subjektive Anmerkung: Ich habe mich immer geärgert, wenn mir theoretische Zusammenhänge komplizierter als nötig vorgestellt wurden. Ich ärgere mich immer noch über Bücher bzw. eine Fachsprache, deren Unverständlichkeit eher dem Ego der Autor/innen als dem Gegenstand geschuldet sind. Als Therapeut und Dozent bin ich bemüht und mittlerweile gewohnt, Theorie so vorzustellen, dass in der Sprache die Einheit von Theorie und Praxis deutlich wird und komplexe Zusammenhänge möglichst einfach dargestellt werden. Das gelingt nicht immer, da wir auf philosophische und andere Fachsprachen Bezug nehmen müssen. Doch Verständlichkeit, Transparenz und Einfachheit sind für mich kein Ausdruck von Theorieferne, sondern Ergebnis des Wertes, die Leser/innen ernst zu nehmen. Insofern spiegelt sich darin auch das Menschenbild, auf dem Kreative Leibtherapie fußt. Meine Fachbegriffe, wie sie sich vor allem in Kapitel 4 wiederfinden, verstehen sich wie die philosophischen Fachbegriffe nicht „von selbst", sondern bedürfen der Erklärung und Definition. Aber auch sie spiegeln meine und unsere Absicht, dass sie sich dem Verständnis erschließen und als sinnvoll verstanden werden können.

Welches Bild vom Menschen einer therapeutischen Theorie und Praxis zugrunde liegt, ist wesentlich für die therapeutische Haltung und Methodik. Wir sind der sicheren Überzeugung, dass alle therapeutischen Verfahren und Strömungen relevante Beiträge zur Entwicklung der Psychotherapie geleistet haben, und bemühen uns, deren kompatible Aspekte in die Kreative Leibtherapie einzubeziehen. Gravierende Unterschiede beruhen unseres Erachtens vor allem auf unterschiedlichen und vor allem einseitigen Bildern vom Menschen und dem sich daraus ergebenden Verständnis von dessen Leiden und den Wegen der Veränderung. Wenn Syndrome oder Erkrankungen wie Posttraumatische Belastungsstörungen, Depression oder Panikattacken wie in der traditionellen Verhaltenstherapie vor allem auf falsches oder unvollständiges Lernen der betroffenen Klient/innen zurückgeführt werden, dann beruht dies auf dem Menschenbild, das die Entwicklung des Menschen in erster Linie als einen Lernprozess begreift, in dem durch Umlernen Veränderungen hervorgerufen werden können. Therapie wird unseres Erachtens so auf Pädagogik reduziert und ignoriert oder relativiert die Erfahrungen des Beziehungserlebens in Biografie und Therapie. Oder wenn in klassischen, fundamentalistisch formulierten, systemischen Positionen der Mensch als eine „Blackbox" verstanden wird, dessen Gefühle und andere Empfindungen nicht messbar und daher irrelevant sind, weil nur systemische Zusammenhänge Symptome hervorrufen und nur über systemische Veränderungen Symptome verändert werden können, dann liegt auch hier ein Menschenbild dem therapeutischen Verfahren zugrunde, das dem individuellen Erleben und seiner biografischen Entwicklung keinen Raum gibt. Oder wenn in Veröffentlichungen über die Traumafolgen und deren Therapie das Leiden der traumatisierten Menschen ohne jede Verbindung zu Gesellschaft und sozialem Umfeld beschrieben wird, als wäre es nur von innen heraus entstanden und nur oder vor allem Ausdruck der persönlichen Verfasstheit, dann wird darin ein Menschenbild impliziert, das den Menschen ausschließlich individualisiert und nicht als soziales Wesen sieht.

Oft lassen sich solche, manchmal rigide formulierten Menschenbilder mit all ihren Konsequenzen in der Praxis selbst von ihren Vertreter/innen nicht halten, so dass die Abgrenzungen zwischen den Menschenbildern und damit auch zwischen den Verfahren weicher werden, doch enthebt uns dies nicht der Pflicht und Notwendigkeit, das der Kreativen Leibtherapie zugrunde liegende Menschenbild explizit zu formulieren und jeweils die daraus folgenden Konsequenzen für die therapeutische Haltung, Theoriebildung und Methodik zu benennen.

Der Kreativen Leibtherapie liegt die Anthropologie zugrunde, wie sie in der Leibphänomenologie vor allem von Maurice Merleau-Ponty und Thomas Fuchs formuliert wurde, wobei wir wichtige Verständnismodelle der anthropologischen Medizin Viktor von Weizsäckers integriert haben. In den folgenden Kapiteln werden wir diese philosophischen Grundlagen im Hinblick auf die Relevanz für die Kreative Leibtherapie präsentieren. Natürlich machen die Fülle und die Komplexität des Themas eine Auswahl und Vereinfachung nötig. Zu bemerken ist weiterhin, dass ich zwar von *der* Leibphänomenologie spreche, es diese aber nicht als geschlossenes System mit klar definierten Begriffen gibt. Vielmehr ist sie eine lebendige und damit auch in sich widersprüchliche Strömung. Wer weiß, dass allein über sieben deutlich unterscheidbare Definitionen dessen, was unter „Leib" verstanden wird, zu finden sind, die sich teilweise auch noch bei den einzelnen Autoren in unterschiedlichen Texten unterscheiden, wird die Problematik erahnen. Die Ausführungen über die Leibphänomenologie sind also nicht nur Wiedergabe, sondern überall dort, wo ich nicht zitiert oder ausdrücklich auf die Literatur verwiesen habe, eigene Zusammenfassung, Auswahl, Definition und Weiterentwicklung.

2.1 Der Leib

2.1.1 Annäherung und Begriff

Das Wort „Leib" mutet altertümlich an. Manche denken an Formulierungen aus alten Bibelübersetzungen wie den „Leib Christi" oder vermuten unter dieser Bezeichnung ein altertümliches Wort für Körper. Wir benutzen das Wort „Leib" als eine Kategorie der phänomenologischen Philosophie.

Richtig an den Vermutungen ist, dass das Wort „Leib" sehr alt ist. Es stammt aus dem indogermanischen Wort „lib", der „Leben" bzw. „lebendig" bedeutet und in diesen beiden Worten ebenfalls enthalten ist. In der Redewendung „bei leibe nicht" klingt der Sinn „um's Leben nicht" an.

Was ist nun gemeint mit „Leib" oder „Leiblichkeit"? Beginnen wir mit den philosophischen Definitionen.

„Wir können uns diesen Begriff auf unterschiedliche Weise annähern. Unser Ausgangspunkt ist das alltägliche, unreflektierte Erleben: Wenn wir aufstehen, uns ankleiden, essen, trinken, laufen, einer Arbeit nachgehen, anderen Menschen begegnen, mit ihnen sprechen, uns freuen oder ärgern, müde werden, schlafen. All diese Bewegungen, Wahrnehmungen, Gefühle, Begegnungen und Worte bringen uns, solange wir nicht über sie reflektieren, keine Unterscheidung von ‚Körper' und ‚Seele' zur Erfahrung. Wir vollziehen und erleben sie gleichermaßen aus unserem Zentrum heraus und nirgends zeigt sich eine räumliche oder zeitliche Trennung von ‚Geistigem', ‚Seelischem' und ‚Leiblichem'. Im alltäglichen Leben trennen wir auch nicht zwischen uns selbst und unserem Körper, als trügen wir ihn mit uns herum, (...) sondern erfahren uns ohne weiteres als leiblich daseiend. Auch im Kranksein und Leiden, wenn Leibliches und Seelisches störend, schmerzend, peinigend in den Vordergrund tritt, bleibt es doch meine Existenz. Kein Patient sagt: ‚Mein Körper ist erschöpft' oder ‚krank', ‚meine Seele hat Angst', ‚meine Seele ist niedergeschlagen'; sondern ‚ich bin erschöpft', ‚krank', ‚ich habe Angst', ‚ich bin niedergeschlagen'. Mit ‚Ich' meint er auch nicht ein ‚Ich', eine absolute innerliche Instanz oder was immer Philosophen und Psychologen darunter verstehen wollen, sondern einfach sich selbst als Mensch, der leiblich da ist und existiert." (Fuchs 2000b, S. 88)

Robert Spaemann betont in der Tradition Heideggers den Aspekt der Leiblichkeit als das Gestimmtsein, das immer schon vorhanden ist und jedes konkrete Handeln prägt:

„Was heißt ‚Erleben'? Heidegger hat hier wohl den Weg gezeigt, wenn er als grundlegendes Phänomen des Daseins das ‚Gestimmtsein' bezeichnete, durch das für uns überhaupt erst eine Welt ist und wir in dieser Welt sind. Gestimmtsein ist keine Leistung, es ist überhaupt nicht ein distinktes Ereignis, sondern liegt all diesem voraus. Bewusstsein, Streben, Wollen, Wissen sind nur, was sie sind, wenn sie in ein solches Gestimmtsein eingebettet und von diesem geprägt sind." (Spaemann 2006, S. 52)

Hermann Schmitz fokussiert den Leib auf das Spüren oder Sich-Wahrnehmen, das nicht nur dem Bewusstsein, sondern auch dem sinnlichen Spüren vorgeschaltet ist: „Jedermann macht die Erfahrung, dass er nicht nur seinen eigenen Körper mit Hilfe der Augen, Hände und dergleichen sinnlich wahrnimmt, sondern in der Gegend dieses Körpers auch unmittelbar, ohne Sinneswerkzeuge zu gebrauchen, etwas von sich spürt: z. B. den Hunger, Durst, Schmerz, Angst, Wollust, Müdigkeit, Behagen. Im Gegensatz zu anderen modernen Sprachen besitzt die deutsche zwei Worte, die es leicht machen, den gemeinten Unterschied zu benennen: ‚Körper' und ‚Leib'. Das sinnlich Wahrgenommene könnte ‚körperlich' und das in der Gegend des eigenen Körpers als zum eigenen Wesen gehörig unmittelbar (unsinnlich) Gespürte oder Empfundene ‚leiblich' heißen." (Schmitz 1998, S. 5) Dieser Differenzierung folge ich nicht. Ich führe sie nur als Beispiel dafür an, wie unterschiedlich Leiblichkeit auch innerhalb der Phänomenologischen Philosophie verstanden wird.

Bei Thomas Fuchs begegnen wir gelegentlich einer doppelten Bedeutung des Wortes „Leib". Mit ihm wird das grundlegende unreflektierte Erleben bezeichnet und somit der Leib als Oberbegriff für alle Aspekte dieses Erlebens. Innerhalb dessen werden wir aber auch besonderen Aspekten begegnen wie dem Körper oder der Exzentrität, denen Fuchs dann die „unmittelbare Leiblichkeit" gegenüber stellt. „Mein Leib ist eine schwer fassbare Zwischenzone zwischen mir und der Welt. Er gehört mir nicht, sondern ich bin selbst mein Leib – doch ist er auch wie ein Stück der Außenwelt, ein Körper, den ich ‚habe'. Bezogen auf die Welterfahrung bedeutet dies: Der Leib vermittelt mir die Welt, ich erfahre sie immer nur durch ihn hindurch – solange er selbst im Hintergrund bleibt."
(Fuchs 2000b, S. 3)

Vielleicht wird schon bei diesen wenigen Zitaten, die ich unter dem Gesichtspunkt der Verständlichkeit ausgewählt habe, deutlich, wie vielschichtig man sich dem Leibbegriff annähern kann. Doch hier geht es mir nicht um eine differenzierte philosophische Betrachtung, sondern um das Menschenbild Kreativer Leibtherapie. Und dafür ist vor allem wichtig, dass mit Leib kein Objekt, kein Ding bezeichnet wird, sondern ein „Modus unserer Existenz", die „grundlegende Weise des menschlichen Erlebens" (Fuchs 2000a, S. 15). „Der Leib ist das selbstverständliche Medium unserer Existenz." (Fuchs 2008b, S. 17)

Der Leib ist die Art und Weise unseres Erlebens, unseres Spürens und Fühlens. Das deutsche Wort „fühlen" ist vieldeutig. Mit Fühlen bezeichnen wir sowohl Sinneswahrnehmungen als auch Empfindungen sowie emotionale Regungen. So vielseitig und ineinander verknüpft sind auch die Aspekte des Erlebens.

Vielleicht mögen Sie ein kleines Experiment ausprobieren: Schließen Sie für eine Minute die Augen und spüren Sie sich selbst. Vielleicht nehmen Sie Unruhe wahr oder Gelassenheit, vielleicht fühlen Sie sich eng oder eingeengt, wach oder beschwingt, möglicherweise sind Sie müde oder traurig, ärgerlich oder entspannt ... Nehmen Sie wahr, was ist, ohne es zu bewerten oder ohne darüber nachzudenken. Spüren Sie nur sich selbst, wie Sie sich gerade spüren können ...

Sie haben damit den einfachsten Zugang zum Erleben, zur Leiblichkeit gefunden. Dieses Erleben verändert sich in jedem Moment und in fließenden Übergängen, und deswegen ist die Leiblichkeit kein fester Zustand, sondern ein dynamischer Prozess. „Der Leib ist kein Gegenstand, ja nicht einmal ein momentaner Zustand, denn er ist letztlich die *Bewegung des Lebens selbst*." (Fuchs 2000a, S. 124)

Leiblichkeit ist vorhanden, bevor wir über sie und die Welt reflektieren. Dies gilt im doppelten Sinn. Neugeborene und Säuglinge erfahren die Welt leiblich in ihrer „Bewegtheit" und ihren Impulsen, im Greifen nach der Mutter, im Hinein und Hinaus, in Stimmungen und Atmosphären, im Spüren des Miteinander des Lachens und vielem anderen mehr. Bei aller Kompetenz und Komplexität frühkindlicher Entwicklung beginnt die Selbstreflektion erst ab dem dritten Lebensjahr, sich zu entwickeln und zu entfalten. Vorher leben die Kinder in primärer Leiblichkeit.

Doch auch später, wenn sich die reflektierende Bewusstheit der Person selbst und ihre Beziehungen zur Welt entwickeln, ist die Leiblichkeit als erlebender Grund des Reflektierens vorhanden. Als René Descartes seinen berühmten Satz „Ich denke, also bin ich" schrieb, war er auch als leibliches Wesen vorhanden. Er hatte vielleicht vorher Hunger und aß etwas, spürte einen Bewegungsdrang und ging ein wenig sinnierend auf und ab, bevor er sich setzte und diesen Satz aufschrieb. Während des Schreibens war er möglicherweise stolz auf diese prägnante Formulierung, die ihm gelungen war, und machte sich danach Sorgen über die Reaktion der königlichen und kirchlichen Obrigkeit auf diese Kampfansage gegen den damaligen Aberglauben und das christliche Monopol der Weltdeutung … Er konnte „Ich denke, also bin ich" nur schreiben, weil er zuvor, dabei und danach in seiner Leiblichkeit existierte.

Leiblichkeit ist nicht alles, aber ohne Leiblichkeit ist nichts.

Dieses Verständnis des Menschen hat weitreichende Konsequenzen für die therapeutische Haltung, die der Kreativen Leibtherapie zugrunde liegt: Das Erleben der Menschen muss als ihre grundlegende Existenzweise gewürdigt werden. Dabei werden wir Menschen uns nur in seltenen Ausnahmesituationen als leibliche Wesen „ganz" spüren. Zumeist nehmen wir wechselnde leibliche Regungen wahr – ein Gefühl, einen Hunger, eine Resonanz mit einem anderen Menschen, einen Schmerz ... –, die abwechselnd in den Vordergrund unseres Gewahrseins treten. Wir können unsere Leiblichkeit deshalb auch als Gesamtheit unserer leiblichen Regungen bezeichnen.

Als Therapeut/innen begegnen wir auf vielfache Weise der Hemmung, Einschränkung, Tabuisierung und Verkümmerung des Erlebens, z. B.:
„Ich stehe neben mir."
„Wenn mich mein Kollege anspricht, erstarre ich und fühle nichts mehr."
„Sie schauen mich so an, das ist komisch. Dann verschwimmt alles, und ich habe Angst mich aufzulösen."

Ganz „verschwunden" ist die Leiblichkeit auch in solchen Äußerungen nicht. Solange Menschen leben, *erleben* sie: oft sehr schmalspurig oder auch Teile ihrer Leiblichkeit bekämpfend, manchmal bestimmten Aspekten ihres Erlebens ausgeliefert, die wie die Angst weite Bereiche sonstigen Erlebens überfluten können. Sie leiden an solchen Deformierungen und Pathologisierungen der Leiblichkeit und suchen deshalb therapeutische Unterstützung. Unsere Hilfe besteht dann darin, sie auf der Suche nach weiteren, differenzierten Möglichkeiten des Erlebens zu begleiten. Was und wie sie sich und ihre Welt erleben, ist ihre eigene, höchstpersönliche Angelegenheit. Kreative Leibtherapie wirkt dabei parteilich für die Entfaltung der Möglichkeiten der Leiblichkeit.

Grafik 1

Leib ist

» Der Mensch ist immer Leib. Leib ist Erleben.

» Leib ist, was immer schon da ist. Leiblichkeit ist präreflexiv.

» Leib ist die Summe unserer leiblichen Regungen.

2.1.2 Die Spaltung und ihre Aufhebung: Leib und „Geist"

Der Satz von Descartes „Ich denke, also bin ich" wurde zum Kampfprogramm der Aufklärung. Einerseits war er gegen den damals vorherrschenden Aberglauben und das Monopol von Kirche und Königtum an der Deutung der Welt gerichtet, andererseits galt er als programmatische Ermutigung und Erlaubnis zu naturwissenschaftlicher Forschung und technischer Entwicklung. Das denkende Bewusstsein wurde zum revolutionären Programm technologischer und wissenschaftlicher Umwälzungen, die bei all den auch negativen Folgen immerhin die durchschnittliche Lebenserwartung der Menschen seit dieser Zeit verdreifacht haben. Dieses denkende Bewusstsein, sei es „Geist", „Vernunft" oder „das Denken" genannt, wurde dabei im Menschenbild vom Erleben abgespalten. Der „menschliche Geist" wird als „reine Substanz" (Descartes 2009, S.15) verstanden, auch „sinnliche Wahrnehmungen" sind in diesem Verständnis „nichts anderes als Denken" (a.a.O. S. 33). Als Menschenbild folgt daraus: „Was bin ich demnach? Ein denkendes Ding." (a.a.O. S. 32) (Zur Trennung vom Körper siehe das nachfolgende Unterkapitel.)

Solche Abspaltungen sind nicht nur Thema theoretischer Auseinandersetzungen, sondern begegnen uns konkret als Dissoziationen im therapeutischen Kontext:

Eine mehrfach traumatisierte Klientin hatte ihr psychisches Überleben dadurch gemeistert, dass sie ihre Emotionalität bis auf wiederkehrende Angstattacken „wegsperrte", wie sie immer sagte. Gefühle in der Begegnung mit anderen Menschen tauchten nicht auf, stattdessen durchdachte die Frau jeden ihrer Schritte im sozialen Kontakt und kontrollierte ihre Äußerungen und ihr Verhalten. Sie beherrschte dies in hoher Perfektion und war beruflich sehr erfolgreich. Sie kam in die Therapie, weil sie nicht mehr wusste, warum es sich lohnen sollte, weiterzuleben ...

Das, was uns hier als Traumafolge und Leiden entgegentritt, beherrschte das Menschenbild der europäischen und europäisch beeinflussten Philosophie: Das Bewusstsein wurde und wird auf das Denken verkürzt, die Vernunft soll herrschen und das Erleben, vor allem das emotionale, kontrollieren, so es sich überhaupt noch rührt. (Die Gegenbewegung dazu finden wir in romantischer Literatur und Filmen usw.)

Wird bei Descartes aus dem leiblichen Sehen und Berühren „das Denken des Sehens und Berührens", so setzt sich diese Verschiebung, um nur ein Beispiel zu nennen, in weiten Teilen der Emotionspsychologie fort. Der große Psychologe William James, der viele wertvolle Erkenntnisse und Anregungen hinterlassen hat, reduzierte in einem ersten Schritt das emotionale Erleben auf die damit einhergehenden körperlichen Reaktionen und setzte im zweiten Schritt die Gefühle mit dem Denken über die Gefühle gleich: „Meine Theorie dagegen ist die, dass die körperlichen Veränderungen direkt auf die Wahrnehmung der erregenden Tatsachen folgen, und dass das Bewusstsein vom Eintritt eben dieser Veränderungen die Gemütsbewegung ist." (James 1950, Band II, S. 449). Daraus folgen seine Leitsätze: „Wir weinen nicht, weil wir traurig sind, sondern wir sind traurig, weil wir weinen. Wir sind (...) wütend, weil wir zuschlagen." (a.a.O. S. 550) Solche Denkweisen werden heute im Konstruktivismus fortgeführt, dem die Auffassung zugrunde liegt, dass jeder Mensch seine Realität im Kopf konstruiert. Wäre dem so, müsste man nur die Denkkonstrukte im Kopf verändern, worum sich die davon beeinflusste therapeutische Strömung bemüht. Doch Liebe ist mehr als Herzklopfen und etwas anderes als das Denken über die Liebe! Hunger ist mehr als das Denken über den Hunger. Die Begegnung mit einem anderen Menschen ist mehr als das Denken über diese Begegnung. Wir Menschen erleben, spüren, fühlen uns in unserer Welt, und das ist mehr als das Denken über die Welt. Zu diesem Erleben können Denkweisen gehören, die auch die Wahrnehmung von uns und der Welt beeinflussen oder gar prägen. Doch das ist nur *ein* Aspekt, der keineswegs isoliert oder verabsolutiert werden darf. Eine Vergewaltigung ist reales Erleben und nicht nur das Konstrukt einer Realität. So richtig es ist, das Opfer darin zu unterstützen, sich nicht nur als Opfer zu betrachten, so entwürdigend wäre und ist es, die Opfererfahrung zu negieren und der betroffenen Person „einfach" eine andere Sicht der Welt vorzuschlagen.

Die therapeutische Relevanz der behandelten Thematik liegt auf der Hand. Werden Erfahrungen des Erlebens nur als Denken über diese Erfahrungen betrachtet, braucht nur das Denken verändert werden, nicht die Erfahrung, nicht das Erleben. Werden zum Beispiel Gefühle nur als kognitives Denken über körperliche Veränderungen verstanden, dann können Veränderungen z. B. von Angstzuständen nur über körperliche Interventionen, wie z. B. Entspannungstechniken, und vor allem über Änderungen des Denkens erfolgen. Kreative Leibtherapie nutzt selbstverständlich Entspannungsverfahren und strebt auch Änderungen des Denkens an, wenn die Klient/innen dies wünschen, vor allem die Leid- und Leitsätze und Botschaften, die „mitgegeben" wurden und die Lebendigkeit hemmen. Doch die Verabsolutierung des vernunftgeleiteten Denkens in der kognitiven Psychologie und Psychotherapie beinhaltet eine Abspaltung des Denkens von den Erlebensprozessen, was unserem Menschenbild widerspricht.

Gefühlsmäßige Veränderungen fließen als Konsequenz aus dem Menschenbild der kognitiven Psychologie kaum oder gar nicht in das Verständnis psychischer Erkrankungen ein. In der klinischen Beschreibung der Demenz werden z. B. Erlebensprozesse kaum benannt. Gefühle wie Scham, Angst und Einsamkeit, die bei den meisten Menschen mit der Demenz einhergehen, werden nicht erwähnt, dafür aber eine „Verschlechterung der emotionalen Kontrolle" (ICD-10 2010, S. 60). In der psychiatrischen Klassifizierung DSM-IV-TR werden die Demenz-Erkrankungen sogar ausschließlich als „kognitive Defizite" (2003, S. 81) bezeichnet.

Die Ausgrenzung emotionalen Erlebens und die Abspaltung des Denkens vom Leiblichen wird in großen in Teilen der Neurobiologie fortgesetzt und auf die Spitze getrieben. Da wird das Gehirn zu einer Art U-Boot-Kommandant im Menschen erklärt, der Informationen sammelt, verarbeitet und entsprechende Entscheidungen trifft. Das Erleben wird dann zu einem „Selbstmodell" erklärt, das vom Gehirn geschaffen wird: „Wir sind mentale Selbstmodelle informationsverarbeitender Biosysteme (...) Werden wir nicht errechnet, gibt es uns nicht." (Metzinger 1999, S. 284). Unser Erleben als individuelles Subjekt wird dann zu einem „Traum" erklärt: „Unser Ich, das wir als das unmittelbarste und konkreteste, nämlich als uns selbst, empfinden, ist – wenn man es etwas poetisch ausdrücken will – eine Fiktion, ein Traum des Gehirns, von dem wir, die Fiktion, der Traum, nichts wissen können." (Roth 1997, S. 253)

Werden solche Vorstellungen, in denen die individuelle Subjektivität als bloßer „Traum" ausgeblendet wird, therapeutischen Interventionen zugrunde gelegt, dann erscheinen letztlich nur biologische Interventionen mit Medikamenten oder anderen Eingriffen als sinnvoll.

Unsere Grundhaltung in der Kreativen Leibtherapie besteht darin, sich an diesen Abspaltungen des „Denkens" bzw. des „Geistes" vom Erleben nicht nur nicht zu beteiligen, sondern im Gegenteil solchen Vereinseitigungen und Abspaltungen entgegenzuwirken. In der Reflektion über einen philosophischen Text oder bei der Lösung einer Mathematikaufgabe steht das Denken im Vordergrund, aber auch hier fließen Aspekte des Erlebens mit ein wie Neugier oder Müdigkeit, Angst vor Versagen oder Aufregung. Wenn wir noch einmal auf das Beispiel der Liebe zurückkommen, sehen wir, dass das Denken über die Liebe eingebettet ist in Empfindungen und Gefühle. Diese Gefühle äußern sich in Tausenden von Briefen und Tagebucheintragungen, in Gedichten und Romanen. Liebe kann sprachlos sein, aber auch sehr beredt. Es gibt neben dem Denken, das mit dem Erleben verbunden ist, auch ein Denken der Gebrauchsanweisungen und der Reglementierung, welches das Fühlen der Liebe durch das Denken über die Liebe zu ersetzen und die liebenden leiblichen Regungen dadurch zu kontrollieren versucht. Wenn Menschen unter dem Denken über Gefühle leiden und Hilfe in der Therapie suchen, versuchen Kreative Leibtherapeut/innen zu helfen, indem sie die Klient/innen darin begleiten, Erfahrungen zu machen, die solche Spaltungen überwinden.

Das Denken dem Erleben gegenüber zu stellen, ist die Verallgemeinerung einer pathologischen Sondersituation, aber nicht Ausdruck alltäglicher Erfahrung. „Geistige Akte der Person gibt es nur, sofern sie erlebt werden, also seelische Ereignisse sind." (Spaemann 2006, S. 170)

Das Denken ist e i n g e b e t t e t in das Erleben – dieses Sprachbild beschreibt den Zusammenhang am treffendsten. Die Gegenüberstellung von „Kopf" und „Bauch" war einige Jahre lang in manchen therapeutischen Strömungen populär. Die Befürworter der Herrschaft des „Bauches" wandten sich gegen die Abwertung und Unterordnung der Gefühlswelten unter intellektuelle Vorgaben, die Gegenposition forderte die Herrschaft wissenschaftlicher Vernunft gegenüber bloßer Impulsivität. Beide Alternativen sind nicht die Position Kreativer Leibtherapie. Kreative Leibtherapie geht vom Eingebettet-Sein des Denkens im Erleben aus und unterstützt Klient/innen darin, Abspaltungen ihres Denkens oder einzelner Denksätze entgegenzuwirken und diese wieder in ihre Leiblichkeit zu reintegrieren. Bestimmte Denkweisen, wie sie sich in Leitsätzen äußern wie „Du darfst nicht widersprechen" oder „Wenn du es dir gut gehen lässt, wirst du dafür bezahlen müssen", sind aus Erfahrungen des Erlebens entstanden und nie nur

„reines" Denken. Nur im Kontext leiblicher sozialer Erfahrungen können sie verstanden, ihrer Macht beraubt und verändert werden.

2.1.3 Die Spaltung und ihre Aufhebung: Leib und „Körper"

René Descartes als Begründer des aufklärerischen bürgerlichen Denkens bezeichnete wie erwähnt den Menschen als „denkendes Ding". In der Abgrenzung zum Körper differenziert er, der Mensch sei – als geistiges Wesen – ein „denkendes, kein ausgedehntes Ding", während der Körper „lediglich ein ausgedehntes, kein denkendes Ding" ist (Descartes 2009, S. 85). Er schrieb, er sei sich „sicher, dass ich von meinem Körper tatsächlich unterschieden bin und ohne ihn existieren kann" (a.a.O.). Diese Spaltung zwischen Geist und Körper zog sich von dort an durch das abendländische Denken. Der Körper wurde als „Maschine der Körperteile" bezeichnet, „wie sie sich auch an einem Leichnam zeigt und die ich mit dem Namen Körper betitele" (a.a.O., S. 29). Der Körper wird zu etwas Objektivem, Unbeseelten, das sich nicht bewegt, sondern bewegt wird.

Der Körper taugt so allenfalls als Behälter des Bewusstseins, so wie auch heute in manchen Strömungen der Neurobiologie der Körper nur noch als Organ betrachtet wird, dem vor allem oder ausschließlich die Funktion zukommt, das Gehirn von einem Ort zum anderen zu transportieren – als ob es ein „Gehirn" ohne Körper und ohne Leiblichkeit geben könnte.

Dagegen setzt die Leibphänomenologie die Auffassung, dass es keine Leiblichkeit ohne Körper und keine Körperlichkeit ohne Leib gibt. Der Körper ist im Leibsein eingebettet. Wenn ein Mensch eine Haltung des aufrechten Ganges einnimmt, dann spannt er wahrscheinlich seine Rückenmuskulatur an, hebt seinen Kopf und streckt seine Glieder nach oben und unten. Und gleichzeitig spürt er sich aufrecht und aufrichtig, fühlt sich vielleicht erhaben und nimmt seine Umwelt anders wahr, so wie er anders wahrgenommen wird, als wenn er gebeugt durchs Leben gehen würde. Das Bild des Eingebettet-Seins ist stimmig. Wenn ein Mensch sein Bett verlässt, in das er sich eingekuschelt hatte, sind beide nicht mehr dasselbe, weder der Mensch noch das Bett. Auch das Bild, als Mensch in seiner Leiblichkeit „verwurzelt" zu sein, ist hilfreich. Eine Wurzel und das umgebende Erdreich sind miteinander verwoben, ein gemeinsamer Organismus. Wird die Wurzel aus dem Erdreich entfernt, verliert sie ihre Bedeutung und wird zu bloßem Holz oder Gemüse.

Hellmuth Plessner, der sich in seiner „philosophischen Anthropologie" um die Aufhebung der Körper-Geist-Seele-Spaltung seit Descartes bemüht, spricht von der „Doppelnatur des Menschen, die nicht statisch zu fassen ist, sondern eine ständig zu durchlebende und zu vollziehende Verschränkung des Leibes mit dem Körper bedeutet." (Plessner 2003, S. 396)

Körperlichkeit und Leiblichkeit sind untrennbar verwoben. U n d es gibt eine Unterscheidung. Um ihr nahe zu kommen, bitte ich Sie um ein Experiment:

Strecken Sie eine Hand aus und betrachten Sie sie. Betrachten Sie ihre Form und ihr Aussehen. Unterscheiden Sie zwischen der Hand und ihrer Umgebung. Sie können ihre Hand wiegen und vermessen. Sie können ihre Muskulatur trainieren, sie pflegen und – bei Verletzungen – operieren lassen. Das ist der körperliche Aspekt, den Sie wahrnehmen.

Und nun schließen Sie die Augen und spüren Sie Ihre Hand. Vielleicht fühlt sie sich leicht oder schwer an, anpackend oder zurückhaltend, sanft oder kräftig ... Vielleicht erinnern Sie sich an Berührungen, die diese Hand erfahren oder vorgenommen hat ... Sie werden merken, dass die Grenzen dieser Hand nach außen verschwimmen ... Das ist der leibliche Aspekt in der Körperwahrnehmung.

Sie können diese Unterscheidung noch deutlicher wahrnehmen, wenn Sie eine Hand auf ihr Herz legen und sich eine oder zwei Minuten der Achtsamkeit gönnen. Sie werden sich leiblich spüren, in Bildern und Erinnerungen, Gefühlen und diesen oder jenen Impulsen. Mit dem EKG Ihres Herzens oder dessen Ultraschallbild dagegen betrachten Sie Ihr Herz von außen. Beides gehört zusammen, ist Teil ihrer Person, Ihres Menschseins, und beides beeinflusst sich gegenseitig – Panik und Druck können den Herzrhythmus beschleunigen und Herzrhythmusstörungen werden bei den meisten Menschen Angst hervorrufen. Doch das vermessene Herz des EKG („Körper") und das spürende Herz („Leib") sind zwei unterschiedliche und unterscheidbare Aspekte menschlichen Seins.

Menschen haben einen Körper, verhalten sich zu ihm, trainieren ihn, bewegen ihn, behandeln ihn bei Krankheiten und anderen Störungen usw. Und Menschen sind der Leib, sind leiblich. Immer und ohne etwas dafür tun zu müssen. „Diesen Körper habe ich; ich bin aber mein Leib." (Gabriel Marcel 2001, zit. nach Frick 2009, S. 125)

Wird der Körper nur als „Ding" oder als „Maschine" behandelt, dann mag das für manche Berufe und Tätigkeiten sehr sinnvoll sein, z. B. bei chirurgischen Eingriffen. Doch im Alltagsleben beinhaltet solche Objektivierung des Körpers eine Verkümmerung des Lebens und der Lebendigkeit und führt zu Leiden. Gerade wenn es um Krankheit und Gesundheit geht, ist ein Verständnis der Doppelnatur von Leib und Körper hilfreich und notwendig. So betont Hermann Schmitz, dass „ein großer Teil der heute ‚psychosomatisch' genannten Krankheiten, (...) seinen Sitz weder im Körper noch in der Seele (hat), sondern im Leib (Gegenstandsgebiet des eigenleiblichen Spürens), von wo er auf den Körper ausstrahlt." (Schmitz 1989, S. 16) Und Thomas Fuchs beklagt die Beschränkung der Medizin und der medizinischen bzw. psychiatrischen Forschung auf den Körper: „Unsere Leiberfahrung in Gesundheit und Krankheit geht der Erkenntnis des Organismus immer voraus. Die Leiblichkeit ist selbst der Rahmen, innerhalb dessen der menschliche Körper erst zum Gegenstand von Spezialwissenschaften werden kann. Um ihn zu erforschen, müssen sie das Leibsubjekt auf das Körperobjekt reduzieren, den Leib aus seiner gelebten Situation isolieren und in bestimmte wiederholbare Untersuchungsschemata bringen. Dabei entgleitet ihnen jedoch der Leib als Leib, in seinen Vollzügen und Funktionen. Sie können nur die organismischen Bedingungen dieser Funktionen erforschen und feststellen, nicht jedoch das Sehen, Hören, Sich-Bewegen als solches. Aber Kranksein ist leibliches Erleben, und so muss der Arzt immer wieder zum Erleben des Kranken zurückkehren, von dem er ausgegangen ist." (Fuchs 2000b, S. 10) Der Rückbezug auf die Leiblichkeit ist nicht nur notwendige Aufgabe, wenn es um psychosomatische Störungen geht, sondern muss alle Heilungsprozesse und Heilungserfahrungen betreffen. Eine „Körpertherapie", „Tanztherapie" oder „Bewegungstherapie", die die leiblichen Zusammenhänge ignoriert, widerspricht der Leibhaftigkeit von Erkrankungen und von Gesundungsprozessen.

In der Therapie leidender Menschen begegnen wir Therapeut/innen den Trennungen des Körpers vom Leib in zwei Extremen: Entweder wird der Körper ignoriert und missachtet oder er wird als Behandlungsobjekt vergöttert, mit Medikamenten, Trainings, Operationen und Diäten. (Nichts grundsätzlich gegen Medikamente, Trainings usw. – es geht hier um die H a l t u n g dem Körper gegenüber!) Absicht der Kreativen Leibtherapie ist folglich oft, Körperlichkeit und Leiblichkeit wieder zu versöhnen und zu reintegrieren. Denn es gibt viele Aspekte des auch körperlichen Lebens, die sich der Objektivierung und Behandlung auf Dauer entziehen. Dazu gehört die Sexualität und der Schlaf, dazu gehört auch das Lachen und Weinen, in denen Körper-Haben und Leib-Sein mineinander verschmelzen. Schlaf und Sexualität sind leibliche Zustände, die heute auch chemisch zu steuern versucht werden. Das gelingt zeitweise, aber nicht auf Dauer und immer auf Kosten der Leiblichkeit. „Die Objektivierung des Leibes zum beherrschbaren Körper hat also zur paradoxen Konsequenz, dass ich das selbstverständliche Zuhausesein in ihm verliere." (Fuchs 2000a, S. 133)

Ein Klient ging täglich eine Stunde Laufen und dann ins Fitnessstudio. Auf die Frage, wie es ihm gehe, konnte er nicht antworten. Als ich ihn einmal bat, eine Hand auf sein Herz zu legen und zu spüren, was er fühle, antwortete er: „Mein Herz ist jetzt im Ruhepuls."

Die theoretische Abspaltung des „Körpers" – also vor allem der Körperempfindungen und des Körpererlebens – vom „Rest" des Menschen begegnet uns in der Therapie als pathologischer Ausdruck individuellen Leidens. Ein Versuch, körperliche Regungen nicht mehr zu spüren oder durch Kontrolle der Beherrschung zu unterwerfen, ist immer Produkt sozialer Erfahrung. Solche Versuche entstehen als Notwehr-Reaktionen auf ein Erleben, das unaushaltbar war. Werden z. B. nach einer Erfahrung sexueller Gewalt Ekel und Schmerz übermächtig, kann die Entfremdung des Körpererlebens als Schutz sinnvoll und wirksam sein. Das Problem besteht meist darin, dass die betroffenen Menschen allein gelassen bleiben und sich die ursprünglich als Notwehr fungierende Körper-Dissoziation chronifiziert und so zu einem Teil des Leidens wird.

Thomas Fuchs geht in der Verknüpfung zwischen Körper und Leib noch weiter als Plessner. Er spricht im Gefolge von der „Koextension" und „Korrespondenz" von Leib und Körper: Streicht eine Hand über die Haut, dann sehe ich die Hand und spüre subjektiv gleichzeitig das Streichen oder Streicheln. Bedeutsam für die therapeutische Arbeit halte ich seine über Plessner hinaus gehende Differenzierung zwischen Körper und Leib, die er mit den Ebenen A bis D beschreibt:

Da gibt es die Ebene A, den „unwillkürlich fungierenden, präreflexiv gelebten Leib" (2000a, S. 136), also die Leiblichkeit, die immer vorhanden ist, solange ein Mensch lebt, als Grundqualität, als Grunderleben seines Daseins.

B erscheint, wenn diesem Leib Achtsamkeit geschenkt wird; er wird dann zum „erlebten, gespürten (...) Leib" (s.o.).

Als Ebene C führt er den „in der Negativität (als Gegenstand, Hindernis u.a.) erscheinenden Körper, der mir als mein Körper bewusst und als Instrument verfügbar wird (körperlicher Leib)" auf. Dies wird z. B. dann deutlich, wenn der Körper trainiert wird oder der Bauch sich in einer zu engen Hose befindet oder der Arm schmerzt.

Schließlich folgt auf der Ebene D der „reine Körper der Anatomie oder Physiologie".

Um die Bedeutsamkeit dieser vier Ebenen am Beispiel des aufrechten Gangs zu erläutern: Auf der Ebene D ist die Physiologie des aufrechten Ganges sicherlich naturwissenschaftlich zu untersuchen: Veränderungen des Blutbildes, des Blutdrucks, des Energiehaushaltes usw. Über das Erleben des aufrechten Ganges sagt dies genauso wenig aus wie die Ebene A, die präreflexive Leiblichkeit. In der therapeutischen Arbeit setzen wird uns vor allem mit den beiden mittleren Ebenen auseinander, den Ebenen B und C. Wir Kreative Leibtherapeut/innen fragen z. B. nach Bildern und Vorstellungen eines aufrechten Ganges (B) oder bitten darum, mit dem Körper so zu experimentieren, dass eine als aufrecht gespürte Haltung entsteht (C). Dabei geht es hier nicht darum, den Körper als defizitär oder hinderlich zu erfahren oder gegen ihn zu kämpfen, sondern ihn als Impulsgeber der Veränderung und Potential neuer Körpererfahrungen zu erleben (C), die zu neuem Erleben führen können (B). Dieser Prozess kann dann in den Alltag integriert werden und durch Wiederholungen so selbstverständlich werden, dass sich die Anatomie (z. B. Muskulatur) eines Menschen verändert (D) und der aufrechte Gang, seine Art des aufrechten Ganges, zu einem Teil der selbstverständlichen Leiblichkeit (A) wird.

Kreative Leibtherapie ist in diesem Sinne immer auch Körpertherapie. Doch der Körper steht weder in seiner Funktionalität noch in seiner Formbarkeit als Objekt im Vordergrund. Im Vordergrund steht das Körpererleben, das sich in den Big Ten vor allem in der leiblichen Körperbildarbeit wie auch in allen anderen Hauptmodellen der Kreativen Leibtherapie wiederfindet. In der Krankengymnastik ist es meist notwendig, „richtige" Bewegungen zu üben, um Störungen der Körperlichkeit zu beheben (aber auch da sind die Zuwendungen und die Freundlichkeit der Physiotherapeut/innen oft genauso heilend wie die Bewegungen). In der Kreativen Leibtherapie einschließlich der leiborientierten Tanz- und Bewegungstherapie geht es nie um „richtige" oder „falsche" Bewegungen, sondern um das Körpererleben, um die Erweiterung der Möglichkeiten der Leiblichkeit. Nach einer Lungenoperation kann es zum Beispiel notwendig sein, über bestimmte Übungen den Atemraum zu erweitern. Aber selbst dabei können die Grundsätze der leiborientierten Atemtherapie den Heilungsprozess fördern. Wir unterstützen die Achtsamkeit für das Atmen, so dass die meisten Menschen, mit denen wir arbeiten, unmittelbar einen Zugang dazu haben, wie sie sich und ihren Atem erleben: eingeengt oder weit, offen oder abgehackt, hechelnd oder friedlich, kraftvoll oder sich verlierend ... Jede Einengung der Beschäftigung mit dem Atmen nur auf die körperlichen Funktionen oder andererseits z. B. nur auf die Gefühle, die beim Atmen entstehen, ohne das Körpererleben einzubeziehen, würde die Erfahrungsmöglichkeiten der Klient/innen einengen. Die Einbettung des Körpers in die Leiblichkeit verschafft viele Möglichkeiten der Erfahrung und Veränderung.

2.1.4 Die Spaltung und ihre Aufhebung: Leib und „Umwelt"

In dem Verständnis der klassischen Psychoanalyse wurde der Mensch als für sich zu betrachtendes und aus sich heraus wirkendes Wesen betrachtet und seine psychischen Instanzen als „Organe" der Seele oder des „psychischen Apparats" angesehen. Sicherlich waren in dieser Sichtweise auch gesellschaftliche Wirkungen relevant, aber nur oder zumindest überwiegend in ihrer psychischen Repräsentation z. B. als Über-Ich.

Gegen diese Individual-Psychologie und -Psychotherapie entwickelte sich seit den 1950er, vor allem seit den 1970er Jahren eine Gegenbewegung, aus der die systemische Theorie und Therapie entstand. Hier soll es weder um eine Auseinandersetzung mit der Psychoanalyse noch mit der systemischen Therapie gehen, was angesichts der Vielfalt und auch Unterschiedlichkeit ihrer jeweiligen Strömungen gar nicht möglich wäre. Diskutiert werden soll die Gegenüberstellung von Person und Umwelt oder sozialem System, die m. E. in beiden therapeutischen Richtungen zu einer Abspaltung sozialer Bezüge von der Leiblichkeit geführt hat.

Die Auseinandersetzung mit Haltungen, die den Menschen aus seinen sozialen Bezügen herauslösen und diese ignorieren, werde ich an anderer Stelle führen (Kap. 2.7), nachdem ich die Qualitäten des Erlebens herausgearbeitet habe und darauf Bezug nehmen kann. Hier geht es vor allem um die Auseinandersetzung mit einem Menschenbild, das die Trennung von Leib und Umwelt zugunsten einer Verabsolutierung der sozialen Welt zur Grundlage macht und das menschlichen Seins darauf reduziert, ein Teilchen sozialer Systeme zu sein. Gegen diese Reduktion wende ich mich und stelle das Menschenbild der Kreativen Leibtherapie dagegen.

So verdienstvoll der systemische Hinweis auf die Zusammenhänge der Probleme einzelner Menschen mit ihren Familien- und sonstigen Systemen war und ist, so gefährlich sind die Trennungen und Gegenüberstellungen. Grundauffassungen der Systemischen Therapie bestehen darin, dass soziale Systeme eine eigenständige Kraft und Wirkungsweise haben. Psychische Leiden einzelner Personen sind so ausschließlich Ergebnis systemischer Wirkungen. In den krassesten Annahmen spielen deshalb Gefühle und andere leibliche Regungen keine Rolle, in abgeschwächteren Varianten wird formuliert: „Immer mehr setzte sich die Überzeugung durch, dass es einfacher und erfolgreicher ist, ein Interaktionssystem zu therapieren statt eines Individuums. Denn es ist relativ einfach möglich, die Interaktionsregeln eines Systems direkt zu beobachten, während die intrapsychischen Vorgänge eines Individuums, seine Gedanken und Gefühle lediglich mit Hilfe sehr unsicherer hypothetischer Konstrukte zu erschließen sind." (Webseite der DGSF, 2011)

Entscheidend ist hier, dass das „System" und die „intrapsychischen Vorgänge eines Individuums" als voneinander getrennt betrachtet werden. Die leibphänomenologische Auffassung und damit die Grundhaltung Kreativer Leibtherapie ist eine andere: „Der Leib steht dem Umraum nicht gegenüber; er ist nicht Dingliches, Gegenständliches, das sich auf den Raum des Körpers begrenzen ließe. Leiblichkeit bedeutet vielmehr ein lebendiges Geschehen, nämlich den fortwährenden Prozess der Vermittlung zwischen den Polen von Leib und Welt, die nicht voneinander zu trennen sind." (Fuchs 2000b, S. 12)

Wir begegnen den Abspaltungen zwischen der Person und dem Umraum bei einzelnen Klient/innen:

„Nein", sagte eine Klientin, „wie es mir geht, das kann ich niemandem erzählen. Ihnen schon, ein bisschen, denn Sie werden ja dafür bezahlt. Aber anderen? Das interessiert doch keinen. Das ist doch normal."

Die Verbindung zwischen dem eigenen Spüren und der Umgebung ist unterbrochen, die Fähigkeit zum Mitschwingen im Umraum gestört. Vielleicht sind die Belastungen aus dem sozialen Umfeld so unerträglich geworden, dass die Betroffenen sich aus Selbstschutz abschotten mussten. Vielleicht sind sie mit ihren leiblichen Impulsen so oft ins Leere gegangen oder beschämt worden, dass sie ihre Impulse abbremsen. Aus welchen Gründen auch immer, die Trennung zwischen individueller Leiblichkeit und sozialem Umfeld ist ein Faktor des Leidens und nicht der Normalität.

Wird diese Trennung als gegeben hingenommen und zum Ausgangspunkt der Therapie gemacht, muss dies schwerwiegende Konsequenzen haben. Ein Beispiel: „Paarbeziehungen, Familien und Organisationen bestehen in dieser Sicht aus Kommunikationszusammenhängen, und wenn diese Kommunikationszusammenhänge pathogene Folgen haben, müssen nicht die Gedanken der Klienten verändert werden, sondern es genügt, die entsprechenden Kommunikationsmuster zu verändern." (von Ameln 2004, S. 164) Dieses Konstrukt widerspricht unserer

Erfahrung menschlichen Lebens, denn es kann keine getrennte Veränderung von Kommunikationsmustern und Gedanken geben. An der Kommunikation mit anderen sind die eigenen Selbsteinschätzungen, Gedanken, Gefühle und anderen Regungen beteiligt. Es gibt keine Person ohne Kommunikation und keine Kommunikation ohne Person.

In der systemischen Theorie etwa von Niklas Luhmann werden dann konsequenterweise Personen völlig entpersonalisiert und entleiblicht. Unter Personen werden Einheiten verstanden, die von einem sozialen System konstruiert werden, das „Verhaltenserwartungen an die betreffenden Einzelmenschen bündelt" (a.a.O., S. 138, s.a. Luhmann 1984). Die Person verliert das Eigene, wird nur noch zum Sammelbecken der Erwartungen anderer. Was nach meinem Verständnis pathologisch ist, wird zum gesunden Zustand der Menschen erklärt. Solche pathologischen Zustände kennen wir von manchen Klient/innen, die darunter leiden, dass sie ihren Sinn für das Eigene verloren haben. Wenn sie sich nur noch als Mülleimer oder „Bündelung" von Erwartungen anderer fühlen, dann ist der Kern der Person, die Meinhaftigkeit (siehe Kap. 2.2.1) verloren gegangen oder zumindest gefährdet.

Da nimmt es nicht wunder, wenn den Gefühlen in diesen Theoriekonstrukten keine oder kaum Aufmerksamkeit geschenkt wird. Bei Niklas Luhmann werden Gefühle als unspezifische „Immunreaktion" verstanden, die auftreten, wenn die sogenannte „Selbstproduktion des Bewusstseins" gefährdet ist. „Die bekannte Vielfalt unterschiedlicher Gefühle (...) kommt erst sekundär, erst durch kognitive und sprachliche Interpretation zustande; sie ist (...), wie aller Komplexitätsaufbau sozialer Systeme, sozial bedingt." (Luhmann 1984, S. 372) Da müssen schon gewaltige gedankliche Verrenkungen unternommen werden, um die Gefühle vom Leib zu trennen und ausschließlich als eine Funktion sozialer Systeme zu deuten. Ganz gleich, wie systemisch-konstruktivistisch argumentiert und konstruiert wird: Den Unterschied zwischen meiner Trauer und meiner Freude spüre ich – dazu brauche ich keine „kognitive und sprachliche Interpretation".

Was bei den systemischen Reduktionen verloren geht, ist eine wesentliche Eigenschaft der Leiblichkeit und insbesondere der Gefühle: ihre Intentionalität. Sie haben Bedeutung und sie schaffen Bedeutung. Sie zeigen mir die Richtung meiner Absichten. Wenn ich neugierig auf eine Person bin, habe ich eine andere Haltung ihr gegenüber, als wenn ich sie liebe oder auf sie zornig bin. „Leiblichkeit ist das Medium zur Welt: Meine Empfindungen, meine Sinne, meine Triebregungen und Stimmungen erschließen mir die Welt, etwa als ‚angenehm' oder ‚unangenehm', als ‚nützlich' oder ‚schädlich'." (Fuchs 2000b, S. 3)

Wird die Leiblichkeit des Einzelnen vom sozialen Zusammenhang abgetrennt und interessiert nur das pathogene System, wird alles wertfrei. Jedes Verhalten kann dann Sinn machen und positiv bewertet werden. In einem Lehrbuch der systemischen Therapie und Beratung wird als theoretische Grundlage der Methode des „Reframing" (= Umdeuten) formuliert: „Jedes Verhalten macht Sinn, wenn man den Kontext kennt. Es gibt keine vom Kontext losgelösten Eigenschaften einer Person. Jedes Verhalten hat eine sinnvolle Bedeutung für die Kohärenz des Gesamtsystems. Es gibt nur Fähigkeiten. Probleme ergeben sich manchmal daraus, daß Kontext und Fähigkeiten nicht optimal zueinander passen. Jeder scheinbare Nachteil in einem Teil des Systems zeigt sich an anderer Stelle als möglicher Vorteil." (Schlippe/Schweitzer 1996, S. 179)

Nur „vom System aus" betrachtet mögen diese Aussagen stimmig sein. Doch wir arbeiten mit Menschen, mit lebenden und leidenden Menschen. Wenn eine Klientin vom Vater vergewaltigt wurde, dann mag dieser „scheinbare Nachteil" durchaus ein „möglicher Vorteil" für die Aufrechterhaltung des Familiensystems gewesen sein und dafür „Sinn" gemacht haben. Als leibhaftige Menschen, die in der therapeutischen Praxis anderen leibhaftigen Menschen begegnen, sind wir allerdings empört und parteilich. Wir haben und zeigen Mitgefühl, und das ist uns (und den Klient/innen) wichtiger als jede „Sinnhaftigkeit" für irgendein System. Nur wenn die leiblichen Regungen einer Person mit ihrem sozialen Umraum verknüpft bleiben, ist es möglich, eine Haltung einzunehmen, die an der Seite der Leidenden bleibt und nicht auf einem scheinbar objektiven Beobachter-Standpunkt. Um es noch einmal zu sagen: Ich weiß, dass Therapeut/innen im Rahmen der systemischen Familientherapie würdigende Arbeit machen. Ihnen gilt keine Abgrenzung. Unsere Abgrenzung gilt einem Menschenbild, welches das Leid der Menschen den Systemen gegenüber stellt und Parteilichkeit für die leidenden Menschen zugunsten eines scheinbar „objektiven" Beobachter-Standpunkts verlässt.

2.1.5 Das Menschenbild der humanistischen Psychologie und das einfache Leibmodell der Kreativen Leibtherapie

Aus der Tradition der Humanistischen Psychologie und den daraus erwachsenen Therapien ist ein Modell des Leibverständnisses bekannt, das den Leib als Einheit von Körper, Seele und Geist versteht. Unter „Seele" werden dabei die emotionalen

Empfindungen verstanden und unter „Geist" das Denken und die Imaginationen. Dieses Menschenbild wurde oft als „ganzheitlich" bezeichnet, um den Reduzierungen des Menschen zum Beispiel auf seine kognitiven Fähigkeiten entgegenzuwirken. Mit diesem Modell haben wir traditionell viel und erfolgreich gearbeitet, wobei wir immer die vierte Dimension Kontakt bzw. soziale Interaktion mit der Umwelt hinzugenommen haben.

Mit diesem Modell ergeben sich einfache Möglichkeiten, die vielfältigen Phänomene eines Menschen zu ordnen und die Kommunikation in der Therapie zu strukturieren: Was denken Sie? Was fühlen Sie? Was spüren Sie körperlich? Wie ist gerade der Kontakt zu mir? Vor allem ist dieses Ur-Modell der Leiblichkeit in der Therapie ein großer Schritt gegenüber der Negierung der Körperlichkeit oder der Gefühle bzw. weg von der Aufspaltung einzelner Aspekte menschlicher Lebendigkeit.

Grafik 2: Das Menschenbild der humanistischen Psychologie

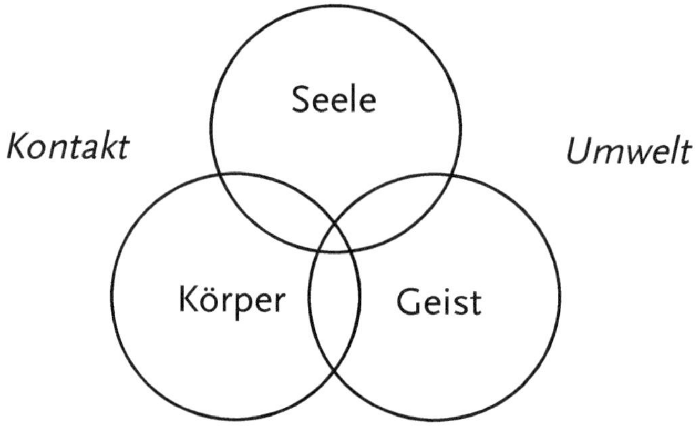

Doch das Modell Körper-Seele-Geist-Kontakt wirft auch einige Fragen auf und kann zu Verwerfungen führen. Dies macht sich vor allem daran fest, dass innerhalb der einzelnen Begriffe sowohl leibliche Regungen gefasst sein können als auch Abspaltungen und Entfremdungen von der Leiblichkeit. Unter den „geistigen" Regungen können sowohl Bilder und poetische Ausdrucksweisen der Liebe versammelt werden als auch kalte und dem Erleben entfremdete Gebrauchsanweisungen der Unterwerfung und Disziplinierung. „Körper" kann die vielfältigen Regungen des Körpererlebens ebenso umfassen wir die lebensgefährdende Zwangsdiät eines anorektischen Mädchens oder das extreme Joggen, mit dem ein Mann das Spüren seiner Einsamkeit zu vernichten versucht. Auch unter den „seelischen" Regungen werden sowohl die Bewegungen der Gefühle, der Stimmungen und des Empfindens verstanden als auch die – jede andere leibliche Regung überlagernde – Panik, die sich vom leiblichen Grund „abgelöst" hat und jedes andere Erleben überflutet. Wenn z. B. Hilarion Petzold das „Leibsubjekt als Körper-Seele-Geist-Wesen" bezeichnet und den Leib genauer „definiert als die Gesamtheit aller sensorischen, motorischen, emotionalen, kognitiven und sozial-kommunikativen Schemata bzw. Stile in ihrer aktualen, intentionalen Relationalität mit dem Umfeld und dem anamnestisch archivierten Niederschlag ihrer Inszenierungen" (Petzold 1995, S. 607), dann wird mit der Verallgemeinerung „aller" Regungen genau die Unterscheidung zwischen Leib und Körper/Seele/Geist sowie zwischen leiblichen und vom Leib abgespaltenen Regungen verwischt.

Schon in den Bezeichnungen „Körper", „Seele" usw. ist schon ein objektivierendes Moment enthalten, zumindest aber zugelassen. Bleibt dies unreflektiert, so „unterschlägt" das Urmodell Körper-Seele-Geist-Kontakt gerade die Differenzierung zwischen Leiblichkeit und Abspaltungen von der Leiblichkeit. Doch auf diese Differenzierung kommt es Therapeut/innen (und Klient/innen) in der therapeutischen Begegnung vor allem an. Ich schlage deshalb vor, die Formulierung der vier Aspekte im einfachen Leibmodell zu präzisieren und vom Körpererleben, von den Gefühlswelten, vom geistigen Erleben (auch Vorstellungskraft, Poesie, Imaginationen, ...) und vom sozialen Erleben (u.a.: Beziehungserleben) zu reden. Dieses Modell erfasst bei weitem nicht alle Aspekte der Leiblichkeit (deswegen „einfaches" Leibmodell), ist aber nützlich und handhabbar. Es ermöglicht, in einfachen Beschreibungen bei einem Klienten oder einer Klientin zu erfragen, worin er oder sie besonders in diesen vier Aspekten die eigene Lebendigkeit wahrnimmt und in welcher Hinsicht es Befremdlichkeiten/Störungen/Nicht-Gelebtes gibt oder solches vermutet wird.

Grafik 3: Leibmodell

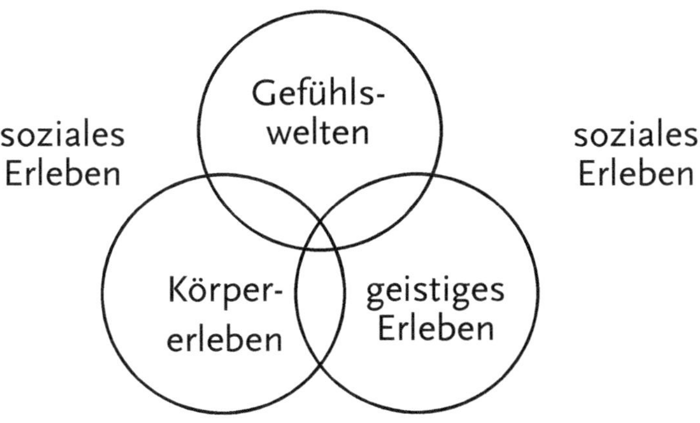

Mit diesem einfachen Leibmodell wird die Auseinandersetzung mit der Objektivierung und Instrumentalisierung einzelner leiblicher Aspekte unterstützt. In einer knappen Übersicht können Notizen mit einzelnen Klient/innen erarbeitet und festgehalten werden, in denen die gelebten, die mehr im Hintergrund stehenden und die objektivierten bzw. instrumentalisierten jeweiligen Aspekte der Leiblichkeit beschrieben werden:

Grafik 4: Leibmodell – diagnostische Notizen

Name:		Datum:	
	Gelebtes	im Hintergrund	objektiviert/ instrumentalisiert
soziales Erleben			
Körpererleben			
Gefühlswelten			
geistiges Erleben			

(Diese Grafik können Sie auf der Webseite des Verlages www.semnos.de als Arbeitspapier herunterladen.)

In den folgenden Kapiteln wird es um die Weiterentwicklung und Entfaltung grundlegender Aspekte und Begrifflichkeiten der Leiblichkeit in Menschenbild und Therapie gehen, um über das einfache Leibmodell hinaus ein theoretisches Instrumentarium für die Therapie bereitzustellen.

2.2 Die Leibqualitäten

Mit Leibqualitäten bezeichnen wir Eigenschaften des Erlebens, die für alle Impulse oder Regungen des Erlebens zutreffen (Baer/Frick-Baer 2005): Meinhaftigkeit, Subjektivität, Räumlichkeit, Zeitlichkeit, Pulsieren, Zentralität, Intentionalität, Wirksamkeit, Zwischenleiblichkeit und Resonanz sowie Ähnlichkeit. Die leiblichen Aspekte sind so vielfältig und komplex miteinander verwoben, dass jede „Klassifizierung" der Untrennbarkeit der Leiblichkeit ein wenig Gewalt antut. Und doch ist solch eine Differenzierung notwendig, um nicht in bloßen und letztlich folgenlosen Forderungen nach „Ganzheitlichkeit" zu verbleiben. Je differenzierter die Eigenschaften, Impulse und Regungen der Leiblichkeit analysiert werden, desto genauere diagnostische Einsichten und desto genauere Grundlagen für therapeutische Interventionen und Interaktionen können gewonnen werden.

Die im Folgenden vorgestellten Eigenschaften können nicht quantitativ messbar sein, sondern müssen als Qualitäten des Erlebens beschrieben werden. Dass z. B. jedem Erleben die Qualität der Subjektivität innewohnt, meint zweierlei. Erstens wird damit ausgesagt, dass Subjektivität nicht messbar ist. Es gibt weder 3 Meter noch 2 Gramm Subjektivität, auch nicht 12 Prozent. Subjektivität ist eine Qualität des Erlebens, die als grundlegende Eigenschaft jedem Erleben innewohnt. Und gleichzeitig – das ist der zweite Aspekt der Aussage – ist diese Qualität selbstverständliches Potenzial des Erlebens. Sie wohnt jedem erlebenden Menschen inne *und* kann gleichzeitig eingeschränkt, bedroht oder anderweitig gestört sein.

Wir reden von Leibqualitäten als selbstverständlichen Eigenschaften und Potenzialen des Erlebens. Dass sie gestört und in ihrer Entfaltung eingeschränkt sein können, macht sie für das Verständnis der Leiden der Klient/innen und für die Therapie so bedeutsam.

Die Aufzählung der Leibqualitäten erhebt keinen Anspruch auf Vollständigkeit, ich habe die therapeutisch wichtigsten ausgewählt und mich auf sie konzentriert.

Grafik 5

Leibqualitäten

Meinhaftigkeit Subjektivität Räumlichkeit Zeitlichkeit

Pulsieren Zentralität Intentionalität Wirksamkeit Ähnlichkeit

Zwischenleiblichkeit und Resonanz

2.2.1 Meinhaftigkeit

Dass die Nase, die Sie im Gesicht tragen, zu Ihnen gehört, ist ebenso selbstverständlich wie Ihre Gefühle, wenn Sie traurig sind oder sich freuen. Meinhaftigkeit ist die erste Qualität, die jedem menschlichen Erleben gemeinsam ist. „Meinhaftigkeit: Leibliche Regungen werden unmittelbar als ‚zu mir gehörig' oder ‚meinhaft' erlebt. Schmerz, Hunger oder Durst usw. nehme ich nicht distanziert wahr wie die Warnblinkleuchte oder Tankanzeige meines Wagens." (Fuchs 2000a, S. 98) Die Meinhaftigkeit ist unmittelbar, wenn sie nicht gestört wurde, und bedarf weder der Reflektion noch der Entscheidung. Dass mein Lachen meines ist, steht außer Frage und bedarf keiner Überlegung. Dass ich mich schäme oder zornig bin, ist ebenso unzweifelhaft mein Gefühl.

Die Meinhaftigkeit leiblicher Regungen ist von vornherein auf die Welt bezogen, mein Lachen wie meine Scham sind verknüpft mit Erfahrungen in der Welt und beziehen sich auf sie. Dieses emotionale Erleben weist schon über die unmittelbare Sphäre des Leiblichen hinaus: Ich schäme mich „vor" jemandem und bin zornig „auf". Die Leiblichkeit ist intentional. Der phänomenologische Begriff der Intentionalität „besagt, dass jedes Erleben sich auf etwas bezieht, indem es dieses in einem bestimmten Sinne meint." (Waldenfels 2000, S. 367) Meinhaftigkeit meint also keinen egozentrischen Ausschluss der Welt, sondern ist wie jede Leiblichkeit immer auf die Welt bezogen. Die meinhafte Leiblichkeit stehe der Welt nicht gegenüber, kann Merleau-Ponty deshalb sagen, sondern: „Der Leib ist unsere Verankerung in der Welt." (Merleau-Ponty 1966, S. 174)

Je weiter die leiblichen Regungen zu anderen Menschen hin und in den Lebensraum hinein reichen und je mehr sie sich von den Menschen entfernen oder je massiver Druck und Macht auf den Menschen ausgeübt wird, desto zweifelhafter und gefährdeter kann die Meinhaftigkeit werden.

„Ist die Scham wirklich mein *Gefühl?", fragte die Klientin. Sie fühlte die Scham, insofern war es ihre. Doch ihre Scham war diffus und sie wusste nicht, warum und wovor sie sich schämte. In der Therapie stellte sich heraus, dass sie die Scham als „delegierte Scham" von ihrer Mutter übernommen hatte. Meinhaftigkeit und die Einverleibung von Fremdem überlappten sich.*

Hier wird die Dialektik deutlich, die für alle Leibqualitäten gilt: Sie sind wie die Meinhaftigkeit den Menschen selbstverständlich eigen – u n d sie können durch soziale Erfahrungen oder andere Umstände eingeschränkt oder brüchig werden bzw. ganz verloren gehen. Die Beschreibung leiblicher Qualitäten ist folglich keine abstrakte philosophische Denkübung, sondern bildet den Ausgangspunkt für das Verständnis des Leidens der Klient/innen und Patient/innen und für deren Therapie.

Zurück zur Meinhaftigkeit: Je weiter Leiblichkeit in die Welt hinausgreift, desto anfälliger werden Menschen, ihre Meinhaftigkeit zu verlieren oder zu beschädigen. Wenn eine junge Frau vor dem Abitur müde vom Lernen ist, dann wird sie sich sicher sein, dass diese Müdigkeit die ihre ist. Wenn es dann um die Entscheidung geht, welchen Berufsweg sie einschlagen möchte, reden viele mit und fließen zahlreiche unterschiedliche Erfahrungen, Vorschläge, Meinungen, Warnungen und Tipps in die Entscheidungsfindung ein. Bewirbt sie sich schließlich für einen Ausbildungs- oder Studienplatz, ist immer noch selbstverständlich, dass sie es ist, die die Bewerbung verfasst. Doch ob die Entscheidung letzten Endes ihre ist oder ob sie sich den Meinungen anderer unterwirft, ist wahrscheinlich nicht mehr so selbstverständlich. Die Meinung entspringt zwar dem Wort „mein", kann sich im Alltag aber von der Meinhaftigkeit lösen.

Häufig begegnen uns in der Therapie Menschen, die sich an großen oder kleinen Weggabelungen ihres Lebens nicht entscheiden können, welchen Weg sie einschlagen wollen oder können. Ihre Meinung hat die Verankerung in der Meinhaftigkeit verloren. Manche fragen sogar: „Ist das überhaupt noch mein Leben, das ich führe?" Diese Menschen haben noch eine Ahnung von der Meinhaftigkeit, doch zumindest im Hinblick auf ihre Impulse, ihr Wollen und ihre Entscheidungen ist sie ihnen verloren gegangen. In der Schizophrenie schließlich ist die Meinhaftigkeit so sehr beschädigt, dass auch die Grundäußerungen des Erlebens nicht mehr als selbstverständlich meinhaft erfahren werden. Die Regungen der linken Hand können als fremdgesteuert erlebt werden. Entscheidungen, Gefühle und andere Impulse können nicht mehr wie eigene wirken, sondern als von „außen" auf die Person zukommende betrachtet werden. Dann geht das mit der Meinhaftigkeit verbundene Grundgefühl der Einheit der Person verloren, das im folgenden Zitat benannt wird: „Der ‚Mein-Charakter' aller leiblichen Empfindungen ist zugleich ihr integrierendes Moment." (Fuchs 2000b, S. 13).

Für jede Beeinträchtigung der Meinhaftigkeit gilt: Kreative Leibtherapie ermutigt Klient/innen, vor allem im kreativen Prozess Erfahrungen der Meinhaftigkeit zu machen. Die eigene Leiblichkeit wieder als meinhaft zu spüren und darin von den Therapeut/innen bestätigt und gewürdigt zu werden, ist dann ein Beginn der Veränderung. Dies schlägt sich in der Kreativen Leibtherapie in vielen Methoden und Modellen nieder, zum Beispiel in der Arbeit mit dem Zentralen Ort im Komplexen Theoriemodul der Bedeutungsräume, in Perspektiv- und Haltungswechseln, mit denen die Meinhaftigkeit gestärkt und ermutigt werden soll, und in vielem anderen mehr. Vor allem aber zeigt sich die Würdigung der Meinhaftigkeit in der grundlegenden therapeutischen Haltung der Klient/innen-Kompetenz – für uns Kreative Leibtherapeut/innen der einzige Weg, die Meinhaftigkeit der Klient/innen zu respektieren (s. Kap. 5.7).

2.2.2 Subjektivität

Jedes Erleben ist subjektiv. Die Leiblichkeit eines Menschen kann in Anderen Resonanz hervorrufen, diese können so Aspekte seines Erlebens teilen, andere können das Erleben eines Menschen beeinflussen – doch die subjektive Grundeigenschaft jedes Erlebens bleibt davon unbenommen. „Leiblichkeit ist eine nicht objektivierbare Weise unseres Daseins; sie fundiert und durchdringt all seine Vollzüge als präreflexive, gelebte Subjektivität." (Fuchs 2000a, S. 333)

Die Leiblichkeit ist – philosophisch gesehen – nicht objektivierbar. Wird das Erleben in seinen Teilaspekten zum Objekt, verliert es seinen leiblichen Charakter, wird dieser Aspekt der Leiblichkeit verkümmert, deformiert, buchstäblich entleibt. Leiblichkeit ist subjektiv und immer originärer Inhalt und Ausdruck der Subjektivität eines Menschen. „Subjektive Sachverhalte können höchstens von einem einzigen Bewussthaber, und nur im eigenen Namen, ausgesagt werden." (Schmitz 1989, S. 34)

Wenn dies ernst genommen wird, hat es weitreichende Konsequenzen für Diagnostik und Therapie. Wenn Leiblichkeit eine „nicht objektivierbare Weise unseres Daseins" ist, dann kann nicht so getan werden, als gäbe es objektive Kriterien zur Diagnostik der psychischen Erkrankungen von Menschen und damit ihres Leidens. Alle diagnostischen Systeme des ICD-10 oder DSM und die darauf beruhenden diagnostischen Instrumentarien ignorieren entweder die Subjektivität leiblichen Erlebens oder können allenfalls Annäherungen „von außen" ermöglichen. Als Abbild der Subjektivität des Erlebens der Klient/innen sind sie eine Fata Morgana.

Ihren Nutzen haben solche Systeme vor allem als Klassifizierungssysteme, wenn wir uns darauf verständigen, dass sie Gruppen von ähnlichen Phänomenen von Erkrankungen, Störungen und anderen Ausdrücken des Leidens abbilden. Solche Klassifizierungen als Abbild von Ähnlichem sind notwendig, um sich miteinander zu verständigen, und sinnvoll, um ähnliche therapeutische Interventionsweisen auszuprobieren. Doch klar muss sein: Die Subjektivität eines jeden Menschen ist existenzieller Bestandteil seiner Leiblichkeit und somit ist jedes Leiden einzigartig und nur subjektiv zu erfassen. Diagnostische Einsicht bedarf deshalb solcher Methoden, die auf „Objektivität" verzichten. Störungsbilder des ICD-10 oder DSM können deshalb nur Anhaltspunkte sein. Um das Leiden der Menschen zu verstehen, muss ihre Subjektivität ernst genommen werden. Das bedeutet, sie müssen danach gefragt und ihre subjektiven Äußerungen in Worten und Gesten, Bildern und Klängen müssen gewürdigt werden. Das machen Kreative Leibtherapeut/innen und stellen eine Fülle von Methoden zur Verfügung, die die Kompetenz der Klient/innen fördern, ihr subjektives Leiden in Worten, Bildern, Gesten oder Klängen auszudrücken. Therapeut/innen können sich dem subjektiven Erleben der Klient/innen darüber hinaus oft nur darüber annähern, dass sie ihre eigenen Erfahrungen der Zwischenleiblichkeit (s. Kap. 2.2.9) und insbesondere ihre leiblichen Resonanzen ernst nehmen und in den Dienst der Diagnostik und therapeutischen Begegnung stellen.

Kreative Leibtherapeut/innen verzichten deshalb konsequent darauf, kreative Äußerungen der Klient/innen nach scheinbar objektiven Kriterien zu „deuten". Wenn ein Klient ein Bild malt, hat dies für ihn eine Be-deutung und für die Therapeutin ebenfalls. Beider Bedeutungszumessung ist subjektiv, weil sie Ausdruck dessen ist, wie sie das Bild erleben. Was für den Klienten ein bedrohlicher bunter See ist, der ihn zu verschlingen droht, kann für die Therapeutin ein farbenfrohes Potpourri der Lebendigkeit sein. Ein tiefer Ton kann für die eine Person Ruhe bedeuten und für die andere Angst. In einer aufgerichteten Haltung erlebt sich der eine Mensch würdevoll, der andere wachsam, damit er jede Bedrohung wahrnehmen kann.

Wir verzichten deshalb konsequent darauf, Farben und Formen, Klänge und Bewegungen mit irgendwelchen allgemeinen Bedeutungen zu behaften. Selbst wenn für 90 Prozent der Bevölkerung eine schwarze Farbe mit Trauer gleichgesetzt ist, wissen wir nicht um die Bedeutung der Farbe schwarz für die jeweilige Klientin oder den jeweiligen Klienten – denn wir arbeiten nicht mit Bevölkerungen, sondern mit einzelnen Menschen. Deshalb müssen wir nach dieser persönlichen Bedeutung fragen und die Subjektivität ernst nehmen. In der therapeutischen Begegnung stehen sich zwei Menschen in ihrer jeweiligen Subjektivität gegenüber, die sie miteinander vergleichen und einander so schenken können. Klient/innen können dadurch heilsame Erfahrungen der Begegnung machen, aber nur, wenn und solange ihre Subjektivität respektiert wird und auch die Therapeut/innen ihre Subjektivität ernst nehmen und wertschätzen.

Die Klientin hat ein Bild gemalt, voller schwarzer und dunkelgrauer Farben. Für mich, den Therapeuten, wirkt es düster und ruft in mir Traurigkeit hervor. Ich frage die Klientin: „Was sehen Sie?" Sie antwortet strahlend: „Ein Bild der Ruhe und des Friedens! Ich bin so glücklich, dass mir das gelungen ist. Ich sehne mich so danach, mal keine Farben und anderen Ablenkungen zu haben ..." Sie, und nur sie, kann die subjektive Bedeutung ihres Bildes benennen. Der Therapeut kann, wenn es sinnvoll erscheint, äußern, wie es auf ihn wirkt – aber nur, wenn dies d a n e b e n gestellt und die subjektive Bedeutung, die die Klientin dem Bild gegeben hat, gelassen und gewürdigt wird.

Die Anerkennung der Subjektivität des Erlebens hat also weitreichende Konsequenzen für die Haltung und die Tätigkeit der Therapeut/innen. Kreative Leibtherapie geht davon aus, dass die Therapeut/innen über Kenntnisse verschiedener Zusammenhänge menschlichen Erlebens verfügen und mögliche Richtungen von Veränderungen kennen müssen, die auf solchen Kenntnissen beruhen. Doch zu allererst müssen sie wissen und in ihrer Praxis beherzigen, dass die Subjektivität des Leidens eines jeden Menschen einzigartig ist und deshalb sich jede therapeutische Industrialisierung, wie sie sich in den modischen Therapie-Manualen niederschlägt, verbietet. Handreichungen, die detailliert für jede Stunde einer Therapie Themen, Fragen, Interventionen vorgeben, entwürdigen den Klienten bzw. die Klientin in ihrer Subjektivität und damit in einem Kernbereich ihrer Leiblichkeit. Therapie, wie Kreative Leibtherapie sie versteht, ist Kunst, denn in der Begegnung zwischen Klient/innen und Therapeut/innen begegnen sich zwei einzigartige Personen in ihrer subjektiven Erlebensfähigkeit, so dass jeder Moment dieser Begegnung einen einzigartigen Charakter hat. Und: Therapie ist Handwerk, weil Therapeut/innen wie Künstler/innen über ein solides Handwerkszeug verfügen müssen. Beides zusammen mag als Kunsthandwerk bezeichnet werden und liegt den Besonderheiten leibtherapeutischer Prozesse zugrunde, wie ich sie in Kapitel 6 vorstelle.

2.2.3 Räumlichkeit

Jedes Erleben ist räumlich. Wenn Sie vorhin in dem Kapitel über die Meinhaftigkeit bei dem Experiment, Ihr Herz oder Ihre Hand zu spüren, Ihr Erleben wahrgenommen haben, war dieses Erleben räumlich. Sie haben Ihr Herz wahrscheinlich „innen" wahrgenommen, vielleicht als „eng", vielleicht als Sie „ausfüllend" – oder, wenn Sie gerade verliebt sein sollten, auf eine andere Person „gerichtet" oder „die Welt umarmend". All diese Worte beschreiben Raumerleben. Wenn ich mich „niedergedrückt" fühle, ist dies eine räumliche Beschreibung meines Erlebens, in der sich mein Befinden ausdrückt. Andere räumliche Erlebensbeschreibungen betreffen eher bestimmte Regionen, die von Herrmann Schmitz als Leibinseln (Schmitz 1998b, S. 25ff) bezeichnet werden: den Schmerz im Fuß nach langer Wanderung oder den Hunger im Bauch.

Um es zu wiederholen: Jedes Erleben ist räumlich. Merleau-Ponty sagt deshalb: „Ich bin nicht im Raum und in der Zeit, ich denke nicht Raum und Zeit; ich bin vielmehr zum Raum und zur Zeit, mein Leib heftet sich ihnen an und umfängt sie." (Merleau-Ponty 1996, S. 117) Die Räumlichkeit des Leibes ist selbstverständlich, sie bedarf nicht des Denkens oder eines bestimmten Verhaltens. Diese Räumlichkeit bezeichne ich als „erlebten Raum" oder „Raumerleben" und unterscheide ihn von dem messbaren „geometrischen Raum", dessen Weite oder Volumen mathematisch berechnet werden kann. Plessner nennt den geometrischen Raum „raumerfüllend", den Erlebensraum „raumbehauptend": „Jedes physische Körperding ist im Raum, ist räumlich. Seine Lage besteht, was ihre Messung angeht, in Relationen zu anderen Lagen und zur Lage des Beobachters. (…) Ein raumerfüllendes Gebilde ist an einer Stelle. Ein raumbehauptendes Gebilde dagegen ist dadurch, *dass es über ihn hinaus (in ihn hinein) ist*, zu der Stelle ‚seines' Seins in Beziehung. Es ist außer seiner Räumlichkeit in den Raum hinein oder raumhaft und hat insofern seinen natürlichen Ort." (Plessner 1975, S. 131f)

Welche Worte man auch immer benutzen mag, um die Unterscheidung zu treffen, ich entscheide mich für die verständlichen Bezeichnungen „erlebter Raum" und „geometrischer Raum". Wir begegnen hier (und an anderen Stellen) dem Doppelcharakter mancher Aspekte der Leiblichkeit. Wie bei der Unterscheidung zwischen Körper und Leib gibt es einen Begriff, der das Erleben betont, und einen, der die Objektivierbarkeit und die Objekthaftigkeit bezeichnet. Beim Raum gibt es den objektivierbaren Raum der Landvermesser, die Höhengrade und Kilometer-Entfernungen feststellen – und das Raumerleben, das uns in der Kreativen Leibtherapie interessiert.

Unser räumliches Erleben geht über ein als „innen" vorstellbaren leiblichen Eigenraum hinaus.

Wenn Sie mit geschlossenen Augen Ihre Hand spüren, werden Sie keine klaren Grenzen zwischen innen und außen wahrnehmen. Wenn Sie eine Hand fordernd nach vorne ausstrecken, wird sich Ihr Erleben nach vorne richten, über die körperliche Grenze der Hand hinaus. Wenn Sie Ihre Arme aus einer Verschränkung heraus ausbreiten, schaffen Sie einen erlebten Raum zwischen den ausgebreiteten Armen und darüber hinaus.

Fuchs drückt dieses räumliche Erleben so aus: „Das leibliche Spüren spannt also einen dynamisch strukturierten Raum auf, der zwar ohne die gleichzeitige Vorstellung der sichtbaren Körpergrenzen nur unscharf und zerfließend, aber doch als unmittelbare Wirklichkeit erlebt wird." (Fuchs 2000a, S. 89)

Unsere Sprache ist voller Wendungen und Formulierungen, die das Raumerleben bezeichnen:

Ich brauche mehr Rückendeckung.
Ich habe Schwierigkeiten einen festen Standpunkt zu beziehen.
Ich finde in dieser Gruppe keinen Platz.
Du engst mich ein.
Ich verliere den Boden unter meinen Füßen.

In der Therapie begegnen wir in Sprache und Gestik einer Fülle räumlicher Phänomene, die wir mit dem Wissen um die Räumlichkeit des Erlebens besser verstehen und aufgreifen können.

Der Klient erzählt von einem Streit mit seiner Partnerin und sagt: „Meine Frau nimmt mir den Raum. Ich fühle mich so eingeengt."

Der Therapeut schlägt vor: „Legen Sie doch mal mit einem Seil den engen Raum, den Ihre Frau Ihnen lässt."

Der Klient legt einen Kreis von gut einem Meter auf den Boden und stellt sich hinein. „Da bleibt mir fast die Luft weg, so eng fühle ich mich."

„Welchen Impuls haben Sie, wenn Sie so in diesem Raum stehen?"

„Abzuhauen."

„Was hält Sie fest?"

„Hier ist es sicher." (...)

Und so geht es weiter. Der Mann legt schließlich mit Seilen den Raum auf den Boden, den er „braucht" und sich wünscht. Ein „Zwischenraum" kommt hinzu, der Raum seiner Frau, ein gemeinsamer Raum usw. Immer werden räumliche Bemerkungen „beim Wort" genommen und immer werden räumliche Qualitäten des Erlebens sichtbar, spürbar und veränderbar.

Den grundsätzlich räumlichen Charakter jedes Erlebens nimmt Thomas Fuchs zum Anlass, eine sehr differenzierte Analyse des Raumerlebens vom primär leiblichen Raum über den Richtungsraum, Stimmungsraum und personalen Raum bis hin zum Lebensraum vorzunehmen. Darauf werden wir in Kapitel 4.3.3 der „Big Ten" ausführlicher eingehen und verdeutlichen, wie sich die räumliche Qualität des Erlebens in der Theorie und Praxis Kreativer Leibtherapie manifestiert. Auch in den Raum- und Richtungs-Leibbewegungen und anderen Modellen Kreativer Leibtherapie ist die räumliche Qualität des Erlebens Grundlage. Dies gilt ebenso für zahlreiche Methoden Kreativer Leibtherapie (wie das Verraumen), die nur „funktionieren", weil die Räumlichkeit Grundqualität jeden Erlebens ist.

Den Leib als „Zentrum räumlichen Existierens" (Fuchs 2000a, S. 15) zu verstehen, bedeutet nicht, ihn einem „Innen" zuzuordnen, dem ein „Außen" gegenüber steht.

„Das seelische Erleben – unsere Empfindungen, Triebregungen, Gefühle, Stimmungen, Wahrnehmungen, Erinnerungen, Gedanken – ist als solches nicht irgendwo im Raum unseres Körpers lokalisierbar, auch nicht im Gehirn. Es ist überhaupt nicht nur irgendetwas in uns. Seelisch sind wir bei den Dingen und Menschen, die wir wahrnehmen und auf die wir zugehen, nehmen wir Anteil oder hängen an etwas, fühlen uns angezogen oder abgestoßen. Man kann sogar sagen, je mehr sich unser Seelenleben entfaltet, vor allem in unseren Gefühlen, um so mehr strömt es nach außen, verbindet es uns mit den Dingen und noch mehr mit den Menschen; es bringt sie in unsere Nähe und uns in ihren Raum, ihre Atmosphäre, selbst wenn sie dabei örtlich in weiter Distanz bleiben. Das Organ, das Medium und der ‚Resonanzkörper' dieser Teilnahme und Teilhabe aber ist der Leib. Durch ihn ist alles seelische Erleben zugleich ein konkret-räumliches. Der Leib vermittelt eine ursprüngliche seelische Partizipation an der Welt." (Fuchs 2000a, S. 21)

Fuchs redet von Innen und Außen als von den beiden Polen Leib und Welt, in denen sich Leiblichkeit bewegt: „Leiblichkeit besteht nicht im Gegenüber oder in der Verbindung zweier Räume (‚Innen‘ und ‚Außen‘), sondern im Prozess der Vermittlung zwischen den Polen von Leib und Welt.” (Fuchs 2000a, S. 90)

Bei vielen Klient/innen ist dieser Prozess der „Vermittlung zwischen den Polen” gestört bzw. gestört worden. Sie „verlieren” sich im Außen oder sind „eingesperrt” im Innen. Sie wenden sich nicht mehr der Welt zu (oder können dies nur um den Preis starker Ängste) oder sie fühlen sich in ihrem Innenraum „abgeschnitten”. Für die therapeutische Haltung hat das Verständnis der Räumlichkeit als Bewegung zwischen Polen dann die wesentliche Konsequenz, dass die Kreativen Leibtherapeut/innen „Anwälte” der Vermittlung zwischen den Polen werden und die Klient/innen darin unterstützen, eigene und neue Wege der Verbindung zu suchen. Dies widerspricht einer therapeutischen Haltung, die darauf hinarbeitet, dass die Klient/innen sich zwischen einer Orientierung am „Innen” oder am „Außen” entscheiden, und die so die Spaltung zwischen „Innen” und „Außen” aufrecht erhält.

Auch jede Begegnung zwischen Menschen ist eine räumliche. Beschreibungen von Begegnungen und Begegnungsstörungen sind dementsprechend voll von räumlichen Bezeichnungen:

- » Du bist mir zu nahe.
- » Du bist zu weit weg, ich erreiche dich nicht.
- » Du lässt mir keinen Raum.

Kreative Leibtherapie ringt immer um ein Verständnis des Raumerlebens und ist folglich immer auch eine Therapie des Raumerlebens.

2.2.4 Zeitlichkeit

Dem Erleben wohnt immer eine zeitliche Dimension inne. Es gibt die objektiv messbare Zeit der Stoppuhren und Stempeluhren, der Sekunden, Tage und Jahre. Und es gibt die erlebte Zeit. Eine Stunde oder ein Tag können sich „unendlich dahin ziehen” oder „wie im Flug vorbei” sein. Das Zeiterleben ist eine Qualität der Leiblichkeit und ist verknüpft mit anderen Leibqualitäten: Es ist meinhaft und subjektiv, es pulsiert usw.

Die erlebte Zeit hat darüber hinaus bestimmte Besonderheiten. Zuallererst einmal ist sie gegenwärtig. Wir Menschen spüren uns jetzt und hier. Und wenn wir Vergangenes spüren, dann erleben wir es jetzt, weil es in der Gegenwart für uns von Bedeutung ist. Wenn wir Menschen uns nach etwas sehnen, das in der Zukunft liegt, dann sehnen wir uns jetzt.

Bei vielen Klient/innen ist diese Gegenwärtigkeit des Zeiterlebens gestört. Sie leben und erleben sich, als wären sie in der Vergangenheit, oder sind in all ihrer Lebendigkeit damit beschäftigt, was geschehen soll. Oft hat das die Funktion, von gegenwärtigem Erleben, das unerträglich oder nicht zugänglich ist, abzulenken. Therapeutische Bemühungen werden sich dann zumeist darauf richten, Achtsamkeit für das Erleben im Hier und Jetzt zu fördern. In der „Jetzthaftigkeit" sortiert der Leib aus dem Vergangenen und Zukünftigen aus, was subjektiv von Bedeutung ist. Wir Menschen können einen „objektiven" Lebenslauf mit chronologisch angeordneten Daten und Fakten verfassen, und wir können „subjektiv" erzählen oder aufschreiben, was in unserer Geschichte j e t z t für uns von Bedeutung ist (s. a. Kap. 2.1.7: Intentionalität).

Oft hat vergangenes Erleben Macht über Klient/innen und überlagert das gegenwärtige. Flashbacks traumatischer Erfahrungen führen dazu, dass man Grauenvolles so erlebt, „als wäre es jetzt". Das Leibgedächtnis, mit dem wir uns noch näher beschäftigen werden, lässt Vergangenes gegenwärtig werden. Das kann ein Fluch sein wie bei traumatischen Erfahrungen oder ein Segen, wenn wir Therapeut/innen es, wie bei Menschen mit Demenzerkrankungen, nutzen, um ihre verschütteten Ressourcen in der Gegenwart wiederzubeleben.

Manchmal überlappen Erinnerungen oder Visionen, z. B. Angstvorstellungen, das gegenwärtige Erleben oder überschwemmen es sogar. Doch das ist nur e i n Phänomen, unter dem Menschen leiden können. Genauso häufig sind Phänomene, dass das Zeiterleben zwangsfokussiert und unter einem bestimmten Gesichtspunkt eingeengt ist. Schuldgefühle z. B. können dazu führen, dass das Erleben der Gegenwart nur noch oder überwiegend von der Vergangenheit bestimmt wird. Alles wird nur noch unter dem Filter der wirklichen oder vermeintlichen Schuld wahrgenommen; das gegenwärtige Handeln wird darauf ausgerichtet, die Schuld zu verbergen oder „ungeschehen" zu machen oder schuldhaftes Geschehen „wieder gut" zu machen.

Oft ist auch das Erleben der Zukunft nicht angebunden an das Jetzt, sondern fast wie abstrahiert von der eigenen Person und dem gegenwärtigen Erleben. Dabei können Menschen sich verlieren, als würde der Faden zwischen Gegenwart und Zukunft zerschnitten. „Zukunft braucht Herkunft", betitelte Odo Marquard die Veröffentlichung seiner philosophischen Essays (2003). Ich möchte ergänzen: Zukunftgerichtetes Leben und Erleben braucht die Verankerung der Vergangenheit in der Zentralität der Gegenwart. (Zentralität ist eine weitere Qualität des Erlebens, s. Kap. 2.2.6.)

Ein weiterer Aspekt kommt hinzu. Tiere und auch Säuglinge richten sich im unmittelbaren Fluss ihrer Leiblichkeit auf die Zukunft hin. Sie folgen ihren Bedürfnissen und Impulsen. In späteren Jahren erwerben Menschen die Fähigkeit, diesen zukunftsgerichteten Fluss der Leiblichkeit zu unterbrechen. Sie halten inne. Dies kann darin bestehen, dass sie nachdenken, ob der eingeschlagene Weg der richtige und sinnvolle ist. Das Innehalten geht aber über das bloße Denken hinaus. Es kann ein Moment des Spürens sein, z. B., ob das Handeln und die zukunftsgerichteten Impulse wirklich meinhaftig sind. Die Impulse des Innehaltens können auch eher in von außen kommenden Vorwürfen oder Befürchtungen wurzeln. In diesem Innehalten stecken zu bleiben, kann genauso Leiden hervorrufen wie das Fehlen der Fähigkeit, überhaupt innezuhalten.

So entsteht der Doppelcharakter des Erlebens, der – wie in so vielen anderen leiblichen Aspekten – auch im Zeiterleben auftritt.

2.2.5 Pulsieren

„Leben i s t Bewegung, kann ohne Bewegung nicht stattfinden." (Plessner 1975, S. 132) Leiblichkeit ist also immer Prozess, nie starrer Zustand – ist Veränderung, nie Status. Dieser Prozess, diese Bewegung vollzieht sich nicht linear, nicht gradlinig, sondern pulsierend, wie ich es nennen möchte.

Die äußeren Lebensbedingungen eines Menschen sind einem pulsierendem Rhythmus unterworfen: Tag und Nacht wechseln einander ebenso ab wie die Jahreszeiten. In der Biologie des Menschen werden Rhythmen vor allem im Atmen und im Herzschlag spürbar.

Diese äußeren oder biologische Lebensbedingungen sind eng verknüpft mit dem Pulsieren der Leiblichkeit. Wenn es uns friert, legen wir oft die Arme um den Körper und machen uns eng. Wenn die Sonne scheint, recken wir uns ihr entgegen, weiten uns, öffnen uns … Im Atmen ist der körperliche Prozess des Hinein und Hinaus untrennbar verbunden mit der damit verwobenen leiblichen Erfahrung. Wir weiten uns beim Atmen und engen uns wieder ein, so wie wir uns auch in unserem Erleben der Welt öffnen oder uns von ihr zurückziehen.

Menschen sind in ihrem Erleben nie „nur außen" oder „nur innen", sondern befinden sich in einem pulsierenden Prozess des Engens und Weitens, des Hinein und Hinaus oder sonstiger leiblicher Befindlichkeiten. Herman Schmitz beschreibt dies als Spannung oder Schwellung. Thomas Fuchs redet von der „Dynamik des Leibes" (Fuchs 2000a, S. 104). In der Analyse der räumlichen Qualität des Erlebens sind wir schon der hier beschriebenen Qualität des Pulsierens begegnet. Wenn sich der Mensch in seinem Erleben in einem „Prozess der Vermittlung" zwischen den Polen Leib und Welt bewegt, dann geschieht dies pulsierend: engend und weitend, hinein und hinaus, anspannend und lösend. Wir legen dieses Pulsieren zwischen leiblichen Befindlichkeiten den theoretischen Modellen, der Diagnostik und der therapeutischen Arbeit mit den Raum- und Richtungsleibbewegungen (Kap. 4.3.7) und den Konstitutiven Leibbewegungen (Kap. 4.3.8) zugrunde.

Das Pulsieren vollzieht sich keineswegs in einem stetigen, gleichen Rhythmus, sondern ist unregelmäßig und individuell einzigartig. Ebenso einzigartig ist das Panorama der Störungen und Beeinträchtigungen des Pulsierens. Um die leibliche Qualität des Pulsierens zu wissen, ist deshalb wichtig für die leibtherapeutische Diagnostik jedes einzelnen Menschen.

Menschen mit starker Depression leiden zumeist darunter, dass das Pulsieren nicht mehr gelingt, sondern durch eine „Restriktion", „ein Erstarren in der Enge des Leibes" (Fuchs 2000b, S. 100), abgelöst wurde. Das leibliche Pulsieren ist in einem eingeengten Zustand erstarrt, aus welchen Gründen auch immer. Die Menschen sind von sich aus nicht in der Lage, ihr Pulsieren wieder in größerem Maße zu reaktivieren, und bedürfen dabei der therapeutischen Hilfe.

In der kreativ-therapeutischen Arbeit bedeutet das Wissen um die erstarrte Engung z. B., solchen Menschen keine großen und freien Bewegungen anzubieten oder kein Malen auf großformatigem Papier vorzuschlagen, denn dazu sind sie aufgrund der Engung zumeist nicht in der Lage. Kleine Bewegungen und kleine Papierformate können eher dem eingeschränkten Maß des Pulsierens entsprechen, damit von dort aus kleine Schritte der Erweiterung beschritten werden können.

Auch an diesem Beispiel wird deutlich, dass ein Verständnis der Qualitäten des Erlebens unmittelbar praktische Relevanz bewirkt. Die kreativen Methoden der Kreativen Leibtherapie können Menschen, die von Einschränkungen des Pulsierens betroffen sind, niedrigschwellige Möglichkeiten bieten, kleine oder große Veränderungen ihres Pulsierens zu erleben. Im Musizieren können verschiedene Rhythmen ausprobiert werden und Klänge „nach innen" oder zu anderen hin geschickt werden. In der künstlerischen Arbeit bieten sich unterschiedlich große Formate an, sich in der Gestaltung Raum zu nehmen oder sich wieder zurückzuziehen. Und im Tanz wird das Pulsieren so spürbar und augenscheinlich, dass man sagen kann: Tanz ist pulsierende Bewegung, Tanzen ist ein Angebot, sich als pulsierender Mensch zu erleben. Bei all dem begegnen die Klient/innen auch den Einschränkungen ihres Pulsierens und den Verletzungserfahrungen, die meist als Ursache dahinter stehen. U n d sie können neue Erfahrungen machen und die leibliche Qualität als pulsierende Menschen erleben.

2.2.6 Zentralität

Im vorherigen Kapitel habe ich das Pulsieren als Qualität der Leiblichkeit beschrieben: „Die Beziehung von Leib und Umwelt ist eine polare: Jeder Pol ist, was er ist, nicht ohne den anderen; und beide sind miteinander vermittelt durch leibliche Richtungen." (Fuchs 2000a, S. 120) Diese Richtung der Leiblichkeit hat einen Ausgangspunkt, ein Zentrum. Dieses Zentrum ist weder anatomisch zu lokalisieren noch geometrisch zu definieren. Fuchs bezeichnet die „Zentralität des Leibes" (a.a.O.) als „einen (nicht näher lokalisierbaren) ‚Quellpunkt', dem die leibliche Dynamik entspringt", als „ein vitales Zentrum der Person, das zwar nie als solches zur Gegebenheit kommt, aber in allen gerichteten leiblichen Äußerungen erscheint". (Fuchs 2000a, S. 109)

Eine Klientin, die an den Folgen mehrfacher Traumatisierung litt, war verzweifelt: „Ich verliere mich, ich weiß gar nicht mehr, wer ich bin!" Die Verletzungen, die ihr zugefügt worden waren, hatten sie in ihren Grundfesten erschüttert, ihren Intimen Raum (s. Kap. 4.5.1) verletzt, so dass ihre Selbstsicherheit und Selbstverständlichkeit erschüttert war. Als Kreative Leibtherapeut/innen arbeiten wir mit solchen Klient/innen meist am zentralen Ort, den wir in der leiborientierten Traumatherapie „unzerstörbaren Kern" nennen.

Die Therapeutin bat die Klientin, für kurze Zeit ihrem Atem zu lauschen und ihrem unzerstörbaren Kern nachzuspüren: „Und wenn uns Menschen noch so sehr Schlimmes angetan wurde, wir haben einen unzerstörbaren Kern in uns, dem niemand etwas antun kann, solange wir leben. Ich bin sicher, auch Sie haben ihn und können ihn finden. Dieser Kern erscheint auf keinem Röntgenschirm und Sie finden ihn in keinem Anatomieatlas – aber Sie, und nur Sie, können ihn in sich spüren."

Die Klientin ging auf die Suche und legte nach einiger Zeit eine Hand auf eine Stelle neben ihrem Herzen.

„Gehen Sie mit Ihrer Aufmerksamkeit auf diese Stelle und schenken Sie Ihrem unzerstörbaren Kern Ihre Achtsamkeit. Wie sieht er aus? Welche Form hat er? ..." Und danach gestaltete die Klientin ihren unzerstörbaren Kern aus Ton. (...)

Helmuth Plessner bezeichnet die Leib-Qualität der Zentralität als „kernig": „Lebendige Dinge stehen nicht nur im Aspekt eines Kerns, erscheinen ‚vom Kern her', sondern sind kernig, kernhaltig. Dieser Kern hat das Ding mit allen seinen Teilen in ihrer Wirkeinheit, er hat die Gestalt mit ihren Eigenschaften, denn er ist (…), weil der Sinn seines Wesens darin liegt, Subjekt des Habens zu sein." (Plessner 1975, S. 161)

In der Kreativen Leibtherapie arbeiten wir oft an und mit dieser Zentralität bzw. Kernigkeit des Erlebens. Hilfreich ist es, die Klient/innen dabei zu unterstützen und sie zu ermutigen, einen Ort oder Klang der Zentralität in sich zu spüren und ihm einen Ausdruck zu geben: durch ein Bild oder Objekt, eine Bewegung oder einen Klang. Dieser Prozess hilft ihnen, sich die oft verschüttete Zentralität wieder anzueignen und eine Beziehung zu ihr herzustellen.

Die Dynamik, die in der Zentralität des Leibes zum Tragen kommt, wird psychologisch oft als Antrieb beschrieben. Phänomenologisch wird darunter eine „leiblich verankerte Disposition zur Mobilisierung der expansiven Richtungen" (Fuchs 2000a, S. 107) verstanden. Die Zentralität des Leibes ist nicht selbstgenügsam, sondern weist in all ihren leiblichen Regungen über sich hinaus, zu einem Wollen, Können und Handeln.

Dieser Aspekt der Leiblichkeit ist den meisten Menschen selbstverständlich, wobei auch offenbar ist, dass es Menschen mit unterschiedlich ausgeprägtem Antrieb gibt. Manche sind sehr antriebsschwach, andere extrem antriebsstark und vital. Die Bedeutung der dynamischen Qualität der Zentralität des Erlebens wird vor allen Dingen dann deutlich und begegnet uns bei Klient/innen, wenn die Antriebskraft ganz oder nahezu erlischt. Dies ist bei Depressionen oder anderen psychiatrischen Erkrankungen der Fall. Druck oder gutes Zureden und andere sogenannte Motivationsmaßnahmen gehen ins Leere, weil die dynamische Qualität der Zentralität des Leibes eingeschränkt oder erloschen ist. Sie muss wiederbelebt und gestärkt werden, andere Bemühungen gehen ins Leere. Eine andere Ausdrucksweise der Störung dieser leiblichen Qualität besteht darin, dass der Antrieb sich von seinem Quellpunkt löst und verselbstständigt. Menschen sind aktiv, angestrengt, kraftvoll und höchst vital und werden bei extremer Ausprägung als manisch erlebt – ohne zu wissen und vor allem ohne sich sicher zu sein, was sie bewegt, warum und mit welchem Sinn sie all ihre Aktivitäten vollbringen. Hier ist die leibliche Verbindung zum Quellpunkt verloren gegangen,

Antrieb und daraus folgende Aktivitäten werden auf Dauer als leer und schal erlebt und ihr Maß geht verloren.

Bei manchen psychischen Störungen gibt es Phänomene der Derealisierung, das heißt, dass die Wirklichkeit der Lebenswelt als unvertraut und teilweise unreal erlebt wird. Dieses Erleben ist Ausdruck der geschwächten oder gar fehlenden Zentralität des Erlebens, denn die Zentralität stiftet den Wirklichkeitsbezug: „Der Leib bleibt daher immer unser Garant für die Wirklichkeit, für die ‚Leibhaftigkeit' dessen, was uns begegnet. (...) Was wirklich ist, steht in gegenwärtiger Beziehung zu meinem Leib; er ist das Zentrum aller Orientierung." (Fuchs 2002, S. 169)

Ein weiterer Aspekt der Zentralität des Leibes ist seine Räumlichkeit. Das Gerichtetsein aus dem Zentrum, das Gerichtetsein im Pulsieren zwischen Leib und Umwelt hat auch eine Dimension des Raumerlebens: Wohin richtet sich mein Wollen und Handeln, welche Richtungen schlage ich ein, aus welcher Richtung erlebe ich andere –von hinten, nach vorn, hoch hinaus oder tief hinunter usw.? Die Zentralität des Leibes wird dabei zumeist nicht wahrgenommen, sondern bleibt im Hintergrund des Erlebens. „Die Perspektivität unserer primären Umweltbeziehung ist Ausdruck der Zentralität des Leibes, auf den zunächst alles Wahrgenommene bezogen ist. (...) Der Leib ist der raumzeitliche Nullpunkt, der Quell- und Zielpunkt aller Wahrnehmungs- und Bewegungsrichtungen. Auch wenn ich ganz in einer Wahrnehmung oder Handlung engagiert bin, bleibt der immer mitgegebene Hintergrund, von dem ich mich nicht lösen kann." (Fuchs 2000b, S. 65)

2.2.7 Intentionalität

Intentionalität ist ein zentraler Begriff der Phänomenologie, der von Clemens von Brentano und Edmund Husserl eingeführt wurde. Von Husserl über Merleau-Ponty bis zu den aktuellen phänomenologischen Philosophen wie Waldenfels ist die Intentionalität Grundlage des Verständnisses von Leiblichkeit. „Intentionalität ist der Grundbegriff, der in der Phänomenologie aufgekommen ist und auch in die Hermeneutik hineinspielt. Er besagt, dass jedes Erleben sich auf etwas bezieht, indem es dieses in einem bestimmten Sinne meint." (Waldenfels 2000, S. 367)

Konkret ist gemeint, dass jedes leibliche Handeln, jeder leibliche Impuls mit einer Bedeutung behaftet ist. Intentionalität wird als untrennbarer Bestandteil der Leiblichkeit verstanden.

Nehmen wir ein Beispiel: Sie sitzen am Frühstückstisch und greifen nach Ihrer Tasse Tee oder Kaffee. Dies ist für Sie wie für die meisten Menschen wahrscheinlich ein präreflexiver Vorgang. Sie überlegen nicht, sondern greifen aus dem leiblichen Impuls des Durstes oder des Genussbedürfnisses zur Tasse. Wahrscheinlich bekommen Sie dies gar nicht bewusst mit. Sie unterhalten sich dabei, lesen Zeitung oder dösen vor sich hin. Der Griff zur Tasse während des Frühstücks ist zur Gewohnheit geworden.

In diesem einfachen Vorgang sind viele Trennungen aufgehoben, von denen manche psychologischen Konstrukte und Experimente ausgehen. Es gibt in dem geschilderten Vorgang weder eine bewusste Entscheidung (Sie haben Durst und entscheiden sich deshalb, etwas zu trinken) noch ein daraus entstandenes Wollen (Sie wollen jetzt zur Tasse greifen) oder eine sich dann daraus ergebende motorische Bewegung (Sie strecken Ihren Arm und Ihre Hand aus, greifen um den Tassenhenkel ...). Nein, es ist ein fließender, ein in sich stimmiger und ungeteilter Vorgang, die motorische Bewegung ist von ihrem Sinn, von ihren Bedeutungen nicht abgetrennt, sondern in dem Bewegungsimpuls, im Ausstrecken der Hand nach der Kaffeetasse ist die Bedeutung dieser Bewegung enthalten. Das meint Intentionalität.

An dieser Stelle können wir wieder einmal feststellen, dass die Aufspaltungen dieses in sich geschlossenen leiblichen Vorgangs, wie sie manchen naturwissenschaftlich orientierten Konzepten zu Grunde gelegt werden, nicht den Allgemeinzustand menschlicher Leiblichkeit wiedergeben, sondern besondere pathologische Ausnahmen bilden. Wer nach einer Operation seines Armes diesen mühsam wieder zu bewegen lernen muss, braucht die Aufteilung in verschiedene Schritte: Ich möchte etwas trinken ... ich muss meinen Arm bewegen, und zwar in diese Richtung und mit dieser Intensität... ich muss mich konzentrieren, die Tasse zu fassen ... usw. Im alltäglichen Zustand sind diese Trennungen jedoch aufgehoben.

Die Intentionalität leiblicher Regungen und Bewegungen hat enorme Konsequenzen für die therapeutische Arbeit der Kreativen Leibtherapeut/innen. Wir versuchen der Intentionalität bei störendem und verstörendem Verhalten von Menschen auf die Spur zu kommen. Grundsätzlich gehen wir davon aus, dass jedes Verhalten eines Menschen ursprünglich intentional ist, also einen Sinn hatte. Die Hocherregung und Erstarrung einer traumatisierten Frau hatte ursprünglich eine sinnvolle Schutzfunktion während des traumatischen Ereignisses. Sie hat sich später von der ursprünglichen Sinnhaftigkeit gelöst und führt zu

Einschränkungen der Wahlmöglichkeiten des Verhaltens und Lebens. Verstehen können wir sie aber nur in ihrer ursprünglichen Intentionalität.

Oft kann man die ursprüngliche oder wesentliche Intentionalität des als störend oder pathologisch empfundenen und so scheinenden Verhaltens eines Menschen nicht herausfinden. Doch in vielen Fällen und Situationen ist dies der notwendige und wichtige Ansatz und wir Therapeut/innen können gemeinsam mit den Klient/innen dem auf die Spur kommen. Wenn wir unruhigen Kindern begegnen, gehen wir erst auf die Suche und fragen, was sie beunruhigt – und versuchen nicht gleich gegen die Unruhe zu intervenieren. Wenn wir mit einem aggressiven alten Herrn in einem Altenheim arbeiten, bemühen wir uns, die Quelle seiner Aggressivität herauszufinden, die vielleicht in seiner Hilflosigkeit liegen mag. Der Bedeutung und damit dem Sinn als störend empfundenen Verhaltens nachzuforschen, ist Grundlage unserer diagnostischen Einstellung und damit auch unserer therapeutischen Arbeit. Sie entspringt unserem Verständnis von Intentionalität.

Das gilt auch für die Fälle, in denen Impulse leiblicher Regungen und sonstige lebendige Äußerungen eines Menschen abgebremst werden oder stocken. Wenn eine Frau ihren Freund mit ihrer Hand berühren möchte, aber diesen Vorgang aus Angst oder Scham unterbricht, dann wird die Intentionalität ihrer Bewegung nicht in der ausgeführten Bewegung sichtbar, sondern im erstarrten Bewegungsansatz. Solchen zurückgehaltenen und gebremsten Bewegungsimpulsen begegnen wir oft in den Schattenbewegungen, mit denen wir in der Kreativen Leibtherapie, vor allem in der Tanz- und Bewegungstherapie und in der Kreativen Traumatherapie, arbeiten. Unter Schattenbewegungen werden Bewegungen verstanden, die nur im Kleinen oder im Ansatz ausgeführt werden und dem Menschen nicht mehr bewusst sind. Sie können, wenn sie bewusst werden und ohne Stocken fortgeführt werden, wertvolle Hinweise zu gebremsten leiblichen Impulsen geben. Deswegen werden solche Schattenbewegungen von Kreativen Leibtherapeut/innen auch nicht gedeutet, sondern es werden den Klientinnen und Klienten Angebote gemacht, mit diesen Schattenbewegungen selbst zu experimentieren und der in ihnen verborgenen eigenen Intentionalität auf die Spur zu kommen (Frick-Baer 2009).

2.2.8 Wirksamkeit

Menschen brauchen die Erfahrung, etwas bewirken zu können. Wenn eine Partnerin in einer Paarbeziehung äußert: „Es ist egal, was ich versuche, ich erreiche nichts. Und ich erreiche meinen Mann nicht", und es bei solchen Erfahrungen bleibt, dann ist dieser Beziehung keine lange Zukunft vorherzusagen. Das Gefühl der Wirksamkeit ist den meisten Menschen so selbstverständlich, dass es kaum Beachtung findet. Erst wenn diese Wirksamkeit eingeschränkt ist, verboten wird oder ins Leere geht, dann wird ihr Fehlen zum Problem, kann zu Verunsicherung und Selbstabwertung führen und den gesamten Prozess des Erlebens einschränken.

Deshalb zähle ich die Wirksamkeit zu den Grundqualitäten der Leiblichkeit. Maurice Merleau-Ponty schrieb, dass der Mensch sich leiblich in seinem Handeln erfährt, und fasste diesen Aspekt prägnant zusammen: „Mein Leib ist da, wo er etwas zu tun hat." (Merleau-Ponty 1966, S. 291)

Um die Bedeutung der Wirksamkeit zu verstehen, ist es hilfreich, auf den „Gestaltkreis" von Viktor von Weizsäcker Bezug zu nehmen. Viktor von Weizsäcker beschrieb in seinem „Gestaltkreis" eine Theorie der Einheit von Wahrnehmen und Bewegen. Die Trennung in der naturwissenschaftlichen Medizin zwischen Wahrnehmungsmechanismen und Bewegungsapparat ist demnach nicht haltbar. Er beschreibt dies am Drehtürprinzip:

Ein Mensch bewegt sich in einer Drehtür, und darin wird diesem Menschen die Wahrnehmung der Bewegung sowohl der Tür als auch der eigenen Person sichtbar und spürbar – und gleichzeitig ist die Bewegung Ergebnis und sogar Teil der Wahrnehmung. Das Wechselverhältnis zwischen Bewegung und Wahrnehmung nennt er „Gestaltkreis" (von Weizsäcker 1997b, S. 83ff).

Dieses Wechselverhältnis zwischen Bewegen und Wahrnehmen verdichtet sich in der leiblichen Qualität der Wirksamkeit. Ohne das Grundgefühl, dass das eigene Drücken gegen eine Drehtür diese in Bewegung setzen wird, würde kein Mensch durch eine Drehtür gelangen. Schon in der Wahrnehmung der Drehtür ist diese Grunderwartung von Wirksamkeit enthalten.

Deutlich wird dieser Zusammenhang vor allem in der Entwicklung von Kleinstkindern in den ersten Lebensmonaten. Säuglinge machen die Erfahrung, dass sie Wirkung erzielen, wenn sie schreien oder strampeln. Und wenn sie die Erfahrung machen, dass niemand kommt, dass niemand auf ihre Äußerungen reagiert, dann werden diese Äußerungen entweder verzweifelter oder die Kinder resignieren und lassen in Wahrnehmung, Bewegung und anderen Impulsen nach. Werden aus Säuglingen Kleinkinder, wissen alle Eltern ein Lied davon zu singen, wie ihre Jungen und Mädchen ihre Wirksamkeit in ihrem Handeln entdecken und zum Beispiel immer wieder einen Löffel greifen und vom Tisch fallen lassen: Es klingt so schön und es kommt jemand und hebt ihn wieder auf. Piaget beschrieb diesen Prozess als eine Erweiterung des Gestaltkreises zu einem „Zweck-Mittel-Erfolgs-Kreis" (Piaget 1974, S. 220).

In der therapeutischen Arbeit begegnen uns Störungen der Leibqualität der Wirksamkeit vor allem als Einschränkungen der Beziehungswirksamkeit. In Problemen der Beziehungswirksamkeit nehmen die unterschiedlichsten Wirksamkeitsphänomene ihren Ausgangspunkt. Auch der Brandstifter, der Gegenstände anzündet, um ein Wirksamkeitsgefühl zu erleben (es brennt, die Feuerwehr löscht, die Presse berichtet, andere Leute haben Angst …), agiert sein fehlendes Wirksamkeitsgefühl an den Objekten aus, die er anzündet. (Wohlgemerkt: Das ist eine Erklärung, keine Entschuldigung.) Doch die größte Befriedigung erfährt er dadurch, dass und wie andere Menschen auf sein Handeln reagieren. Die Vermutung drängt sich auf, dass sein Gefühl von Wirkungslosigkeit seinen Ursprung in zwischenleiblichen Erfahrungen hatte. Solchen Zusammenhängen sind wir Leibtherapeut/innen in therapeutischen Prozessen immer wieder begegnet.

Eine Klientin litt an der Erfahrung und dem Gefühl der Nein-Wirkungslosigkeit. Sie hatte sexuelle Gewalt erleiden müssen, ihr Nein war nicht gehört worden.

Die andere Klientin litt an der Erfahrung und dem Gefühl der Ja-Wirkungslosigkeit. Sie war viele Jahre lang mit ihren Wünschen und Erwartungen ins Leere gegangen und hatte aufgehört, zu wünschen, zu fordern, zu erwarten.

Das Gefühl der Wirkungslosigkeit führt an dem einen Pol zum Ausagieren oft hektischer, aggressiver, verzweifelter Bemühungen, „irgendwie" Wirksamkeit zu erfahren, oder – an dem anderen Pol – zu resignativem Rückzug, der alle Symptome der Depression umfassen kann. Therapeutisch ist es wichtig, um den Zusammenhang dieser Symptome mit den Störungen der Leibqualität der Wirksamkeit zu wissen. Kreative Leibtherapie bietet vielfältige Wirksamkeitserfahrungen in den kreativen Tätigkeiten an. Erfahrungen der künstlerischen Gestaltung, des Tanzens oder Musizierens, des Schreibens oder der Entwicklung und Darstellung von Szenen sind immer auch Wirksamkeitserfahrungen, nicht nur im Hinblick auf den künstlerischen Ausdruck, sondern auch und letzten Endes entscheidend als Erfahrung von Beziehungswirksamkeit. Kreative Leibtherapeut/innen bieten Klient/innen Wirksamkeitserfahrungen an, in dem sie das Vertrauen in die schöpferische Kraft ihrer Klient/innen mit dem Vertrauen in die heilende

Kraft therapeutischer Beziehungserfahrungen verbinden, die diese dann in andere Bereiche ihres Lebens übertragen können.

2.2.9 Zwischenleiblichkeit und Resonanz

Wir betonen in der Kreativen Leibtherapie die heilende Kraft der therapeutischen Beziehung. Dies hat seine Quelle in dem Verständnis, dass in der Zwischenleiblichkeit und Resonanz eine grundlegende Qualität jeden Erlebens besteht.

Jede leibliche Regung eines Menschen in seinen ersten Lebensmonaten entsteht als zwischenleibliche Erfahrung. Die These von der „autistischen" oder „narzisstischen" Phase früher Entwicklung wurde ebenso von der Säuglingsforschung widerlegt wie die von der „Symbiose" zwischen Mutter und Kind. Ob im Austausch der Blicke oder Laute, beim Stillen oder in anderen Berührungen – Säuglinge erleben sich und ihre Welt im leiblichen Austausch. Säuglinge und Kleinkinder sind weder bloße Anhängsel der Mütter noch ich-bezogene Wesen, die von der Welt nichts mitbekommen. Sie sind in ständigem Kontakt, in intensiver Begegnung und wechselseitigem Austausch auf allen Ebenen der Begegnung. Die Leibphänomenologen bezeichnen dies nach Merleau-Pontys Begriff der „intercorporéité" als Zwischenleiblichkeit. Dieser stimmige Begriff prägt das Menschenbild der Kreativen Leibtherapie und wird so zu einer zentralen Grundlage unseres Therapieverständnisses.

„Das Weltverhältnis des Säuglings lässt sich (...) als eine reine Zwischenleiblichkeit beschreiben." (Fuchs 2000a, S. 275) Hier herrschen weder Autismus noch Symbiose, sondern ein sich immer weiter ausdifferenzierendes Wechselspiel leiblicher Interaktion unterhalb der Schwelle reflektierender Überlegung. Der Säuglingsforscher Daniel Stern hat diese Interaktion zwischen Mutter und Säugling als „Tanz" beschrieben (Stern 2011, S. 9).

Dieser Tanz der Zwischenleiblichkeit differenziert und entfaltet sich mit jeder weiteren Lebenswoche des Säuglings. Die meisten Gefühle zum Beispiel werden in den ersten sieben Lebensmonaten nur in der Interaktion mit den anderen erlebt, erst danach auch als emotionale Regungen, die erst selbst gelebt und dann mit anderen geteilt werden können (s. Stern 1998, S. 150). Aus diesen Erkenntnissen der Säuglingsforschung ist der Schluss zu ziehen: „Gefühle sind ursprünglich im ‚Zwischen' beheimatet, eingebettet in die leibliche Kommunikation von Mutter und Kind." (Fuchs 2000a, S. 276)

Die erste und früheste unmittelbare Beeinflussung des Säuglings durch die Mutter oder andere nahe Bezugspersonen erfolgt über Erregungsverläufe, die sich später zu Erregungskonturen verfestigen können. Hohe oder niedrige Erregungsniveaus, stetige Erregungsverläufe oder abrupte Abbrüche werden in der frühen Zwischenleiblichkeit zwischen Mutter und Säugling übernommen und führen zu ersten Musterbildungen im Säugling. Wir haben diesen Umstand zur theoretischen Grundlage des Komplexen Theoriemoduls „Erregungsverläufe und -konturen" gemacht, das Sie unter den Big Ten finden.

In der späteren Entwicklung des Kindes werden mit den leiblichen Erfahrungen und dem wachsenden Vermögen des Kindes auch die leiblichen Interaktionen differenziert und weiterentwickelt. „Diese ‚Zwischenleiblichkeit' bildet ein übergreifendes, intersubjektives System, in dem sich von Kindheit an leibliche Interaktionsformen bilden und immer neu aktualisieren." (Fuchs 2008b, S. 89)

Von besonderer Bedeutung bleiben dabei die Gefühle, die Stimmungen, das Befinden und die Atmosphären, die Fuchs als „Stimmungsraum" bezeichnet: „Ebenso werden wir von Stimmungen und Gefühlen durch Veränderungen des leiblichen Befindens erfasst. Sie lösen entweder Bewegungsanmutungen aus – wir fühlen uns z. B. gehoben oder gedrückt, angezogen oder abgestoßen; oder sie modifizieren die innerleibliche Dynamik, so dass wir uns etwa beengt, beklommen, gehemmt, befreit oder offen erleben. Wir geraten ‚in Erregung', also in eine beweglich-expansive Dynamik, oder wir fühlen uns ‚gedämpft', wenn eine dumpfe Zähigkeit der leiblichen Dynamik das teilnehmende Mitschwingen lähmt. – Ich bezeichne nun diese verschiedenen Formen der Wahrnehmung stimmungsräumlicher Phänomene als leibliche Resonanz. Der Leib ist gewissermaßen der ‚Resonanzkörper' des Stimmungsraums." (Fuchs 2000a, S. 197)

Das Wort „Resonanz", dem in Theorie und Praxis Kreativer Leibtherapie eine zentrale Bedeutung zukommt, stammt vom lateinischen „resonare". Es bedeutet ein gegenseitiges Hin- und Herschwingen. „Resonanz ist eine Form der Wechselwirkung, ja, es ist die Form der Wechselwirkung schlechthin, über die alle raumzeitlichen Strukturen miteinander in Beziehung treten können." (Cramer 1998, S. 14) Die Fähigkeit zur Resonanz ist eine grundlegende Qualität aller leiblichen Regungen. Sie beruht auf der Zwischenleiblichkeit und ist eine ihrer besonderen Erscheinungsformen, wir können sie als „Schwester" der Zwischenleiblichkeit bezeichnen.

Die unmittelbare Zwischenleiblichkeit ist nicht nur in der frühkindlichen Entwicklung beschreibbar, sie ist auch im Erwachsenenalter Bestandteil und Potential leiblicher Begegnungen: In intensiver Sexualität ebenso wie in zarter Berührung, im Austausch verstehender Blicke wie im Klang einer Stimme, die das Herz berührt. Selbst in der Feindschaft und gegenseitigen Abneigung zweier Menschen wirkt Resonanz. Waldenfels bezeichnet deshalb sehr treffend die „Zwischenleiblichkeit als Verschränkung von eigenem und fremden Leib." (Waldenfels 2000, S. 284) Der Leib ist kein isoliertes, für sich existierendes Wesen, sondern befindet sich immer in zwischenleiblicher Kommunikation. Selbst wenn Kommunikation verweigert wird, bleibt dies Kommunikation, wie Merleau-Ponty schon 1945 aus der Analyse der Zwischenleiblichkeit ableitete: „Noch die verweigerte Kommunikation ist eine Weise der Kommunikation." (Merleau-Ponty 1966, S. 413) Davon können die meisten Menschen, denen wir in paar- und beziehungstherapeutischen Konstellationen begegnen, ein leidvolles Lied singen.

In der Therapie begegnen wir Menschen mit unterschiedlichen Ausprägungen und individuellen Mustern der Zwischenleiblichkeit und Resonanz, Resonanzfähigkeit und Resonanzbereitschaft. Sie gehören bei jedem Menschen zur individuellen Persönlichkeit. Zum Thema in der Therapie werden sie, wenn Menschen unter ihren jeweiligen Mustern leiden. In der Kreativen Leibtherapie arbeiten wir mit Angeboten der Resonanz, vor allen Dingen in kreativen Dialogen, und stellen die Resonanz der Therapeut/innen in den Dienst der therapeutischen Interaktion.

Oft zu wenig Beachtung finden in therapeutischen Prozessen Atmosphären und deren nachhaltige Auswirkungen für die Klient/innen. Atmosphären entstehen und wirken über die Zwischenleiblichkeit. Wir Menschen erfassen Atmosphären in unserer Resonanz für das, was bei anderen und in der Umgebung schwingt und „in der Luft liegt". Die kreativen Ausdrucksmöglichkeiten der Kreativen Leibtherapie, die hierfür den Klient/innen zur Verfügung gestellt werden, sind ein leicht zugänglicher Weg, Atmosphären, die in Menschen beeinflussend nachwirken, zu identifizieren und eine Haltungsänderung ihnen gegenüber zu erfahren.

Das Leiden der Menschen bewegt sich zumeist zwischen den Polen erstorbener Resonanzfähigkeit auf der einen und in der Aufgabe der Meinhaftigkeit in der Resonanzüberflutung durch andere. Hinzu kommen zahlreiche Formen spezifischer Resonanzmuster, in denen Menschen „feststecken" können.

Wir haben differenzierte Modelle der Resonanz entwickelt und werden sie in einem Raum der Big Ten (Kap. 4.3.11) ebenso vorstellen wie Wege der therapeutischen Veränderung mit Hilfe der Resonanz in der Kreativen Leibtherapie.

2.2.10 Ähnlichkeit

Vielleicht erinnern Sie sich an eine Situation, in der Sie einen Menschen wiedergetroffen haben, den Sie seit längerer Zeit nicht mehr gesehen haben. Sie erkennen ihn wieder, auch wenn die Person älter geworden ist, anders gekleidet ist, eine andere Frisur hat und sich vielleicht in einer anderen Stimmung befindet als bei der letzten Begegnung. Manches hat sich in der Erscheinungsweise dieser Person verändert, aber sie ist der Person, die Ihnen schon einmal begegnet ist, ähnlich und Sie können deshalb diesen Menschen wiedererkennen.

Die Ähnlichkeit ist eine grundlegende Eigenschaft der Leiblichkeit, und es sind vor allem drei Aspekte, die diese Qualität für den therapeutischen Kontext so bedeutsam machen.

Der erste Aspekt besteht darin, dass Ähnlichkeit eine grundlegende Art und Weise ist, wie wir Menschen wahrnehmen. „Ähnlichkeit liegt (...) letztlich jeder Wahrnehmung von etwas als etwas zu Grunde." (Fuchs 2000a, S. 320) Die Menschen erkennen die Mona Lisa, auch wenn sie grafisch verfremdet ist, identifizieren eine Melodie, auch wenn sie in verschiedenen Stilen und Tonlagen gespielt wird. Wenn wir einen Vogel sehen, wissen wir, dass es ein Vogel ist, nicht weil uns die begriffliche Kategorie „Vogel" vorher erläutert wurde oder weil wir das Bild des Vogels aus seinen zahlreichen Einzelheiten zusammensetzen, sondern weil der Vogel, den wir sehen, den Vögeln, die wir kennen, ähnlich ist. Dieses Grundprinzip der Wahrnehmung ist von großem Vorteil, weil wir Menschen dadurch in der Lage sind, schnell unsere Umgebung zu erfassen und uns zu orientieren. Wir können neue Erfahrungen zügig zuordnen, ohne sie erst lange analysieren zu müssen. „Wahrnehmen bedeutet, eine erworbene Vorgestalt an den aktuellen Sinneseindruck heranzutragen, durch das sie sich an ihm erfüllt, auch wenn Details gar nicht übereinstimmen." (Fuchs 2008, S. 44) Doch diese Wahrnehmungsweise bietet keine hundertprozentige Sicherheit, alles immer richtig zu erkennen und einzuordnen. Ein Chamäleon kann sich so tarnen, dass es – auf einem Baum sitzend – auf den ersten Blick wie ein Teil der Baumrinde aussieht. Das ist sein Schutz. Doch auch wenn die Menschen einige „Chamäleons" übersehen mögen – die Wahrnehmung mittels der Ähnlichkeit ist die Grundlage schneller Orientierung.

Die Ähnlichkeitsqualität in der Wahrnehmung ist deshalb die Grundlage für das Leibgedächtnis, mit dem wir uns später noch beschäftigen werden. Unser Leib erinnert sich an ähnliche Situationen, in jeder Freude klingt die leibliche Erinnerung an frühere freudige Situationen mit – aber in jeder Angst schwingen auch früher erlebte Ängste mit. Für die Therapie ist dies Chance und Falle zugleich. Chance, weil der positive Gehalt früherer Erfahrungen genutzt werden kann, Falle, weil ähnliche Strukturen von Ereignissen oder ähnliche Elemente der Wahrnehmung negative, zum Beispiel traumatische Erfahrungen reaktivieren können. Für die Pflegerin ist das Donnergrollen Ausdruck eines Gewitters, die alte Dame im Altenheim erschrickt und möchte in den Keller flüchten, denn für sie ist das Grollen des Donners der Klang des Artilleriebeschusses oder der Bombenabwürfe. Die Geräusche sind ähnlich und mobilisieren das Leibgedächtnis.

Auch in der Rolle als Therapeutin oder als Therapeut kann die Ähnlichkeit von Situationen einerseits nützlich sein, weil wir dadurch auf unsere Erfahrungen zurückgreifen können – aber sie kann auch in die Irre führen: Ähnlich ist nicht gleich, das heißt, die Gefahr besteht darin, das ähnliche Verhalten einer Klientin mit dem einer anderen, früher bekannten Klientin gleich zu setzen, während die Substanz dieses Verhaltens aber, bis auf einige ähnliche Erscheinungsformen, ganz andere Inhalte in sich tragen kann.

Ein zweiter wichtiger Aspekt der Ähnlichkeit besteht in der schon beschriebenen leiblichen Resonanz. Wir Menschen reagieren auf die behagliche Wärme eines beheizten Wohnzimmers im Januar ähnlich wie auf die Wärme einer intensiven freundschaftlichen Begegnung, den wärmenden Klang der Worte oder die warmherzige Ausstrahlung eines Menschen. „Die Ähnlichkeit wird also durch die gleiche leibliche Resonanz gestiftet." (Fuchs 2000, S. 202) Ähnlichkeit wirkt also auch in Resonanzen, und auch hier begegnen wir wieder dem Doppelcharakter zwischen Chance und Falle. Gerade weil Resonanzen über Ähnlichkeiten wirken, können sie überhaupt als leibliche Qualität zu Tage treten. Wenn ein Mensch sich nur auf eine genau gleiche und nicht auch ähnliche Situation einschwingen könnte, würde es bestenfalls zu einem Bruchteil der Begegnungen kommen, die diese Bezeichnung verdienen.

Die Herausforderung für den Menschen im Gegenüber besteht darin, dass es insbesondere Therapeutinnen und Therapeuten obliegt, die Ähnlichkeit jeweils zu überprüfen, um nicht zu Pauschalisierungen oder Verallgemeinerungen zu kommen. Wenn wir Menschen die Erfahrung gemacht haben, dass hinter dem leicht aufgesetzten Lächeln von drei Menschen eine versteckte Aggressivität gestanden hat, werden wir bei einer vierten Person dies auch aufgrund der Ähnlichkeit vermuten. Doch hier kann der Kontext ein völlig anderer sein.

Zur beschriebenen leiblichen Qualität der Resonanz bzw. der Kommunikation im weiteren Sinne gehört auch die Fähigkeit, sich mit anderen Menschen zu identifizieren.

Besonders als Kinder lernen Menschen viel, indem sie andere Menschen imitieren. Dies setzt die Fähigkeit voraus, sich in einen anderen Menschen hineinzuversetzen, und dies ist nur möglich, wenn wir den anderen Menschen als uns ähnlich erleben. Auch hier zeigt sich Ähnlichkeit als Leibqualität. In dem folgenden Zitat von Michael Tomasello findet sich der Zusammenhang von Ähnlichkeit und Lernen wieder. Er unterscheidet drei Grundtypen kulturellen Lernens: „Imitationslernen, Lernen durch Unterricht und Lernen durch Zusammenarbeit. Diese drei Typen kulturellen Lernens werden durch eine einzige besondere Form sozialer Kognition ermöglicht, nämlich durch die Fähigkeit einzelner Organismen, ihre Artgenossen als ihnen ähnliche Wesen zu verstehen, die ein intentionales und geistiges Leben haben wie sie selbst. Dieses Verständnis ermöglicht es ihnen, sich in die geistige Welt einer anderen Person hineinzuversetzen, so dass sie nicht nur vom anderen, sondern auch durch den anderen lernen können (…). Wenn ein Mensch etwas ‚durch' einen anderen lernt, identifiziert er sich mit diesem anderen und seinen intentionalen und geistigen Zuständen." (Tomasello 2006, S. 17) Therapeut/innen sind insofern immer auch Lehrende durch Vorbild, ob sie das wollen oder bemerken oder nicht. Das ist wichtig zu wissen. Darüber hinaus ist dieser Aspekt wichtig, weil Klient/innen immer auch dadurch geprägt sind, mit welchen Menschen sie sich identifiziert haben und was sie von ihnen übernommen haben. Diesen Spuren gehen wir in der Kreativen Leibtherapie nach. Und wir bieten neue Erfahrungen durch neue Identifikationen in Rollenspielen, mit tänzerischen und musikalischen Identifikationen und vielen anderen mehr.

Zum Lernen durch Identifikation gehört auch die Wahlmöglichkeit. Kinder identifizieren sich einerseits im Spiel und in der Fantasie mit Pippi Langstrumpf, Luke Skywalker oder anderen Figuren, die sie aus der Fülle der Identifikationsangebote auswählen. Und andererseits identifizieren sie sich mit realen Personen aus ihrem nahen Umfeld. Kleine Kinder haben in der Familie nur eingeschränkte Wahlmöglichkeiten, sich auszusuchen, mit wem sie sich identifizieren und mit wem nicht. Sie müssen mit den ihnen nahen Menschen vorliebnehmen. Doch je älter die Menschen werden, desto größere Wahlmöglichkeiten haben sie, ob sie das durch Identifikation oder Teilidentifikation Erfahrene annehmen wollen oder nicht, und desto größere Auswahl haben sie bei den Identifikations-„Kandidat/innen".

Und noch ein Hinweis: Manche Klient/innen verlieren sich in Identifikationen und verlieren ihre Meinhaftigkeit, andere sind nur eingeschränkt identifikationsfähig, was im extremen Fall mit einer Einschränkung oder gar dem Verlust des Mitgefühls einhergehen kann.

Der dritte Aspekt der Leibqualität der Ähnlichkeit besteht darin, dass Ähnlichkeit auch unser Verhalten prägt. Die Art und Weise, wie ein Mensch gewöhnlich vom Stuhl aufsteht oder Telefongespräche eröffnet, ist nie vollständig identisch, aber ähnlich. Den Gestaltkreis Viktor von Weizsäckers zitierend habe ich den Zusammenhang von Wahrnehmen und Bewegen beschrieben. Ähnlichkeit bezieht sich folglich nicht nur auf das Wahrnehmen, sondern auch darauf, wie Menschen sich in der Welt bewegen und verhalten. Die Ähnlichkeit des Verhaltens führt zu Gewohnheiten und zu Mustern, mit denen wir uns im Folgenden beschäftigen werden.

2.3 Musterbildung und Leiblichkeit

In der Musterbildung vereinigen sich mehrere Leibqualitäten.

Wenn sich ähnliche Tätigkeiten wiederholen, werden sie zur Gewohnheit. Wenn wir Menschen gelernt haben, Auto zu fahren, brauchen wir nicht mehr in jeder Situation überlegen, wie weit wir das Fußpedal treten oder den Lenker bewegen. Wenn wir einen Text auf dem Computer schreiben, müssen wir nicht mehr jede Taste einzeln suchen. Auch wenn wir nicht im Zehn-Finger-System tippen können, ist uns die Lage der meisten Buchstabentasten vertraut. Ob beim Autofahren oder Computerschreiben, solche Aktivitäten sind uns „in Fleisch und Blut" übergegangen, wurden „einverleibt". Das gilt auch für die Wahrnehmungen.

Wenn Sie diesen Text lesen, werden Sie nicht mehr jedes Wort einzeln entziffern oder gar aus den einzelnen Buchstaben zusammensetzen. Sie werden Worte und Wortgruppen „erfassen", weil sie Ihnen vertraut sind (auch wenn Sie sie in anderen Schriftgrößen oder anderen Schriftarten kennen).

Wir nennen solche Verfestigungen „Muster". Sie erwachsen aus Gelerntem und Erfahrenem und sind zu Gewohnheiten geworden.

In der philosophischen Betrachtungsweise der Leibphänomenologie werden der Leiblichkeit in diesem Zusammenhang zwei besondere Eigenschaften zugeschrieben: Zur Leiblichkeit gehört die Eigenschaft der „Formbarkeit oder Plastizität, die zur Anpassung an unterschiedlichste Milieus befähigt, andererseits auch eine Beharrlichkeit, die der willkürlichen Beeinflussung einen Widerstand entgegensetzt. Sie besteht wesentlich aus ‚gewachsenen' Strukturen, womit das Allmähliche und Kontinuierliche ihrer Entwicklung aus dem jeweils Gewordenen angesprochen ist." (Fuchs 2000a, S. 326)

Solche „gewachsenen Strukturen", die wir als Muster bezeichnen, sind notwendig, damit Menschen sich in der Welt zurechtfinden können. Diese Muster beruhen auf der Leibqualität der Ähnlichkeit. Ein bestimmtes Verhalten wiederholt sich nie „genauso" wie zuvor; aber es ist ähnlich und wird deshalb als Wiederholung erlebt.

„Immer wenn wir uns streiten, haust du ab und machst dicht", warf die Freundin ihrem Freund vor. Er antwortete: „Und du weißt ja gleich alles besser und hörst mir gar nicht richtig zu. Da brauche ich doch nicht weiterreden ..."

Beide hatten ihre Konfliktmuster gut gelernt. Auch wenn sie diese immer wieder als schmerzlich erlebten - sie warfen sie sich um die Ohren.

Muster umfassen unterschiedliche Aspekte des Lebens und Verhaltens und können ebenso das Denken betreffen, zum Beispiel das Selbstbild oder Methoden, wie die Lösung eines Problems angegangen wird. Auch sich wiederholende Strukturen des Körpererlebens, nämlich der Art und Weise, sich zu bewegen, zu gehen oder Erregungen auszuleben und auszudrücken, können Teil von Mustern sein. Die Art und Weise, Gefühle auszudrücken oder dies zu vermeiden, kann genauso gut Bestandteil der Musterbildung sein, wie sich wiederholende Verhaltensweisen in sozialen Beziehungen. Manche Muster lassen sich bestimmten einzelnen Aspekten leiblicher Regungen vordergründig zuordnen, zumeist aber sind in den Mustern verschiedene leibliche Regungen beteiligt. Zum Beispiel umfassen Muster wie: *Wie trägt ein Mensch Konflikte aus? Oder: Wie geht eine Person mit Stress um?* mehrere Aspekte und Qualitäten unserer Leiblichkeit.

Ein Klient „steckte fest", wie er sagte. „Irgendwie passiert mir immer wieder das Gleiche, wenn ich in Stress gerate. Und am Ende geht es mir dreckig und alle sind sauer mit mir."

Der Therapeut bat ihn, sein „Stressmuster" zu malen, den Verlauf, wie er in Stress gerate und wie es dann weitergehe und was ihm sonst noch dazu einfalle. Er nahm ein großes Blatt und malte. Bei der Besprechung wurde deutlich:

» *Wenn sein Stress begann, ignorierte er ihn zuerst einmal über längere Zeit. Meist ging es um beruflichen Stress. Überhöhte Arbeitsanforderungen, die nicht zu erfüllen waren, wurden von ihm klaglos hingenommen.*
» *Dann bemühte er sich mehr, intensivierte Arbeitstempo und -intensität. Sein innerer Druck stieg und stieg.*
» *Dabei zog er sich immer mehr von seiner Familie zurück, ebenso von seinen Arbeitskolleg/innen. Seine Zwischenleiblichkeit und Resonanz verkümmerte, er ging „in den Tunnel", wie er es ausdrückte.*
» *Schließlich bedrängte ihn innerlich alles so sehr, dass er gar nicht mehr unterscheiden konnte, von wem nun Druck ausging, und er grantelte immer aggressiver mit allen Menschen seiner Umgebung.*
» *Diese zogen sich immer mehr zurück, der Prozess verstärkte sich.*
» *Sein Zeiterleben kam völlig durcheinander. Er war nur noch auf zukünftige Termine ausgerichtet, seine Jetzthaftigkeit ging verloren.*
» ...

So ging es weiter, bis irgendwann der Zusammenbruch kam. Dieses Muster wiederholte sich. Nie „genauso" wie zuvor, aber immer ähnlich.

Die Musterbildung beginnt sehr früh im Säuglingsalter. In der Zwischenleiblichkeit des Säuglings mit der Mutter oder anderen Bezugspersonen macht der Säugling schon bestimmte Erfahrungen mit der Art und Weise von Blicken, Berührungen, Lauten, Spannungen usw. Wiederholt sich diese Erfahrung mehrmals, beginnt sie sich im Säugling zur „Repräsentation generalisierter Interaktionen" (englische Abkürzung: R. I. G.) zu verfestigen (Stern 1992). Stern, Dornes u.a. beschreiben, wie sich bei Säuglingen aus Wiederholungen im Erleben „Repräsentationen" formen und bezeichnen diese als „Sensomotorische und Ereignisschemata", „Gefühlsgestalten" oder „zeitliche und dynamische Muster" (Dornes 1993).

Die Musterbildung ist folglich ein Aspekt der Leiblichkeit, der sich in zunehmendem Maße entwickelt. Manche Muster haben eher nebensächliche Bedeutung, andere sind von grundsätzlicher Bedeutung für einen Menschen und machen in ihrer Gesamtheit seinen Charakter aus. Wir bezeichnen sie als Basismuster. Im Prozess menschlichen Älterwerdens verfestigen sich Muster. Ist diese Verfestigung gestört, werden Menschen haltlos und überflexibel und reagieren nur noch auf alle von außen kommende Impulse. Bei den meisten Menschen bilden sich aber solche Muster heraus, die stabil sind und gleichzeitig in sich die Möglichkeit enthalten, auf unterschiedliche Herausforderungen des Lebens immer wieder schöpferisch zu reagieren. Ich habe das einmal so beschrieben: „Im Idealfall sind Muster lernende Muster, die sich auf neue Situationen einstellen, indem sie sich ergänzen und erweitern. Kreatives Tun ist auch hier Teil des Lebensalltages, nicht nur des Kindes, das neue Lebensweisen des Körpers, des Denkens, des Fühlens und des sozialen Verhaltens erprobt, sondern auch des Erwachsenen, der mit bewährten Mustern der körperlichen Bewegung, des Denkens, des Fühlens, des sozialen Verhaltens kreativ die Bewältigung neuer Herausforderungen dem Lebensalltag anpasst." (Baer 1999/2008, S. 315) Perls, Hefferline und Goodman nannten diesen kreativen Prozess „schöpferische Anpassung" (1981). Kreativität ist folglich ein grundlegender Bestandteil menschlicher Lebensäußerung, „konstituierender Grund menschlichen Seins" (Baer a.a.O., S. 315), damit verhärtete Muster nicht die Leiblichkeit erstarren lassen, sondern damit sich der Mensch flexibel in verändernden Situationen bewegen kann.

Doch viele Klientinnen und Klienten, mit denen wir in der Therapie arbeiten, leiden darunter, dass ihre Kreativität erloschen ist und ihre Muster erstarrt sind. Sie sehnen sich nach Veränderung, sind aber oft unfähig, Schritte der Veränderung zu unternehmen: Aus gleichzeitig stabilen und flexiblen Mustern wurden harte Muster. Als Beispiel für den Unterschied zwischen flexiblen Mustern und verhärteten Mustern mag das Beispiel des Straßenverkehrs dienen. In Deutschland und in Mitteleuropa fahren wir im Straßenverkehr auf der rechten Seite. Dies müssen wir nicht jeweils neu entscheiden, sondern es ist eine Gewohnheit, der entsprechend wir uns im Straßenverkehr verhalten und auch die Verhaltensweisen anderer Menschen wahrnehmen. Wenn wir aber nach England oder Irland fahren und dort ein Auto mieten und über die Straßen fahren wollen, sind wir plötzlich mit der Situation des Linksverkehrs konfrontiert. Unsere Gewohnheiten greifen nicht mehr, im Gegenteil, sie rufen sogar Gefahren hervor. Manche Menschen können sich auf die neue Situation einstellen – ihr Muster hat so viel Flexibilität, dass dies möglich ist – andere nicht: Bei ihnen ist das Muster zu sehr verhärtet, so dass es ihnen unmöglich ist, in Ländern mit Linksverkehr Auto zu fahren.

Nun muss die mangelnde Flexibilität beim Umstellen auf den Linksverkehr in einem anderen Land kein großes Drama beinhalten. Wer kein Auto im Linksverkehr fahren kann, mag den Bus nehmen. Doch solche Wahlmöglichkeiten bestehen bei anderen harten Mustern nicht. Die Schwierigkeiten, Muster flexibel zu halten oder zu flexibilisieren, können großes Leiden hervorrufen. Wer zum Beispiel immer wieder in neuen Beziehungen den gleichen Mustern folgt, wird sich nicht auf unterschiedliche Menschen einstellen können. Wer in seinen Wahrnehmungs- und Verhaltensmustern, die er mit kleinen Kindern entwickelt hat, nicht flexibel genug ist, diese zu verändern, wenn die Kinder groß sind oder erwachsen werden, hat große Beziehungsprobleme zu ihnen zu erwarten. Zu den Aufgaben Kreativer Leibtherapie wie jeder Therapie gehört es deshalb, mit Klientinnen und Klienten auf die Suche zu gehen, verhärtete Muster wieder zu flexibilisieren. Dabei wird es immer Phasen der Unsicherheit, Angst und Verwirrung geben, denn harte Muster, so sehr der Mensch auch darunter leiden mag, sind vertraut und geben Sicherheit und Halt. Diese Durchgangsphasen sind aber notwendig, um aus harten Mustern weiche werden zu lassen.

2.4 Das Leibgedächtnis

Auch im Leibgedächtnis begegnen uns komprimiert verschiedene Qualitäten der Leiblichkeit. Ohne ein Verständnis des Leibgedächtnisses ist Kreative Leibtherapie nicht vorstellbar. Die Musterbildung ist grundlegend dafür, dass sich ein Leibgedächtnis entwickelt – und umgekehrt: ohne Leibgedächtnis gäbe es keine Gewohnheit und damit keine Musterbildung.

Doch beginnen möchte ich mit der Frage, was unter Gedächtnis zu verstehen ist. Wenn üblicherweise vom Gedächtnis die Rede ist, werden damit zwei miteinander zusammenhängende Gedächtnissysteme gemeint. Üblicherweise wird unter Gedächtnis verstanden, etwas wiedergeben zu können, das wir gelernt haben, manchmal auch auswendig gelernt haben. Zu diesem Gedächtnissystem zählen auch die Erinnerungen an bestimmte biografische Ereignisse. „Dieses Gedächtnis enthält die einzelnen Episoden unseres Lebens in kalendarischer Ordnung: Wir können die Erinnerungen zumindest grob in ein autobiografisches Zeitgitter einordnen." (Fuchs 2008b, S. 38) Dieses Gedächtnis wird in der Gedächtnisforschung das „explizite Gedächtnis" genannt. Es ist geprägt vor allem durch zeitliche Zuordnungen und davon, dass es uns Menschen bewusst ist und wir uns bewusst erinnern.

Davon zu unterscheiden ist das Leibgedächtnis, in der Gedächtnisforschung auch das implizite oder das prozeduale Gedächtnis genannt. Die als eindeutig bezeichnete Unterscheidung beider Gedächtnissysteme ist so nicht zutreffend, wie wir später sehen werden. Doch betrachten wir zuerst einmal die Unterschiedlichkeiten, wie sie in der Gedächtnisforschung beschrieben werden:

Nehmen wir ein Beispiel. Ich treffe einen Mann auf der Straße. Er begrüßt mich. Ich weiß aber nicht mehr, wie diese Person heißt, erinnere mich nicht an seinen Namen. Das explizite Gedächtnis versagt in diesem Moment und gleichzeitig ist das implizite Gedächtnis vorhanden. Ich weiß, dass ich diesen Menschen schon kenne, ihm schon einmal begegnet bin. Ich weiß auch, dass ich etwas vergessen habe, und das Wissen um diese Leerstelle ist Teil des Leibgedächtnisses. Manches an ihm und manches an der Art unserer Begegnung ist mir vertraut – das Leibgedächtnis wirkt gegenwärtig.

Vielleicht ist das Leibgedächtnis auch in gewisser Weise daran beteiligt, dass ich diesen Menschen nicht wiedererkenne. Vielleicht bin ich ihm zuletzt im Zusammenhang mit einer traumatischen Situation begegnet und diese Begegnungserfahrung wurde im Leibgedächtnis mit der Zielsetzung „unbedingt vermeiden" verknüpft.

Vielleicht aber wirkt ein solcher Zusammenhang nicht und ich wechsle einige Worte mit dem Mann, dem ich begegnet bin und er lacht dabei und dieses Lachen ist ein Auslöser dafür, dass mir sein Name wieder einfällt. Das Leibgedächtnis kann das explizite Gedächtnis beeinflussen, beide Systeme sind nicht voneinander getrennt.

Differenziert betrachtet zeigt sich das Leibgedächtnis in verschiedenen Phänomenen (siehe auch Fuchs 2011):

» Das erste Phänomen ist das *prozeduale* Gedächtnis. Leibliches Erinnern entwickelt sich aus dem Prozess, aus sensomotorischen Wiederholungen und Gewohnheiten. Die Bremse eines Autos zu finden und zu betätigen, bedarf keiner expliziten Erinnerung, sondern ist durch Gewohnheiten so implizit verankert, dass gleichsam „automatisch" darauf zurückgegriffen wird. Dieser Prozess wird auch – vereinfachend – als Körpergedächtnis bezeichnet. Sein Wirken gibt den Menschen die Möglichkeit, sich auf aktuelle Aktivitäten zu konzentrieren. Der Psychologie-Begründer William James verdichtete dies in seiner berühmten Bemerkung, dass sich das Bewusstsein aus allem zurückzieht, wo es nicht unbedingt benötigt wird.

» Das Leibgedächtnis ist auch räumlich, was Thomas Fuchs als „situativ" bezeichnet. Unser Leben ist räumlich und deswegen fließt die räumliche Qualität des Erlebens auch in unser Leibgedächtnis ein. Wir brauchen nicht mehr zu überlegen, von welcher Seite wir den Kühlschrank öffnen und welchen Abstand vom Küchentisch wir einhalten müssen, um an ihm vorbeigehen zu können. Doch wird die Wohnung umgeräumt, stoßen wir gegen den Tisch. Es müssen sich erst wieder neue Gewohnheiten herausbilden und ins implizite Gedächtnis Eingang finden. „Das Gedächtnis des Leibes ist die Grundlage unserer Vertrautheit mit der Welt. Die in ihm verankerten Gewohnheiten und Vermögen legen sich über die Umwelt wie ein unsichtbares Netz, das von dem Sinn und Gliedern ausgeht und uns mit den Dingen verbindet, ja, uns unauflöslich in die Welt verstrickt. Das Gedächtnis ist somit keineswegs nur in unserem Inneren beheimatet, sondern es erstreckt sich auf den Raum, in dem wir leben." (Fuchs 2008b, S. 7f)

» Das Leibgedächtnis ist ferner zwischenleiblich. Wenn wir einem andern Menschen begegnen, sind zwischenleibliche Erfahrungen dieser Begegnungen unbewusst präsent. Unsere Haltung, Gestik, Mimik ist in den Interaktionen aufeinander abgestimmt, kann sogar zu einem Muster, einem impliziten Beziehungsstil werden. Auch Schamerfahrungen und Erfahrungen von Beschämung fließen implizit in solche zwischenleiblichen Begegnungen ein, ebenso wie andere Gefühle.

» Das Leibgedächtnis wirkt ebenfalls als traumatisches Gedächtnis. In der traumatischen Erfahrung wird der neuronale Modus kognitiver Verarbeitung als nicht überlebensnotwendig reduziert, die traumatische Erfahrung wird mit sinnlichen und Beziehungseindrücken behaftet und meist tief im Leibgedächtnis gespeichert. Dort wirkt sie wie ein „Fremdkörper" (Fuchs a.a.O.) und hat gerade dadurch besonders nachhaltige Wirkung auf den Lebensalltag.

Eine Klientin hat in der traumatisierenden Erfahrung sexueller Gewalt den Duft von „Kölnisch Wasser" gerochen und dies im Leibgedächtnis verankert, ohne dass es ihr explizit bewusst ist. Als sie in der U-Bahn diesen Duft wahrnimmt – nur am Rande ihres Bewusstseins – beginnt sie zu zittern und bekommt eine

Angstattacke. Die Erinnerung an den Duft wirkt „überfallartig", ohne dass ihr der Zusammenhang mit der traumatischen Erfahrung bewusst ist.

All diese Erfahrungen, die im Leibgedächtnis verdichtet sind und uns dadurch einwohnen, wirken in der Gegenwart. Die Sprache, die ich gelernt habe, spreche ich *jetzt*, die Fähigkeit, Fahrrad zu fahren, nutze ich jetzt. Das Leibgedächtnis „enthält die Vergangenheit als gegenwärtig wirksame Insel. Es führt nicht zurück zum Vergangenen, sondern bedeutet im Gegenteil die Möglichkeit, sich einer neuen Gegenwart zuzuwenden." (Fuchs 2008b, S. 38)

Die Beschreibung des Leibgedächtnisses macht deutlich, dass die Vorstellung zweier „Gedächtnisse" nicht zu halten ist. Das Verhältnis zwischen explizitem und implizitem Gedächtnis ist nicht dergestalt, dass es sich um zwei völlig voneinander getrennte Systeme handelt. Menschen verfügen über ein Gedächtnis, das verschiedene besondere Qualitäten aufweist, die von der Gedächtnisforschung als unterschiedliche Gedächtnissysteme bezeichnet werden. Ich habe bislang die Bezeichnungen implizites und explizites Gedächtnis als Arbeitsbegriffe genutzt. Treffender und sinnvoller ist es, vom Leibgedächtnis und vom expliziten Erinnern zu sprechen. Es ist mir wichtig zu betonen: Das explizite Erinnern ist in das Leibgedächtnis eingebettet. Ich habe als Beispiel erwähnt, dass ich mich in der Begegnung mit dem Mann, dessen Name mir entfallen ist, an eine frühere Situation erinnere, in der ich ebenfalls dieses Lachen gehört habe, und dass mir im Zusammenhang mit dieser Erinnerung der Name des Mannes wieder einfällt. Hier wird die explizite Erinnerung wieder funktionsfähig über den Umweg des impliziten, über eine sinnlich-situative Erinnerung.

Solche und ähnliche Zusammenhänge zeigen, dass das explizite Erinnern und das Leibgedächtnis nicht nebeneinander stehen und ebenfalls in keiner Weise getrennt sind. Sie sind ineinander verwoben. Das Leibgedächtnis ist dabei das primäre. Es wirkt schon in den ersten Lebenswochen und Lebensmonaten, wenn das bewusste, explizite Erinnern noch nicht funktionieren kann, und es wirkt immer, auch wenn das explizite Erinnern eingeschränkt oder funktionsunfähig ist. In der Schule und in anderen Lernorten wird das explizite Gedächtnis trainiert, doch auch dort lernen die Schüler in weitem Maße implizit. Schulen sind nicht nur Orte des kognitiven Lernens, sondern in besonderem, leider zu wenig berücksichtigtem Maße Orte des emotionalen und sozialen Lernens. Leibgedächtnis bringt uns Menschen dazu, z. B. jede Beschämungssituation in der Schule nachhaltig zu vergegenwärtigen, oft mehr als mathematische Formeln oder grammatikalische Regeln. Manchmal ist die Beschämungserfahrung aus dem expliziten Erinnern verschwunden, bewirkt aber als Teil des Leibgedächtnisses Erstarrung und Blockaden in ähnlichen Situationen, was zu schlechten Leistungen führt.

Deswegen ist vor allem das Wissen über das Leibgedächtnis von eminenter Bedeutung für die Kreative Leibtherapie. Es wirkt gegenwärtig und in ihm wirken die angehäuften Lebenserfahrungen. Negative wie positive Erfahrungen werden über das Leibgedächtnis zugänglich, und dadurch wird deren Wirkungsmacht auf das gegenwärtige Empfinden und Verhalten veränderbar. Eine Traumatherapie, ohne das Leibgedächtnis zu kennen und zu beachten, ist für mich nicht vorstellbar, wenn man die Wirkungsweise des Leibgedächtnisses kennt. Mögen Erinnerungen an traumatische Ereignisse im expliziten Gedächtnis verdrängt sein, so wirken sie doch nachhaltig über das implizite, das Leibgedächtnis.

Über das Leibgedächtnis „produzieren" Menschen die festgefahrenen Muster, um deren Flexibilisierung wir uns in den therapeutischen Prozessen bemühen. Die Tatsache, dass das explizite Erinnern im Leibgedächtnis eingebettet ist, hilft uns in der Arbeit mit Menschen mit Gedächtnisstörungen, seien sie neurologisch bedingt oder Ausdruck von demenziellen Erkrankungen. Die alte Dame, die an Alzheimer-Demenz diagnostiziert ist und ihren Namen nicht mehr weiß, kann aber zehn Strophen singen, wenn sie nur einige Takte eines Volksliedes hört, und weiß dann auch oft ihren Namen wieder! Insbesondere die sinnlichen, körperlichen, situativen, imaginativen Qualitäten des Leibgedächtnisses werden durch die kreativen Angebote der Kreativen Leibtherapie angesprochen. Dies geschieht nicht vergangenheitsgerichtet, etwa mit der Absicht, dass die Klient/innen wieder in die Vergangenheit „zurückgehen", sondern so, dass das, was an Vergangenem über das Leibgedächtnis in ihre Gegenwart hineinwirkt, wieder zugänglich, lebbar und handhabbar werden kann – und damit veränderbar.

2.5 Das ungelebte Leben

Viktor von Weizsäcker begründete die anthropologische Medizin, eine kleine, aber rege Strömung neben dem Mainstream der ausschließlich naturwissenschaftlich orientierten Medizin. Seine Grundhaltungen und Theorien sind in weiten Bereichen mit der Leibphänomenologie deckungsgleich oder ähnlich, auch wenn er Begrifflichkeiten der Leiblichkeit nicht verwendet und sich nur am Rande auf die phänomenologische Tradition bezieht. Bekannt wurde er durch seine Forderung nach der „Wiedereinführung des Subjekts" in die Biologie (Weizsäcker 1997b, S. 83) und durch Sätze wie: „Es gibt keine Krankheiten, es gibt nur kranke Menschen." (zitiert nach Hanses 1996, S. 94) oder seinen berühmten ersten Satz des Vorwortes zu seinem „Gestaltkreis": „Um Lebendes zu erforschen, muss man sich am Leben beteiligen." (1997b, S. 83)

Als besonders wertvoll für die Praxis der Kreativen Leibtherapie erwiesen sich Weizsäckers Überlegungen zum biografischen Prozess und dessen Zusammenhang mit dem Krankheitsgeschehen. Weizsäcker meint, dass „Krankheiten an Wendepunkten biografischer Krisen stehen oder in die schleichende Krise eines ganzen Lebens eingeflochten sind" (1986a, S. 329). Mit dieser Aussage verallgemeinert er meiner Meinung nach unzulässig(man kann sich ein Bein brechen, weil man stürzt, ohne dass dies Ausdruck einer biografischen Krise ist), aber er wendet sich damit zumindest gegen die Abtrennung des Körpers und der Medizin von der Persönlichkeit und der persönlichen Entwicklung. In der Biografie sieht er „so etwas wie einen gemeinsamen Boden für den körperlichen, seelischen und geistigen Anteil der menschlichen Person." (a.a.O.) Zentraler Begriff für sein Konzept der Biographik wurde der Begriff des „ungelebten Lebens", den ich wegen seiner ihm innewohnenden sprachlichen und bildhaften Kraft sehr wertschätze. Der Begriff wurde schon vor ihm in der Belletristik mehrfach verwandt und von Karl Jaspers in die Psychopathologie eingeführt. Weizsäcker nutzt ihn systematisch, um sein Krankheitsverständnis auszuführen. Das ungelebte Leben ist nicht faktisch und als solches nicht im Sinne des naturwissenschaftlichen Denkens erfahrbar, messbar, beschreibbar – aber nichtsdestoweniger von großer Wirksamkeit, denn es ist Teil des Prozesses der Leiblichkeit.

„Die unrealisierten Möglichkeiten, das ungelebte Leben ist die Kraft, die das Leben vorwärtstreibt, zu sich, und das heißt: über sich hinaus." (Weizsäcker 1988, S. 248) Aus Krankheitsgeschichten, oder besser: Geschichten von Kranken, entwirft Weizsäcker Bilder von Menschen, die Bedürfnisse und Wünsche, Gefühle und Hoffnungen nicht ausgelebt haben. Diese Lebensregungen blieben ungelebt und werden lebendig in Erkrankungen. Der Begriff des ungelebten Lebens geht über die aus der Psychoanalyse bekannte Verdrängung hinaus.

„So wie Weizsäcker das Ungelebte in seinen Wirksamkeiten zu umschreiben versucht, besteht es für ihn aber keineswegs nur aus der Möglichkeit der Unterdrückung lebendiger Impulse und vitaler Interessen. Es ist für ihn genauso ein Nicht-Wahrnehmen von Möglichkeiten und eine ‚Nicht'-Gestaltung eigener Lebensgeschichte." (Hanses 1996, S. 102)

In seiner „Pathosophie" führt Viktor von Weizsäcker mehrere Beispiele an, wie Ungelebtes bei Patientinnen und Patienten zu Krankheiten führen kann (erotische Kränkung, unterdrückte Wut usw.). In der Begründung seiner Lehre der Wirksamkeit der Biografie für die Entstehung von Krankheiten („Biographik") verabsolutiert er allerdings: „Die Krankheit soll, und zwar ausschließend, als Wirksamkeit des Ungelebten und als Verwirklichung des Unmöglichen eingesehen werden." (S. 249) Die „Behauptung, dass nicht das Gelebte, sondern das Ungelebte allein wirksam ist", teile ich ganz entschieden nicht. Selbstverständlich kann es andere Ursachen von Krankheiten geben und selbstverständlich kann chronischer Druck infolge von Traumata durch Krieg oder andere Gewalt, können Verachtung und Erfahrungen von Leere zu Krankheiten führen. Krankheiten fest und ausschließlich mit biografischen „Ursachen" zu verknüpfen, ist aber der Nährboden für die Fülle von Schuldgefühlen, denen wir bei Menschen begegnen, die z. B. an Krebs oder anderen schweren Erkrankungen leiden (Baer, Frick-Baer 2011). In der individuellen therapeutischen Begleitung biografischen Zusammenhängen auf die Spur zu kommen, ist etwas anderes, als Krankheiten und psychosoziale „Ursachen" in „Wenn-dann-Verbindungen" zu verknüpfen.

Doch als richtig und fruchtbar beziehe ich von Viktor von Weizsäckers Ansatz in die Kreative Leibtherapie ein, dass in all den biografischen Erfahrungen nicht nur das gelebte, sondern auch das ungelebte Leben sich in Leiden niederschlagen kann. Die Geburt eines Kindes kann das Leben verändern, die Unmöglichkeit, ein Kind zu bekommen, auch.

Im Leben bleibt immer vieles ungelebt. Jede Entscheidung, z. B. für eine Berufsausbildung oder eine geliebte Person, schließt andere aus. Jeder Entscheidung liegt eine Wahlmöglichkeit zugrunde – und jede Entscheidung engt weitere Wahlmöglichkeiten ein. Solche Entscheidungen verringern die Menge lebbaren Lebens, sind aber kein Ende der Wahlmöglichkeit, kein Ausschluss der Offenheit. Die dem Menschen zur Verfügung stehenden Wahlmöglichkeiten sind auch Möglichkeiten lebbaren Lebens: „Die Fülle ungelebten Lebens übertrifft in unvorstellbarem Maße das kleine Stück des wirklich Gelebten und Erlebten." (Weizsäcker 1997b, S. 277)

Viele Menschen kennen Wendepunkte. Solche Wendepunkte können Entscheidungen für Sackgassen sein, Verzicht auf eine Liebe oder einen beruflichen Traum. Wendepunkte können aber auch in Paulus-Situationen bestehen, in Erweckungen, in denen Altes über Bord geworfen und Ungelebtes lebendig wird. Therapie ist ebenfalls ein Wendepunkt, wird zumindest als Wendepunkt gesucht, in dem und durch den ungelebtes Leben lebendig werden kann.

In unserer therapeutischen Arbeit hat sich der Ansatz Albert Zachers (Zacher 1988), die Modalitäten, in denen Leben ungelebt bleibt, zu differenzieren, als hilfreich und weiterführend erwiesen. Er unterscheidet zwischen Verzichten, Verwerfen, Versäumen und Verpassen (1988, S. 68ff). Diese Begrifflichkeiten werden nicht mit allen Varianten der Alltagssprache deckungsgleich verstanden, sondern mit ihnen werden unterschiedliche Aspekte ungelebten Lebens definiert. In der therapeutischen Arbeit nutzen wir die Bezeichnungen der unterschiedlichen Modalitäten vor allem als resonanzfördernde Begriffe, die von den Klient/innen unterschiedlich gefüllt werden.

Menschen verzichten, wenn sie etwas unterlassen, das sie tun könnten. Ein Verzicht ist meist damit verbunden, dass einem Menschen das Unterlassen schwer fällt. Verzicht kann auch ein Erziehungsleitspruch sein und als Tugend ein Leben bestimmen. Auch das Verwerfen ist eine aktive Handlung. Man verwirft Möglichkeiten, die unattraktiv sind, die man zwar erwägt, die aber aufgrund vielleicht persönlicher, vielleicht finanzieller oder anderer Gegebenheiten ungeeignet für das weitere Leben erscheinen. Das Versäumen und das Verpassen ähneln sich, weil es bei beiden darum geht, dass eine Gelegenheit vorbeigeht, die, hätte man sie ergriffen, das Leben zumindest in Teilbereichen anders gestaltet hätte. Der Unterschied besteht in den Möglichkeiten des Zugriffs. Das Versäumen beinhaltet eine aktive Haltung, man hat zu lange gezögert, zu lange überlegt und dann war die Gelegenheit vorbei. Etwas zu verpassen, geschieht zumeist eher passiv, wenn keine subjektive Möglichkeit besteht. Man kann den Zug verpassen, weil das Auto auf dem Weg zum Bahnhof im Stau stecken geblieben ist. Dies war keine Folge der inneren Entscheidung, sondern eine durch äußere Umstände verpasste Gelegenheit.

Otto Bollnow unterscheidet etwas anders: „Nur das Versäumte kann man nachholen, ja die Möglichkeit des Nachholens ist nicht an einen bestimmten Augenblick gekoppelt, sondern ist jederzeit möglich. Das Verpasste dagegen ist unwiederbringlich dahin. Es gibt in diesem Sinne verpasste Gelegenheiten. Diese kann der Mensch nicht wieder heraufholen, er kann nur hoffen, dass sich eine ähnliche Gelegenheit später noch einmal bieten wird. Aber das steht nicht in seiner Macht." (Bollnow 1963, S. 230)

In der therapeutischen Arbeit wurde und wird deutlich, dass der Begriff des ungelebten Lebens und die Vorstellung, dass Ungelebtes leben möchte, für viele Klient/innen sehr fruchtbar ist. Auch die differenzierenden Begriffe Zachers können bei angemessener Begleitung intensive Prozesse der Veränderung in Gang setzen. Die Konkretisierung der Art und Weise, wie Leben ungelebt blieb, hilft ihnen (und den Therapeut/innen), leibliche Haltungen, Verhaltensweisen und Umgebungen, aus denen heraus zu viel aus dem Leben gedrängt wurde, so zu verändern, dass sie in ihrem zukünftigen Leben größere Wahlmöglichkeiten ergreifen können.

Aufgreifen möchte ich noch einen Gedanken von Thomas Fuchs zum ungelebten Leben. Er beschreibt ein Phänomen, dem wir in der therapeutischen Arbeit häufig begegnen: dass Menschen ihre lebendigen Impulse der Leiblichkeit nicht entfalten können, dass etwas „zwischen" ihnen und „dem Leben" steht: „Doch es gibt noch eine andere, schwer erkennbare Form des Ungelebten. Vielen Menschen wird erst spät klar, dass sie große Teile ihres Lebens gelebt haben, ohne sie wirklich zu erleben – dass sie einfach an ihnen vorbei gegangen waren ohne Achtsamkeit und tiefere Anteilnahme, so als wäre eine Glasscheibe zwischen ihnen und dem Leben." (Fuchs 2008b, S. 226) Die kreativen Möglichkeiten der Kreativen Leibtherapie und die vielfältigen Begegnungserfahrungen zwischen Klient/innen und Therapeut/innen können hier neue Verbindungen zwischen Person und Leben eröffnen.

Alfred Zacher nennt noch weitere Möglichkeiten, in denen Ungelebtes entstehen kann und die ich für bedeutsam halte. Das Verwerfen, Versäumen, Verpassen und Verzichten setzt eine konkrete Möglichkeit voraus. Der Junge aber, der ohne Vater aufgewachsen ist, hat weder auf den Vater verzichtet noch ihn verworfen, auch keine Gelegenheit, mit einem Vater zu leben, versäumt oder gar verpasst. Mit einem Vater aufzuwachsen, war für ihn eine „leere Möglichkeit". Der Begriff „leere Möglichkeit", den Zacher von Ludwig Binswanger übernimmt, beschreibt Möglichkeiten, die real und konkret nicht gegeben waren, die aber in der Regel als fantasierte Möglichkeiten im Klienten oder der Klientin lebendig sind. Auch wenn der zitierte Junge keine reale Möglichkeit hatte, mit einem Vater groß zu werden, kannte er diese Möglichkeit doch von anderen Kindern. Er fantasierte sie, träumte von ihr – die „leere Möglichkeit" wurde so für ihn ein „imaginiertes ungelebtes Leben", das in seinem Erleben dennoch lebendig war. In solchen Fällen ist es in der Therapie nicht sinnvoll, die besonderen Modalitäten, wie Leben ungelebt bleibt, zu untersuchen und gegebenenfalls zu verändern, sondern es gilt, eine differenzierte Haltung zu den geträumten Möglichkeiten ungelebten Lebens zu entwickeln.

Ein junger Mann mit massiven Leereerfahrungen improvisierte am Klavier. Mit zwei Fingern probierte er suchend die einen oder anderen Töne und Tonfolgen aus. Dann wurden die Töne vereinzelter, die Pausen zwischen den Tönen wurden länger, die Leere trat in den Vordergrund. Dann entwickelten sich kräftige tiefe Töne in einem marschierend wirkenden Rhythmus, allmählich lauter werdend und energisch ...

Er erzählte, dass er als Junge, wenn er allein und einsam war, oft davon geträumt hatte, als Soldat der Fremdenlegion durch den Dschungel zu marschieren und Menschen zu retten. Es war in seinen Träumen Unteroffizier und Teil einer „verschworenen Truppe", die viele Abenteuer durchlebte und in der jeder jedem half.

Auf der einen Seite äußern sich im Erträumten und im Vorgang des Erträumens ein Lebenswille und eine Kraft, die nutzbar und jeder Unterstützung wert sind. Auf der anderen Seite enthält die erträumte Möglichkeit auch die „leere Möglichkeit", also das, was im Leben real nicht vorhanden war. Um sich der ersehnten Wirksamkeit, Verbundenheit und Zugehörigkeit nicht nur in den Träumen zu nähern, galt es, konkrete Schritte im Hier und Jetzt zu entwickeln.

2.6 Person: Leiblichkeit und Exzentrizität

Thomas Fuchs hat das phänomenologische Verständnis der Leiblichkeit ausgeweitet zu einer Anthropologie (= Menschenkunde), indem er unter Bezugnahme auf Hellmuth Plessner eine leibphänomenologische Theorie der Person entwickelt hat. Der Begriff der Person geht philosophisch über die Leiblichkeit hinaus und schließt eine Kategorie ein, die noch nicht behandelt wurde, die Exzentrizität.

Die meisten Überlegungen zur Leiblichkeit, auf die ich mich bislang bezogen habe, betreffen das Spüren, Wahrnehmen und Erfahrungen im vorreflexiven Bereich: Ich spüre z. B., dass ich einen anderen Menschen liebe; ich nehme mein Gefühl, meine Erregung, mein Herzklopfen, mein Hingezogensein wahr. Ich kann dies in Worte fassen und beschreiben, doch dieses Erleben ist vorhanden, auch ohne oder bevor ich es formuliere oder darüber nachdenke. Es ist präreflexiv.

Mit dem Nachdenken über meine Verliebtheit durchbreche ich die ausschließliche Perspektive aus mir, aus meinem Erleben heraus. Ich nehme eine zusätzliche Position ein, die exzentrische Position. Ich betrachte mich aus einer Perspektive außerhalb (ex) von mir und reflektiere über den Menschen, der verliebt ist. „Exzentrizität bedeutet die Rückbeziehung eines leiblichen Erlebens auf das erlebende Subjekt." (Fuchs 2000a, S. 265) Plessner sieht in dieser Fähigkeit, Abstand zu seinem erlebenden Zentrum zu nehmen, eine Besonderheit menschlicher Existenz. „Exzentrische Positionalität versucht die Sonderstellung des Menschen als eines Lebewesens zu fassen. Leben im Sinne von Belebt-Sein besagt Eigenständigkeit im Verhältnis zu dem Milieu, dem der belebte Körper angehört." (Plessner 2003, S. 390)

Die Exzentrizität führt zum Innehalten (dem wir schon bei der Leibqualität der Zeitlichkeit begegnet sind). Aus der bloßen Leiblichkeit heraus entsteht mein Impuls, meine Liebe der geliebten Person zu zeigen, sie anzuschauen, anzusprechen, in den Arm zu nehmen usw. Doch die Exzentrizität lädt dazu ein, davor bzw. dabei innezuhalten: Ich überlege vielleicht, ob ich wirklich verliebt bin, ob ich es wagen kann, meine Liebe zu offenbaren, ob dies der richtige Zeitpunkt ist usw. „Erst mit der Möglichkeit des *Innehaltens* vor der Aktion entsteht die Möglichkeit und die Not menschlicher Freiheit." (Fuchs 2000a, S. 286)

Wenn ich über mein Verliebtsein nachdenke, kommt dieser Aspekt zum Verliebtsein hinzu. Beide Aspekte vollziehen sich gleichzeitig und ineinander verwoben. Mag der eine oder andere der beiden in einem Moment in den Vordergrund treten – alle leiblichen Regungen enthalten das Potential der Exzentrizität und umgekehrt: „Die Exzentrizität geht in alle wahrnehmenden, vorstellenden, fühlenden und handelnden Vollzüge mit ein als ein ‚Innesein'." (Fuchs 2000a, S. 273) Exzentrizität ist folglich bei weitem nicht nur ein Aspekt des Kognitiven, sondern kann alle Aspekte der Leiblichkeit umfassen. Ein Mensch kann innehalten aus Furcht vor den Folgen seiner Liebe oder aus moralischen Erwägungen. Seine Erregung kann so hoch sein, dass sie den Fluss seiner unmittelbaren Leiblichkeit blockiert usw. Die Exzentrizität kann leibliche Qualitäten enthalten, aber solche in der besonderen Weise des Heraustretens oder Innehaltens aus der *unmittelbaren* Leiblichkeit.

Exzentrizität ist also keineswegs mit den in Kapitel 2.1 beschriebenen Spaltungen gleichzusetzen. Das Heraustreten aus der unmittelbaren Leiblichkeit kann zu Abspaltungen des Erlebens führen, muss es aber nicht. Eine Abspaltung beinhaltet ein Unverbundensein, Exzentrizität ist eine andere Haltung des Erlebens innerhalb eines Verbundenseins.

Das Verständnis der Exzentrizität ist in der Kreativen Leibtherapie diagnostisch sehr wertvoll. Zum einen leiden manche Menschen darunter, dass ihnen die Fähigkeit der Exzentrizität abhanden gekommen ist. Dem begegnen wir Therapeut/innen oft bei Menschen mit Demenz oder Klient/innen mit geistigen Behinderungen, manchmal auch bei Persönlichkeitsstörungen. Andere stecken in der Exzentrizität „fest". Viele Impulse der Lebendigkeit werden geschwächt oder gar begraben unter moralischen oder „vernünftigen" Erwägungen, Selbstreflektion tritt an Stelle der unmittelbaren Leiblichkeit.

Die Doppelungen zwischen unmittelbarer Leiblichkeit und Exzentrizität machen die Person aus. Zur Person gehört einerseits die unmittelbare Leiblichkeit: „Personen gehören zu den Wesen, die eine ‚Innenseite' haben, das heißt, die ‚erleben'." (Spaemann 2006, S. 57) Und andererseits die Fähigkeit zur Exzentrizität: „Personen sind Wesen, die nicht einfach sind, was sie sind, sondern die sich zu sich selbst verhalten können." (Fuchs 2003, S. 136)

Grafik 6

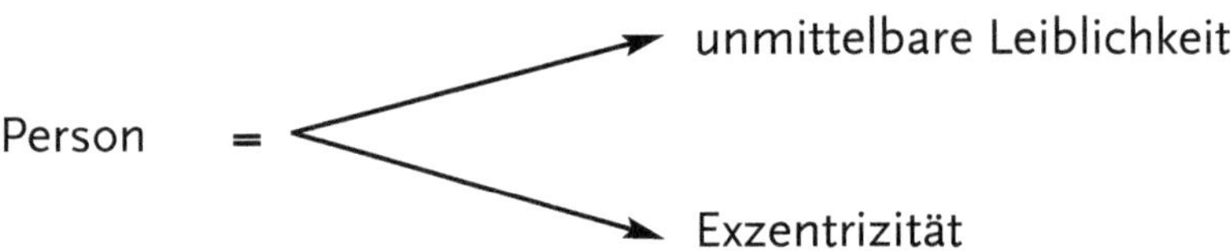

Wenn wir dieses Verständnis von Person ernst nehmen, hat das Konsequenzen für die Therapie. Therapie darf sich dementsprechend nicht nur auf die unmittelbare Leiblichkeit und ebenfalls nicht nur auf die exzentrische Positionierung des Menschen beziehen, sondern auf beide Aspekte der Person. Sicherlich gibt es Leiden der Menschen, welches vorrangig im Bereich der Exzentrizität angesiedelt werden kann: Verzerrungen und Einschränkungen des Denkens über sich und die damit verbundenen Verhaltensmuster. Dazu haben die kognitive Psychologie und Verhaltenspsychologie sowie -therapie zahlreiche Beiträge geliefert. Die Bibliotheken sind voll davon – zu kurz kamen und kommen dagegen Untersuchungen der leiblichen Aspekte der Person und vor allem der Verschränkungen von Leiblichkeit und Exzentrizität.

Gedanklich können wir Leiblichkeit und Exzentrizität trennen und z. B. die Liebe vom Denken über die Liebe oder das reflektorische Selbstbewusstsein vom Spüren der leiblichen Regungen. Doch solche Konstrukte tun auf Dauer dem Verständnis des Menschen und damit auch dem ihres Leidens Gewalt an. „‚Person' heißt die lebende, erlebende und selbstbewusste Einheit, die wir als Menschen jeweils sind." (Fuchs 2000a, S. 274) Das Bewusstsein des Menschen und sein „Geist" treten nicht zu seiner Leiblichkeit hinzu oder sind ihr gar übergeordnet, sondern „durchdringen (sie) fortwährend" (a.a.O.) und zeigen sich auch im Bewusstsein.

Daraus folgt: Therapie, die die Leiblichkeit würdigt, ist notwendig, um die Personen und Persönlichkeit des Menschen in all ihren Aspekten zu würdigen. Kreative Leibtherapie meint und bezieht sich auf *alle* Aspekte der Person. Die etwas stärkere Betonung des Primärleiblichen in diesen Ausführungen ist dem Nachholbedarf in der therapeutischen Theoriebildung und Praxis geschuldet und Ausdruck der Gegenbewegung gegen die Einseitigkeiten kognitiver, konstruktivistischer und behavioristischer Therapiekonzepte.

Noch einmal: Die Begründung des leibtherapeutischen Konzeptes liegt in dem Verwobensein von primärer Leiblichkeit und Exzentrizität. „Leib und Person stehen in einer dialektischen Beziehung: Personales Selbstbewusstsein basiert einerseits auf der Ursubjektivität des Leibes, auf dem leiblichen Selbst; andererseits hebt es die primäre Zentralperspektive des Leibes auf zu Gunsten einer allgemeinen, den Anderen mit einbeziehenden Perspektive." (Fuchs 2000b, S. 64) Wer einen der beiden Aspekte aus dieser dialektischen Beziehung herauslöst, amputiert einen Teil der Menschlichkeit. Der Mensch ist beides, sein Leid betrifft immer auch sein Erleben, und er bedarf deshalb einer therapeutischen Hilfe, die auf einem Verständnis der Leiblichkeit beruht und das Erleben der Klient/innen theoretisch und praktisch einbezieht.

2.7 Person: Lebenswelt und Selbstbewusstsein

Das Wort „Selbstbewusstsein" kann zu einer Täuschung verleiten. Es meint das Bewusstsein, das ein Mensch von sich selbst hat – doch das impliziert nicht, wie oft angenommen, dass das Selbstbewusstsein nur aus dem Menschen selbst heraus entsteht. Unsere therapeutischen Erfahrungen belegen das Gegenteil. Zum Beispiel kommen Menschen mit Erfahrungen sexueller Gewalt selten ausdrücklich wegen ihrer traumatischen Erfahrungen in die therapeutische Behandlung, sondern zumeist wegen ihres zu geringen Selbstbewusstseins, beschrieb meine Frau Gabriele Frick-Baer ihre langjährigen Erfahrungen als Traumatherapeutin (2009). Die Erfahrung sexueller Gewalt ist eine Beziehungserfahrung, ein Erleben gewalttätiger zwischenleiblicher Interaktion. Diese soziale Erfahrung mündet in eine scheinbar individuelle Eigenschaft: das Selbstbewusstsein. Die Leibphänomenologie hat solche auch in anderen Kontexten anzutreffende Zusammenhänge zwischen dem Selbstbewusstsein und Erfahrungen der Lebenswelt untersucht, die einer näheren Betrachtung wert sind.

Beginnen wir damit, uns einige Begrifflichkeiten genauer anzuschauen. Selbstbewusstsein ist der Sammelbegriff für die Vorstellungen eines Menschen über sich und gleichzeitig die Haltung, die ein Mensch gegenüber anderen einnimmt („Sie tritt mit Selbstbewusstsein auf."). Selbstbewusstsein ist nicht nur Ausdruck der unmittelbaren Leiblichkeit, sondern – wie das Wort „Bewusstsein" sagt – geht darüber hinaus.

Ich habe im vorherigen Abschnitt die Exzentrizität als das Heraustreten aus der unmittelbaren Leiblichkeit, als Schritt zur Person beschrieben. Unmittelbare Leiblichkeit und Exzentrizität machen zusammen die Person aus. In beiden personalen Aspekten sind Begegnung und Beziehung enthalten: Zur unmittelbaren Leiblichkeit gehört das Voneinander-Spüren, was sich in Resonanzen, gemeinsamen Atmosphären, unwillkürlichen Aktionen und Reaktionen des Körpererlebens wie in der sexuellen Begegnung und anderem mehr äußert. Dies wurde als Zwischenleiblichkeit in Kapitel 2.2.9 beschrieben. Über die präreflexive Zwischenleiblichkeit hinaus ist auch das Bewusstsein mit der Lebenswelt eines Menschen verbunden. Es wird von anderen Menschen beeinflusst und strahlt in die Welt hinaus. Darüber hinaus hat auch die Exzentrizität hat eine soziale Komponente. Sie kann angestiftet oder erzwungen sein von anderen; in die exzentrische Positionierung fließen immer auch soziale und vor allem Begegnungserfahrungen mit ein. Wird die leibliche Begegnung als Zwischenleiblichkeit bezeichnet, so wird der darüber hinausgehende Austausch zwischen Personen als *Interpersonalität* bezeichnet.

Zur Interpersonalität gehört eine ganz besondere Qualität, die entscheidend dafür ist, dass und wie sich Selbstbewusstsein entwickeln kann: Menschen können sich in andere hineinversetzen und sind in der Lage, sich auch aus der Perspektive der anderen zu sehen. Dieser Prozess beginnt etwa im dritten Lebensmonat mit dem Zeigen. Kinder zeigen auf einen Gegenstand und folgen mit dem Blick dem zeigenden Finger der Mutter. Daraus lernen sie, auf die Intentionalität der Bewegung der Mutter zu schließen, auf ihre Absichten und die Bedeutung ihres Handelns. Der gemeinsame Bezug auf etwas Drittes ist der Anfang der Entwicklung der Fähigkeit, andere Menschen, ihre Beweggründe und Absichten zu verstehen.

Ein 8 Monate altes Kind wird müde. Die Mutter zeigt auf sein Bett. Das Kind folgt dem Blick und entnimmt daraus, dass die Mutter es ins Bett stecken möchte. Es schmiegt sich an die Mutter (oder es meckert und wehrt sich)...

Diese Entwicklung setzt sich mit der Erfahrung des „Nein" der anderen fort, vor allem nachdem Kinder gelernt haben, zu laufen, und sich in gefährliche Situationen begeben können. Die Kinder nehmen das Nein wahr, und sie identifizieren sich spielerisch mit den Nein-sagenden Erwachsenen. Das Nein der Eltern wird im Spiel aufgegriffen und der Puppe oder dem Teddy gegenüber geäußert. Durch solche und andere Erfahrungen erwerben Kinder spielerisch die Fähigkeit, sich in andere Menschen hineinzuversetzen. Meist ist dieser Lernprozess bis zum zwölften Lebensjahr abgeschlossen. Der Sozial-Anthropologe Michael Tomasello sieht in dieser Kompetenz die Haupterklärung dafür, dass Menschen anders einander verstehen und vor allem voneinander lernen können als Primaten. Ob diese Gewichtung im Vergleich Menschen und Schimpansen angemessen ist, vermag ich nicht zu beurteilen. Nachvollziehbar ist, dass die Fähigkeit zur Identifikation mit anderen ein wichtiger Bestandteil menschlicher Entwicklung ist und die Persönlichkeitsentwicklung prägt und fördert. Interpersonalität enthält also über die Zwischenleiblichkeit und den Austausch exzentrischer Positionierungen hinaus die Komponente spielerischer Identifikation.

Wir nutzen deshalb die Fähigkeiten der Identifikation in der Kreativen Leibtherapie. Sie ist vor allem wichtig für die Entwicklung des Selbstbewusstseins. Denn Menschen übernehmen nicht nur etwas von denen, mit denen sie sich identifizieren: Sie lehnen auch ab, vergleichen, bewerten, entwickeln Eigenes. Kinder erfahren die anderen in der spielerischen Identifikation als ihnen ähnlich und gleichzeitig als fremde, unterschiedliche Wesen. Weil die anderen ihnen ähnlich sind, können sie sich in sie hineinversetzen, und weil sie unterschiedlich sind, enthält die spielerische Identifikation für die Kinder einen Reiz, etwas Neues zu wagen. Die Kinder werden andererseits von anderen Menschen gespiegelt und sehen sich so in den Augen der anderen und in deren Bewertungen. Sie spüren ihre Grenzen am Widerstand der anderen und reiben sich an dem Anderssein (diese Erfahrungen fließen ein in das Modell der Tridentität, s. Big Ten, Kap. 4.9). Der leiblichen Eigenerfahrung wird die Erfahrung mit den anderen und die Erfahrung des Blicks der anderen aus deren Perspektive hinzugefügt. „In dieser internalisierten und fortdauernden Wechselbeziehung konstituiert sich und besteht das Selbstbewusstsein." (Fuchs 2000a, S. 292)

Selbstbewusstsein ist also keine Eigenschaft, die angeboren ist oder im Menschen aus ihm selbst heraus entsteht. Selbstbewusstsein ist Ergebnis sozialer Erfahrung. Wenn Menschen nicht die Fähigkeit erwerben, sich in andere hineinzuversetzen, oder diese Fähigkeit durch Gewalt- und Leere-Erfahrungen verloren haben, werden sie nur eingeschränkt soziale Lernerfahrungen machen können und große Probleme in ihren sozialen Beziehungen und in ihrem Selbstbewusstsein haben. Im anderen Extrem gibt es zahlreiche Menschen, die gezwungen wurden, ausschließlich die Perspektive und Haltung anderer zu ihrer eigenen zu machen. Sie gehen damit ihrer Meinhaftigkeit und Subjektivität verlustig und so auch ihrer Einzigartigkeit, die in ihrem Leibsein begründet ist.

Die erste Konsequenz besteht darin, dass Kreative Leibtherapie dazu beitragen muss, beide Aspekte des Selbst zu integrieren: sowohl das Selbst, das als Leib-Selbst aus dem Spüren des leiblichen Eigenraums entstanden ist, als auch das Selbstbild, das primär aus Erfahrungen der Interpersonalität, z. B. von Identifikationen mit anderen oder Spiegelungen durch andere (und die kritische Auseinandersetzung damit) genährt wurde.

Kreative Leibtherapeut/innen bemühen sich in diesem Sinne um das Selbstbewusstsein ihrer Klient/innen. Sie setzen im therapeutischen Prozess bei den einzelnen Personen Schwerpunkte auf den Bereich, in dem es individuell ein Zuviel oder ein Zuwenig gibt. „Die Entwicklung der Person wird erst vollständig, wenn sie den körperlichen und rollenhaften Außenleib in den gespürten Leib reintegriert und so ‚Ideal und Leben', ‚Schein und Sein' miteinander versöhnt. Für diese Integration steht traditionell das *Herz* als Organ des Selbst (...); ein Organ, das als leise, aber leiblich spürbare Stimme kundgibt, wo es mich hinzieht, was mich abstößt, mir Unbehagen bereitet, wo ich mit mir im Reinen oder Uneins bin. Erst das gefühlte Leib-Selbst vermag dem außenorientierten Selbstbild eine authentische Basis zu geben und so das autonome Selbst zu begründen." (Fuchs 2000a, S. 295/6)

Die zweite Folgerung aus dem Gesagten besteht darin, dass es keine Person ohne zwischenleibliche und ohne soziale Erfahrung gibt. Deswegen wohnt auch jedem Leiden wie auch jedem Heilen ein Beziehungsaspekt inne. Jedes Leiden ist zumindest *auch* aus Beziehungserfahrungen entstanden, und deswegen muss therapeutische Begleitung immer den Beziehungsaspekt beachten und thematisieren. Gerade weil Therapie ein Beziehungsangebot ist, kann Therapie heilend wirken.

Die Konsequenz für die Kreative Leibtherapie liegt darin, dass bei allen Phänomenen, unter denen Klient/innen leiden und die als scheinbar individuelle Eigenschaften, Deformierungen oder Verhängnisse vorgestellt werden, versucht werden sollte, die zwischenleibliche und interpersonale Entstehungsgeschichte solcher Phänomene zu erkunden und sie zum Thema der therapeutischen Begleitung zu machen. Das anfangs erwähnte geringe Selbstbewusstsein einer Frau mit der Erfahrung sexueller Gewalt ist keine individuelle Eigenschaft oder „Störung". Diese Frau wurde durch die traumatische Erfahrung gestört und verstört, und die Verringerung ihres Selbstbewusstseins ist ein Produkt dieser Erfahrung.

Die therapeutische Begleitung enthält eine Schnittmenge zu den beschriebenen Qualitäten der Interpersonalität: Sie ist selber *Beziehung* und birgt daher die Chance, für die Klient/innen neue zwischenleibliche und interpersonale Erfahrungen zu machen.

Im musikalischen Dialog zwischen einer traumatisierten Klientin und ihrer Therapeutin können Erlebenserfahrungen des Trostes anklingen, die die Klientin nach der Erfahrung sexueller Gewalt vermisst hat. Jedes therapeutische Gespräch, jeder Blickkontakt, jedes dialogische Malen ist ein Angebot, neue Beziehungserfahrungen zu erleben.

Die therapeutische Erfahrung von Interpersonalität kann Selbstbewusstsein verändern und die Wahlmöglichkeiten innerhalb der sozialen Interaktionen der Klient/innen erweitern. Dies wird möglich durch den Doppelcharakter der zwischenleiblichen und interpersonellen Erfahrungen in der therapeutischen *Beziehung*: In ihr werden verletzende Beziehungserfahrungen wieder lebendig und es können gleichzeitig neue und verändernde Erfahrungen gemacht werden. Das ist der Grund, warum therapeutische Beziehung heilend wirken kann. Deswegen sagen wir: Kreative Leibtherapie ist Beziehungstherapie.

Mit Beziehungen sind dabei nicht nur die andauernden Begegnungen mit einzelnen anderen Menschen gemeint. Diese sind wichtig, aber nicht alles. Wie schon mehrmals betont, wirkt die Leiblichkeit in den Umraum hinaus und dieser wieder zurück. Ja, die Leiblichkeit existiert als oszillierendes Schwingen zwischen den Polen leiblicher Zentralität und Umwelt. Diese Umwelt wird als Lebensraum bzw. Lebenswelt bezeichnet: „Als Lebensraum oder ökologischen Raum können wir also den Umraum eines Subjekts im weitesten Sinn verstehen, das heißt den gelebten und erlebten Raum mit seinen natürlichen und sozialen Bedingungen, Wirkungen und Möglichkeiten. Damit bestehen enge Beziehungen zum phänomenologischen Begriff der ‚Lebenswelt', der Lebensraum ließe sich auch als die Räumlichkeit der Lebenswelt auffassen." (Fuchs 2000b, S. 91) Bezieht sich die Bezeichnung Lebensraum auf die erlebte Welt des einzelnen Menschen, betrifft die Lebenswelt die erlebte Welt vieler Menschen: „Die Lebenswelt ist die Welt der gesellschaftlichen und kulturellen Selbstverständigung des Menschen, die Welt gemeinsamer Bedeutung, die wir nie zu Gunsten einer vermeintlich an sich seienden Realität verlassen können." (Fuchs 2008a, S. 9)

Wir haben hier zwei leibliche Begriffe des sozialen Raums, die beide mit der unmittelbaren, individuell erlebten und gespürten Leiblichkeit verknüpft sind. Für unsere Bedürfnisse in der therapeutischen Arbeit scheint mir der Begriff des Lebensraums gewichtiger zu sein, wobei ich seine Einbettung und Erweiterung in die Vorstellung der Lebenswelt oft als hilfreich und angemessen empfinde.

Leib und Soziales sind also nicht getrennt oder gar entgegengestellt (siehe 2.1.4), sondern über die Leiblichkeit miteinander verknüpft. Insofern spielen soziale Faktoren immer in therapeutische Prozesse hinein und verdienen Beachtung. Entscheidend ist dabei auch immer, wie soziale und auch sozioökonomische Bedingungen erlebt werden, mit welcher Intentionalität sie erfahren werden. Die Bedeutung der elterlichen Trennung kann für ein Kind eine Katastrophe sein, für ein anderes eine Erleichterung. Der Verlust des Arbeitsplatzes kann die einen in die Krise stürzen und Grundpfeiler der Identität einstürzen lassen, für andere als Anlass gesehen werden, endlich die Veränderungen anzugehen, die man schon lange erträumt, aber nicht gewagt hat. Selbst so objektiv scheinende Faktoren wie ein geringes Einkommen wirken für manche Menschen selbstverständlich oder belanglos und sind für andere Quelle ständiger Scham oder Sorge. Auch hier begegnen wir dem Umstand, dass das Selbstbewusstsein der Menschen immer auch soziale Erfahrung ist.

In unserem leibtherapeutischen Modell der Bedeutungsräume haben wir die erlebten und erlebbaren Räume so differenziert, dass sie in der therapeutischen Begegnung diagnostisch und methodisch genutzt werden können. Darüber hinaus ist die Einbeziehung der sozialen Lebenswelt der Klient/innen immer Inhalt Kreativer Leibtherapie. Die Verknüpfung von leiblicher Zentralität und Lebenswelt wird so eine Grundhaltung und gleichzeitig konkrete praktische Arbeitsweise. Wir können deshalb sagen: Kreative Leibtherapie ist auch Soziotherapie.

Grafik 7

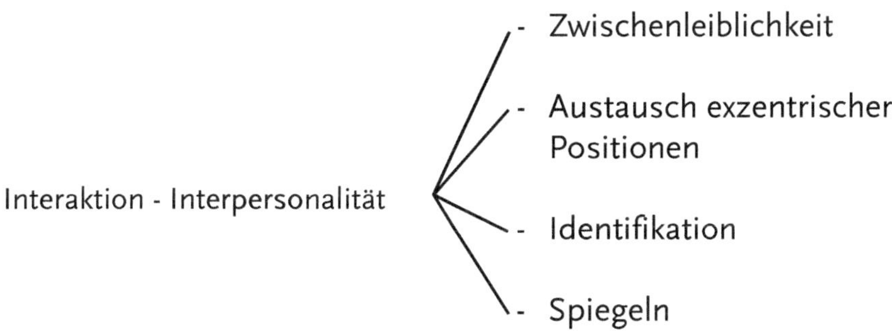

2.8 Die Dialektik der Leiblichkeit

Bei der Beschäftigung mit den philosophischen Wurzeln und dem Menschenbild der Kreativen Leibtherapie kommen wir an der der Dialektik, der philosophischen Auseinandersetzung mit den Widersprüchlichkeiten und Polaritäten der Wirklichkeit, nicht vorbei. Zum Bild des Menschen, das der Kreativen Leibtherapie zugrunde liegt, gehört, dass wir den Menschen nicht als ein in sich harmonisches und mit seiner Welt harmonierendes Wesen ansehen, dessen Widersprüchlichkeiten als nur zeitweilige Störungen betrachtet und infolgedessen entstört werden müssen. Unserer Auffassung nach gehört das Leben in Widersprüchlichkeiten zur grundlegenden Existenzweise des Menschen. Da wir in der therapeutischen Praxis und deren theoretischer Durchdringung ständig auf Widersprüchlichkeiten stoßen, beziehen wir uns auch auf die philosophische Tradition, die sich mit Widersprüchen beschäftigt: die Dialektik.

Dem Begriff der Dialektik werden manche Leser/innen durch schulisch vermittelte Vereinfachungen wie die Vorstellung, dass aus einer These und einer Antithese eine Synthese zu erfolgen hat, oder über den dialektischen Materialismus der marxistischen Positionen begegnet sein. Doch als philosophische Strömung existiert die Dialektik länger und geht deutlich darüber hinaus.

Dialektik bezeichnete ursprünglich eine Methode der Rhetorik als eine Form der Gesprächsführung. Bei Platon und dann vor allem bei Aristoteles wurde Dialektik zur Bezeichnung dessen, was heute in der Philosophie als Logik benannt wird. Dies zog sich in der philosophischen Tradition durch bis Kant, bis schließlich Georg Wilhelm Friedrich Hegel den Begriff der Dialektik mit dem heute eher gängigen Verständnis des Zusammengehörens von Widersprüchlichem, also von zwei Polen, verband. Er bezog sich dabei auf den Vorsokratiker Heraklit, der in der Polarität eine „tiefer liegende verborgene Einheit, ein Zusammengehören des Verschiedenen" sah. Fichte, Feuerbach, Marx und Engels und später Horkheimer und Adorno führten die philosophische Tradition der Dialektik fort. Zumeist strebten sie danach, dialektische Prozesse zu durchdenken und Erklärungen zu finden, wie sich Widersprüche aufheben.

Für uns als Kreative Leibtherapeut/innen, die das subjektive Erleben in den Mittelpunkt unserer Aufmerksamkeit stellen, sind diese grundsätzlichen Überlegungen relativ uninteressant. Es kann keine allgemeine Lösung geben, wie sich der innere Widerspruch eines Menschen zwischen Sehnsucht und Angst oder wie sich der Konflikt eines Paares aufheben lassen. Solche verallgemeinernden Aussagen würden den schon beschriebenen Qualitäten der Leiblichkeit, vor allem ihrer Subjektivität und somit der Einzigartigkeit jeden menschlichen Erlebens, widersprechen. Veränderungen von Widersprüchlichkeiten können nur individuell erfolgen, selbstverständlich immer auf dem Hintergrund sozialer und gesellschaftlicher Wirklichkeit. Therapeutische Begleitung besteht darin, Menschen im Umgang mit der Entwicklung und manchmal auch Aufhebung ihrer Widersprüchlichkeiten zu begleiten. Dabei wird jede Lösung eines Widerspruchs in einem fortwährenden Prozess leiblichen Geschehens wieder neue hervorrufen.

Wesentlich ist, dieses leibliche Geschehen als ein Widersprüchliches zu verstehen und zu begreifen. Dies ist der Moment, der die Dialektik als Lehre von Widersprüchen für die Kreative Leibtherapie relevant macht. Kompliziert wird dies aber durch die Vielzahl unterschiedlicher Begrifflichkeiten, die jeweils noch mit verschiedenen Bedeutungen behaftet werden. Wenn die philosophische Phänomenologie von der „Ambiguität" des Leibes redet, wird darunter die Doppeldeutigkeit oder Zweideutigkeit leiblicher Erscheinungen verstanden. Auch der Begriff der „Ambivalenz" begegnet uns häufig, vor allem in Psychologie, Psychotherapie, Psychiatrie und Psychoanalyse. Darunter wird das Nebeneinander von unterschiedlichen Gefühlen, Wünschen und Gedanken verstanden. Beide Aspekte (lat.: ambo = beide) haben Geltung (lat.: valere = gelten).

In der chinesischen Philosophie bezeichnet das *Taiji* (nicht zu verwechseln mit *Tai-Chi Chuan*) die Einheit der sich ergänzenden Polaritäten. Polarität und Widersprüchlichkeit werden manchmal gleichgesetzt, manchmal nicht. Ich werde folglich versuchen, einige Begriffsbedeutungen herauszuarbeiten, die für unsere Arbeit als Kreative Leibtherapeut/innen relevant sind.

Im Verständnis der Dialektik ist für uns wichtig, dass wir in der Leiblichkeit ständig Widersprüchen begegnen. Damit meine ich sowohl Aspekte leiblicher Prozesse, die nebeneinander stehen, als auch solche, die sich gegenüber stehen und aneinander reiben. Ich habe mich mit den widersprüchlichen Begriffspaaren von „Körper" und „Leib" ebenso auseinandergesetzt wie mit „innen" und „außen".

Ich habe Thomas Fuchs zitiert: „Die Beziehung von Leib und Umwelt ist eine polare: Jeder Pol ist, was er ist, nicht ohne den anderen; und beide sind miteinander vermittelt durch leibliche Richtungen." (Fuchs 2000a, S. 120) Hier wird die „Polarität von Leib und Körper" (Fuchs 2000b, S. 24) als Lebendigkeit widersprüchlicher Beziehungen zum Grundaggregatszustand der Leiblichkeit. Dies gilt auch für die Zwischenleiblichkeit und alle Aspekte zwischenleiblicher Kommunikation und Resonanz und viele andere Phänomene. Die „polare Grunddynamik des Leibes" (a.a.O., S. 141) lässt uns die Leiblichkeit nur verstehen, wenn wir sie als in sich widersprüchlichen Prozess annehmen. Dabei ist mir die Bezeichnung „Doppelcharakter" wichtig geworden. Sie bezeichnet zwei Aspekte eines Prozesses, die zusammengehören, also in irgendeiner jeweils spezifischen Weise miteinander verbunden und aufeinander bezogen sind.

Die Widersprüchlichkeit bzw. den Doppelcharakter menschlichen Erlebens zu würdigen, hat Konsequenzen für die Diagnostik, also die Einsicht in leibliche Prozesse einzelner Klientinnen und Klienten, die ebenfalls eine dialektische sein muss. Es geht nicht darum, feststehende und starr zu beschreibende „Fakten" oder „Symptome" zu erfassen und zu katalogisieren, sondern darum, verstehende Zugänge zu dynamischen und in diesem Sinne widersprüchlichen Prozessen zu finden. In den Modellen der Big Ten der Kreativen Leibtherapie, die in Kapitel 4 vorgestellt werden, finden Sie diese Bemühungen wieder. Es handelt sich um Modelle, die widersprüchliche Prozesse ausdrücken und in diesen widersprüchlichen Prozessen Interventionen und Interaktionen ermöglichen. Richtungsleibbewegungen, Konstitutive Leibbewegungen oder die Resonanzmodelle werden selbst als polare beschrieben: spannen – lösen, hinein – hinaus usw. Andere Modelle wie die Bedeutungsräume, Erregungskonturen oder Tridentität ermöglichen, widersprüchliche Prozesse wie das Spannungsfeld zwischen Person und Gesellschaft (Bedeutungsräume) oder die interpersonalen Aspekte der Identitätsbildung (Tridentität) zu erfassen und darauf bezogene, adäquate therapeutische Hilfen zu entwickeln.

In der Dialektik der Leiblichkeit begegnen uns drei Qualitäten der Widersprüchlichkeit. Die erste besteht darin, dass jede Seite eines Widerspruchs nicht ohne die andere zu denken ist, ohne dass wesentliche Aspekte des Erlebens amputiert werden. Die unmittelbare Leiblichkeit und der beschriebene exzentrische Standpunkt zum Beispiel gehören zusammen. Würde nur einem der beiden Aspekte Beachtung geschenkt, würden weite Bereiche der Person ausgeblendet und nicht gewürdigt. Gleiches gilt auch für die Polarität zwischen Leib und sozialer Umwelt. Wenn nur der soziale Aspekt beachtet wird und alle innerpsychischen und emotionalen Vorgänge für irrrelevant erklärt werden, wird die eine Seite eines Widerspruches als absolut gedeutet und die andere in ihrer Bedeutsamkeit für das Erleben eines Menschen ausgelöscht.

Eine zweite Qualität der Dialektik der Leiblichkeit besteht in einer Haltung, die Menschen zu ihren Gefühlen und ihrem Verhalten einnehmen. Wir begegnen in der Therapie oft Menschen, die in einer Sackgasse scheinbar unvereinbarer Gefühle oder Verhaltensalternativen feststecken. Da ist das „UND" ein Ausweg und eine therapeutische Notwendigkeit. Wir betonen deshalb in der Therapie oft das „UND": Ja, Sie können Ihren Mann lieben UND Sie haben das Recht, sich über sein Verhalten zu ärgern. Ja, Sie können weiterhin um Ihre verstorbene Partnerin trauern UND Sie dürfen Ihre Zuneigung zu Ihrer neuen Freundin leben. Und dergleichen mehr. Viele Klientinnen und Klienten denken in den Schemata des Entweder-Oder, statt das Nebeneinander von Polaritäten zu akzeptieren und ein Sowohl-als-Auch zu leben. Sie brauchen gleichsam die „Erlaubnis" für das große UND. Zumindest sind solche Aussagen, die ein Nebeneinander von Widersprüchen erlauben, oft drucklösend und damit heilend für viele Menschen, mit denen wir arbeiten.

Es gibt aber auch eine dritte Qualität der Dialektik der Leiblichkeit, in der es nicht um die Zusammengehörigkeit polarer Seiten und das große UND geht, sondern darum, einen Antagonismus, eine Unvereinbarkeit, ein Entweder-Oder zu leben, zu akzeptieren, ja, zu unterstützen. Opfer von Gewalt, Beschämung, Leere-Erfahrungen oder Verachtung brauchen Parteilichkeit. Wir sind den Leiden der Opfer gegenüber nicht neutral, sondern parteilich. Zwischen Würde und Entwürdigung gibt es kein UND sondern ausschließlich ein Entweder-Oder. Manche Widersprüche sind antagonistisch und bedürfen, zumindest für den gegebenen Zeitraum, einer eindeutigen Haltung, die diesen Antagonismus respektiert und benennt. Das verlangt die Würdigung des Leidens und die Würde der entwürdigten Menschen.

2.9 Das Wunder des Ausdrucks – Leibtherapie ist Kreative Therapie

„Leben versteht Leben, indem es sich erfährt." (Plessner 2003, S. 157)

Kreative Therapien werden oft als Ausdruckstherapien bezeichnet, da sie Klient/innen die Möglichkeit bieten, sich gestalterisch, tänzerisch, poetisch oder musikalisch auszudrücken (vgl. z. B. Knill 1991). Die Verbindung zur Leibphänomenologie liegt nahe, denn auch in ihr wird betont, dass Leiblichkeit Ausdruck beinhaltet und zum Ausdruck drängt: „Der Leib ist weiter das Medium des *Ausdrucks*, in Mimik, Stimme, Gestik, Haltung und Gang." (Fuchs 2000b, S. 11) Doch was bedeutet eigentlich Ausdruck? Der Begriff beinhaltet vielschichtige Aspekte, die einer genaueren Betrachtung wert sind.

Buchstäblich meint „Ausdruck", dass etwas von innen nach außen drängt oder drückt. Dies beschreibt erstens eine Richtung. Ich habe in der Beschreibung der Leiblichkeit schon mehrfach darauf hingewiesen, dass die Leiblichkeit pulsiert und zwischen den Polen unmittelbarer Leiblichkeit und Welt oszilliert. Dabei sind die expansiven, das heißt, von innen nach außen drängenden Bewegungsrichtungen des Erlebens ein wesentliches Element. Der Ausdruck entlang dieser

Bewegungsrichtung kann sich in allen leiblichen Regungen vollziehen. Unter Leibregungen verstehen wir alle Äußerungen des Leibes, die der Wahrnehmung zumindest potenziell zugänglich sind, alle Ausdrucksweisen des Erlebens. Diese Leibregungen werden wir in Kapitel 4 umfassender beschreiben, hier interessieren vor allem die Leibregungen des Ausdrucks:

» Im *Körpererleben und -ausdruck* wird Erleben spürbar, sichtbar, mitteilbar. Kreative Leibtherapeut/innen bemühen sich immer darum, das Körpererleben ihrer Klient/innen und dessen Ausdruck wahrzunehmen. In der leiborientierten Tanz- und Bewegungstherapie wird dem besonders Raum gegeben und werden besondere, vielfältige Ausdrucksmöglichkeiten angeboten.

» Eine weitere Leibregung des Ausdrucks sind Klänge. Dazu kann das Klangbild eines Satzes ebenso wie die Improvisation auf Klavier oder Trommel zählen. Kreative Leibtherapeut/innen sind immer bestrebt, *Klänge*, Stimmen und Geräusche in ihren Ausdrucksqualitäten wahrzunehmen. In der leiborientierten Musiktherapie wird ihnen besonderer Raum gegeben und wird ein besonderes Instrumentarium angeboten, das Klangerleben auszudrücken und zu entfalten.

» Weitere Leibregungen des Ausdrucks sind die *Imaginationen und Gestaltungen*. Jeder Mensch hat innere Bilder, die Sprache ist voll solcher bildhafter Mitteilungsformen. Auch ohne kunst- und gestaltungstherapeutische Schwerpunkte nimmt Kreative Gestalttherapie diese Imaginationen ernst und würdigt sie als Ausdrucksarten des Erlebens. Wege und Methoden der Kunst- und Gestaltungstherapie können in besonderer Weise diesen Ausdruck vertiefen und erweitern.

» Eine weitere Leibregung des Ausdrucks ist die *Sprache*. Es gibt eine Sprache der Gebrauchsanweisungen und der disziplinierten Entfremdung gegen die eigene Lebendigkeit – es gibt aber auch eine Sprache, die Erleben ausdrückt, und in dieser Sprache findet Kreative Leibtherapie statt.

Indem Kreative Leibtherapie die Leibregungen des Ausdrucks würdigt, fördert sie das expansive Gerichtetsein der Leiblichkeit und damit den Ausdruck. Insofern ist Leibtherapie immer auch Kreative Therapie, als sie diese kreativen Ausdrucksmöglichkeiten anregt und unterstützt. In besonderem Maße gilt das für die Schwerpunkte der leiborientierten Kunst-, Musik- und Tanztherapie. Aber auch, wenn in der leibtherapeutischen Praxis ausschließlich oder überwiegend verbal gearbeitet wird, werden diese kreativen Wege des Ausdrucks unterstützt und integriert.

Nun erscheint in dem Wort Aus-druck auch der Aspekt „Druck", womit gemeint ist, dass etwas nach außen drängt. Dieses Drängen beinhaltet wieder eine Doppelnatur. Zum einen bestätigt jede therapeutische Erfahrung, dass auch das bewusste Wollen, etwas nicht auszudrücken, einen Ausdruck findet, und darüber meist spür- und sichtbar wird. Wenn der Mensch eine Aufregung nicht zeigen möchte, dann zeigt er die Unterdrückung seiner Aufregung. Insofern findet Ausdruck immer statt.

Der andere Aspekt besteht darin, dass Menschen Barrieren erleben, die das Drängen nach Ausdruck hemmen oder verunmöglichen. Da möchte ein junger Mann seiner Freundin seine Liebe gestehen, aber er kann es nicht. Da möchte eine Frau ihrem Partner den Ärger zeigen, aber sie ist blockiert. Solche Hemmnisse und Blockaden des Ausdrucks begegnen uns häufig in der therapeutischen Arbeit. Klient/innen suchen nach erweiterten Ausdrucksmöglichkeiten, weil sie unter diesen Hemmungen und Blockaden leiden. Hier kann Sprache vieles bewegen, aber noch mehr die vielfältigen Möglichkeiten kreativen Ausdrucks über Bewegung, Musik, künstlerische Gestaltung, Poesie und szenisches Spiel. Und hier begegnen wir dem Wunder des Ausdrucks. Das, was keine Worte findet, kann über Bilder, Bewegungen, Klänge und anderes ausgedrückt werden, und fast immer ruft das bei den Klient/innen ein Staunen und Sich-Wundern hervor. Doch das Wunder geht noch darüber hinaus.

Eine Klientin sagt:

„Ich kann heute nichts erzählen, ich bin völlig verstummt ..."

Die Therapeutin sagt: „Dann bleiben Sie stumm und nehmen Sie bitte ein paar Stifte oder andere Farben und malen Sie Ihr Verstummtsein".

Die Klientin nimmt weiße, graue, schwarze Stifte und malt mit ihnen ein großes Papier voll, sehr energisch, sehr kraftvoll. Als sie fertig ist, sagt sie: „So!"

„Wie ging es Ihnen beim Malen oder wie geht es Ihnen jetzt?"

„Ich bin wütend ..."

Wenn Menschen ausdrücken, dass sie nichts ausdrücken können, erscheint oft das, was sie am Ausdruck hindert. Vielleicht nicht im Bild, sondern wie in diesem Fall viel deutlicher in der Bewegung, vielleicht in inneren Bildern, vielleicht in

Klängen, im Musizieren oder anderem. Ausdruck ist nicht nur statischer Ausdruck von etwas, was schon da ist und „genauso" wiedergegeben wird, sondern Ausdruck ist selber auch schon Veränderung. Das, was gelebt wird, verändert sich, formt sich um, wandelt seine Gestalt. Mit jedem Wechsel der Ausdrucksform kann sich das Erleben verwandeln. Dieses Wunder nutzen wir in der Kreativen Leibtherapie, indem wir durch unterschiedliche Ausdrucksmöglichkeiten Erfahrungen anbieten, in denen sich Erleben verwandeln kann.

Und ein weiterer Aspekt kommt hinzu: Dieser Ausdruck ist immer auch Kommunikation. Er geschieht nicht für sich allein im stillen Kämmerlein, sondern im Kontakt mit der Therapeutin oder dem Therapeuten. Jeder Tanz, jedes Musizieren, jeder Klang, jedes Bild oder Objekt ist ein Ausdruck von innen nach außen *und* gleichzeitig ein Teil zwischenleiblicher Kommunikation mit anderen. Oft liegt ein als wundersam erlebtes Moment der heilenden Veränderung schon darin, dass sich Klient/innen durch den kreativen Ausdruck als Kommunizierende erfahren, als Menschen, die etwas Bedrückendes und Leidvolles anderen mitteilen und so mit ihnen teilen und von den anderen Rückmeldungen und Mitgefühl erfahren können.

Bei all diesen Ausdrucksweisen geht es, dies sei noch einmal besonders betont, um Leibregungen des Ausdrucks, nicht um technische Ausdrucksfertigkeiten. Bernhard Waldenfels unterscheidet „zwischen dem fungierenden Leib und der Thematisierung, Erforschung und Behandlung bestimmter Körperglieder und Körperorgane. Die Veräußerung kann bis zu dem Punkt gehen, wo der Leib als bloßes Körperding, leibliche Vollzüge als bloße Körperprozesse auftreten und der Leichnam dem lebendigen Leib den Rang abläuft. Dem Leib zugedachte Unterscheidung gilt auch für die Stimme. Sie fungiert als Stimme, bevor sie als rein akustisches Schallphänomen auftritt. Sie fungiert, indem sie als Stimme laut wird und als solche vernommen wird." (Waldenfels 2004, S. 195) Es gibt ein Tanztraining, das als Terror gegen das eigene Körpererleben vollzogen wird. Es gibt ein Malen des Richtig und Falsch, mit dem z. B. oft Kindern die Lust an der Imagination und am kreativen Ausdruck ausgetrieben wird. Es gibt ein Stimmtraining, das die stimmlichen Fertigkeiten dem leiblichen Quell der Stimme entfremdet und jegliches Musizieren vom Erleben abschneidet. Also nicht das Malen, Tanzen, Singen, Musizieren „an sich" ist Ausdrucksqualität des Erlebens und als solche leibliche Regung, sondern eine bestimmte Qualität des Ausdrucks, eine leibhaftige.

Eine Besonderheit mag noch für die bildhaften Ausdrucksweisen erwähnt werden. Sind Tanzen, Musizieren und szenisches Spiel unmittelbare Ausdrucksformen, so ist das bildhafte Gestalten, ähnlich wie das poetische Schreiben, zwar ebenfalls Ausdruck des Erlebens, aber einer, der etwas distanzierter ist. Das hat den Vorteil, dass Bilder genauso wie Texte bewahrt werden können und nicht so flüchtig wie eine musikalische Improvisation oder ein tänzerischer Dialog sind. Es hat den Nachteil, dass manchmal die Verbindung zwischen Bild und Text und dem Erleben der ausdrückenden Person etwas distanzierter ist und gelegentlich sogar verloren geht. Waldenfels unterstützt deshalb implizit eine Haltung, die in der Kreativen Leibtherapie bzw. der leiborientierten Kunsttherapie grundlegend ist: Bilder und andere Gestaltungen dürfen nicht als vom Erleben der Klient/innen getrennte Objekte betrachtet oder gar gedeutet werden. Es gilt, die Phänomenologie des Bildes, das, was im Bild an Erregung, Enge, Gespanntsein usw. seinen Ausdruck findet, mit der Phänomenologie der Leiblichkeit der gestaltenden Person (ihren Gefühlen beim Malen, ihrem Angespanntsein, der zwischenleiblichen Ausstrahlung) zu verbinden. Waldenfels bezeichnet dies als „Engführung von Leib- und Bildphänomenologie" (Waldenfels 2004, S. 205). Eigentlich setzt diese Unterscheidung schon eine Trennung voraus, die zumindest im *Gestaltungsprozess* aus meiner leibphänomenologischen Sicht nicht gegeben ist, denn die Phänomenologie des Bildes ist im gestalterischen Prozess Teil der Leibphänomenologie des Gestaltens. Bilder wie Texte bergen in sich aber die Möglichkeit, sich von diesem leiblichen Ausdrucksprozess abzulösen, deswegen ist die Forderung nach einer Bewahrung dieser Verbindung sinnvoll und notwendig.

Eine letzte Anmerkung zum Ausdruck ist noch notwendig: Zum Ausdruck gehört immer auch Eindruck. Ich habe vor allem die expansiven Tendenzen des Erlebens betrachtet, die sich im Ausdrücken ausleben. Dazu gehört allerdings auch die Gegenbewegung, zählen die rezeptiven Bewegungen der Leiblichkeit, das Strömen von außen nach innen. Gemeint ist einerseits, wie das selbst Geschaffene auf den Klienten einwirkt, aber vor allem auch, zu welchen neuen Erfahrungen die Begegnung mit dem Therapeuten ihm verhilft: Gerade weil Ausdruck immer auch Angebot zwischenleiblicher Kommunikation ist, sind die Therapeut/innen gleichsam die Garanten dafür, dass es nicht beim Ausdruck bleibt, sondern sich über den Austausch ebenfalls ein Eindruck vollzieht. Manche Klient/innen leiden nicht an Barrieren des Ausdrucks, sondern am Mangel des Eindrucks. Sie sind geistig, emotional, sozial unterernährt, haben zu viele Leere-Erfahrungen machen müssen und sehnen sich nach den spiegelnden Impulsen anderer Menschen, nach einem guten Gegenüber. (In den Kapiteln 4.9 und 4.11 werde ich mit der Tridentität und den Resonanzmodellen genauer Prozesse des Eindrucks beschreiben.) Dadurch, dass Kreative Leibtherapie beide Richtungen kennt und berücksichtigt, können die Therapeut/innen auf die individuellen Bedürfnisse und Besonderheiten der jeweiligen Klientin oder des Klienten eingehen. Auch hier reichen Worte oft nicht, auch hier bedarf es häufig kreativer Impulse im tänzerischen Dialog, in der rezeptiven Musiktherapie und vielen anderen Ausdrucks- und Eindrucksweisen mehr.

Leibtherapie ist insofern Kreative Therapie, als sie in besonderer Weise das Wunder des Ausdrucks (und Eindrucks) würdigt. *Kreative* Leibtherapie ist sie allerdings nicht nur deshalb, weil sie kreativ-künstlerische Methoden einsetzt (mit unterschiedlichen Schwerpunkten und Gewichtungen), sondern auch und grundlegend, weil ihr als Leibtherapie immer ein kreativer Prozess innewohnt. Wenn Menschen ihr Erleben ernst nehmen und ihnen dazu Erfahrungsmöglichkeiten im therapeutischen Prozess ermöglicht werden, überraschen sich die Klient/innen oft selber in Bezug auf die Fülle ihres Reichtums. Wird ihre kreative Ausdrucks- und Kommunikationsmöglichkeit gefördert, erhalten sie mehr Wahlmöglichkeiten, ihr Leben zu gestalten. Sie schaffen (= creare) Neues.

3 Muster

3.1 Muster und ihr Sinn

3.1.1 Begriffsklärung: Muster

„Da wiederholt sich bei dir das alte Muster. Immer wenn es ernst werden könnte mit dem Verlieben, siehst du nur noch das Negative und haust ab." Das sagte eine Frau zu ihrer besten Freundin.

Mit dem Wort „Muster" lohnt eine genauere Auseinandersetzung.

Hier in diesem Beispiel wird damit etwas bezeichnet, das sich wiederholt: ein Verhalten, aber offenbar auch eine Beeinträchtigung oder einseitige Fokussierung der Wahrnehmung, sobald es um die Regulierung von Nähe und Distanz in einer ernster werdenden Beziehung und um Gefühle wie die Liebe geht.

Mag das Wort Muster in dem Zitat umgangssprachlich verwendet worden sein, so möchte ich es aus der Umgangssprache herausheben und zu einem der zentralen Fachbegriffe Kreativer Leibtherapie werden lassen. Wir bezeichnen mit Muster *sich wiederholende Zusammenhänge des Erlebens und Verhaltens*. In zahlreichen Veröffentlichungen, in denen Therapien und therapeutische Veränderungsprozesse beschrieben werden, werden solche sich wiederholenden Zusammenhänge aufgeführt, oft auch mit der Bezeichnung „Muster" und eher beiläufig, manchmal auch mit Bezeichnungen wie „Schemata", „Pattern" u. Ä. Ich möchte diese Kategorie im Folgenden in den Vordergrund stellen. Sie ist grundlegend für unser leibtherapeutisches Verständnis von Diagnostik und Krankheitsbildern. Wichtiger als die Wortwahl ist dabei das Verständnis dessen, was mit dem Begriff bezeichnet wird. Deswegen bedarf die Definition einer genaueren Betrachtung.

Um ein Muster als sich wiederholenden Zusammenhang des Erlebens und Verhaltens zu betrachten und zu beschreiben, wähle ich beispielhaft das Stressmuster. Jeder Mensch hat eine bestimmte Art und Weise, mit Stress umzugehen. Wenn wir Stress auf Disstress, also negativen Stress einengen, dann werden manche

Menschen sehr aufgeregt und hektisch, andere blenden ihn aus und versuchen, ihn auszusitzen. Wieder andere lenken sich ab und beginnen, den Garten umzugraben, oder manche werden aggressiv, gegen sich und andere. Einige beginnen, viel zu essen, andere trinken Alkohol. Viele Varianten sind möglich.

All dies enthält jeweils mehrere Elemente des Erlebens einschließlich der Wahrnehmung und des Verhaltens.

Ein Klient reagiert bei Stress mit Aggressionen. Er beschimpft seine Kollegen und seine Familie. Und er wird aggressiv gegen sich und klagt sich schuldbewusst an, nicht genug zu leisten. Dann arbeitet er bis zur Erschöpfung und isst dabei bis zum buchstäblichen Erbrechen. Außer dem Stressanlass nimmt er nichts wahr. Bis er erschöpft zusammenbricht.

Hier ist konkretes Verhalten betroffen (zu arbeiten, andere zu beschimpfen, zu essen ...) und eigenes Erleben (Druck, Schuldgefühle ...). Das Selbstbewusstsein ist ebenso involviert wie die Wahrnehmung und die leiblichen Interaktionen mit anderen. Zu einem Muster gehören also zusammenhängende Elemente des Erlebens und Verhaltens. *Alle* Aspekte des Erlebens und Verhaltens können Teil der Musterbildung werden.

Doch *wie* hängen diese Elemente zusammen? Festgestellt werden kann oft eine zeitliche Abfolge: Stressanlass – Aggressivität – Essen und Arbeiten – Zusammenbruch. Manches verläuft parallel, anderes chronisch. Solche zeitlichen Abfolgen sind allerdings nicht als Kausalketten zu verstehen. Die zusätzliche Aufgabe im Büro, deren Erledigung Stress verursacht, ist ein Anlass aggressiven Handelns, aber nicht dessen Ursache – auch ein anderes Verhalten wäre möglich. Hier geht es nicht um formallogische Kausalketten, sondern um Zusammenhänge, die *leiblich* gegeben sind und damit individuell. Sie gelten für eine Person in einem bestimmten Lebensabschnitt, manchmal auch länger. In jedem Fall sind dies individuelle personengebundene Zusammenhänge und somit Muster.

Zur Definition gehört auch noch das Kriterium „sich wiederholend". Wenn eine Person einmalig in der beschriebenen Weise auf Stress reagiert, dann ist dies ein Ereignis, aber noch lange kein Muster. Zum Muster gehört das Kriterium der Wiederholung. Wenn Menschen von Mustern erzählen, tauchen oft die Worte „immer wieder" auf:

„Immer wieder falle ich auf die gleiche Art von Kerl rein."

„Jedes Mal, wenn ich nicht mehr weiter weiß, erstarre ich und gerate wieder in meine depressive Stimmung und denke, dass alles sowieso keinen Zweck hat."

„Immer, wenn mir jemand etwas Nettes sagt, glaube ich das sofort und bin hin und weg. Ich bin dann so stolz und aufgeregt, als hätte ich einen Heiratsantrag bekommen. Wenn es dann Zeichen gibt, dass das gar nicht so himmelhoch jauchzend gemeint war, kommt die Ernüchterung und ich stürze ab ..."

Zum Muster gehört also der Faktor der Wiederholung.

Und damit nähern wir uns dem Sinn der Musterbildung. Wenn Menschen ständig neu auf alle neuen Situationen des Lebens reagieren müssten, wären sie überfordert und würden zumindest viel Energie verbrauchen, die sie für andere Zwecke besser nutzen könnten. Deswegen tendieren Menschen zum Konservatismus und bilden Gewohnheiten heraus, die sich zu Mustern verfestigen. Das ist der Sinn in der Musterbildung.

Noch eine Bemerkung zum Zusammenhang von Leibgedächtnis und Mustern. Ohne Leibgedächtnis gibt es keine Musterbildung. Das Gedächtnis des Erlebens vertieft in der Gewohnheit die Erfahrungen, verfestigt sie, reaktualisiert sie und unterstützt damit die Musterbildung. Doch Musterbildung ist mehr als Leibgedächtnis. Musterbildung verläuft in der Regel unbewusst. Es bedarf oft der Achtsamkeit in therapeutischen Situationen, um Musterzusammenhängen auch durch die Erfahrung der Zwischenleiblichkeit therapeutischer Beziehungen (vgl. Kap. 2.2.9) auf die Spur zu kommen. Leibgedächtnis kann wirken, ohne dass davon Muster betroffen sind.

All das hat noch nichts mit Therapie und Therapiebedürftigkeit zu tun. Damit deutlich werden kann, wann welche Muster Gegenstand der Therapie werden, bedarf es einer Differenzierung zwischen unterschiedlichen Qualitäten von Mustern.

3.1.2 Musterqualitäten

Muster können ein breites Spektrum des Erlebens und Verhaltens betreffen. Wir können Muster beschreiben, die scheinbar alltäglich sind und zum Beispiel die Art betreffen, wie Menschen ihr Essen zu sich nehmen, bis hin zu Mustern, die soziale Beziehungen in Liebe und Freundschaften berühren. Muster haben einen unterschiedlichen Grad an Bedeutung für die jeweiligen Menschen.

Wie ein Mensch sich von einem Stuhl oder Sessel erhebt, ist ein aus Gewohnheit entstandenes Muster. Es ist sinnvoll, dass die Abfolge der Bewegungen zu einem Leibmuster geworden ist, das sich präreflexiv vollzieht und nicht mehr der jeweiligen konkreten Aufmerksamkeit bedarf. In dieses Muster des Aufstehens sind nicht nur körperliche motorische Aktionen enthalten, sondern hier können auch die Schwere oder Last bzw. Leichtigkeit des Erlebens einfließen, die Beziehungen zum Lebensraum und besonders zu den anderen Menschen in der jeweils aktuellen Umgebung und viele andere Elemente. Doch wird solch ein Muster des Aufstehens seltener der Beschäftigung wert sein als ein Muster, das prägend dafür ist, ob ein Mensch allein ist oder mit anderen Menschen Beziehungen eingehen kann.

Wir müssen deshalb, wegen der unterschiedlichen Qualitäten und Bedeutungen von Mustern, mehrere Unterscheidungen treffen. Drei Ebenen sind mir hierbei wichtig:

Alltagsmuster und Basismuster

Es gibt Alltagsmuster wie das übliche Aufstehen von einem Stuhl, und es gibt Basismuster, die die Persönlichkeit prägen. In der Persönlichkeit eines Menschen sind die durch Geburt vererbten und durch Lebenserfahrung ausgeprägten und veränderten charakteristischen Züge eines Menschen enthalten. Man kann etwas überspitzt sagen, dass die Persönlichkeit eines Menschen die Gesamtheit seiner Muster ist.

Für den therapeutischen Kontext ist wichtig, dass weder Alltagsmuster noch Basismuster *generell* Gegenstand der Therapie sind. Gegenstand therapeutischer Arbeit und der Bemühungen um Veränderung sind nur diejenigen Muster, unter denen Menschen *leiden* und die sie verändern wollen. Betrifft dies eher alltägliche Muster, sind solche Veränderungsprozesse selbstverständlich leichter zu erreichen, als wenn es sich um Basismuster der Persönlichkeit handelt. Ein wenig klingt diese Unterscheidung auch in den Kategorien des ICD-10 an, in denen z. B. von Persönlichkeitsstörungen die Rede ist, in denen Störungen der gesamten Persönlichkeit eines Menschen, die sich von Kind an herausgebildet haben, beschrieben werden, während andere Störungen, wie zum Beispiel Angststörungen, nur Teilaspekte des Erlebens und Verhaltens betreffen.

Die nächste Unterscheidung ist die zwischen *weichen Mustern und harten Mustern.*

Weiche Muster sind solche, die flexibel sind und aus denen heraus sich Menschen trotz Musterbildung auch an neue Situationen anpassen können. Wer zum Beispiel immer nur auf dem Land Auto gefahren ist, wird dabei seine Muster entwickeln, was gemeinhin als Fahrstil bezeichnet wird. Wird diese Person nun in eine Großstadt umziehen und sich dem dortigen Verkehr aussetzen müssen, ist dies eine Umstellung. Jüngeren Menschen wird dies in der Regel leichter fallen als älteren Menschen, in denen die Muster, hier der Fahrstil, verhärteter sind und denen größere Umstellungen Angst machen. Aber es gibt auch junge Menschen, in denen das Muster des Fahrstils so verhärtet ist, dass eine Anpassung an andere Gegebenheiten nicht möglich ist. Besonders deutlich wird dies, um beim Beispiel des Autofahrens zu bleiben, bei der Umstellung von Rechts- auf Linksverkehr. Wer als Kontinental-Europäer in England oder Irland ein Auto mietet und sich nun auf den Linksverkehr einzustellen hat, muss seinen Fahrstil komplett umändern. Manchen Menschen gelingt dies, anderen nicht. Ist das Muster verhärtet, ist eine Umstellung nicht möglich. Ist das Muster weich, kann der Fahrstil an neue und veränderte Gegebenheiten angepasst werden.

Eine weitere Unterscheidung der Musterqualitäten besteht zwischen *Lebensmustern, gebrochenen Mustern und Leid-Mustern.*

Unter Lebensmustern verstehe ich all die Muster, unter denen Menschen selbst nicht leiden und die zu ihrer Persönlichkeit, ihrem Charakter gehören. Viele sind unbewusst, andere sind von den Menschen mehr oder weniger anerkannt.

„So bin ich!" – wer dies mit all seinen Eigenheiten und Schrullen annehmen kann, akzeptiert seine Muster. Oft besteht der Wunsch, dass manche Muster aus harten zu weichen werden, indem zum Beispiel die Silvestervornahme, jetzt doch regelmäßig ins Fitnessstudio zu gehen oder zu joggen, Realität werden soll. Manchmal gelingt dies, doch oft sind die Vornahmen schwächer als die Gewohnheiten und die Härte der Muster gewinnt. All das müssen noch nicht Leid-Muster sein.

Daneben gibt es Muster, unter denen Menschen leiden. Wenn vorhin jemand zitiert wurde, der immer, wenn ihm ein Mensch nah kommt, erstarrt und die Flucht ergreift, dann ist dies ein hartes Muster, das eine starke Beeinträchtigung der Lebensqualität beinhaltet. Die Wahlmöglichkeiten dieses Menschen, mit Begegnungen und Beziehungen umzugehen, ist deutlich eingeschränkt. Also kann eine therapeutische Absicht darin bestehen, diese Wahlmöglichkeiten durch Erweichen des Musters zu erweitern, um mehr Lebensqualitäten zu gewinnen. Hier reden wir von Leid-Mustern, also Mustern, unter denen Menschen leiden und deren Veränderung sie suchen.

Und dann gibt es noch eine dritte Qualität von Mustern, die zwar auch als Leid-Muster wirken, aber als solche oft nicht erkennbar sind. Zumeist handelt es sich hier um Musterbildungen in Folge traumatischer Erfahrungen. Sie treten besonders häufig bei kumulativen traumatischen Erfahrungen auf. Hier sind die Zusammenhänge sich wiederholenden Erlebens und Verhaltens – was wir als Musterbildung definiert haben – oft gebrochen und zerbrochen. Ein Beispiel: Eine Klientin wird getriggert, wenn sie von einem anderen Menschen interessiert angeschaut wird. Sie sieht in dem Blick unbewusst eine feindselige Bedrohung. Sie reagiert darauf mit Panik. Sie bekommt Angst und entfernt sich mit Herzrasen. Doch der Zusammenhang zwischen der Wahrnehmung, dem Trigger und dem Verhalten ist ihr nicht bewusst. Hier wiederholt sich ein Zusammenhang des Erlebens und Verhaltens, der aber dissoziiert, also auseinander geschoben wurde, gebrochen ist. Das Verhalten dieser Frau ist ferner verbunden mit hoher Erregung. Auf die hohe Erregung reagiert sie mit extremem Sport. Sie fährt kilometerweit mit hoher Geschwindigkeit Fahrrad, bis zur Erschöpfung. Eine Erfahrung, die sie als positiv erlebt, weil sie sich „danach wieder spürt". Auch der Zusammenhang des Fahrradfahrens mit der Angst ist ihr nicht bewusst, und damit ist noch ein weiteres Element eines ursprünglichen und innerlich zusammenhängenden Musters vorhanden, das im Erleben der Klientin auseinander gerissen ist. Ich bezeichne dieses Muster deswegen als brüchig, weil es nicht als sich wiederholender Zusammenhang erfahren wird, aber die brüchigen Muster dennoch in Zusammenhängen wirken. Diese Zusammenhänge werden oft erst in der therapeutischen Arbeit sichtbar und spürbar.

3.2 Muster und Diagnostik

Jede Diagnostik ist ein Untersuchungsprozess, in dem sich Therapeut/innen und Klient/innen bemühen (sollten), Einsicht in Erkrankungen, deren Quellen und Zusammenhänge zu gewinnen. Das Leiden zeigt sich in sich wiederholenden Zusammenhängen des Erlebens und Lebens und damit in Mustern. Bevor ich mich damit beschäftige, welche Muster in der leiborientierten Diagnostik in welcher Weise eine Bedeutung haben und wie Mustereinsichten gewonnen werden können, möchte ich mich der phänomenologischen Untersuchungsmethode widmen, deren Verständnis grundlegend für die leiborientierte Diagnostik ist. Die phänomenologische Untersuchungsmethode ist eine Anknüpfung und Weiterentwicklung der phänomenologischen Methode, die deshalb zuerst skizziert werden soll.

3.2.1 Die phänomenologische Methode

Das Wort „Phänomen" entstammt aus dem Altgriechischen und bezeichnet die Erscheinungsweise eines Gegenstandes. Plato schon unterschied zwischen der Kategorie Pferd, der Idee aller Pferde, und dem konkreten, wahrzunehmenden Phänomen Pferd, das einzeln und jeweils unterschiedlich über die menschlichen Sinne zugänglich ist.

Den entscheidenden ersten Schritt zur phänomenologischen Methode unternahm Edmund Husserl (1859 – 1938). Er entwarf mit seiner Phänomenologie, „was man eine Zwei-Welten-Lehre nennen könnte: Die Unterscheidung zwischen der Welt, wie sie uns erscheint, und der Welt, wie sie an sich ist" (Zahavi 2007, S. 15). Er suchte nach dem „Wesen" der Dinge, folgte aber mit dem Schlachtruf „Zurück zu den Sachen" dem Weg, die Erscheinungen der Dinge nicht mehr von deren Wesen zu trennen. „Die eigentliche Wesensart des Gegenstandes ist also nicht irgendwo *hinter* den Phänomenen verborgen, sondern entfaltet sich gerade in ihm." (a.a.O., S. 15)

Bei der Suche nach dem Wesen in den Phänomenen forderte Husserl die *phänomenologische Epoché* und *Reduktion*. Auf die genaueren Differenzierungen im Verständnis dieser Begriffe lohnt es sich hier nicht einzugehen, wichtig ist, dass es bei beiden darum geht, die „natürliche Einstellung" und damit Vorannahmen und Ähnliches bei der Untersuchung eines Gegenstandes „einzuklammern", also weitmöglichst davon abzusehen. Ein solches Einklammern, eine solche Reduktion kann nie vollständig gelingen, sollte aber dennoch stetiges Bemühen bleiben. Vorannahmen sollten während der konkreten Untersuchung „eingeklammert" werden, um sich möglichst unvoreingenommen „den Dingen selbst" zu stellen und die Phänomene zu erfassen.

Wenn die Welt in ihren Phänomenen erfasst werden soll, dann ist der Mensch, der diese Phänomene wahrnimmt, in seiner subjektiven Prägung dieser Wahrnehmung wichtig. Maurice Merleau-Ponty (1908 – 1961) beschäftigte sich deshalb besonders mit der Wahrnehmung und damit der schon erwähnten Intentionalität, die in das Erfassen der Phänomene und der Auseinandersetzung mit ihnen einfließt. Ferner betonte Merleau-Ponty vor allem in seinen späteren Schriften die konkrete, auf Veränderung zielende Auseinandersetzung mit den Phänomenen, baute Brücken zwischen Philosophie und Politik, eine Tradition, die von Jean-Paul Sartre (1905 – 1980) und anderen französischen Phänomenologen weitergeführt wurde. Hier wurden Phänomene nicht als jeweils einzelne betrachtet und isoliert untersucht, sondern sie wurden in ihren individuell-persönlichen, aber auch sozialen und politischen Zusammenhang gestellt.

Demgegenüber wirkt die Beschreibung der phänomenologischen Methode, wie Hermann Schmitz sie formuliert, vage und zumindest mehrdeutig. Schmitz, dessen Ansichten als „Neue Phänomenologie" verbreitet werden, schreibt: „Phänomenologie ist die Wissenschaft von den Phänomenen. Phänomen ist, was bei jeder Variation beliebiger Annahmen unveränderlich sich so aufdrängt, dass sein Vorkommen nicht im Ernst bestritten werden kann." (Schmitz 1998a, S. 1)

Formulierungen wie „sich so aufdrängt" oder „nicht im Ernst bestritten" sind so vage, dass sie methodisch wenig hilfreich sind. Richtig und wichtig ist dagegen der Hinweis von Hermann Schmitz, dass die phänomenologische Methode ein „unvollendbarer Prozess der Selbstprüfung" (a.a.O., S. 2) ist.

Die phänomenologische Methode als Erkenntnisweg ist ein unvollendbarer Prozess. Dieses Verständnis liegt auch der leiborientierten Diagnostik zu Grunde. Aber der Prozess der Diagnostik ist selbstverständlich mehr als eine „Selbstprüfung". Er ist immer auch eine Erfahrung von Interaktion zwischen Menschen und zwischen Mensch und Lebensraum. Damit weitet sich diese Betrachtung über die phänomenologische Methode im klassisch-philosophischen Sinn aus hin zu einer für die Diagnostik konkret relevanten phänomenologischen Untersuchungsmethode.

3.2.2 Die phänomenologische Untersuchungsmethode

Karl Jaspers (1883 – 1969) verstand die phänomenologische Methode in seiner „Verstehenden Psychologie" vor allem als ein Erfassen der empirisch-sinnlichen Phänomene. Die Husserl'sche Suche nach dem „Wesenskern" klammerte er aus. Stattdessen betonte er die Suche nach Zusammenhängen von Phänomenen und damit nach Mustern (ohne dieses Wort zu gebrauchen). Diese Methode wandte er besonders in dem Teilbereich der psychopathologischen Phänomenologie an. Er versuchte, psychische Erkrankungen zu verstehen, indem er sinnergebende Zusammenhänge von Phänomenen zu erfassen suchte.

Thomas Fuchs bemüht sich in seinen Forschungen um die Nutzung der phänomenologischen Methode in konkreten Untersuchungen für das Verständnis erkrankter Menschen: „Die Arbeit der Leibphänomenologie ist daher auch die Suche nach einer Sprache der leiblichen Erfahrung, die uns hilft, den Kranken in seiner leiblich-räumlichen Existenz zu verstehen und für sein Erleben gemeinsame Worte zu finden." (Fuchs 2000b, S. 7)

Daran anknüpfend haben wir das Modell der „phänomenologischen Untersuchungsmethode" formuliert (zum ersten Mal in Baer/Frick-Baer 2006, später in Baer/Frick-Baer 2008a). Dieses Modell liegt unseren eigenen Untersuchungsprojekten zugrunde, ist aber in seinen Kernschritten gleichzeitig ein Modell der Diagnostik. Jede Diagnostik ist eine Untersuchung, die, wie erwähnt, um Einsichten ringt und Muster, also sich wiederholende Zusammenhänge, erfassen möchte. Dafür sind folgende Schritte wesentlich:

Der erste Schritt besteht darin, einen Untersuchungsgegenstand zu definieren. Dabei fließen Interessen und Erfahrungen ein.

In der therapeutischen Beziehung ist dieser Untersuchungsgegenstand, das interessierende Thema, eine gemeinsame Entscheidung von Therapeut/innen und Klient/innen. Wenn eine Klientin z. B. äußert: „Ich leide unter meinen Angstattacken. Bitte helfen Sie mir.", und damit zumindest implizit sagt: „Ich möchte wissen, wo meine Ängste herkommen und wie ich sie loswerden kann", dann gibt diese Äußerung einen Untersuchungsgegenstand vor.

In der weiteren diagnostischen Untersuchung ist es dann wichtig, sich von Vorannahmen möglichst frei zu machen. Erste Vermutungen dürfen weder ignoriert noch als Vorannahme der diagnostischen Untersuchung zugrunde gelegt werden. Sie müssen durchaus gesichtet und festgehalten werden, doch die Vorstellung, solche Vorannahmen und Vorerfahrungen „einzuklammern", scheint mir hilfreich zu sein.

In dem dritten Schritt werden möglichst viele Phänomene gesammelt. Wann tritt die Angst auf? Wo wird sie im Körper gespürt? Wie lange tritt sie auf? Eher, wenn die Klientin allein ist, oder in der Begegnung mit anderen? Welche inneren Bilder sind mit der Angst verbunden? Wie klingt die Angst? … Das Sammeln der Phänomene muss nicht nur das Hier und Jetzt betreffen, sondern sollte auch die Vorgeschichte einbeziehen: „Welche Geschichte hat Ihre Angst? Wie sind Ihre Eltern mit Angst umgegangen? Gab es auch bei ihnen Angstattacken oder Angststörungen?"

Die Subjektivität der Klient/innen wird nicht nur berücksichtigt, sondern ist ausdrücklich Gegenstand der diagnostischen Untersuchung.

Im vierten Schritt wird dann nach Zusammenhängen zwischen den Phänomenen gesucht. Hier geht es weder um Allgemeingültigkeit noch um allgemeine Vorstellungen, wie Angst entsteht und wieder verschwinden kann, sondern hier geht es um die ganz konkreten individuellen Zusammenhänge von Angst und anderen Phänomenen bei der konkreten Klientin. Also geht es um Muster. Die phänomenologische Untersuchungsmethode ist ein Weg, Muster zu erkennen und zu erfassen und damit Wege der Veränderung zu eröffnen.

Die besondere Qualität dieses phänomenologischen Herangehens besteht darin, dass die Subjektivität gewürdigt wird. Die Psychiater Christoph Mundt und Thomas Fuchs betonen deren Wichtigkeit:

„Die Phänomenologie vermag vor allem der Gefahr des Verlustes der Innenwelt in unseren psychopathologischen Begriffen und Methoden entgegenzuwirken. (...)

Selbst die in der Psychiatrie so wichtig gewordene Psychotherapie droht ebenso wie die Psychopathologie das Subjekterleben als Forschungsgegenstand zu verlieren. Die Entwicklung und Nutzung einer Beziehungskultur, der natürliche Erkenntnisfluss in der therapeutischen Dyade, die Betrachtung des Menschen als intentionales und sinnsuchendes Wesen, ja, die Ethik des psychiatrischen Menschenbildes überhaupt hängt wesentlich von einer differenzierten, intersubjektiven Rekonstruktion der lebensweltlichen Bezüge des Patienten ab, wie sie die phänomenologische Forschung seit jeher verfolgt." (Fuchs/Mundt 2002, S. 12)

3.2.3 Leiborientierte Diagnostik

Der Begriff „Diagnostik" stammt aus dem Altgriechischen und wird mit „Urteil" übersetzt. Diagnostik wird oft als das Urteil eines Arztes über Krankheit oder Gesundheit, über Leben oder Tod verstanden, je nachdem z. B., ob man an einem gutartigen oder bösartigen Tumor erkrankt ist. Ärzt/innen und Therapeut/innen werden deshalb manchmal als „Götter in Weiß" angesehen, die Urteile fällen und Entscheidungen zu treffen haben über die Gesundheit und das Leben anderer Menschen.

Vom Wortstamm her bedeutet Diagnostik aber mehr und etwas anderes. „Gnosis" heißt so viel wie „Einsicht", „verstehende Wahrnehmung" im Sinne von Erkenntnis und Sinngebung. Diese Bedeutung von Diagnostik entspricht meinem Verständnis und liegt damit der Kreativen Leibtherapie zugrunde:

Diagnostik ist ein Weg, gemeinsam mit Klient/innen die vielfältigen Phänomene des Erlebens und Verhaltens sinnvoll zu ordnen und Verständnis und Einsicht zu bekommen in die Muster, unter denen Klient/innen leiden und die sie verändern möchten, um daraus Wege der Therapie abzuleiten.

Zur Verdeutlichung ist dieses Verständnis von Diagnostik abzugrenzen von einer häufig geübten Diagnostik, die ich zusammenfassend als mechanistisch bezeichnen möchte:

» Leiborientierte Diagnostik sucht Zusammenhänge zwischen Phänomenen, gesunden wie kranken, störenden wie unterstützenden, ressourcenhaften wie defizitären. Mechanistische Diagnostik fokussiert das Defizit, die Störung und die Krankheit.

» Mechanistische Diagnostik fragt Symptome ab. Symptome mögen mit Phänomenen teilweise identisch sein. Sie werden aber in dem klassischen diagnostischen System, wie es auch im ICD-10 seinen Ausdruck findet, zu Bündeln von Symptomen aneinandergereiht, die dann Syndrome oder Krankheitsbilder ergeben. Leiborientierte Diagnostik sucht nach Zusammenhängen und nicht nur Aneinanderreihungen von Phänomenen. Leiborientierter Diagnostik geht es weniger um Klassifizierung als um Verständnis.

» Mechanistische Diagnostik ist einzig und allein Sache der Therapeutin oder des Therapeuten bzw. des Arztes oder der Ärztin (manchmal sogar des Computers, der auf eingegebene Testergebnisse antwortet). Leiborientierte Diagnostik ist prinzipiell interaktiv: Phänomene und damit vor allem das subjektive Erleben der Klientin oder des Klienten können nur im wechselseitigen Austausch mit diesem erfragt und erfasst werden.

» Leiborientierte Diagnostik geht davon aus, dass die Klient/innen kompetent sind, was die Wahrnehmung ihrer Phänomene des Erlebens und Verhaltens betrifft. Sie sind zwar oft ungeübt und nicht geschult, solche Wahrnehmungen auszudrücken und zuzuordnen, und es bedarf der Erfahrungen und der Kompetenz der Therapeut/innen, um Musterzusammenhänge zu erkennen. Doch ohne die Kompetenz der Klient/innen wäre dies ein aussichtsloses Unterfangen oder würde, wie oft in der mechanistischen Diagnostik, dazu führen, dass Klient/innen als Objekte entmündigt werden. Die Technisierung der Medizin hat viele Leben gerettet und Lebensqualitäten verbessert, doch der Trend, nicht mehr die Menschen zu fragen, was ihnen fehlt, sondern nur noch auf Blutbilder, Röntgenbilder und Hirnscans zu vertrauen, ist ein Trend, der allen Bemühungen der leiborientierten Diagnostik und der Gesundung zuwiderläuft.

Leiborientierte Diagnostik ist im Wesentlichen eine *Beziehungsdiagnostik*. Im Vordergrund stehen die Interaktionen zwischen Klient/innen und Therapeut/innen (Kap. 6), Phänomene der Zwischenleiblichkeit (Kap. 6.4) und dergleichen mehr.

Leiborientierte Diagnostik ist *prozessual*. Diagnostik ist kein einmaliger Akt, der in fünf Anamnesestunden oder durch das Ausfüllen eines Fragebogens abgeschlossen ist und nach dem man dann zur „eigentlichen" Therapie übergehen kann. Manche Einsichten werden zu Beginn einer therapeutischen Beziehung gewonnen, wo zumeist im Vordergrund steht, sich anzunähern, aneinander sowie an das Thema und an die Zusammenhänge von Leibmustern. Doch Einsichten können auch später gewonnen werden. Bei jeder therapeutischen Begegnung, selbst noch in der Verabschiedungsphase, können neue Themen auftauchen, neue Zusammenhänge von Phänomenen deutlich werden und andere Einsichten gewonnen werden. Diagnostik ist ein nicht abgeschlossener und ein nicht abschließbarer Prozess.

In der Diagnostik suchen wir nach sich wiederholenden Zusammenhängen von Phänomenen des Lebens und Verhaltens und damit nach *Mustern*. Diese Suche enthält wie so vieles in der Leibphänomenologie und der Kreativen Leibtherapie einen Doppelcharakter: Auf der einen Seite bedienen wir uns durchaus bestimmter Mustervordrucke, in denen häufig sich wiederholende Muster bei Erkrankungen beschrieben und benannt werden. Depression ist ein solcher Mustervordruck, Posttraumatisches Stresssyndrom ein anderer. Solche Mustervordrucke sind hilfreich, damit die Therapeut/innen nicht immer wieder am Punkt Null anfangen müssen, Zusammenhänge zu suchen und zu erkennen. Therapeut/innen bedürfen eines profunden Wissens über solche Mustervordrucke, also Kenntnisse in Psychopathologie.

Doch gleichzeitig ist genauso wichtig, und das ist die andere Seite des Doppelcharakters, dass die Mustervordrucke nicht mit den Mustern gleichgesetzt werden dürfen. Die Kategorien des ICD-10 sind, wie Thomas Fuchs einmal sagte, Hilfen und Anhaltspunkte für Anfänger. Die Landkarte ist nicht die Wirklichkeit, die Wirklichkeit sind die einzelnen Menschen in ihrer Subjektivität, in ihrer Einzigartigkeit und Individualität. Nehmen wir den Mustervordruck Posttraumatisches

Stresssyndrom des ICD-10, so passt dieser Vordruck nur auf eine Minderheit aller Menschen, die an den Folgen traumatischer Erfahrungen leiden. Und auch bei diesen gibt es jeweils individuelle Ausprägungen und Besonderheiten. Solche Mustervordrucke sind ein Hilfsmittel, nicht weniger, aber auch nicht mehr. Viele Erkrankungen passen in keinen Mustervordruck, für die Klientinnen und Klienten müssen jeweils individuelle Muster beschrieben und verstanden werden. Bei anderen gibt es Übereinstimmungen mit Mustervordrucken, also mit den beschriebenen Krankheitsbildern. Doch auch hier ist es notwendig – will man die jeweilige Not wenden –, die individuellen Besonderheiten zu erkunden.

Diagnostik ist Suche nach Mustern.

3.3 Musterbildung

3.3.1 Leiborientierte Entwicklungspsychologie

Musterbildung beginnt wahrscheinlich schon im Mutterleib, sicher und nachweisbar ist sie nach der Geburt. Daniel Stern und andere Säuglingsforscher (Dornes 1999, Stern 1992) beschreiben, dass z. B. Erregungsverläufe zu den frühesten Elementen der Musterbildung zählen (siehe Kap. 4.2.1). Wenn Mütter oder andere nahe Bezugspersonen im Kontakt mit den Säuglingen z. B. einem Erregungsverlauf folgen, der langsam ansteigt und dann abrupt abbricht (beim Spiel, beim Füttern, bei der Ansprache ...), dann spüren Säuglinge diesen Erregungsverlauf mit all den Nuancen von damit verbundenen Empfindungen und Gefühlen zwischenleiblich, tauchen gleichsam in ihn ein und machen ihn zu ihrem eigenen. Vom Beginn des Lebens an existiert Zwischenleiblichkeit und entstehen Muster aus dem Prozess zwischenleiblicher Erfahrungen.

Muster sind also immer auch in ihrem Entstehungskontext zu betrachten. Harte Muster, unter denen Klient/innen leiden, sind nicht einfach „da", sondern im Verlauf von Lebensprozessen entstanden, auf Grund von Erfahrungen, Gewohnheiten und anderen Aspekten, die beschrieben wurden. Harte Muster waren einmal weiche Muster, die sich im Kontext psychosozialer Entwicklung herausgebildet und schließlich verhärtet haben. Um mit Mustern, bei deren Veränderung Menschen Hilfe suchen, therapeutisch zu arbeiten, ist es deswegen notwendig, zumindest Grundelemente einer leiborientierten Entwicklungspsychologie zu kennen, um diesen Entstehungsbedingungen, wenn nötig, auf die Spur zu kommen. Dies gilt für alle, die therapeutisch tätig sind, nicht nur für diejenigen, die mit Kindern und Jugendlichen arbeiten.

Für eine leiborientierte Entwicklungspsychologie sind zwei Aspekte besonders wesentlich. Der erste besteht darin, dass leiborientierte Entwicklungspsychologie sich nicht damit begnügt, nur festzuhalten, in welchem Alter Kinder welche Fähigkeiten erworben haben sollen. Solche Aussagen einer fähigkeitsfokussierten Entwicklungspsychologie sind als grobe Orientierung sinnvoll, um Entwicklungsverzögerungen von Kindern und Jugendlichen abschätzen zu können. Dabei sind Vorbehalte zu berücksichtigen, denn die Angaben in den vielen Auflistungen, wann welche Fähigkeiten und Fertigkeiten vorzuliegen haben, sind allenfalls Durchschnittswerte, und die entwicklungspsychologische Forschung zeigt, dass die einzelnen Kinder und Jugendlichen in hohem Maße in ihrer Entwicklung um solche Durchschnittswerte schwanken. Außerdem „überspringen" manche Kinder einzelne sogenannte Entwicklungsschritte, reden zum Beispiel lange nicht und dann sofort in ganzen Sätzen.

Die leiborientierte Entwicklungspsychologie setzt ihren Schwerpunkt auf die Entwicklung des Erlebens der Kinder und Jugendlichen und Erwachsenen über die gesamte Lebensspanne. Wir gehen davon aus, dass Kinder, Jugendliche und Erwachsene in ihrem Leben vor Herausforderungen stehen, die sie bewältigen müssen und bei deren Bewältigung sie Muster herausbilden. Die Bewältigung solcher Herausforderungen hat in bestimmten Altersabschnitten einen Höhepunkt, ist aber nie ausschließlich auf diesen Altersabschnitt beschränkt. Deswegen ist leiborientierte Entwicklungspsychologie prozessual. Sie schaut nicht nur auf Fähigkeiten und Kompetenzen bzw. Störungen und Verzögerungen, sondern auf Entwicklungserleben, Entwicklungsprozesse und Entwicklungsherausforderungen.

Dabei, und das ist der zweite wesentliche Aspekt, beschäftigt sich leiborientierte Entwicklungspsychologie in besonderem Maße immer mit dem psychosozialen Kontext der Entwicklung eines Menschen. Es wird nicht isoliert betrachtet, wann zum Beispiel ein Kind sprechen lernt, sondern wir gehen in der leiborientierten Entwicklungspsychologie der Frage nach: Was braucht das Kind, um diese Fähigkeit zu erwerben? Und: Welche Erfahrungen des Kindes mit seinem leiblichen Umraum bzw. seiner Lebenswelt im weiteren Sinne können verhindern, dass ein Kind diese Fähigkeit erwirbt? Die Fähigkeit, sprechen zu lernen, wird also nicht isoliert betrachtet, sondern als Teil der polaren Wechselwirkung zwischen dem

Kind und seiner Lebenswelt. Wenn ein Kind mit seinen Lebensäußerungen ins Leere geht, wenn es ihm an Kommunikationsangeboten fehlt, wenn Erwachsene *nicht* mit dem Kind sprechen, sondern *über* das Kind und dies noch verächtlich und abwertend, dann kann dies, um dem Beispiel zu folgen, zu einer Entwicklungsverzögerung im sprachlichen Ausdruck führen. Die Abweichung vom durchschnittlichen Alter kindlichen Spracherwerbs ist allein für sich genommen noch keine therapeutisch relevante Aussage, ihre Bedeutung erschließt sich nur in dem psychosozialen Kontext leiblicher Interaktionen in der Lebenswelt.

Dies gilt auch für die therapeutische Arbeit mit Erwachsenen. Eine Klientin erwähnt, dass sie sich „immer schon außen vor" gefühlt habe.

„Wann begann ‚immer schon' für Sie?" fragt die Therapeutin.

Die Klientin überlegt und antwortet dann: „In der Schulzeit." Und auf Nachfragen erzählt sie, dass sie schon in der Grundschule Außenseiterin war und keine Freunde oder Freundinnen hatte.

„Wann fing das an?"

Die Klientin überlegt und dann fällt ihr ein, dass sie im ersten Schuljahr eine Freundin hatte, „sehr eng, wie zwei Schwestern waren wir".

„Und dann?"

„Sie ist dann weggezogen und das war sehr schlimm für mich."

„Hat Sie jemand getröstet?"

„Nein. Meine Mutter hat immer nur gesagt, ich soll mich nicht so anstellen, und dann habe ich das weggedrückt."

Dieses Beispiel zeigt, dass auch leidvolle Aspekte des Lebens Erwachsener ihre Quellen in kindlichen Erfahrungen haben können. Wenn, wie hier, Trauer keine Unterstützung und Begleitung findet, kann sie in andauernde Einsamkeitsgefühle münden, die sich irgendwann selbstverständlich (als „immer schon" vorhanden) anfühlen. Kinder müssen sich immer, wie ich im übernächsten Kapitel zeigen werde, mit der Herausforderung auseinandersetzen, soziale Zugehörigkeiten zu schaffen. Dabei brauchen sie Unterstützung. Wenn es Brüche gibt in Freundschaften und anderen sozialen Beziehungen, ist es wichtig für Kinder, dass sie unterstützend darin begleitet werden, zu trauern und ihren Schmerz zu teilen. Gelingt dies nicht, kann dies oft zu Rückzug führen und schließlich in das Muster münden, dass sich ein Mensch nicht mehr traut, nahe Verbindungen einzugehen, um nicht wieder enttäuscht zu werden und im Schmerz allein zu bleiben.

Wohlgemerkt sind solche Prozesse nicht als einfache und platte lineare Ursache-Wirkungs-Ketten zu betrachten. Ein einzelnes Ereignis in der Kindheit muss nicht die alleinige Ursache von Mustern sein, unter denen Erwachsene viele Jahre später leiden, und ist es in der Regel nicht. Doch in solchen einzelnen Ereignissen können sich Erfahrungsprozesse verdichten, die als Kette von Ereignissen innerhalb eines Entwicklungsprozesses Quellen der Musterbildung und des Leidens sind. Dies gilt insbesondere für traumatische Erfahrungen, bei denen Kinder und Jugendliche oder auch junge Erwachsene keine Unterstützung erfahren. Immer ist es deshalb lohnenswert, nach Quellen einer Musterbildung, unter der Klient/innen leiden, zu suchen, und dazu bedarf es einer Entwicklungspsychologie des Erlebens, die nicht nur auf Fertigkeiten fokussiert ist, sondern Entwicklungsprozesse in ihrem psychosozialen Kontext betrachtet. Die Fragen lauten nicht nur: Was kann ein Kind? Was kann es nicht? Was muss es lernen? Die Fragen müssen vor allem lauten: Welche Unterstützung braucht ein Kind, um sich zu entwickeln? Was braucht ein Kind von anderen Menschen, um bestimmte Fähigkeiten, Fertigkeiten, Kompetenzen zu erwerben?

3.3.2 Leiblichkeit und kindliche Entwicklung

Kindliche Entwicklung, soll sie gelingen, vollzieht sich in vier Essentials. Diese Essentials sind nicht alles, aber ohne sie ist alles nichts.

Das erste Essential kindlicher Entwicklung ist die Sicherheit. Wenn Kinder auf die Welt kommen, können sie nicht alleine überleben, also brauchen sie sichere Rahmenbedingungen. Dies gilt auch für spätere Jahre bis in das Erwachsenenalter. Sicherheit ist ein Grundbedürfnis und eine Grundlebensbedingung der Menschen.

Was bedeutet Sicherheit? Sicherheit beinhaltet ausreichende und regelmäßige Ernährung. Diese können kleine Kinder nicht alleine leisten, sie sind dafür auf andere Menschen angewiesen. Doch auch in späteren Jahren ist es für Kinder wichtig, dass z. B. „immer etwas im Kühlschrank ist". Zur Sicherheit gehört auch, dass Kinder und Jugendliche ein Dach über dem Kopf haben, dass sie gewärmt werden und geschützt werden vor den Witterungsunbilden. Dies ist heute in den europäischen Ländern zumindest vom Anspruch her meist eine Selbstverständlichkeit, für Kinder aus Krisen- und Kriegsgebieten allerdings nicht. Zur Sicherheit gehören auch stabile Beziehungen zu Erwachsenen. Wenn die Bezugspersonen ständig wechseln oder wenn Kinder in instabilen Beziehungen groß werden, weil Eltern oder Elternteile durch Sucht oder psychische Erkrankungen ihnen keine Stabilität bieten können, hat dies nachhaltige Folgen auf die Entwicklungsmöglichkeiten der Kinder und Jugendlichen. Zur Sicherheit gehört auch das Fernbleiben von Gewalt in jeder Form. Gewalt verursacht bei den meisten Menschen traumatische Erfahrungen, Gewalt hat nachhaltige Wirkungen und behindert Entwicklung.

Das zweite große Essential leiblicher Entwicklung ist die „Einhausung". Dies ist die für mich am ehesten stimmige Übersetzung des Begriffes „Oikeiosis", den Thomas Fuchs in die Leibphänomenologie eingeführt hat (Fuchs 2000a, S. 311): „Oikeíosis (griech. = ‚Einhausung', ‚Eingewöhnung', ‚Aneignung') war ursprünglich ein zentraler Terminus der stoischen Ethik, der vor allem die schrittweise Einordnung des heranwachsenden Menschen in die allgemeine Sittlichkeit und die darin vorgesehene eigene Rolle entsprechend seiner naturgemäßen Anlage bezeichnete. Der Begriff wird hier für den Prozess gebraucht, in dem der Leib (...) sich auch die soziokulturelle Mitwelt aneignet und zur Heimat macht." Einhausung ist etwas anderes als Sozialisation oder Enkulturation. Sozialisation wird zum Beispiel in Wikipedia definiert als „Anpassung an gesellschaftliche Denk- und Gefühlsmuster durch Internalisation (Verinnerlichung) von sozialen Normen." So unterschiedlich die Definitionen sein mögen, geht doch immer um die Verknüpfung persönlicher Entwicklung und gesellschaftlichen Erwartungen, Normen usw. Enkulturation bezieht sich auf ein noch weiteres Umfeld, die Kultur, und meint das Hineinwachsen in eine Kultur. Einhausen bezieht sich auf die Lebenswelt eines Menschen, ist ein Element seiner Leibhaftigkeit.

Betrachten wir den Prozess des Einhausens genauer: Wenn Kinder auf die Welt kommen, ist ihre Lebenswelt auf den nahesten Raum beschränkt: ihr Kinderbett, die Beziehung zur Mutter und anderen nahen Verwandten, die Klänge der Spieluhr und die Alltagsgeräusche der Umgebung. Allmählich erweitert sich dieser Kreis in die Wohnung hinein und in deren Umgebung, zu anderen Personen hin, im Kindergarten, in der Verwandtschaft, später in der Schule. Die Lebenswelt der Kinder wächst, indem die Kinder quantitativ und qualitativ zunehmend leibliche Verbindungen herstellen. Sie verleiben sich immer mehr Teile ihrer Umgebung ein und besetzen sie mit ihrer Leiblichkeit. „Der Leib wird Teil der sozialen Welt, die sich in ihm korporiert. So wie er in der menschlichen Welt wohnt, wohnt er auch in ihm." (Fuchs 2000a, S. 331)

Das Einhausen kann man damit vergleichen, dass ein erwachsener Mensch in eine fremde Stadt zieht. Am Anfang ist es vielleicht nur seine Wohnung, die ihm vertraut ist. Auch die Wohnung wird erst nach und nach „einverleibt", im Erleben bewohnbar. Die Räume, die Möbel sind anfangs noch fremd. Erst wenn der Bewohner nachts im Dunkeln durch die Wohnung gehen kann, ohne irgendwo anzustoßen, und ohne nachzudenken weiß, wo sich der Korkenzieher und die Blumenvase befinden, ist die Wohnung so vertraut, dass sie ein „Zuhause" ist. Dabei und dann wird die Heimatlichkeit in der fremden Stadt allmählich wachsen, sich vielleicht zuerst auf den neuen Arbeitsplatz erstrecken, dann auf Geschäfte des Alltagsbedarfs, dann auf das Kino, ein Lieblingsrestaurant und anderes mehr. Freunde kommen hinzu und weitere Verbindungen entstehen, aus der fremden Stadt wird nach und nach Heimat.

Das Einhausen hat nicht nur den Aspekt, die Umgebung zu erleben und leiblich zu erschließen. Untrennbar damit verbunden ist der Prozess, zunehmend in sich zu wohnen (siehe auch Baer/Frick-Baer 2008c). Niemand kann in sich wohnen, wenn er oder sie in seiner Umgebung nicht auch geborgen und behaust ist. In sich zu wohnen ist ein Teil des Einhausens, in dem innere und äußere Prozesse untrennbar miteinander verbunden sind. Heimat ist Heimat in der Umgebung und innere Heimatlichkeit, Geborgenheit beinhaltet Vertrauen in sich und andere.

Zentraler Bestandteil des Einhausens, und damit sind wir beim dritten Essential, sind die menschlichen Beziehungen. „Menschliche Entwicklung braucht Menschen", so brachte es die Teilnehmerin eines Seminars auf den Punkt. Menschliche Entwicklung ist Beziehungsentwicklung. Wer die bisherigen Kapitel über Leiblichkeit gelesen hat, braucht dazu keine weitere Begründung. Ich werde wegen seiner Bedeutsamkeit auf dieses Essential im folgenden Teilkapitel (3.3.3) genauer eingehen. Die sieben Lebensherausforderungen leiblicher Entwicklungspsychologie sind in erster Linie Beziehungsherausforderungen.

Ein viertes Essential muss noch hervorgehoben werden, da es leicht übersehen wird: Kinder brauchen Erfahrungswelten der Wirksamkeit. Wenn Kinder und Jugendliche ins Leere gehen, erfahren sie sich als unwirksam. Wenn sie nicht gehört und gesehen werden, wenn sie sich nirgendwo anlehnen können, wenn es egal ist, was sie sagen und tun, dann wird das Gefühl, unwirksam zu sein, zu einer Grunderfahrung. Gleiches gilt, wenn sie „alles falsch" machen. Irgendwann werden sie zu der Grundüberzeugung kommen, falsch zu sein, und wenn sich jemand falsch fühlt, hat dies Auswirkungen auf sein Wirksamkeitsgefühl in Bezug auf andere Menschen. Viele dieser Kinder resignieren und ziehen sich zurück.

Andere versuchen zwanghaft, wirksam zu werden durch Aggressivität und Gewalttätigkeiten, durch Auffallen um jeden Preis und Inszenierungen von Macht und Kontrolle. Solche Verhaltensweisen können durchaus für Erwachsene in bestimmten Berufen zu Erfolgen führen, sie sind jedoch fast immer mit innerer Leere und Leiden verbunden.

Kinder brauchen deshalb Erfahrungen, wirksam zu sein, sie benötigen Lebenswelten, in denen sie sich als wirksam erleben. Von besonderer Bedeutung ist dabei die Erfahrung von Beziehungswirksamkeit, die nicht gleichzusetzen ist mit der Möglichkeit, „immer den Kopf durchsetzen" zu können. Kinder brauchen Grenzen, dies ist Teil ihrer Sicherheit, also des ersten Essentials. Doch sie brauchen auch die Erfahrung, dass sie Einfluss auf andere Menschen nehmen können. Das beginnt damit, dass ihr Blick ebenso erwidert wird wie ihr Lächeln. Das beinhaltet, dass mit ihnen gespielt wird, dass ihre Not Gehör findet, dass Wünsche ernstgenommen werden und zumindest manchmal auch erfüllt werden. Beziehungswirksamkeit vermittelt das Gefühl: Ich bin wichtig genug, wahrgenommen zu werden und ernst genommen zu werden.

Diesen vier Essentials begegnen Therapeut/innen bei jeder entwicklungspsychologischen Betrachtung von Musterbildungen. Sie schließen bei weitem nicht alle Aspekte leiblicher Entwicklung ein. Auf der Bühne des Lebens und der menschlichen Entwicklung spielen diese vier Essentials die Hauptrollen in einem Stück, in dem es noch viele mehr oder weniger bedeutsame Nebenrollen gibt.

Wichtig ist mir, dass diese vier Essentials nicht gegeneinander gesetzt oder gar gegeneinander ausgespielt werden. Beziehungswirksamkeit statt Sicherheit, Sicherheit statt Einhausen ... – all das sind Scheinalternativen. Menschen brauchen diese Essentials für und in ihrer leiblichen Entwicklung. Dabei tritt mal das eine Essential in den Vordergrund und dann wieder ein anderes. Doch die leibliche Entwicklung der Menschen erfordert alle vier.

3.3.3 Die sieben Lebensherausforderungen

Leiborientierte Entwicklungspsychologie beschäftigt sich wie erwähnt mit Entwicklungsherausforderungen. Diese Entwicklungsherausforderungen sind Lebensherausforderungen, denn sie beschränken sich nicht auf einen bestimmten festgelegten Abschnitt, in dem sie zu bewältigen sind, sondern gelten in der gesamten Lebensspanne. Sie beginnen mit der Geburt, erreichen Höhepunkte in bestimmten Lebensabschnitten, in denen sie besonders wichtig werden, und bleiben dann als Herausforderungen lebenslang bestehen. Die Höhepunkte bezeichnen einen Schwerpunkt, nicht mehr, aber auch nicht weniger. Dieser Schwerpunkt kann zeitlich bei einzelnen Menschen variieren.

1. Bindungstanz

Unter Bindungstanz verstehe ich die zwischenleibliche Begegnung zwischen Säugling und den nahen Bezugspersonen, vor allem der Mutter. Daniel Stern hat diese Interaktion als „Tanz" bezeichnet (Stern 1998). Das Gelingen dieses Tanzes über die Primären Leibbewegungen ist entscheidend für die Herausbildung einer Bindungsfähigkeit. Der Bindungstanz vollzieht sich im Schauen und Angeschautwerden, im Hören und Gehörtwerden, im Lehnen und im Ergriffen- und Berührtwerden usw.. Darüber wird leibliche Verbindung gelebt und erlebt, was Körpererleben und Emotionalität einschließt.

Was braucht das Kind, um diese Herausforderung zu meistern? Es braucht Menschen, die bereit und in der Lage sind, mit ihnen diesen Bindungstanz zu tanzen. Wenn Säuglinge und Kleinstkinder ein solches Angebot erfahren, dann tanzen sie diesen Tanz, ohne dass es besonderen Trainings bedarf. Sie brauchen Geborgenheit und Trost und wahrhaftige, spürende Begegnungen, dann erfahren sie Wirksamkeit und Spielräume von Nähe und Distanz. Wenn sie in diesem Bindungstanz ins Leere gehen oder erdrückt werden, dann können Ohnmacht, Resignation, Verzweiflung als Ausdruck von Leere-Erfahrungen ebenso entstehen wie Übererregung und Aggressivität.

2. Aufstehen und in die Welt hinaus greifen

Mit dem Übergang vom ersten zum zweiten Lebensjahr beginnen Kleinkinder, intensiv in die Welt hinauszugreifen. Schon das Aufrichten (meist in der zweiten Hälfte des ersten Lebensjahrs) entsteht oft aus dem Greifen: Ein Kind möchte nach etwas greifen, krabbelt dorthin, zieht sich hoch und steht plötzlich. So entwickelt sich Eigenständigkeit, die Fähigkeit der Selbstbestimmung in der leiblichen Interaktion mit dem Nahraum, der sich durch die zunehmende Beweglichkeit erweitert. Aus der Beweglichkeit entstehen Richtungswechsel, aus dem Aufrichten Perspektivwechsel, aus beidem gemeinsam ein Spielraum des Greifens und Begreifens und aus alldem eine Bewegung in die Welt hinaus.

Was braucht das Kind von der Umgebung? Sicherheit und Grenzen benötigt das Kind ebenso wie Zuspruch, Anteilnahme, Zutrauen und Anregung. Auch das Recht, in seiner Entdeckungsfreude zu scheitern, gehört dazu, um Spielräume erfahren zu können und zu dürfen. Wenn das Kind ins Leere greift oder wenn es in seinem Bewegungsdrang übermäßig eingeschränkt wird, wenn es nur Angst oder Desinteresse begegnet oder es gar gebrochen wird, dann können Antriebslosigkeit und Lethargie entstehen, wird der Boden von andauernder Selbstunsicherheit gelegt oder das interessierte Greifen in ein aggressives Um-sich-Schlagen gewandelt.

3. Konturen entwickeln

Mit dem Schwerpunkt ab dem dritten Jahr beginnen Kleinkinder im verstärkten Maße, ihre eigenen Konturen zu entwickeln. Dies wird oft als Trotzphase bezeichnet, beinhaltet aber vor allem, eine eigene Differenzierung zwischen Ja und Nein zu entwickeln. Die Bewertungsstärke und Bewertungssicherheit wird so zur Ich-Sicherheit, die Achtsamkeit für eigene Gefühle und Bedürfnisse kann wachsen, Sprache differenziert sich, Ich-Sätze finden im sprachlichen Ausdruck einen breiten Raum.

Was braucht das Kind von seiner Umgebung? Es braucht Gegenüber, die Ja und Nein sagen und die es aushalten, wenn das Kind spielerisch sein eigenes Ja und Nein entdeckt und erprobt. Der wachsende Wille des Kindes muss respektiert werden und bei aller Grenzsetzung Wertschätzung finden. Kinder brauchen auch in diesem Alter schon Worte für Beziehungen und Gefühle, sie brauchen Vorbilder der Parteilichkeit ebenso wie der Solidarität.

Wenn Kinder ihre Konturen nicht entwickeln dürfen, wenn sie damit ins Leere gehen oder gebrochen werden, können Gefügigkeit und Haltlosigkeit entstehen, Grenzenlosigkeit wie Resignation, aggressive Egozentrik ebenso wie verstummender Rückzug.

4. Spielen und spielend lernen

Mit dem Schwerpunkt ebenfalls ab dem dritten Lebensjahr tritt das Spielen und spielende Lernen in den Vordergrund. Spielen ist eine Fortsetzung der Entdeckungsfreude, über das Spielen erschließen sich Kinder die Welt, sie lernen sich selbst kennen und erschließen sich leiblich ihre Lebenswelt. Das Einhausen ist ein Prozess des Spielens, ist in dieser Phase vor allem ein Prozess spielerischer Entdeckung. Im Spielen bedarf es der Regeln, vor allem wenn in Gruppen gespielt wird. Dabei werden Konflikte ausgetragen. Im Spiel und über Geschichten identifizieren sich Kinder mit anderen Kindern und können in ihren Fantasien Rollen einnehmen und so spielerische Aspekte ihrer selbst erproben.

Was braucht das Kind von der Umgebung? Menschen, die mitspielen, brauchen die Kinder, und Spielräume. Sie brauchen Ermutigung und Herausforderung, idealerweise weder Über- noch Unterforderung. Wenn Interesse und Leidenschaft geteilt werden, wachsen Begeisterung und Freude.

Fehlt all dies oder wird das Spielen zu einem Leistungstraining, kann die Intelligenz der Kinder vermindert werden. Das Lernen wird zum Verlernen. Kinder können Einzelgänger werden und antriebslos, spielerische Neugier wird überlagert von Angst und Vermeidungsverhalten, Fantasien werden nicht mehr geteilt, sondern zum einsamen Zufluchtsort des Überlebens.

5. Zugehörigkeiten und Positionierungen entwickeln

Mit dem Schwerpunkt auf dem Schulbeginn, also ab dem sechsten und siebten Lebensjahr, wird das Finden von Zugehörigkeiten und das Entwickeln von Positionierungen zu einer besonderen Herausforderung. Auch diese kann schon vorher beginnen, in der Familie oder im Kindergarten, und setzt sich später lebenslang fort.

Zu wem gehöre ich in neuen Umgebungen? Welche Bedeutung hat die Zugehörigkeit zur Familie und anderem, wenn ich zur Schule gehe? Wo ist mein Platz? Welche Position nehme ich in Gruppen und Hierarchien ein? Wo ist meine Heimat oder wie kann ich mir neue Heimaten schaffen? … Solche Fragen werfen die Veränderungen in dieser Zeit für die Kinder auf, und sie stehen vor den Herausforderungen, diese für sich zu beantworten.

Dazu brauchen sie einen guten Boden in der Familie oder in familiären oder familienähnlichen Beziehungen, es braucht Parteilichkeit und Unterstützung durch Erwachsene und Erfahrungen sowie begleitende Unterstützung des Sich-Zurecht-Findens in sozialen Gruppen. Werden Kinder bei der Bewältigung dieser Herausforderung nicht unterstützt, sondern allein gelassen, werden sie übermäßig kontrolliert, beschämt oder erniedrigt, dann entstehen Einsamkeitsgefühle und Verlorensein, das sich in hilfloser Aggressivität oder in Rückzug ausagieren kann.

6. Sich Widersprüchlichkeiten stellen

Widersprüchlichkeiten begleiten das gesamte Leben, doch in der Pubertät finden sie einen besonderen Kulminationspunkt. Ein Junge ist nicht mehr Junge, aber auch noch nicht Mann, ein Mädchen nicht mehr Mädchen, aber auch noch nicht

Frau. Die Kinder bzw. Jugendlichen schwanken zwischen Kindsein und Erwachsensein, zwischen Großartigkeit und Selbstunsicherheit, zwischen Angst und Mut, zwischen Wollen und Nicht-Wollen und vielem anderen mehr. Sie suchen Werte und Orientierung – Gerechtigkeit ist ein wichtiges Thema. In diesen Widersprüchlichkeiten zu leben, sind Kinder und Jugendliche oft überfordert und überfordern damit ihre Umgebung.

Was braucht das Kind von der Umgebung? Vor allem Toleranz und Reibung. Kinder in der Pubertät brauchen Erwachsene, die sie annehmen, auch in ihrer Widersprüchlichkeit, die sie aushalten und die trotzdem stabil sind und stehen bleiben und ein gutes und wahrhaftiges Gegenüber sind. Gerade in diesem Alter brauchen Kinder und Jugendliche Menschen, die gefragt werden können (hier betonen die Ergebnisse der entwicklungspsychologischen Forschung die Bedeutung der Väter!) und sie brauchen Idole auch außerhalb der Familie, in der Musik über den Sport bis hin zur Literatur und Philosophie; sie brauchen Vorbilder, an denen sie sich orientieren und „festhalten" können.

Bekommen Kinder und Jugendliche diese Unterstützung nicht, können sie oft diese Herausforderung nicht bewältigen. Aus dem „Ich mache viel falsch" wird ein „Ich bin falsch", aus der Widersprüchlichkeit wird Orientierungslosigkeit. Manche versuchen, aus dem Erleben der Widersprüchlichkeit in scheinbare Sicherheiten zu flüchten mit Hilfe von Alkohol oder Drogen, andere verstummen oder verrohen.

7. Verantwortung für das Leben übernehmen

Spätestens mit dem 16. Lebensjahr findet die Herausforderung, Verantwortung für das Leben zu übernehmen, einen besonderen Schwerpunkt. Die jungen Menschen beginnen vermehrt, bewusst Freundschaften und andere Beziehungen einzugehen, sie müssen sich für Ziele der Ausbildung und später der Arbeit entscheiden und die sich daraus ergebenden Konsequenzen aushalten.

Dazu brauchen sie wohlwollende Unterstützung und Rat von Eltern und anderen Erwachsenen, aber auch deren Fähigkeit, sie loszulassen, und deren Stolz auf das, was ihnen gelingt. Fehlt dies, misslingt das Loslassen oder werden die Jugendlichen in vorgegebene Bahnen gelenkt oder gezwungen, dann bleiben manche junge Menschen in der Verantwortungslosigkeit stecken, erleben sich als fremdbestimmt oder diffus, wissen nicht, was „ihr Ding" ist.

All diese Lebensherausforderungen konnten hier nur kurz skizziert werden, da eine ausführlichere Beschreibung den Rahmen dieses Lehrbuches Kreativer Leibtherapie sprengen würde. Es sei aber noch einmal betont: Um diese Lebensherausforderungen zu wissen, ist wichtig für alle Therapeut/innen, ganz gleich, ob sie mit Kindern, Jugendlichen oder Erwachsenen arbeiten. Schwierigkeiten in der Bewältigungen dieser Herausforderungen zeigen sich in jungen ebenso wie in späten Jahren.

Besonders hervorheben möchte ich hier erneut, dass diese Lebensherausforderungen immer auch und vor allem Beziehungsherausforderungen sind. Bei manchen ist dies offensichtlich, wie beim Bindungstanz oder wenn es darum geht, Konturen zu entwickeln. Doch auch das Spielen braucht Mitspieler/innen. Und um die Verantwortung für das Leben zu übernehmen, bedarf es der wohlwollenden Unterstützung anderer Menschen, die begleiten und loslassen können. Jede dieser Lebensherausforderungen ist ein Teil des Prozesses der Einhausung, ein Teil des Entwicklungsprozesses zwischenleiblicher Beziehungen, der Entwicklung von Bindungsfähigkeit und von Bindungen.

4 Komplexe Theoriemodule: the Big Ten

4.1 Die Zimmer der Big Ten und ihre Zugänge

Eine Besonderheit der Kreativen Leibtherapie liegt in der Aufhebung der strikten Trennung von Diagnostik und Therapie. Dies hat Konsequenzen auch für die Zuordnung therapeutischer Modelle zu Diagnostik und Therapeutik (unter Therapeutik wird die „Lehre von der therapeutischen Praxis" verstanden). In der Praxisbeobachtung und Theorieentwicklung Kreativer Leibtherapie sind Modelle entstanden, die ich wegen ihrer Komplexität „Komplexe Theoriemodule" nennen möchte.

Das Komplexe Theoriemodul „Primäre Leibbewegungen" zum Beispiel beinhaltet ein theoretisches Modell, das interaktive Erlebensprozesse auf der Grundlage von Säuglings- und Therapieforschung beschreibt. Es umfasst also eine theoretische Ebene als Modell bestimmter Aspekte des Erlebens. Dieses Modell kann gleichzeitig zur Diagnostik genutzt werden, diese bildet die zweite Ebene. Und drittens können mit den Primären Leibbewegungen auch Interaktionen in therapeutischen Prozessen beschrieben und gezielt im Dienste der Therapie genutzt werden. Es handelt sich also um ein Theoriemodul, das auf drei Ebenen seine Wirkung entfaltet. Es wäre sinnlos, diese drei Ebenen einer abstrakten Systematik zuliebe auseinanderzureißen. Ich stelle deshalb im Folgenden dieses und andere solcher Modelle als „Komplexe Theoriemodule" vor. Bei der Erklärung der jeweiligen Komplexen Theoriemodule gehe ich auf die drei Ebenen gesondert ein, um jedes Modul in seiner Komplexität erfassbar zu machen. Ich habe die zehn für die Kreative Leibtherapie wichtigsten ausgewählt und sie die „Big Ten" genannt.

Man kann sich die Big Ten bildlich als Zimmer einer Villa vorstellen. Das Eingangsfoyer ist die leiborientierte Entwicklungspsychologie, die in Kap. 3.3 beschrieben wurde und auf die alle Komplexen Theoriemodule der Big Ten mehr oder weniger Bezug nehmen. Dann kommt der Trakt mit den Big Ten, zehn Zimmern, je eines für ein Komplexes Theoriemodul (siehe Grafik 8). Man kann diesen Trakt durch drei Eingänge betreten (Modelle des Erlebens, Diagnostik, Therapeutik) – immer kommt man in die gleichen Zimmer. Im Folgenden möchte ich mit Ihnen die Zimmer der Big Ten betreten. Ich werde jeweils das theoretische Modell vorstellen, dann die diagnostischen Einsatzmöglichkeiten beschreiben und schließlich die Einsatzmöglichkeiten in der Therapie, die Therapeutik, erläutern.

Grafik 8: Die Big Ten

Bedeutungs-räume	Affektive Regungen	Erregungs-konturen	Raum- und Richtungs-Leib-bewegungen	Konstitutive Leibbe-wegungen

Modelle des Erlebens ⟶

⟵ Wege therapeutischer Veränderung

Pulsierende Räumlichkeit / Verraumen	Primäre Leib-bewegungen

Resonanz-modelle	Tridentität	Körperbild / Körpererleben

↑ Diagnostik

4.2 Erregungskonturen

4.2.1 Ein Modell des Erlebens

Oft beschreiben Klient/innen ihr Leiden, das sie in die Therapie führt, mit Formulierungen, die auf ihre Erregung bzw. Verläufe ihrer Erregung hinweisen. Da klagt ein Mann über Schlafstörungen: „Ich wache jeden Morgen auf und bin sofort auf 180, total aufgeregt, und alle Gedanken schwirren mir gleichzeitig durch den Kopf." Eine Klientin erzählt, dass sie bei jeder Kleinigkeit „hochfährt, so dass die Kinder immer wieder erschrecken", während eine andere darüber klagt, dass sie „so schwer in Schwung komme" und sich oft nicht aufraffen könne, etwas zu tun, oder sich manchmal „für nichts interessiere".

Die Klient/innen beschreiben Zustände und Prozesse, die wir als Erregungsverläufe bzw. als Erregungskonturen, wenn Erregungsverläufe zu harten Mustern geworden sind, bezeichnen.

Die Erregungsverläufe haben bestimmte Eigenschaften.

» Die erste Eigenschaft besteht darin, dass sie die Tendenz haben, sich durch Erfahrungen und Gewohnheiten zu verstetigen und so zu festen Bestandteilen von Lebensmustern und damit der Persönlichkeit werden.

» Zweitens sind Erregungsverläufe und Erregungskonturen zumeist transkonkret. Wer dazu neigt, zwischen himmelhoch jauchzend und zu Tode betrübt sich in seinen Erregungen abzuwechseln, wird dies sowohl bei positiven wie auch bei negativen Geschehnissen erleben. Ob aus Freude oder Kummer, Erregungsverläufe ähneln sich bei den einzelnen Personen über den konkreten Inhalt hinaus.

» Und drittens können Erregungskonturen eine Quelle großen Leidens sein. Wenn sich Erregungsverläufe so verfestigt haben, dass Menschen keine Wahl mehr haben, sie zu variieren, dann fühlen sie sich ihnen ausgeliefert, dann „überkommt" die Erregung sie und sie erleben sich als Objekt. Solche verfestigten Erregungsverläufe, bei denen Menschen keine Wahlmöglichkeiten mehr haben, sie zu variieren, bezeichnen wir, wie gesagt, als Erregungskonturen.

In unserer therapeutischen Praxis haben wir folgende häufigste Elemente von Erregungsverläufen und -konturen beobachtet:

Grafik 9: Erregungsverläufe und -konturen

flach	hoch
ansteigend	abfallend
flüchtig	
explosiv	
stetig	
abrupt	

Im individuellen Erleben von Erregungen werden diese Elemente von Erregungsverläufen bzw. -konturen unterschiedlich kombiniert. Ein individueller Erregungsverlauf kann z. B. darin bestehen, dass eine stetig hohe Erregung langsam abfällt, um dann wieder abrupt hochzuschnellen.

Erregungskonturen sind schon sehr früh bei Menschen zu beobachten und bilden offenkundig auch die ersten Aspekte in der Herausbildung von Leibmustern. Die Säuglingsforschung bestätigt dies (im Folgenden vgl. Baer/Frick-Baer 2001a; Baer 2001b).

„Affekte sind nicht nur stark oder schwach, lust- oder unlustvoll, sondern haben dynamische Eigenschaften, die ihnen eine bestimmte ‚Textur' verleihen. Plötzlich auftauchender Ärger fühlt sich anders an als langsam anschwellender und Ähnliches gilt für Ereignisse in der Außenwelt. Wir können von Licht überflutet oder auch nur berührt werden. Wir können beobachten, wie eine Mutter oder ein Vater den Säugling entweder langsam und bedächtig oder schnell und ruckartig aus dem Bettchen nimmt. Diese vitale Dimension von Affekten oder Ereignissen wird schon von kleinsten Kindern wahrgenommen und trägt dazu bei, dass sie ein ganzes Spektrum von fein nuancierten Gefühlen und Empfindungen haben", schreibt der Säuglingsforscher Martin Dornes (Dornes 2000, S. 21).

Daniel Stern, der „Großmeister" der Säuglingsforschung, nennt diese Art des Erlebens „Vitalitätsaffekt". „Der Säugling nimmt diese Qualität in sich selbst wie auch im Verhalten anderer Menschen wahr … Der Säugling taucht in dieses ‚Vitalitätsgefühl' ganz und gar ein." (Stern 1992, S. 84)

Zu den Grundmerkmalen der Vitalitätsaffekte zählen in der Terminologie Sterns u.a. „Aktivierungskonturen". (In der Erforschung und Beschreibung dieser Prozesse insbesondere bei Säuglingen und Kleinkindern sind verschiedene Begriffe und Übersetzungen gebräuchlich.) Stern spricht in diesem Zusammenhang häufig auch von „Aktivierungs- oder Erregungsniveaus" oder der „Aktivierungs-/Erregungsdimension" (Stern 1992, S. 84). Ich bevorzuge für die gleichen Phänomene den meiner Meinung nach umfassenderen Begriff Erregungsverlauf bzw., wenn dieser Verlauf verfestigt ist, den Begriff Erregungskontur. Das Wort Aktivierung setzt Handeln voraus oder wird häufig mit Handeln gleichgesetzt. Erregung kann sich durchaus in Handeln ausdrücken, muss dies aber nicht. Wenn Säuglinge sich erregen, muss sich ihre Erregung in Aktivität ausdrücken – sie können nicht anders. Diese Unmittelbarkeit und Ausdruckskraft fasziniert und rührt uns Erwachsene, wenn wir Säuglingen zuschauen. Im Laufe des zweiten Lebensjahres erwerben Menschen die Fähigkeit, Erregungen nur innerlich zu spüren und in ihren Aktivitäten zu verbergen. Dieses „So-tun-als-ob" kann sich verfestigen und wird in der Therapie häufig zum Thema. Die Therapie betreffend sollten wir folglich nicht von Aktivierungskonturen, sondern von Erregungskonturen sprechen. Stern dagegen kann – die Säuglinge betreffend – beide Begriffe gleichsetzen.

Säuglinge können schon sehr früh differenzierte Erregungsverläufe wahrnehmen:

„Fernald (1984) [die amerikanische Psychologin Anne Fernald, Anm. d. A.] wies z. B. nach, dass Säuglinge sehr wohl in der Lage sind, eine steigende von einer fallenden Intonation zu unterscheiden, selbst wenn beide Tonfolgen von derselben Stimme auf denselben Vokalen und denselben Höhen- und Lautstärkenbereich, nur in umgekehrter Abfolge artikuliert werden." (a.a.O., S. 89) Wie bei Erwachsenen wurde bei Säuglingen festgestellt, dass unterschiedliche Sinneseindrücke, die ähnliche Aktivierungskonturen besitzen, in einem Gesamteindruck miteinander verknüpft werden, „so dass diese Sinneseindrücke zu organisationsstiftenden Erfahrungen werden. Zum Beispiel kann die Mutter versuchen, das Baby zu trösten, indem sie sagt: ‚Ist ja gut, ist ja gut …', die Betonung kann dabei auf der ersten Silbe (‚ist') liegen, so dass die Stimme zum Ende der Lautfolge hin abfällt und ausklingt. Sie könnte aber auch Rücken oder Kopf des Babys sanft streicheln; diese Streichelbewegung wird zunächst – ähnlich wie die ‚Ist-ja-gut'-Sequenz – nachdrücklicher sein und gegen Ende schwächer werden. Wenn die Dauer der so konturierten Streichelbewegung und der Pausen zwischen den einzelnen Bewegungen absolut und relativ dem Lautäußerungs-Pausen-Muster entspräche, würde der Säugling völlig unabhängig von der tatsächlichen angewandten Beruhigungsmethode ähnliche Aktivierungskonturen wahrnehmen. Beide Beruhigungsarten würden sich (über ihre jeweilige sensorische Besonderheit hinaus) ‚gleich anfühlen' und die Empfindung desselben Vitalitätseffekts hervorrufen." (Stern 1992., S. 90)

Die Neurowissenschaften erklären, dass und wie diese Erregungsverläufe zu verfestigten Konturen und damit zu Leibmustern des Säuglings bzw. Kleinkindes werden: Die spezifischen Erregungsverfahren wiederholen sich und bilden Spurrillen, also grundlegende neuronale Verbindungen im Gehirn des Kindes.

Gerade weil am Anfang die Sinne noch nicht so ausdifferenziert sind und die Wahrnehmung noch nicht präzise zwischen Hören, Sehen, Fühlen usw. unterscheiden kann, sind die Ähnlichkeiten des Intensitätsverlaufs („hoch – niedrig", „ansteigend – abschwellend", „abrupt – stetig", usw.) ausschlaggebend für die ersten Spurrillen im Gehirn.

In der Therapie können Klient/innen sich ihren Erregungskonturen annähern, indem sie sie im Tanz, in der Musik oder in der Gestaltung ausdrücken. Auch Stern führte diese Analogie an: „Abstrakter Tanz und Musik sind ausgezeichnete Beispiele für die Ausdrucksfähigkeit der Vitalitätsaffekte. Der abstrakte Tanz führt dem Zuschauer/Zuhörer eine Vielfalt an Vitalitätsaffekten mitsamt ihren Abwandlungen vor, ohne auf eine Handlung oder kategoriale Affekte zurückzugreifen, aus denen man die Vitalitätsaffekte erschließen könnte. Fast immer versucht der Choreograf, nicht einen spezifischen Gefühlsinhalt als vielmehr eine Art des Fühlens auszudrücken. Dieses Beispiel ist besonders aufschlussreich, weil sich der Säugling (...) unter Umständen in derselben Lage befindet wie der Betrachter eines abstrakten Tanzstückes oder der Konzertbesucher. In der Art, wie die Eltern eine Tätigkeit ausführen, tritt ein Vitalitätsaffekt zu Tage. (...) Wie der Erwachsene den Tanz, so erlebt der Säugling seine soziale Welt in erster Linie als Welt der Vitalitätsaffekte, bevor sie sich zu einer Welt formaler Handlungen entwickelt." (a.a.O., S. 87f)

4.2.2 Diagnostik

Erregungsverläufe und insbesondere sich wiederholende, verfestigte Erregungskonturen sind relativ leicht zu erkennen. Hinweise geben unterschiedliche Phänomene:

» *Hohe und niedrige Erregungen können sich zum Beispiel in der Sprechgeschwindigkeit, im Herumzappeln oder in phlegmatisch wirkenden Bewegungen, in Augenbewegungen und im Atemrhythmus äußern.*

» *Hohe und niedrige Erregungsverläufe wirken oft „ansteckend" und können somit in der Resonanz der Therapeut/innen erlebt werden. Besonders zu beachten sind Wechsel im Erregungsniveau, die gerade im therapeutischen Prozess immer wieder erfolgen. Manche plötzlich, manche langsam und allmählich.*

» *Hinweise ergeben sich häufig besonders auch aus sprachlichen Äußerungen: „Am letzten Wochenende war ich so gut drauf und so tatendurstig, und dann bin ich auf einmal so doll abgestürzt. Da ging gar nichts mehr." Eine solche Beschreibung eines Erregungsverlaufs kann einen Hinweis auf eine bestehende Erregungskontur bieten. Es empfiehlt sich die Frage: „Kennen Sie das öfters?"*

» *Manche sprachliche Äußerungen sind unmittelbare Hinweise auf sich wiederholende Erregungsverläufe, also auf Erregungskonturen, zum Beispiel: „Immer, wenn ich so schlapp bin, dann dauert es ewig, bis ich da wieder rauskomme." Oder: „Bei mir geht das immer ganz schnell auf und ab." Oder: „Nie komme ich zur Ruhe!"*

Sehr wichtige und deutliche Hinweise auf Erregungskonturen geben auch Einladungen, Erregungsverläufe kreativ zu gestalten:

» *„Bitte malen Sie in einem Diagramm den Erregungsverlauf der letzten 24 Stunden. An welcher Stelle ist er für Sie typisch?"*
» *„Versuchen Sie doch einmal den Erregungsverlauf, den Sie eben erwähnt haben, wenn Ihnen die Röte ins Gesicht steigt, mit einem Instrument oder Ihrer Stimme dazustellen."*
» *„Bitte tanzen Sie doch einmal das ‚Himmelhoch-jauchzend-zu-Tode-betrübt', das sie erwähnt haben. Bewegen Sie es in den Raum."*

Diagnostisch reicht es nicht aus, Erregungskonturen festzustellen. Es ist notwendig herauszufinden, was diese Erregungskonturen hervorgerufen hat bzw. was deren Festgefahrensein fördert und Menschen daran hindert, die Konturen wieder zu flexibilisieren. Selbstverständlich gehören Erregungsverläufe bzw. -konturen und der Umgang mit ihnen zu den Zügen einer Persönlichkeit, die sich aufgrund von biologischer Disposition und Erfahrung und Gewohnheit herausgebildet haben. Doch wenn Menschen darüber hinaus unter festgefahrenen Erregungskonturen leiden, dann sollten sie Inhalt der Therapie werden. Bekannt ist, dass feststeckende hohe Erregungen zu den Grundsymptomen eines posttraumatischen Stresssyndroms oder anderen Folgen von traumatischen Erfahrungen zählen. Es ist notwendig, individuell den jeweiligen Zusammenhängen nachzugehen:

» *Ein siebenjähriger Junge spielt „Krieg der Sterne" mit den entsprechenden Figuren in der Therapie. Der Junge hat einen anderen Namen, lässt sich aber selbst gern „Luke" nennen. Er ist ein klassisch hyperaktives Kind, ein Zappelphilipp, wie er im Buche steht. Doch wenn er sich mit dem Krieg der Sterne beschäftigt und Luke Skywalker verkörpert, ist er ruhig und konzentriert.*
Einmal sitzt Luke Skywalker in seinem Lego-Raumschiff und rast von einem Planeten zum anderen.
Der Therapeut fragt: „Was macht Luke denn da?"
„Das weiß er selber nicht, der ist nur so zappelig."
„Für mich sieht das so aus, als würde Luke Skywalker auf den verschiedenen Planeten etwas suchen. Kann das sein oder ist das Quatsch?"
„Kann schon sein, aber das weiß er selber nicht ...", und nach einer langen Pause: „Vielleicht seinen Vater."
„Was ist denn mit seinem Vater?"

„Der ist weg."
„Und wie findet Luke das?"
„Doof." Luke redet nun ganz leise, fast flüsternd. Und wieder nimmt er die Figur in die Hand und rast zu einem anderen Planeten und sagt dabei: „Er hat ja nun niemanden mehr, der auf ihn aufpasst."
„Und seine Mutter?"
„Die passt schon was auf. Aber, die ist ja auf 'nem anderen Planeten."
„Was macht sie da?"
„Heulen."

Wenn Kinder unruhig sind, muss man dem nachgehen, was sie beunruhigt. Wenn sie aufgeregt sind, ist es wichtig zu erkunden, welche Erregung sie nicht mehr loswerden.

Wenn sie ruhig und niedergedrückt sind, ist es wichtig, nachzuspüren, was sie beschwert. Für Erwachsene gilt das gleiche.

Und noch ein diagnostischer Hinweis sei gestattet. So häufig Erregungsverläufe an Phänomenen festzumachen sind, so wichtig ist es auch zu wissen, dass äußere Ruhe und Gefasstheit mit innerer Hocherregung einhergehen kann. Wenn ein Klient scheinbar teilnahmslos eine schreckliche Geschichte erzählt, kann die Frage hilfreich sein: „Was sagt eigentlich Ihr Herz dazu?" Oft hört man die Antwort: „Das rast." Viele Klient/innen konnten oder durften die Erregung nicht zeigen oder sind in ihren Bemühungen das, was sie aufregt, mit anderen zu teilen, ins Leere gegangen. Die Folge sind gespaltene Erregungsverläufe, wie ich sie nennen möchte. Zum Beispiel äußere Ruhe und innere Hocherregung.

4.2.3 Therapeutik – Wege der Veränderung

Im Tanz, in der Musik, in der Gestaltung des Erregungsverlaufs bzw. der Erregungskontur geht es auch zuerst einmal um den Ausdruck der persönlichen, spezifischen Art der Erregung des jeweiligen Menschen, aber anders als im vorhin zitierten Hinweis auf den abstrakten Tanz liegt im zweiten Schritt der therapeutischen Arbeit die Absicht, den Gefühlsinhalten bzw. dem Erleben schlechthin Raum zu geben. Ich wage zu behaupten, dass nur über den kreativen Einsatz von Tanz, Musik und Gestaltung Erregungskonturen erlebbar und dadurch zugänglich werden können. Leibtherapie stellt mit dem Verständnis der Erregungskonturen und der erlebnisbezogenen Arbeit mit ihnen einen effektiven Baustein therapeutischer Veränderungen zur Verfügung. Kreative Leibtherapie ermöglicht nicht nur verbal beschreibende, sondern unmittelbar erlebnisöffnende Zugänge zu den Erregungskonturen.

Da Erregungskonturen zentrale Elemente festgefahrener Muster sind, unter denen Menschen leiden, ist ihre Veränderung kein einmaliges Ereignis, sondern zumeist ein mittel- bis langfristiger Prozess. Dieser Veränderungsprozess lohnt sich in jedem Fall, weil dadurch wesentliche und nachhaltige Veränderungen des Lebens und Erlebens der Klient/innen angestoßen werden. Solche Veränderungen sind oft schon relativ schnell sichtbar und spürbar, bedürfen aber durch manche Windungen und Wendungen hindurch der Verfestigung und Verstetigung.

Für den therapeutischen Prozess sind mir folgende vier zentrale Hinweise wichtig:

Wie so oft ist der Ausdruck der Beginn der Veränderung. Wenn Klient/innen und Therapeut/innen Erregungskonturen erlebnisöffnend auf die Spur kommen, schafft dies Einsichten und Aussichten. Wie immer ist es für Therapeut/innen dabei wichtig, keine verallgemeinernden Wertungen vorzugeben. Wenn eine Therapeutin zum Beispiel zu einem eher chronisch erhöhten Erregungsniveau neigt und dies für selbstverständlich hält und positiv bewertet, kann dies bei einer Klientin genau umgekehrt sein. Manche Menschen leiden unter abrupten Erregungswechseln, andere nicht. Wie immer ist hier eine offene Haltung angesagt: Das subjektive Leiden einer Klientin oder eines Klientin bestimmt die Bewertung, sonst nichts. Auf Ausdrucksmöglichkeiten von Erregungskonturen wurde schon hingewiesen: Man kann Erregungskonturen malen, man kann sie tanzen, man kann sie musizieren – jedes Mal wird dabei das damit verbundene Erleben deutlich.

Oft ist, wie gesagt, der Ausdruck von Erregungskonturen schon der Anfang eines Veränderungsprozesses. Häufig bedarf es aber, und das sei der zweite Hinweis, spezifischer Ermutigungen und Ermunterungen, Veränderungen auszuprobieren:

Ein Klient hat seinen „typischen" Erregungsverlauf auf einem Balafon verklanglicht: langsam ansteigende Erregungen, die dann auf einem hohen Niveau abrupt abbrechen und für längere Zeit auf einem niedrigen Niveau verharren. Der Therapeut bittet ihn, nachdem beide über diesen Erregungsverlauf gesprochen und seine Alltagsausprägungen betrachtet haben, nun einmal zu versuchen, musikalisch damit zu improvisieren, um Möglichkeiten der Veränderung auszuprobieren.

Der Klient leidet vor allem unter den abrupten Abbrüchen. Also versucht er, zuerst sanftere Übergänge und Absenkungen der Erregung zu probieren. Doch das gelingt ihm nicht: „Irgendwie klingt das nicht richtig, und das bekomme ich auch in meinem Leben nicht richtig hin. Ich habe schon so viel probiert, Entspannungstraining, Yoga, auch neue Atemtechniken gelernt, viele Bücher über positives Denken gelesen usw. – nichts hat geholfen."

Also probiert der Klient auf Vorschlag des Therapeuten, an anderen Stellen seiner Erregungskontur Veränderungen auszuprobieren, und wird beim langsamen Ansteigen der Erregung fündig. Hier modifiziert er das stetige Anwachsen der Erregung hin zu wellenartig klingenden, rhythmisch kurz unterbrochenen Variationen. Ein Anstieg der Erregung ist weiterhin hörbar, doch nicht so starr und mathematisch genau.

„Das gefällt mir. Wenn ich das hinbekommen würde, das wäre toll, weil dann der Absturz auch nicht so brutal ist."

Klient und Therapeut überlegen gemeinsam, wie solche kleinen Variationen im Alltag gelingen könnten. Dem Klienten fällt ein: „Eine Therapiestunde hier ist schon eine solche Unterbrechung. Dann staut sich das bei mir nicht so auf. Dann steigt das nicht immer weiter hoch, was mich aufregt, sondern ich kann etwas loswerden. Die Aufregung bleibt, aber irgendwie teile ich das mit jemand und dann wird das sanfter und leichter." Er will in Zukunft ausprobieren, ansteigende Erregungen, von denen er befürchtet, dass sie in einem Absturz münden, zwischendurch mit anderen Menschen zu teilen.

Eine besonders effektive Intervention zur Förderung von Veränderungen von Erregungskonturen besteht darin, die Klient/innen, nachdem sie einen kreativen Ausdruck ihrer Erregungskontur gefunden haben, zu fragen, was nach dem Ende einer solchen Erregungskontur bzw. vor dessen Start geschieht. Hier werden oft entscheidende Erfahrungen und Erlebensqualitäten deutlich, die den Verlauf der weiteren Kontur prägen, aber oft in die Darstellung gar nicht mit aufgenommen wurden. Ganz gleich, ob es ein erniedrigender Blick, ein unterdrücktes Misstrauen, ein zurückgehaltener Bewegungsimpuls oder eine sonstige Erfahrung ist, die einem Erregungsverlauf vorhergeht, ohne Veränderung an dieser Vorerfahrung sind keine Veränderungen der Erregungskontur möglich. Deswegen ist es im therapeutischen Prozess besonders effektiv, dem Davor und Danach besondere Aufmerksamkeit zu schenken. Vor allem Klient/innen, die Erfahrungen sexueller Gewalt machen mussten, leiden unter chronisch hoher Dauererregung. Zumeist haben sie alles Mögliche versucht, diese zu reduzieren oder zu stoppen, meist vergeblich. Dann hilft es in der Therapie, das Augenmerk auf die Frage zu lenken: „Was war los, bevor es losging, bevor die Erregung anstieg oder explodierte?"

Dazu ein Beispiel aus den Buch von Gabriele Frick-Baer über leiborientierte Traumatherapie, „Aufrichten in Würde":

„Eine Klientin leidet unter abrupt explodierenden Erregungsschüben. Sie malt sie. Ich frage sie: ‚Wo ist die spannendste Stelle?' Sie zeigt auf eine Stelle in dem Bild, an den Anfang der Explosion. Ich bitte sie nun, für diese spannendste Stelle einen Platz im Raum zu suchen. Sie bestimmt einen Platz in der Mitte des Raumes. Wählen Sie nun für diese Stelle ein Musikinstrument und nehmen Sie es mit an diese Stelle.' Die Klientin wählt das Bandoneon.

Wählen Sie nun ein Instrument für die Zeit oder den Moment davor.' Sie wählt das Cello. ‚Wählen Sie nun ein Instrument für danach.' Sie wählt eine große Trommel.

Dabei schaut sie mich fragend an: ‚Warum ich diese Instrumente ausgewählt habe, weiß ich nicht. Keine Ahnung, die kamen mir nur so in den Sinn.'

Ich kann ihre Frage auch nicht beantworten, weil ich nicht mehr weiß als sie, lediglich auf ihre Weisheit vertraue, und sage: ‚Vertrauen Sie Ihren Impulsen und Eingebungen. Herausbekommen können Sie einiges über sich und ihre Erregungen, wenn Sie diese Instrumente erklingen lassen. Lassen Sie sich überraschen. Beginnen Sie mit dem Instrument für die spannendste Stelle, mit dem Bandoneon.' Sie greift zu dem Bandoneon, probiert ein wenig herum, indem sie verschiedene Tasten und Rhythmen ausprobiert und wiederholt dann einige schräge Töne. ‚Das hört sich an wie mein Vater. Und das wie meine Mutter.'

Oft wird, so wie hier, bei dem, was die Klient/innen als spannendste Stelle aussuchen, etwas Vertrautes sichtbar oder hörbar. Und aus dem Ausdruck entsteht ein Impuls des Veränderns, eine irgendwie geartete Weiterentwicklung. Die Klientin drückt das Bandoneon weiter zusammen und zieht es auseinander, hört aber auf, dabei auf die Tasten zu drücken. Es entstehen Töne, die wie Atem klingen, immer leiser werdend. ‚Das erinnert mich an mich selbst, wie ich fast verschwinde, darin untergehe.'

‚Was war vorher?' Der für den Prozess oft am ehesten weiterführende Impuls entsteht aus dieser Frage. So auch hier.

Sie ergreift das Cello, streicht mit dem Bogen hin und her und beginnt, leise zu weinen. In ihr entsteht ein Bild, wie sie allein in ihrem Zimmer ist, voller Tagträume, sich mit ihrer Einsamkeit träumend arrangiert. Diese Erinnerung ist trau-

rig, schafft aber auch Zugang zu einer ihrer Ressourcen. ‚Dass ich so viel geträumt habe, war ja auch gut. Es hat mir geholfen. Ich habe mir ganze Welten erschaffen, was hatte ich für Fantasien!', erzählt sie. Und sie stockt, bricht ab.

Diesem Moment der Stockung Aufmerksamkeit gebend, frage ich nach:

‚Und was war dann? Was war zwischen den Fantasien in Ihrem Zimmer und den Stimmen der Eltern?' ‚Da ist die Lücke. Das Schlimme.' Sie holt auch dafür ein Instrument, eine Schelle. Sie schlägt die Schelle mehrmals. ‚Das ist die Gewalt. Das ist das Dazwischen.'

Sie schaut auf das Bandoneon. ‚Das hat mir nicht geholfen. Da bin ich verschwunden.'

Ich verweise auf die Trommel: ‚Sie haben noch ein Instrument ausgewählt, eines für das Danach.'

Sie geht zu der Trommel und beginnt zögernd zu schlagen. Allmählich wird sie kräftiger, dann schnell und verzweifelt, schließlich findet sie ihren Rhythmus, gar nicht so laut, aber klar und eindeutig. Und sie richtet sich, während sie in diesem Rhythmus schlägt, auf.

In den Zwischenbesprechungen und in der Nachbesprechung dieses hier komprimiert dargestellten Prozesses wird deutlich, dass die Klientin ihrem Traumaerleben dabei begegnet ist. Dies war aber nichts Neues im Sinne einer bewusst herbeigeführten ‚Trauma-Konfrontation'. Sie begegnet ihrem Traumaerleben fast täglich, nämlich in ihren Erregungskonturen, in ihren explosiven Ausbrüchen, an denen sie und ihre Familie leiden. Dadurch, dass sie diese Erregungskontur malerisch und musikalisch ausdrückte, wurde das Drama der ausweglosen Wiederholung beendet (zumindest einmal konnte sie diese Erfahrung machen, an die sie wieder anknüpfen kann, wenn die Alltagserfahrung weitere therapeutische Anläufe und Durchgänge notwendig macht).

Entscheidend ist dabei, nicht nur auf den Aspekt zu schauen, der für die Klientin im Vordergrund steht (hier das Explosive), sondern darüber hinaus minutiös nach dem Davor bzw. dem Davor vor dem Davor oder dem Dazwischen zu fragen. Das, was im Erleben in Bruchteilen von Sekunden quasi automatisch und unbewusst passiert, wird zeitlich gedehnt und damit dem Bewusstsein und der aktiven Veränderung zugänglich. Gehen Klient/innen mit unserer Unterstützung dieser Frage nach, begegnen sie dem Leiden, oft der Gewalt, ohne dass diese unweigerlich sehr in den Vordergrund treten muss. Ob sie sich mit dieser Phase ihres Erlebens näher beschäftigen wollen oder müssen, hängt von der Phase des gesamten Therapieprozesses und der aktuellen Befindlichkeit ab. Sie haben auch die Chance, ihren Kraftquellen zu begegnen. Zumindest wird die Fokussierung auf einen bestimmten Erregungsaspekt aufgeweicht, aus einem sich wiederholenden So-Sein wird ein Prozess, aus Starre wird Bewegung, aus einer leidvollen Erregungskontur Erregungspulsieren. In dem früheren Traumaerleben der Klientin mündete die Traumaerfahrung in Alleinsein und Untergehen, ja Verschwinden unter den Stimmen ihrer Eltern. Hier mündet das Erleben in etwas anderes, in den Widerstand, in das Finden des eigenen Rhythmus, in das Aufrichten." (Frick-Baer 2009, S. 36f)

Der vierte Hinweis betrifft die therapeutische Begegnung. Zahlreiche Erregungsverläufe verfestigen sich zu Konturen, weil Menschen mit dem, was sie bewegt, allein bleiben. Finden sie eine Möglichkeit, dies mit anderen Menschen auszutauschen, verändern sich Erregungsverläufe oft entscheidend. Deswegen können Angebote des spielerischen Dialogs während des kreativen Ausdrucks einer Erregungskontur oder von Teilen davon der Schlüssel sein, um nachhaltige Veränderungen zu bewirken. Die Erfahrung des Dialoges, die Erfahrung des Austausches von Erregung im therapeutischen Prozess ist dann der erste Schritt, solche Erfahrungen überhaupt zu wagen, trotz Resignation, Scham oder Angst, um sie dann in nächsten Schritten im Alltag auszuprobieren. Um dies zu unterstützen, ist es oft notwendig, dass die Therapeut/innen den Klient/innen *wiederholt* ihre neuen Erfahrungen und Kompetenzen spiegeln. Zu leicht schleichen sich sonst die harten Muster, die „Immer"- und „Nie"-Sätze wieder in den Alltag der Klient/innen ein.

4.3 Pulsierende Räumlichkeit und Verraumen

4.3.1 Ein Modell des Erlebens

Jedes Erleben ist räumlich – so begann ich Kapitel 2.2.3, in welchem ich die Leibqualität der Räumlichkeit beschrieb. In den Big Ten fußen zwei Modelle auf der Leibqualität der Räumlichkeit, da diese Qualität so grundlegend für das Verständnis des Erlebens und seine therapeutische Nutzung in der Kreativen Leibtherapie ist. Das erste ist das Modell der pulsierenden Räumlichkeit und des „Verraumens", einen Begriff, den ich 2001 für die Fähigkeit des Menschen, sich im Raum leibhaftig auszubreiten, und für die methodische Nutzung dieser Fähigkeit in der therapeutischen Praxis gewählt habe. Die Entwicklung des zweiten Modells, des der Bedeutungsräume, folgt im nächsten Kapitel.

Die Räumlichkeit des Erlebens wurde als Leibqualität beschrieben, auch die Unterscheidung zwischen erlebtem Raum, um den es sich hier selbstverständlich handelt, und objektivem Raum. Wichtig ist, dass das Raumerleben nie statisch ist, sondern ständig in Bewegung. Ein Mensch kann sich mit seinen Gefühlen, seiner Wahrnehmung, seiner Stimmung ausbreiten und Raum verschaffen, oder er kann sich einengen und in seiner Leiblichkeit zurückziehen. Er kann einen festen Standort beziehen oder in seinem Erleben und in dem der anderen nahezu verschwinden. Das Raumerleben pulsiert, es breitet sich in den Umraum, in die Lebenswelt hinaus aus, und es zieht sich wieder in die als innen erlebte Leiblichkeit zurück. Diese pulsierende Räumlichkeit ist zunächst einmal diagnostisch wichtig, wie die Beispiele des nächsten Unterkapitels deutlich machen werden.

Menschen können in ihrem Raumerleben und insbesondere im Pulsieren ihres Raumerlebens erstarren und ihrer Wahlmöglichkeiten beraubt sein. Die Qualität der pulsierenden Räumlichkeit umfasst dialektisch zwei Aspekte. Der eine ist das Pathische, in dem Menschen etwas widerfährt, das sie erdulden müssen, dem sie ausgeliefert sind. Der andere Aspekt ist die aktive Möglichkeit, die Potenzialitäten des Raumerlebens zu erweitern. In dieser Fähigkeit zu verraumen liegt das Potenzial des Verraumens als therapeutische Methode begründet. Diese beinhaltet, dass Klient/innen angeboten wird, Räume für Aspekte ihres Erlebens zu schaffen – buchstäblich und im übertragenen Sinn. Verraumen wird dabei einerseits zum Modell des Erlebens und beschreibt andererseits einen wesentlichen Aspekt dessen, was Hans-Peter Dürr u.a. in seinen Vorträgen als „Potenzialität" des Menschen bezeichnet:

Kann ein Mensch sich Raum nehmen? Kann er einen Standpunkt beziehen? Kann er sein Erleben räumlich zu anderen wenden? Nur weil diese Aspekte des aktiven Verraumens gleichzeitig Aspekte des Erlebens sind, kann Verraumen als therapeutische Methode in der therapeutischen Praxis wirksam sein.

In der wissenschaftlichen Literatur außerhalb der Leibphänomenologie gibt es vor allem drei Quellen, die Bezüge zum Raumerleben und hier zur pulsierenden Räumlichkeit bzw. zum Verraumen herstellen. Auf die ökologische Psychologie werde ich in Kapitel 4.4.1 im Zusammenhang mit den Bedeutungsräumen eingehen. Der britische Soziologe Anthony Giddens hat in der Analyse räumlicher Strukturen herausgearbeitet, dass Räume nicht einfach als gegeben betrachtet werden dürfen, sondern dass Menschen aktiv an der Konstituierung von Räumen beteiligt sind. „Räume entstehen und bestehen durch das aktive Organisieren, durch Positionieren zueinander, durch vernetzte Interaktion zwischen Individuen und Gruppen und durch deren reflexive Steuerung ihres eigenen Handelns." (Günzel 2010, S. 200)

Dieser Raumbegriff umfasst sowohl Elemente des Erlebens als auch des objektiven Raums; Giddens beschreibt als Sozialwissenschaftler vor allem eine Begrifflichkeit des sozialen Raums. Wichtig ist, dass hier die Schaffung von Räumen auch als aktiver Prozess der Menschen erkannt und beschrieben wird, was Giddens als „Spacing" bezeichnet.

Einen bedeutsamen Beitrag zum Verständnis der Räumlichkeit leistete Kurt Lewin (1982). Für Kurt Lewin war wichtig, menschliches Verhalten nicht nur als Ausdruck innerpsychischer Motive und Triebkräfte zu erklären, sondern auch in seiner Wechselwirkung zum Lebensraum des Menschen. Die Gesamtheit dieser Bedingungen bezeichnete Lewin als „psychologisches Feld". In seinen psychologischen Feldern beschrieb er die Interdependenzen, die Wechselwirkungen verschiedener innerer und äußerer Kräfte als Kraftfelder und Spannungsbeziehungen, bei deren Steuerung Gefühle eine besondere Bedeutung haben. Hier wurde der Lebensraum als psychosozial erlebte Räumlichkeit erfasst, ein Konzept, das wir im leibtherapeutischen Modell der pulsierenden Räumlichkeit und des Verraumens aufgreifen.

Vor diesen Hintergründen nimmt es nicht wunder und wird durch eine Reihe von Forschungsergebnissen belegt, dass das Gehirn in vielfacher Hinsicht auf räumliche Orientierung angelegt ist. Tiere wie Menschen müssen sich in Räumen orientieren, Räume können notwendigerweise eine überlebenswichtige Bedeutung haben. Zum Beispiel gibt es unterschiedliche Hirnregionen, in denen mathematische Aufgaben genau berechnet oder ungefähr geschätzt werden. Der Bereich genauer Lösungen von Rechenaufgaben vollzieht sich in dem Hirnbereich, der für Sprache zuständig ist, der Bereich ungefährer Schätzung vollzieht sich in dem Bereich räumlicher Orientierung (s. a. Spitzer 2001, S. 28f). Dass das Gehirn darauf angelegt ist, sich räumlich zu orientieren und Räumen Bedeutungen zuzumessen, ergibt sich aus den Notwendigkeiten, in der Natur zu überleben. Dort gibt es keine Hinweisschilder, Autobahnen, keine Fußgängerwege oder Parkplätze. Eine schnelle und manchmal vorläufige und ungefähre Orientierung in den Räumen ist bei der Jagd oder auf der Flucht vor Bedrohungen von überlebenswichtiger Bedeutung. Gerade deshalb ist jede räumliche Orientierung mit Bewertungen verbunden: Diese Gegend ist sicher, in jener Gegend gibt es Beeren, die das Überleben sichern, dort ist es gefährlich. Die Neurowissenschaften belegen die Bedeutung der räumlichen Orientierung und Bewertung durch zahlreiche Einzelexperimente, die hier alle wiederzugeben sich nicht lohnt. Die Betonung des Räumlichen ist eine Bestätigung dessen, was wir aus der leibphänomenologischen Philosophie wissen und was uns die praktische therapeutische Erfahrung täglich bestätigt.

In der Therapie haben wir ebenfalls die Erfahrung gemacht, dass äußere Haltungswechsel häufig auch mit einem Wechsel der inneren Haltung einhergehen. Wer äußerlich in sich zusammensackt, kann (ich betone: kann) dieses Zusammensacken auch leiblich erfahren, wer sich aufrichtet, kann darüber einen Zugang zu einer inneren Haltung des Aufrichtens und der Aufrichtigkeit gewinnen. Damit verbunden ist häufig der Perspektivwechsel. Ein Bild aus verschiedenen Perspektiven anzuschauen, mal von nah, von fern, stehend oder liegend, auf dem Kopf stehend oder von der Seite her, kann neue Einsichten eröffnen. Die Neurobiologie hat diesen Umstand bestätigt. Es gibt eine Region des Gehirns, die zuständig ist für die räumliche Lokalisation. Dies beinhaltet nicht nur die Orientierung, wo sich was im Raum befindet, sondern auch, wo wir uns als Betrachter/innen befinden und welche Bedeutung welche Bereiche des Raumes für uns haben. Ist dieser Bereich des Gehirns verletzt, hat dies Auswirkungen darauf, wie Menschen sich räumlich zuordnen. So weit, so gut. Überraschend, ja sensationell finde ich, dass mit dem Verlust der Fähigkeit der räumlichen Lokalisation diese Menschen auch die Möglichkeit verlieren, die Sichtweise anderer Menschen zu akzeptieren, also einen Perspektivwechsel vorzunehmen und sich in andere hineinzuversetzen: „Im rechten PP (Parietalen Cortex) dominiert die räumliche Lokalisation, die konkrete oder mentale Konstruktion des Raumes mit der Möglichkeit des Perspektivwechsels. Nach Verletzungen des rechten PP können Patienten ihre verschiedenen Aufenthaltsorte nicht mehr räumlich und zeitlich auseinander halten und behaupten z. B., an verschiedenen Orten gleichzeitig zu sein; sie sehen selbst darin jedoch nichts Eigenartiges. (…). Solche Patienten nehmen generell einen stark egozentrierten Standpunkt ein; sie sind unfähig, die Sichtweise anderer zu akzeptieren." (Roth 2001, S. 167)

Die Möglichkeit des räumlichen Perspektivwechsels ist also immer auch eine Möglichkeit des sozialen Perspektivwechsels. Die Möglichkeit des Perspektivwechsels im Gehirn hat sowohl eine räumliche Dimension und beinhaltet auch die Möglichkeit des Wechsels des Standpunktes, der Haltung.

4.3.2 Diagnostik

Die pulsierende Räumlichkeit kann bei manchen Menschen erstarrt und eingeschränkt sein.

Der Klient, ein frühpensionierter Steuerberater, war erstarrt. Er wollte nach einem Musikinstrument greifen, konnte dies aber nicht. Die Arme und Hände bewegten sich bis zu einem Radius der Oberarmweite nach vorn und stoppten dann.

„Wenn ich die Arme weiter ausstrecken will, wird mir schlecht und alles ganz schummerig", sagte der Klient.

So ging er auch durchs Leben, wie vorher schon deutlich geworden war. Wenn andere Menschen ihn interessierten, wagte er nicht, sie anzusprechen oder vorhandene Kontakte zu vertiefen. Wenn sein Interesse auf eine Tätigkeit oder anderes fiel, wagte er nicht, dem nachzugehen. Im buchstäblichen wie im übertragenen Sinn konnte er nicht nach anderem und anderen greifen, seine Arme nicht ausstrecken.

Hier ist die pulsierende Räumlichkeit eingeschränkt und an den Grenzen eines engen Nahraums erstarrt. Eine solche Einschränkung hat ihre Quellen. Bei dem Klienten lagen sie darin, dass er in seiner ganzen Kindheit und Jugend die Erfahrung machen musste, dass er, wenn er die Arme nach anderen Menschen ausstreckte, ins Leere ging. Dieses schlimme Erleben konnte und wollte er sich irgendwann nicht mehr antun, so dass er – unbewusst – schließlich ganz darauf verzichtete, seine Arme auszustrecken und damit sein Erleben in den Lebensraum zu richten.

Oft sind solche Einschränkungen der pulsierenden Räumlichkeit und damit auch der Fähigkeit des Verraumens, derjenigen also, Räume zu erschließen und mit dem eigenen Erleben zu „besetzen", auch als widersprüchlicher Prozess zu beobachten, der gegensätzliche Momente umfasst.

Ein zwölfjähriges Mädchen betrat den Therapieraum und fasste alles an. Sie tat dies in einer Selbstverständlichkeit, als würde alles ihr gehören, als bräuchte sie alle Dinge nur berühren, um sie sich anzueignen. Dies galt für Farben und Puppen ebenso wie für Musikinstrumente. Auch die Therapeutin wurde berührt und bewegt, als sei sie eine Puppe.

Auf der einen Seite lebte und wirkte dieses Mädchen „im Außen" und nahm sich viel Raum. Auf der anderen Seite war sie kaum in der Lage, unter dem Vielen, was sie berührte, zu unterscheiden, was sie wirklich mochte und was nicht. Ihre pulsierende Räumlichkeit war in ihrem Erleben eingeschränkt. Sie konnte zwar aktiv Räume erschließen und war insofern in der Lage, zu verraumen, doch sie konnte diese erfahrene Räumlichkeit nicht halten, weil sie sich nicht mit ihren Bewertungen und damit ihrem inneren Kern verbinden konnte. Ihre pulsierende Räumlichkeit verlor sich im Außen, ohne sich wieder an ihr inneres Erleben binden zu können.

Die Einschränkungen der pulsierenden Räumlichkeit haben unterschiedliche Formen und Gesichter. Darüber Einsichten zu gewinnen ist wesentlich, um im therapeutischen Prozess daran zu arbeiten, die pulsierende Räumlichkeit und die Fähigkeit des Verraumens in seinem gesamten Umfang wiederzubeleben.

Oft erstrecken sich die Einschränkungen der pulsierenden Räumlichkeit auch auf die Wahrnehmung der Umgebung.

Helena F. hatte keinerlei Gespür dafür, welche Umgebung ihr gut tat und welche nicht. Sie begab sich dadurch in gefährliche Situationen, ohne dies zu merken. Sie arbeitete in einem Büro. Als sie ihre Arbeitsbedingungen und die Atmosphäre dieses Büros beschrieb, wurde der Therapeutin schlecht, weil sie in ihrer Resonanz die Missbräuchlichkeit erlebte.

Die Klientin war nicht in der Lage, Bedeutungen von Räumen ernst zu nehmen und sich dementsprechend zu verhalten. Auch dies hatte sich aufgrund biografischer Erfahrungen entwickelt. Nach langen Jahren der Erfahrungen von Manipulation hatte sie kein Gespür mehr für Atmosphären in ihren räumlichen Umgebungen. Sie war gegenüber der Bedeutung von Räumen abgestumpft und hatte ihre Fähigkeit, sie zu bewerten, verloren. Doch diese Fähigkeit ist von enormer Bedeutung für Menschen, damit sie sich in ihrer Lebenswelt zurechtfinden können. Wer diese Fähigkeit nicht besitzt, schränkt damit die eigene Möglichkeit ein, sich Räumen zu entziehen und sich in unterstützende Räume zu begeben. Auch die Möglichkeit, Räume mitzugestalten, wird häufig verloren, so dass die betreffenden Klient/innen sich häufig anderen ausgeliefert fühlen.

Der Therapeut bot einer Klientin im Erstgespräch 20 Papierdrucke von Bildern an und bat sie, sich eins davon auszuwählen, das sie gerade anspreche, um da-

rüber ins Gespräch zu kommen. Die Klientin schaute umher und fragte: „Darf ich auch mehrere Bilder nehmen?"

„Ja, wenn Sie möchten, gerne."

Die Klientin griff drei Bilder und begann zu erzählen. Sie berichtete sehr ausführlich, dass das erste Bild sie an ihren Mann erinnere, der ähnliche Charakterzüge und Qualitäten habe, wie sie auf diesem Bild zum Vorschein kämen. Das zweite Bild stand für ihre Tochter und das dritte Bild für ihren Sohn ... Sie erzählte sehr angeregt, bis schließlich der Therapeut sie unterbrach und sagte:

„Ich weiß jetzt viel über Ihre Familie, aber ich weiß noch nichts über Sie. Wo ist Ihr Bild?"

Und damit waren sie beim Thema, das die Klientin vorher nur vage hatte formulieren können, sie hatte es „verloren": dass sie große Schwierigkeiten hatte, selbst einen Platz einzunehmen. Sie verlor sich in den anderen.

Wenn Klient/innen sich verloren haben (oder verloren wurden), wenn sie ihren „Platz" nicht finden oder ihres „Standortes" oder „Standpunktes" verlustig gehen, dann ist dies immer auch eine Einschränkung des Raumerlebens und der pulsierenden Räumlichkeit.

4.3.3 Therapeutik – Wege der Veränderung

Da jedem Aspekt menschlichen Lebens und Erlebens räumliche Dimensionen innewohnen, kann jedes Thema verraumt werden. In der Therapie wird den unterschiedlichen Themen der Klient/innen Raum gegeben. Dies verstehen wir wörtlich. Wir bitten Klient/innen, für ein Thema oder einen Aspekt eines Themas mit Seilen, Kissen, Papier oder anderem einen Raum auf dem Boden zu legen. Das ist für alle Themen möglich. Ein Beispiel:

Eine Klientin sagt zu Beginn einer Therapieeinheit: „Ich weiß gar nicht, was ich heute will. Ich weiß nur, dass mir alles zu viel ist." Die Therapeutin bittet die Klientin, zu den Seilen zu greifen und auf den Boden des Therapieraums ihren Raum des „Alles-zu-Viel" zu legen. Die Klientin tut dies und umrandet mit einem gelben Seil eine ca. zwei Quadratmeter große Fläche. Sie steht außerhalb dieser Fläche und sagt: „Das ist es. Alles zu viel." Die Therapeutin fragt: „Wie geht es Ihnen, wenn Sie jetzt außerhalb dieser Fläche stehen und sie betrachten?"

„So außerhalb geht es. Wenn ich mir vorstelle, mich dort reinzustellen, wird mir gleich wieder ganz schummerig. Aber so geht es. So ist es gar nicht so schlimm."

Dadurch dass eine Klientin oder ein Klient einen Aspekt seines Erlebens verraumt, werden zwei Erfahrungen ermöglicht. Erstens werden die Klient/innen aktiv, sie tun etwas und fühlen sich dem, was ihnen widerfährt, nicht nur ausgeliefert. Die Klientin in dem Beispiel schafft den Raum des „Alles-zu-Viel" und damit ist das erste Potenzial der Aktivierung und möglichen Veränderung gelegt. Zweitens besteht durch das Verraumen die Möglichkeit, sich einen Aspekt auch „von außen" anzuschauen oder anzuhören, eine Distanz einzunehmen, sofort oder erst später hineinzugehen oder sich weiter zu entfernen, kurz: Wahlmöglichkeiten zu kreieren. Auch dies ist ein Moment der Aktivierung, ein Moment, in denen die Klientin oder der Klient nicht mehr dem Pathischen, dem So-Sein, ausgeliefert ist, so dass neue Erlebensaspekte in den Vordergrund treten können.

Die Therapeutin schlägt vor: „Probieren Sie doch einmal verschiedene Entfernungen von diesem Raum des „Alles-zu-Viel", gehen Sie näher heran und weiter weg und nehmen Sie wahr, wie es Ihnen geht."

Die Klientin geht näher heran und entfernt sich von dem Raum des „Alles-zu-Viel". Als sie drei Meter entfernt ist, sagt sie: „So ist es am besten. So habe ich alles im Blick. So ist es gut."

„Dann schlage ich Ihnen vor, wieder zu Seilen zu greifen und um diesen Punkt herum, wo Sie sich jetzt befinden, einen Raum des „Alles im Blick" und „So ist es gut" zu schaffen.

Die Klientin macht dies und grenzt um ihren Standort herum einen Raum von ca. einem Meter Durchmesserfläche ab.

„Wenn Sie von diesem Ort aus auf den Raum des „Alles-zu-Viel" schauen: Was liegt dazwischen, was liegt daneben, was fehlt?"

Die Klientin schaut umher und sinniert und sagt schließlich: „In dem Raum des Alles-zu-Viel ist es zu laut, da sind so viele Stimmen gleichzeitig. Ich weiß gar nicht genau, was da gesagt wird, in jedem Fall ist es zu laut. Was fehlt ist, etwas Ruhiges, ein Raum der Stille." ... Und nun schafft sie einen Raum der Stille und aus dem, was zu viel ist, entsteht in dem neuen Raum ein Erleben dessen, was zu wenig ist, und der Prozess geht weiter ...

Über solche offenen Prozesse des Verraumens können gleichzeitig Prozesse der Erlebensveränderung unterstützt und gefördert werden. In solch offenen Prozessen sind die Wege des Verraumens ebenfalls offen, sie folgen den Impulsen der Klient/innen.

Es gibt auch eine einfache Form des Verraumens, die ermöglicht, entsprechend der dialektischen Natur des Erlebens widersprüchlichen Aspekten eines Themas Raum zu geben. Wir arbeiten dabei mit dem Raumtriptychon. Das Triptychon ist eine Kunstform, die in der Kunstgeschichte bedeutsam ist. „Das Triptychon stellt sich als ein Bildganzes da, dessen Teile räumlich und gedanklich zusammengehören, zugleich aber auch selbstständige Einzel denkbar wären, also mehr als bloße Stückausschnitte sind." (Simmat o.J.)

Mit dieser Form kann jeder Aspekt in mehrere geteilt verraumt werden. Dabei ist das Triptychon, wie es hier aufgezeichnet ist, nur ein Schema, das der inneren Orientierung der Therapeut/innen für ihre Anregungen, die sie den Klient/innen geben, dient. In der Praxis der Einzeltherapie liegen die Räume dort, wo sie von Klientin oder Klient platziert werden. In der Praxis der Gruppentherapie werden sie von den Therapeut/innen vorgegeben.

Die erste Grundform besteht darin, dass drei Teilräume nebeneinander gestaltet werden:

Grafik 10: die erste Grundform (Aspekte)

Negative Aspekte	Zugang / Übergang	Positive Aspekte

Diese Grundform gibt die Möglichkeit, in einem Raum negative und in einem anderen Raum positive Aspekte eines Themas zu erfahren und in der Mitte einen Übergang oder einen Zugang zu diesem Thema zu schaffen. „Positive" bzw. „negative" Aspekte sind hier Begrifflichkeiten, die ausschließlich subjektive Bedeutungen haben. Genauer müsste formuliert werden: „Aspekte, denen Sie zunächst eine positive bzw. eine negative Qualität zuordnen oder von denen sie eine positive bzw. negative Qualität erwarten ..." Häufig „dreht" sich das Erleben, wenn die Räume betreten werden und das Erleben pulsieren darf. Im Raum der negativen Aspekte können begrabene kostbare Momente an die Oberfläche des Erlebens drängen, ebenso wie im Raum der positiven Aspekte auch Schmerzen, Kränkungen und Ähnliches in das Bewusstsein treten können. So können neue Teilräume in den zuerst geschaffenen Räumen entstehen, oder die Räume ändern ihren Bedeutungsinhalt. Im Verraumen kann der Mensch sich nicht belügen. Es gibt meist keine einfachen Lösungen, aber wahrhaftige und tragfähige.

Noch deutlicher wird die Subjektivität, die Raum innerhalb dieser Grundform findet, wenn Therapeut/innen ein Thema aufgreifen, das eine Klientin oder ein Klient geäußert hat. Vielleicht verbal, vielleicht in einer Bewegung, einem Bild, einem Klang ...

Das hier linke Feld wird zum Erlebensraum dieses Themas, der mittlere Raum bleibt Übergangsraum, der rechte wird zum „Raum des individuellen Gegenteils" – wie auch immer das erlebt werden mag. Dieser so entstehende Raum ist oft ein Raum großer Überraschungen.

Ein weiterer Inhalt dieser ersten Grundform ist eher zeitlich differenziert:

Grafik 11: die erste Grundform (zeitlich)

Vergangenheit	Hier und Jetzt	Zukunft

In der zweiten Grundform des Verraumens werden die drei Aspekte nicht nebeneinander in den Raum gelegt, sondern in folgender Form:

Grafik 12: die zweite Grundform

<table>
<tr><td>Negative Aspekte
(bzw. Thema)</td><td>Positive Aspekte
(bzw. persönliches Gegenteil)</td></tr>
<tr><td colspan="2">offener Zugang / Beobachtungsraum / sicherer Raum /
neutraler Raum / Rückzugsraum</td></tr>
</table>

Welche Qualität dem dritten Raum in dieser zweiten Grundform zugewiesen wird, hängt von dem jeweiligen Kontext in der therapeutischen Situation ab.

Nehmen wir ein Beispiel, an dem die dialektischen Qualitäten des Erlebens im Verraumen aufgegriffen werden:

Ein Klient spricht über die Beziehung zu seiner Frau. Er erzählt und erzählt und kommt nicht weiter, er tritt auf der Stelle. Der Therapeut bittet ihn, drei Räume zu legen. Einen Raum der negativen Aspekte der Beziehung zu seiner Frau, auf der gegenüberliegenden Seite einen Raum für die positiven Aspekte und in der Mitte einen Zwischenraum.

Der Klient legt diese drei Räume ungefähr gleich groß und stellt sich dann außerhalb dieser drei Räume neben den Therapeuten. Dieser bittet ihn nun, in den positiven oder in den negativen Raum zu gehen und wahrzunehmen, was er empfinde. Der Klient geht in den Raum des Negativen und beginnt aufzuzählen, was er dort erlebt, was ihm einfällt, mit viel intensiverer emotionaler Beteiligung als zuvor. Er findet auf Anregung des Therapeuten auch Bewegungen und drückt aus, was er in diesem Raum erlebt. Dann begibt er sich in den Raum der positiven Aspekte und hier fällt ihm vieles ein, was er an seiner Frau mag, welche positiven Erfahrungen er gemacht hat, wie sie sich verliebt haben und wie immer noch gelegentlich die Liebe wieder aufflackert.

So weit, so gut. Spannend wird nun der Übergangsraum. Der Klient kann mit Hilfe des Therapeuten erkunden, was passiert, wenn er den Raum der positiven Aspekte verlässt, welche Umstände in ihm und um ihn herum und in der Beziehung zu seiner Frau dazu beitragen, dass diese positiven Aspekte verloren gehen. Er stellt sich in die Mitte des Übergangsraums und fühlt sich hin- und hergerissen, so wie im Anfang beim Erzählen. Er kann auch an den Rand des Raums der negativen Aspekte gehen und ausprobieren, welchen nächsten Schritt es in Richtung positive Aspekte gibt, was er dazu beitragen kann, diesen ersten Schritt zu tun.

So unendliche viele Aspekte des menschlichen Lebens und auch Leidens es gibt, so unterschiedliche Möglichkeiten des Verraumens existieren und werden in der Kreativen Leibtherapie genutzt. In großen Räumen wie in kleinen, in unterschiedlichen Gestaltungsformen usw. Zwei besondere Aspekte seien noch erwähnt, das Verraumen von Prozessen und das Sozialverraumen. Das Verraumen von Prozessen besteht darin, für den Verlauf eines Prozesses ein Seil in den Raum zu legen.

Eine Frau beschäftigt sich in der Therapie mit ihrer Ehe. Sie ist sich unsicher, wie sie sie einschätzt, ob sie um die Beziehung zu ihrem Mann kämpfen soll oder nicht. Der Therapeut bittet sie, ein Seil für den Verlauf ihrer Ehe auf den Boden zu legen: „Der Anfang dieses Seils ist der Beginn Ihrer Ehe oder der Zeitpunkt, als Sie und Ihr Partner sich kennenlernten. Der Endpunkt des Seils ist der jetzige Moment." Und dann geht die Klientin an diesem Seil entlang. Sie durchläuft dabei die verschiedenen Phasen der Ehe. An einem besonders aufregenden Ab-

schnitt holt sie ein Musikinstrument hinzu und lässt das Erleben der Erinnerung an diese Phase ertönen. An anderen Stellen findet sie Gesten oder malt ein Bild.

Durch diese Erfahrung werden Prozesse lebendig, gespürt und reflektiert und es entstehen Möglichkeiten, was wichtig ist und aus diesen Prozesserfahrungen in die Gegenwart nachklingt, lebendig wahrzunehmen und gegebenenfalls verändernd anzugehen.

Im Sozialverraumen werden von der Klientin, dem Klienten Mitgliedern einer Familie, eines Teams oder einer sonstigen Gruppe Plätze in einem Raum zugewiesen. Auch hier können dazu unterschiedliche, repräsentierende Gegenstände genommen werden, Musikinstrumente oder Puppen, Bilder oder Kissen. Beim Aufstellen im Prozess des Sozialverraumens kann die Klientin oder der Klient nun nicht nur seinen eigenen Standort und die Nähe und die Distanz zu den anderen bestimmen und gegebenenfalls verändern. Die Klient/innen können sich auch gegenüber den anderen aufgestellten Personen verhalten, etwas aussprechen, Fragen stellen, Antworten formulieren, Klänge schicken, Bilder malen, Leerräume überbrücken und dergleichen mehr. Sie können sich an den Platz der anderen Familienmitglieder stellen, sich so lange mit ihnen identifizieren (und aus dieser Perspektive heraus das ganze Setting oder sich selbst anschauen), wie es ihrer Erkenntnis und Veränderung im Erleben dient. Als Unterscheidung zum Familienstellen nach Hellinger gibt es hier kein richtig und falsch, keine vorgegebenen „Ordnungen", die wieder hergestellt werden müssen. Die Klientin oder der Klient schafft selber seine sozialen Strukturen, so wie er oder sie es erlebt, kann sie selbst im Zuge dieses Erlebensprozesses verändern und herausfinden, welche konkreten Schritte in Haltung und Verhalten er oder sie selbst gehen kann.

Ausführlich sind die vielfältigen Möglichkeiten des Verraumens in den Lehrbüchern der leiborientierten Tanz-, Musik- und Kunsttherapie dargestellt, am ausführlichsten in dem Buch „Leibbewegungen, Herzkreise und der Tanz der Würde" (Baer/Frick-Baer 2008). Dort finden sich auch zahlreiche Tipps und Hinweise zur Arbeit mit dem Verraumen. Wesentlich bei allen Möglichkeiten des Verraumens ist, dass die Therapeut/innen nie wissen, was die Klient/innen in den einzelnen Räumen erleben bzw. wie sie sie gestalten werden. Es können Vermutungen vorhanden sein, doch der Erlebensprozess der Klient/innen ist immer ihr ureigener, und deswegen ist Verraumen immer eine Arbeit voller Überraschungen. Zweitens ist wesentlich, dass das Verraumen nicht nur eine Möglichkeit bietet, Aspekte eines Themas in deren Raumerleben darzustellen, sondern diese Darstellung ist schon ein erster Schritt der Veränderung, weil Passivität und pathisches Erleiden aufgegeben werden, und sie birgt darüber hinaus noch zahlreiche Optionen des verändernden Handelns und Erlebens. Räume können verändert werden, man kann sich hinein begeben oder hinaus, man kann neue Räume schaffen, Teilräume kreieren, man kann in den Räumen und aus den Räumen heraus in den Dialog mit dem Therapeuten oder der Therapeutin gehen und dergleichen mehr. Frappierend ist für viele Klient/innen, dass und wie Verraumen funktioniert, auch wenn sie zuerst einmal der vorgeschlagenen Methode sehr skeptisch gegenüberstehen. Verraumen funktioniert, weil das Erleben räumlich ist, das ist das ganze Geheimnis.

4.4 Bedeutungsräume

4.4.1 Ein Modell des Erlebens

Dass Räumlichkeit zu den grundlegenden Lebensqualitäten zählt und wie das Raumerleben zum Verständnis menschlicher Prozesse sowie in der therapeutischen Praxis genutzt werden kann, wurde in den Kapiteln 2.2.3 und 4.3 beschrieben. Das hier vorgestellte Modell der Bedeutungsräume ist eine Erweiterung und Ergänzung des bisher Gesagten. Über die bisher angeführten Quellen hinaus wurzelt dieses leibtherapeutische Konzept vor allem in der ökologischen Psychologie.

Ernst Haeckel definierte schon 1866 den Begriff Ökologie: „Unter Oecologie verstehen wir die gesamte Wissenschaft von Beziehungen des Organismus zur umgebenden Außenwelt, wohin wir im weitesten Sinne alle Existenzbedingungen rechnen können." (Haeckel 1866, S. 286) Ernst Haeckel war Biologe. Ebenso wie sein späterer Kollege Jakob von Uexküll analysierte er Tiere und Pflanzen in ihren Wechselbeziehungen zu ihrer Umgebung, also den Räumen, in denen sie leben, von denen sie beeinflusst werden und in denen sie sich entfalten. Daraus entwickelten beide den Begriff der „Umwelt". Kurt Lewin, ein Gestaltpsychologe aus der Tradition K. Koffkas, W. Köhlers und M. Wertheimers, der auf der Flucht vor den Nationalsozialisten in die USA emigrierte und dort seine Studien fortsetzte und vertiefte, entwickelte den Begriff des psychischen Lebensraums und des „Feldes". Diese Begrifflichkeit erwies ihre Fruchtbarkeit in zahlreichen Studien. Sein Schüler Robert Barker führte den Begriff des Settings ein, der in vielen Therapieschulen genutzt wird. Er beschrieb damit ein räumlich und zeitlich abgegrenztes Milieu.

„Als Sammelbegriff all dieser Forschungen fungiert seit den 79er Jahren die Bezeichnung ‚Ökologische Psychologie' oder ‚Psychologie der Ökologie'. 1977 wurde innerhalb der Deutschen Forschungsgemeinschaft (DFG) ein Schwerpunktprogramm ‚Psychologische Ökologie' eingerichtet, nachdem 1974 zum ersten Mal Werke über psychologische Konzepte des Raumes publiziert und öffentliche Diskussionen darüber organisiert worden waren. Im Schwerpunktprogramm Psychologische Ökologie der DFG heißt es: ‚Als Forschungsrichtung innerhalb der psychologischen Wissenschaften untersucht die Psychologische Ökologie das Erleben und Verhalten von Individuen und Gruppen innerhalb ihrer jeweiligen sozialen, technischen, kulturellen und geografischen Lebensbedingungen. Ihr Ziel ist die Beschreibung, Erklärung und Optimierung der erlebnis- und verhaltenswirksamen Bedingungen' (o.J., S.1)." (Baer/Frick-Baer 2001a, S. 266) In all diesen Untersuchungen wurden zahlreiche Wechselbeziehungen zwischen Personen und ihrer Lebenswelt beschrieben. Privatheit und Dichte wurden untersucht, Orte als abgegrenzte Territorien definiert, zwischen privatem und öffentlichem Raum, natürlichem und künstlichen Raum und anderem unterschieden.

Das Interesse an Ökologischer Psychologie wurde nach den 80er Jahren schwächer und wird in diesem Jahrhundert in den Sozialwissenschaften (Giddons u.a.) verstärkt wieder aufgegriffen.

Unser Modell der Bedeutungsräume knüpft an all diese Strömungen wissenschaftlicher Tradition an, fokussiert sich aber vor allem auf die Bedeutungen des Raumerlebens für die Menschen. Unser Interesse ist nicht so sehr die Beschreibung sozialer Kontexte, sondern wir gehen der Frage nach, wie Veränderungsmöglichkeiten für Menschen eingeschränkt werden und so Leiden entsteht bzw. wie in therapeutischen Prozessen und darüber hinaus Veränderungen möglich sind. Modelle, die sich auf solche Veränderungsprozesse beziehen, müssen die Leiblichkeit zugrunde legen, und deswegen richtet sich unser Augenmerk vor allem auf die Entwicklung und Nutzung eines differenzierten Modells des Raumerlebens. Dabei hat es sich für die therapeutische Diagnostik und Praxis als hilfreich herausgestellt, die breite Spanne im Raumerleben zwischen innerem Kern und Lebenswelt zu differenzieren und dafür unterschiedliche Kategorien zu entwickeln. Jede dieser Kategorien beschreibt Teilräume, die nicht durch objektive Maße gekennzeichnet sind, sondern sich durch die Bedeutungen unterscheiden, die sie für den jeweiligen Menschen haben. Deswegen bezeichnen wir sie als Bedeutungsräume.

Einige dieser Bedeutungsräume knüpfen an Differenzierungen der Räumlichkeit an, die in der Phänomenologischen Philosophie vorgestellt wurden. Ich habe diese philosophischen Kategorien teilweise aufgegriffen, aber nicht eins zu eins übernommen. Die folgenden Unterscheidungen von Bedeutungsräumen sind diejenigen, die sich für Diagnostik und therapeutische Praxis als die relevantesten herausgestellt haben.

Die wichtigsten Bedeutungsräume sind:

Der *Öffentliche Raum*, kann auch als „Agora-Raum" bezeichnet werden. Die Agora war der Markt im alten Griechenland, ein Ort, an dem sich Menschen begegneten, Waren und Informationen austauschten, politische Entscheidungen trafen, Wahlen durchführten, Gerichtsurteile hielten und dergleichen mehr. Im Öffentlichen Raum zeigen sich Menschen, präsentieren sich, werden gesehen, haben die Möglichkeit, sich Gehör zu verschaffen. Der Öffentliche Raum ist wichtig für die Herausbildung und Demonstration von Hierarchien, um sozialen Status zu erlangen und zu zeigen.

Der Öffentliche Raum ist gewöhnlich kein Ort intensiver Begegnungen. Diese können zwar innerhalb des Öffentlichen Raums stattfinden, ihnen wohnt aber eine grundsätzlich andere Qualität inne. Der Öffentliche Raum ist ein Raum der Präsentation und des Austausches von Wahrnehmungen und Informationen. Wer sich im Öffentlichen Raum bewegt, gehört „dazu". Die Teilnahme am Öffentlichen Raum, ob im Fußballstadion oder in einem Verein, bei einer Galerieeröffnung oder auf einer Geburtstagsfeier, schafft Zugehörigkeit und damit Heimat.

Der *Raum der Begegnung* entsteht in der Interaktion zumeist zweier, manchmal auch mehrerer Menschen. Unter Begegnung verstehe ich eine Interaktion, in der Resonanz entsteht, also wechselseitige Schwingungen zwischen den Beteiligten, und damit ein Kontakt in einer bestimmten erlebbaren Qualität. Ein Kontakt kann oberflächlich und beiläufig sein, unabhängig von der Länge oder vom Inhalt des Gesagten, oder ein Kontakt kann einen Raum der Begegnung entstehen lassen, in dem sich durch die Qualität zwischen den Beteiligten die Zwischenleiblichkeit entfaltet und leibliche Schwingungen hin- und hergehen und sich gegenseitig beeinflussen. Entsteht ein Raum der Begegnung im Erleben zweier Menschen, so können Außenstehende dies als einen unsichtbaren, aber spürbaren Raum wahrnehmen.

Ein dritter Bedeutungsraum ist der *Persönliche Raum*. Die Ökologischen Psycholog/innen haben beobachtet, dass Menschen und oft auch Tiere untereinander einen Sicherheitsabstand einhalten. Wenn sich zwei Menschen begegnen, werden sie meistens in einem Abstand voneinander stehen oder sitzen, der knapp über der Reichweite ihrer Arme liegt. Dieser Sicherheitsabstand wird unbewusst als Puffer oder Schutz genutzt. Der Persönliche Raum umfasst demnach die Pufferzone um den eigenen Körper. Er kann identisch sein mit der Reichweite der Arme oder Füße, muss dies aber nicht und wird von jedem Menschen individuell unterschiedlich gespürt. Die fremdbestimmte Überschreitung der Grenzen des Persönlichen Raums wird als aufdringlich, verletzend oder bedrohlich empfunden. Das Maß dieser Grenzen ist nicht objektivierbar, es ist subjektiv wie jedes Erleben und kulturell und individuell sehr unterschiedlich.

Der Persönliche Raum ist ein Erlebensraum, der sich im sozialen Kontakt und im sozialen Verhalten v.a. im Greifen entwickelt. Kinder erschließen sich ihren Persönlichen Raum durch das Greifen und entwickeln so ein Gespür, was zu ihnen gehört und was nicht, was sie sich aneignen können und aneignen dürfen und was nicht. Wir bezeichnen den Persönlichen Raum in der Kreativen Leibtherapie deswegen oft auch als Raum des Reichtums.

Der vierte Raum, der *Intime Raum*, wird von den meisten Menschen dem zugeordnet, was sie als innerhalb ihres Körpers seiend erleben. Doch so wenig, wie der Persönliche Raum mit der Kinesphäre gleichgesetzt werden kann, kann der Intime Raum mit dem Körper gleichgesetzt werden. Es ist ein Erlebensraum, dessen Grenzen individuell unterschiedlich erlebt werden. Als Intimen Raum bezeichnen wir ihn, weil er einen Raum des besonderen Schutzes und der besonderen Schutzbedürftigkeit bildet. Zum Intimen Raum gehört, was nicht ohne weiteres anderen Menschen gezeigt oder offenbart werden darf. Menschen müssen das Recht haben, zu entscheiden, was von ihrer Intimität sie wem preisgeben möchten.

Innerhalb des Intimen Raums gibt es einen weiteren Raum, den wir den *Zentralen Ort* nennen. Er umfasst das, was im Kern eines Menschen unverletzbar ist, die Mitte, den Inneren Ort der Bewertung, die Substanz der Persönlichkeit, den unzerstörbaren Kern … Die Bezeichnungen für diesen Ort sind unterschiedlich, unsere Bezeichnung „Zentraler Ort" ist ein Sammelbegriff, der in der therapeutischen Praxis unterschiedlich umformuliert werden kann.

Dieser Zentrale Ort ist von besonderer Bedeutung, denn von ihm gehen die leiblichen Regungen und Impulse aus und richten sich in die Lebenswelt. Der Zentrale Ort ist der Ort des Bewertens, also dessen, was Menschen mögen oder nicht mögen, wofür sie einstehen und wofür sie sich entscheiden, wozu und zu wem sie Ja sagen und wozu und zu wem sie Nein sagen.

All diese fünf Bedeutungsräume stehen in enger Verbindung miteinander, was an der Diagnostik und Therapeutik erläutert werden wird.

4.4.2 Diagnostik

In Kapitel 5 finden Sie Ausführungen zum leiborientierten Verständnis verschiedener, häufiger Krankheitsbilder. Bei all diesen Erläuterungen ist das Modell der Bedeutungsräume hilfreich und deswegen ein diagnostischer Orientierungsrahmen, auf den jeweils Bezug genommen wird. Hier möchte ich vor allem Hinweise geben, wie sich das Leiden in Hinblick auf Verletzungen der jeweiligen Bedeutungsräume äußert, und zwei Wege vorstellen, wie gemeinsam mit einem Klienten oder einer Klientin explizit aufgrund des Modells Einsichten über ihn oder sie gewonnen werden können.

Öffentlicher Raum. Für das Leiden in und am Öffentlichen Raum gibt es vor allem zwei Anhaltspunkte. Der eine zeigt sich in Haltlosigkeit und mangelnder Zugehörigkeit. Menschen fühlen sich verloren. Sie sind, das ist zumeist eine Quelle ihres Leidens, irgendwann in ihrer Biografie von anderen verloren worden, anderen verloren gegangen und schließlich ebenfalls sich selbst. Die andere gewichtige Quelle des Leidens wurzelt zumeist in Beschämungserfahrungen. Wer beschämt und in seiner Persönlichkeit oder Intimität in die Öffentlichkeit gezerrt wurde, traut sich oft nicht mehr in den Öffentlichen Raum und vermeidet, ihn in irgendeiner Weise zu erleben, um nicht erneute Beschämungserfahrungen erleiden zu müssen, oder aber – und das ist die Kehrseite der Medaille – verliert sich im Öffentlichen Raum, prostituiert sich im wörtlichen und übertragenen Sinn mit seinen Intimitäten wahllos und grenzenlos in der Öffentlichkeit: Ich bin öffentlich, also bin ich. Internet, Fernsehen, Radio und Zeitungen bieten dazu zahlreiche Foren.

Raum der Begegnung. Verletzungen im Raum der Begegnung beruhen oft darauf, dass Menschen wiederholt ins Leere gegangen sind oder in ihrer Intimität und ihrem Persönlichen Raum durch andere Menschen verletzt wurden. Solche Verletzungen sind immer Begegnungserfahrungen und können Auswirkungen auf die Fähigkeiten und Möglichkeiten haben, Räume der Begegnung zu schaffen bzw. zu erleben. Das Spektrum der Leidens-Phänomene ist weit und reicht von völligem Vermeiden von Begegnungen und damit von Resonanz bis hin zu begegnungssuchtartigem Verhalten, meist verbunden mit dem Bedürfnis, dass alle andere den betreffenden Menschen „nett" finden. In all diesen Phänomenen von Einschränkungen des Raums der Begegnung spielen Veränderungen der Resonanzfähigkeit, Resonanzbereitschaft und Resonanzmuster eine zentrale Rolle, auf die ich in Kapitel 4.11 eingehen werde.

Persönlicher Raum. Verletzungen des Persönlichen Raums sind fast immer Beziehungsverletzungen und dabei vor allem Grenzverletzungen. Die Grenzen des Persönlichen Raums werden nicht geachtet oder nicht beachtet. Mangelnde Achtung zeigt sich darin, dass das Eigentum (das materielle, geistige, sinnliche usw.), aber auch der Platz und Raum einer Person entwendet und missachtet wird. Mangelnde Beachtung zeigt sich darin, dass die Reichtümer des Persönlichen Raums und damit die Persönlichkeit des betreffenden Menschen nicht wahrgenommen oder aber geringgeschätzt oder erniedrigt werden. Die Folgen sind chronische Selbstunsicherheit in all ihren Facetten, sind Zweifel, Ängste, Verunsicherungen.

Intimer Raum. Die häufigsten Verletzungen des Intimen Raums bestehen in sexueller oder anderer Gewalt. Die Schutzgrenzen des Intimen Raums werden gewaltsam durchstoßen, die Intimität des Gewaltopfers entblößt und diese häufig noch in der Zeit nach den traumatischen Erfahrungen alleingelassen. In der Folge gelingt es vielen Menschen, die Opfer existenzieller Verletzungen des Intimen Raums geworden sind, nicht mehr oder nur noch unter großen Mühen, die Grenzen ihres Intimen Raums zu schützen. Manchmal verbarrikadieren sie sich und bauen – um den Preis stark reduzierter Begegnungsmöglichkeiten mit anderen – feste Mauern um ihre Intimität, manchmal aber sind die Grenzen durchlässig, und sie fühlen sich immer wieder beschämt und preisgegeben.

Zentraler Ort. Alle bisher genannten Verletzungen der Bedeutungsräume können zur Folgen haben, dass der Zentrale Ort verunsichert, geschwächt oder anderweitig beschädigt wird. Je weniger die Grenzen der verschiedenen Bedeutungsräume gewahrt werden und damit diese Räume ihre Puffer- und Schutzfunktionen wahrnehmen können, desto schutzloser und entblößter wird der Zentrale Ort Angriffen und Verletzungen ausgeliefert, was ein Befinden von Verlorensein, Leere und existenzieller Verunsicherung zur Folge haben kann. Auch wenn Menschen über einen langen Zeitraum immer wieder mit ihren Lebensimpulsen ins Leere gehen, kann diese Leere ihren Zentralen Ort umhüllen, so dass dieser als nicht existent oder „nichts" erlebt werden kann. Nachhaltige Folgen können sich entwickeln. Solche Prozesse sind Grunderfahrungen, die die meisten Menschen mit Persönlichkeitsstörungen machen mussten.

All diese unterschiedlichen Aspekte von Verletzungen der Bedeutungsräume hängen miteinander zusammen. Keine Verletzung eines Bedeutungsraums bleibt folgenlos für die anderen Bedeutungsräume. Doch sind jeweils Schwerpunkte und spezifische Verbindungen bei den einzelnen Klientinnen oder Klienten auszumachen. Dies zeigt sich im jeweiligen therapeutischen Prozess anhand der unterschiedlichen Phänomene. Und dies kann über besondere diagnostische Methoden der Kreativen Leibtherapie erfasst werden.

Eine Methode besteht darin, über eine kleine Bewegungsreise die Räume zu durchlaufen und der Klientin oder dem Klienten dabei Erlebenszugänge anzubieten. Zum Beispiel:

» *„Gehen Sie durch den Raum und stellen Sie sich vor, Sie befinden sich an einem öffentlichen Ort, an dem Sie gesehen werden und andere Menschen sehen. Vielleicht am Arbeitsplatz, an einer Gaststätte, auf dem Markt, wo auch immer. Sie zeigen sich, Sie werden wahrgenommen. Sie werden erkannt, man grüßt Sie, Sie grüßen ... Gehen Sie ein wenig umher und nehmen Sie dabei wahr, wie es Ihnen geht ..."*

» *„Nun stellen Sie sich vor, Sie begegnen einer Person, die Ihnen nahe steht. Sie freuen sich, diese Person zu treffen, begrüßen sich, tauschen sich aus, schauen sich an und erzählen sich innig und offen, wie es Ihnen jeweils geht und was sie bewegt... Auch hier nehmen Sie wieder wahr, wie es Ihnen geht, wie Sie sich spüren ..."*

» *„Sie verabschieden sich von der Person und begeben sich hier im Raum an einen Ort, an dem Sie sich wohl und auch geschützt fühlen und an dem Sie innehalten mögen ... Nehmen Sie sich einen Moment wahr, achten Sie auf Ihren Atem ... Und nun spüren Sie in den Raum um sich herum. Vielleicht breiten Sie Ihre Arme aus und Ihre Hände, erfassen auch mit Ihren Beinen den Raum, den Sie um Ihren Standort herum erfüllen und erfühlen können. Es geht nicht*

um Meter oder Zentimeter, sondern um einen Persönlichen Raum, der Ihnen eigen ist. Vielleicht ist er rechts etwas enger als links oder umgekehrt, vorne anders als hinten ... Tasten Sie, spüren Sie ihn und seine Grenzen wie eine unsichtbare Aura, Ihren Persönlichen Raum ...
Dieser Persönliche Raum ist auch der Raum Ihres Reichtums. Nehmen Sie wahr, was zu Ihrem Reichtum und zu Ihrer Reichweite gehört. Das, was Sie erreichen können oder erreicht haben, ist Ihr Reich. Was ist kostbar, was darf nicht ohne weiteres der Öffentlichkeit preisgegeben werden, was gehört zu Ihnen, was ist Ihnen eigen? Nehmen Sie wahr, was Ihnen in den Sinn kommt, bewegen Sie sich dabei, fühlen Sie mit Ihren Händen und sonstigen Körperteilen Ihren Persönlichen Raum ... Lassen Sie Gedanken, Gefühle kommen und gehen und nehmen Sie sich dabei wahr und ernst ..."

» *„Und nun beschäftigen Sie sich mit Ihrem Intimen Raum, der oft als Raum innerhalb der Körpergrenzen erfahren wird, bei manchen Menschen aber auch unterhalb, innerhalb oder außerhalb der Hautgrenzen liegt. Nehmen Sie ihn wahr, betasten Sie sich und Ihren Körper von Kopf bis Fuß und spüren Sie das, was für Sie besonders intim ist und besonders schutzbedürftig ..."*
» *„Und nun nehmen Sie besonders Ihren Atem wahr ... Spüren Sie, wie Sie ein- und ausatmen, ganz von allein, ohne dass Sie sich dafür anstrengen müssen ... Lassen Sie sich von Ihrem Atem zu einem Inneren Ort führen, zu Ihrem Zentralen Ort, den Sie vielleicht Ihren Kern oder unzerstörbaren Kern nennen mögen oder den Ort der Bewertung oder Ihrer Werte. Diesen Ort finden Sie auf keinem Röntgenbild oder Anatomieatlas, sondern den spüren nur Sie ganz für sich allein ... Lassen Sie sich von Ihrem Atem zu diesem Ort führen und nehmen Sie ihn wahr ... Vielleicht finden Sie ihn sofort, vielleicht hat er sich versteckt – vertrauen Sie darauf, dass Sie ihn finden, dass Sie zumindest eine Vermutung haben, wo er sein könnte ... Lassen Sie sich überraschen. Vielleicht ist er in einem ganz anderen Körperbereich, als Sie ihn vermuteten. Folgen Sie Ihren Eingebungen. Wenn Sie wollen, legen Sie eine Hand in diese Region, in der Sie Ihren Zentralen Ort wahrnehmen oder vermuten ..."*

Diese kleine Reise ist eine Reise durch die Bedeutungsräume. Manche Klient/innen haben schon nach der ersten Erfahrung das Bedürfnis, zu unterbrechen und von dem zu erzählen, was ihnen in den Sinn gekommen ist. Dazu zählen oft auch Verletzungen, die ihnen widerfahren sind. Andere Klientinnen oder Klienten bewegen sich in ihrer Reise durch die Bedeutungsräume und stellen danach fest, dass ihnen manche davon weniger wichtig waren und bei anderen aber ihre Aufmerksamkeit gefesselt war, so dass es weiterer therapeutischer Beschäftigung mit ihnen bedarf.

Eine ähnliche Reise lässt sich sehr gut gestalterisch bewerkstelligen. Auf einem großen Blatt werden konzentrische Kreise eingezeichnet, beginnend mit einem höchstens bierdeckelgroßen Kreis, der den Zentralen Ort umfasst, der nächst größere Kreis dann den Intimen Raum, dann den Persönlichen Raum usw. Indem der Therapeut oder die Therapeutin diese Räume vorstellt, wird dem Klienten oder der Klientin angeboten, das, was Ihnen dazu einfällt, an Positivem wie Negativem, an Aktuellem wie Vergangenem, in die jeweiligen Kreise hinein zu malen, gegebenenfalls auch zu schreiben. In diesem Prozess werden ebenfalls Verletzungen deutlich, aber auch Ressourcen, positive wie negative Erfahrungen, Verbindungen zwischen den Bedeutungsräumen, Fokussierungen und Ähnliches mehr.

Dieses Bild der konzentrischen Kreise kann auch als eine weitere Grundform des Verraumens (siehe vorheriges Kapitel) diagnostisch genutzt und von der Therapeutin, dem Therapeuten den Klient/innen angeboten werden. Oder dieses Bild und Modell der Bedeutungsräume dient als Vorlage zum Musizieren, indem die Therapeut/innen die Klient/innen auffordern, zu jedem dieser Räume mit Instrumenten oder mit der Stimme Töne entstehen und erklingen zu lassen.

Egal mit welcher Methode man versucht, sich den Bedeutungsräumen anzunähern, nie wird dies ein einmaliger diagnostischer Akt sein, sondern eher eine momentane Bestandsaufnahme, die im Zuge des weiteren therapeutischen Prozesses ergänzt, modifiziert, fortgeführt und fortgeschrieben werden wird.

Ganz besonders eindrucksvoll zeigt sich die Einheit und Gleichzeitigkeit von diagnostischem und therapeutischem Prozess dann, wenn die Klient/innen von den Therapeut/innen angeregt werden, die kleine Bewegungsreise durch die Bedeutungsräume noch einmal zu machen, zu einem späteren Zeitpunkt, wenn die Verletzungen und Ressourcen bewusst geworden und bearbeitet worden sind. Diesmal lautet der Vorschlag, diese Reise in umgekehrter Reihenfolge durchzuführen, beginnend mit dem zentralen Ort und endend mit dem Öffentlichen Raum. Hier erschließen sich veränderte Einsichten und Haltungen in der Stellung zur Welt. Der zentrale Ort als gespürter Ausgangspunkt verändert die Erfahrung der Person und der Lebenswelt.

4.4.3 Therapeutik – Wege der Veränderung

Drei besonders wichtige Aspekte der therapeutischen Praxis mit den Bedeutungsräumen seien hier beschrieben. Dabei handelt es sich nur um einen kleinen Ausschnitt aus den vielfältigen Möglichkeiten, mit den Bedeutungsräumen Wege der Veränderung zu begleiten.

Da Verletzungen des Zentralen Orts besonders nachhaltige Wirkungen haben, liegt es nahe, dass Klient/innen darin unterstützt werden, sich ein Bild des Zentralen Ortes zu machen, ihn zum Erklingen zu bringen oder ihn zu be-greifen und ihn greifbar werden zu lassen. Wenn Therapeut/innen dazu ermutigen, werden manche Klient/innen dies gerne aufgreifen, andere werden Schwierigkeiten haben, weil der Zentrale Ort ihnen so fern und ungreifbar, ja, manchmal leer erscheint, dass sie sich ihm gar nicht annähern können oder mögen. Doch dann hilft es, den Klienten oder die Klientin aufzufordern, sich dem Zentralen Ort so zu nähern, wie sie ihn jenseits der Leere oder des Nebels vermuten oder auch wünschen.

Eine existenziell verunsicherte Klientin hat große Fortschritte gemacht, sich trotz zahlreich erlittener Erniedrigungen immer wieder aufzurichten. Doch sie fühlt sich häufig verunsichert und traut dem „Braten" ihrer eigenen Impulse nicht. Die Therapeutin schlägt ihr deshalb vor, dass sie sich ein wenig mit dem Zentralen Ort beschäftigt und erklärt ihr, was sie darunter versteht.

„Bitte schließen Sie einen Moment die Augen und spüren Sie nach innen und gehen Sie auf die Suche nach Ihrem Zentralen Ort. Vielleicht unterstützt sie Ihr Atem, der Sie durch Ihren Körper führt. Irgendwo in diesem Körper, es muss nicht die Mitte sein, es muss nicht das Herz sein, es können diese Regionen sein, vielleicht aber auch ganz andere, wird Ihnen Ihr Zentraler Ort, Ihr Kern, Ihr unzerstörbarer Kern begegnen ... Vielleicht finden Sie ihn leicht, vielleicht bedarf dies einiger Mühe. Vielleicht haben Sie auch nur eine Vermutung, wo sich dieser Ort befinden könnte ... Wenn Sie ihn gar nicht finden, wenn Sie sich ihm gar nicht annähern können, wünschen Sie ihn sich an eine bestimmte Stelle ... Und dann betrachten Sie diesen Zentralen Ort. Vielleicht sehen Sie dort einen Gegenstand, eine Farbe oder hören einen Ton, betrachten eine Landschaft oder irgendetwas ganz anderes ... Was fällt Ihnen ein, was nehmen Sie wahr? ... Nehmen Sie ernst, was Ihnen in den Sinn kommt, so abstrus oder überraschend es Ihnen auch vorkommen mag ..."

Nach einiger Zeit fährt die Therapeutin fort: „Und nun bitte ich Sie, sich diesen Zentralen Ort zu gestalten. Hier in diesem Regal sind verschiedene Gegenstände, Stoffe, Papiere und dergleichen mehr. Gestalten Sie Ihren Zentralen Ort so, wie Sie ihn wahrgenommen haben. Wenn die Wahrnehmung unklar war, dann überlassen Sie die Regie den Impulsen Ihrer Hände und greifen Sie zu irgendeinem Gegenstand – lassen Ihre Hände gestalten und lassen Sie sich überraschen, was daraus wird."

In solchen Annäherungen an den Zentralen Ort entsteht fast immer Überraschendes. Besonders das Angebot, mit Stoffen tätig zu werden oder mit Naturmaterialien, hat sich häufig als sehr hilfreich herausgestellt. Der Zentrale Ort kann auch, wie bei der Diagnostik (4.4.2) beschrieben, gemalt werden, wenn dies gewünscht wird oder wünschenswert erscheint. Er kann als Klang mit der Stimme oder mit einem Instrument ertönen.

Viele Verletzungen der Bedeutungsräume bestehen in Grenzüberschreitungen, also liegt es nahe, an den Grenzen bzw. an der Behauptung und Verteidigung der Grenzen des Intimen und des Persönlichen Raums zu arbeiten.

Eine Klientin tanzt ihren Schutztanz, sie hat einen Weg gefunden, sich aus einer gebeugten und erniedrigten Haltung aufzurichten, und tanzt nun mit weiten und kämpferisch dynamischen Bewegungen einen Tanz, in dem sie die Grenzen ihres Persönlichen Raums markiert: Bis hierhin und nicht weiter. Zumindest nicht ohne meine Einwilligung!

Auch musikalisch kann damit gearbeitet werden: die Posaunen von Jericho konnten zwar Mauern einreißen, doch andere Klänge und andere Musikinstrumente können auch Mauern aufbauen, schützen und verteidigen. Bewährt hat sich auch die Arbeit mit Verkehrsschildern, vor allen Dingen mit Stopp-Schildern, die frei gestaltet werden und die die Grenzen des Intimen und des Persönlichen Raums verteidigen helfen. In all diesen Arbeiten werden auch die Räume der Begegnung eine Rolle spielen und der Öffentliche Raum, denn von dort können Gefahren drohen, die Grenzen des Persönlichen und des Intimen Raums zu verletzen. Und ebenso wird die Arbeit am Zentralen Ort gewichtig sein, denn je stärker der Zentrale Ort, desto eher können die Grenzen verteidigt werden. Und umgekehrt: Je geschützter die Grenzen sind, desto eher kann der Zentrale Ort wachsen und erstarken. Die therapeutische Arbeit mit den Bedeutungsräumen kann sich nie nur auf einen der Räume beziehen und wenn, dann nur kurzfristig. Oft ist es sogar sinnvoll, ja notwendig, den Raum, an dem hauptsächlich die Leidensphänomene auftreten, eine Zeitlang gleichsam beiseite zu stellen und sich zuerst mit anderen Räumen zu beschäftigen.

Eine Klientin litt unter massiven Ängsten in der Öffentlichkeit und vermied folglich öffentliche Räume. In der leibtherapeutischen Beschäftigung damit wurde deutlich, dass diese Ängste auf der traumatischen Erfahrung der Verletzung des Intimen Raums beruhten. Indem der Raum der Begegnung mit der Therapeutin so gestärkt wurde, dass das Vertrauen in sich und andere in der Beziehung wuchs, konnten die Verletzungen des Intimen Raums bearbeitet und der Zentrale Ort gestärkt werden. Erst dann war es der Klientin möglich, einen Zugang zu Veränderungen im Erleben und Verhalten im Öffentlichen Raum zu finden.

In jeder therapeutischen Arbeit ist zumindest einer der Bedeutungsräume präsent: der Raum der Begegnung. Zwischen Therapeut/innen und Klient/innen findet Begegnung statt. Folglich können innerhalb dieser Begegnungserfahrungen auch frühere Begegnungserfahrungen mit all ihren Verletzungen und Potenzialen wieder lebendig werden. Dies ist der Boden dafür, dass Übertragungen geschehen und sich Resonanzmuster wiederholen können. Therapie ist folglich immer Arbeit am und im Raum der Begegnung und insofern ist die therapeutische Beziehung ein Schlüsselprozess auf dem Weg der Veränderung. Klient/innen können in den therapeutischen Dialogen – mit Wort, Klang oder in Gestaltung oder Bewegung – nicht nur alte Begegnungserfahrungen wieder machen, sondern gleichzeitig im geschützten Raum der therapeutischen Begegnung Neues ausprobieren, Misstrauen zeigen, Vertrauen wagen und neue Möglichkeiten der Begegnung erkunden.

4.5 Affektive Regungen

4.5.1 Modelle des Erlebens

Unter affektiven Leibregungen verstehe ich alle Regungen des emotionalen Erlebens und ihre Verhaltensäußerungen (klinisch: Affekte). Dazu zählen die Gefühle, die Stimmungen und das Befinden sowie deren Ausstrahlungen, die Atmosphäre.

Das Befinden wird von dem Philosophen Hermann Schmitz als „ganzheitliche leibliche Regung" bezeichnet, die den „spürbaren Leib durchzieht" (Schmitz

1989, S. 43). Ob man frisch oder müde ist, unruhig oder gelassen, diffus oder beschwingt, immer durchzieht das Befinden das gesamte Erleben. Man kann das Befinden auch als „Grundgestimmtsein" beschreiben, so wie ein Instrument gestimmt ist, auf dem dann unterschiedliche Töne erklingen, oder als Tonart, die die einzelnen Klänge prägt. Ausdruck des Befindens sind die Konstitutiven Leibbewegungen, die ich als ein anderes zentrales Modell der Big Ten ausführlich behandeln werde. Jede der Konstitutiven Leibbewegungen beschreibt ein Befinden.

Gefühle sind emotionale Regungen, die das spontane Verhalten in konkreten Situationen oder gegenüber konkreten Personen bestimmen. Stimmungen dagegen sind unbestimmter und weniger gerichtet: melancholische Sehnsucht, Langeweile, Übermut, Heiterkeit und andere mehr. Wenn Menschen in Stimmungen feststecken, verbergen sich dahinter oft ungelebte Gefühle. Manche Gefühle wie die Angst können als konkretes Gefühl leben und sich auf bestimmte Situationen und Personen richten. Angst kann aber auch als Stimmung diffus in den Raum strahlen und das „Erleben in bestimmter Weise einfärben" (Fuchs 2000a, S. 217).

Atmosphären gehören ebenfalls zu den affektiven Regungen des Erlebens, die als emotional geladene Zustände im leiblichen Umraum einer Person erlebt und beschrieben werden. Eine Atmosphäre kann „geladen" oder „friedlich" sein. Solche Qualitäten sind spürbar, wenn man einen Raum betritt. Menschen können auch Atmosphären beeinflussen oder eine gelangweilte Stimmung zum Beispiel so ausstrahlen, dass sie als Atmosphäre um die Person herum verbreitet wird.

Häufig werden Metaphern und andere poetische Bilder benutzt, um sich der Beschreibung von Atmosphären anzunähern („die Luft klirrte"). Über die Poesie hinaus eignen sich das Musizieren sowie die künstlerische und tänzerische Gestaltung in besonderer Weise, um Atmosphären zum Ausdruck zu bringen und hör-, sicht- und greifbar werden zu lassen. Ein Klang oder ein Farbbild, das eine Atmosphäre darstellt, bietet Möglichkeiten, Atmosphären überhaupt zu identifizieren und die eigene Haltung in und gegenüber einer Atmosphäre zu bestimmen bzw. zu verändern.

Das Modell der affektiven Leibregungen nutzt einerseits die beschriebenen Differenzierungen in seinen Begrifflichkeiten und beinhaltet andererseits eine „Grammatik der Gefühle". Gefühle sind der Mittelpunkt, der Kern des affektiven Erlebens. Deswegen lohnt es sich, ihrer Grammatik besondere Aufmerksamkeit zu schenken. Die Grammatik der Gefühle schert sich nicht um die Logik des Verstandes, sie folgt anderen Regeln. Wir bezeichnen sie als Grammatik der Gefühle und nicht als emotionale Logik, weil Grammatik uns zutreffender zu sein scheint: Jede Grammatik ist lebendig und entwickelt sich mit der lebendigen Sprache weiter, jede grammatikalische Regel kennt Ausnahmen, Querverweise, Verknüpfungen, ist nicht so streng und so sortiert wie die Gesetze der formalen Logik.

Die Grammatik der Gefühle mit den unserer Meinung nach zwölf wichtigsten Regeln ist ein Modell, um affektive Leibregungen und insbesondere die Gefühlswelten zu beschreiben und zu verstehen. Ausführlich dargestellt wurden sie mit Hinweisen auf ersterbende oder überschwemmende Gefühle in dem „ABC der Gefühle" (Baer/Frick-Baer 2008a). Den Erläuterungen einzelner Gefühle und ausführlichen Analysen einzelner Gefühlswelten widmen sich die jeweiligen Bände unserer „Bibliothek der Gefühle".

Zusammengefasst sind die zwölf wichtigsten grammatikalischen Regeln der Gefühle folgende:

Regel 1: Gefühle sind maßlos.
Für die Intensität und das Andauern von Gefühlen, z. B. der Traurigkeit, gibt es keine objektivierbaren Messlatten. Das Maß der Gefühle ist radikal subjektiv. Sie sind nicht messbar, nicht vergleichbar, nicht quantifizierbar. Dies muss verstanden und akzeptiert werden. Gefühle sind von ihrem Wesen her maßlos.

Regel 2: Gefühle brauchen keinen Grund, allenfalls Anlässe.
Oftmals wird Menschen gesagt: Du hast doch keinen Grund für dieses oder jenes Gefühl. Solche Äußerungen sind nicht angemessen. Oft gibt es keine eindeutig zuzuordnenden Ursachen für ein bestimmtes Gefühl. Doch es gibt Zusammenhänge zwischen dem Gefühl und der gegenwärtigen, der vergangenen oder der zu erwartenden Lebenssituation. Es ist passender, von Anlässen und Signalen für Gefühle oder emotionale Äußerungen zu reden statt von Ursachen und Gründen. Ein Trigger kann emotionale Erinnerungen an eine traumatische Situation hervorrufen, ein halbbewusst wahrgenommenes Lied im Radio kann den Anlass geben, dass ein Mensch vor Freude strahlt, weil er es mit einer Liebesbegegnung verknüpft. Wahrnehmungen und Eindrücke lösen über das Leibgedächtnis Gefühle aus. Gefühle wirken über das Leibgedächtnis, nicht über das kognitive Gedächtnis. Diese Wirkungen sind oft unbewusst oder geschehen am Rande der Bewusstheit.

Von Gründen bzw. fehlenden Gründen der Gefühle zu sprechen, schränkt das Verständnis emotionaler Prozesse ein und wird von fühlenden Menschen oft als Vorwurf empfunden.

Gefühle brauchen keinen Grund, und unabhängig davon, ob es möglich ist, Anlässe und Zusammenhänge für bestimmte Gefühle zu erkennen oder nicht, sind sie in jedem Fall ernst zu nehmen.

Regel 3: Gefühle haben mehrdimensionale Wirkungen.
In der Logik werden bestimmte Ursachen mit eindeutigen Folgen verknüpft. In der Grammatik der Gefühle sind die Wirkungen von Gefühlen oft mehrdimensional und nicht eindeutig. Der Zorn eines Menschen kann seine Wahrnehmung beeinflussen und filtern, seine Erregung erhöhen und sein Verhalten bestimmen – also Auswirkungen und Ausdrucksformen in unterschiedlicher Hinsicht haben. Der Zorn eines Menschen kann dazu führen, dass er z. B. „aus der Haut fährt" und angreift. Der Zorn eines anderen Menschen (oder auch der Impuls eigenen Ärgers) kann ihn veranlassen, sich zurückzuhalten und den eigenen Zorn zu unterdrücken, weil er nicht so werden will wie sein jähzorniger Vater. Dadurch reduzieren sich vielleicht die zwischenleiblichen Kontakte mit anderen Menschen bis hin zum Leben in Einsamkeit, die krank machen kann ...

Gefühle haben Wirkung, oft keine logisch erfassbaren, aber immer viele direkte und indirekte, offenkundige und versteckte, kurz- und langfristige, gerade und verschlungene. Sie haben Wirkungen auf das Verhalten, auf das Selbstbild, die Kommunikation und vieles andere mehr.

Regel 4: Gefühle verschwinden aus der Wahrnehmung – und bleiben doch.
Wenn Gefühlsäußerungen bestraft werden oder wenn sie keine Resonanz finden und ins Leere gehen, dann verschwinden sie aus dem wahrgenommenen Erleben eines Menschen, zum Beispiel eines Kindes. Sie werden subjektiv als nicht mehr existent erlebt, gehören nicht mehr zum emotionalen Repertoire des Kindes und der späteren Erwachsenen.

Und doch tauchen sie wieder auf, sei es in Form von Krankheiten oder plötzlichen Anfällen von Traurigkeit oder Zorn, von Ängsten oder depressiven Stimmungen. Der Zusammenhang dieser affektiven Regungen oder anderer leiblichen Äußerungen zu den ursprünglich verdrängten oder sonst wie „verschwundenen" Gefühlen ist oft nicht bewusst. Dass es ihn gibt, ist vielfach eine wichtige Erklärung für die Klient/innen, um sich selbst zu verstehen und den Zusammenhang ihres aktuellen Leidens mit ihrer Lebensgeschichte und Lebenssituation zu erkennen. Kreative Leibtherapie ermöglicht, solchen Zusammenhängen auf die Spur zu kommen und dadurch Leiden zu mindern.

Regel 5: Gefühle lassen sich umtauschen.
Eine besondere Form, wie Gefühle verschwinden und doch bleiben können, besteht darin, dass sie konvertieren, das heißt umgewandelt, umgetauscht werden. Dies geschieht zumeist unbewusst.

Gefühle werden umgetauscht, wenn sie nicht mehr aushaltbar werden. Denn die Trauer des Kindes oder die Wut der geprügelten Frau können unaushaltbar werden und sich deswegen in Angst umwandeln, manchmal auch in affektive Regungen des Befindens, wie zum Beispiel Gespanntsein, Unruhe, Diffusität.

Gefühle werden häufig besonders dann umgetauscht, wenn sie keine Resonanz finden. Gefühle brauchen Echos, brauchen Antworten, brauchen Reaktionen, brauchen die Resonanz anderer Menschen. Wird die Erfahrung, mit einem Gefühl ins Leere zu gehen, wiederholt erlebt oder ist sie gar eine Grunderfahrung von Kindheit an, wird das Gefühl immer unaushaltbarer. Hilflosigkeit oder Trauer werden dann vielleicht zu Zorn und äußern sich in Aggression, umgekehrt kann sich ohnmächtig erlebte Wut in Schmerz verwandeln. Scham wird zu Schamlosigkeit, Unsicherheit zu Arroganz, Angst manchmal sogar zu völliger Furchtlosigkeit, etc.

Regel 6: Gefühlen wohnt das „Und" inne.
Die Logik fordert ein „Entweder-Oder". Gefühle lieben und leben das „Sowohl-als-Auch", sie lieben und fordern das „Und". In der Grammatik der Gefühle schließen sich Gegensätze nicht aus, sondern bedingen sich oft gegenseitig. Der Hass auf den übergriffigen Vater kann trotzdem mit Liebe verbunden sein, die Trauer über den Tod der Mutter mit Erleichterung, dass das Leiden (für beide) ein Ende hat. Diese und viele andere Gefühlswelten brauchen ein „Und" und damit eine Erlaubnis, nebeneinander zu existieren. Klient/innen solche Regeln zu vermitteln, bewirkt zumeist, dass sie sich von dem Dilemma, sich zwischen zwei Gefühlen entscheiden zu müssen, erlöst und erleichtert fühlen. Sie brauchen dann nicht mehr mit sich zu hadern, bestimmte Gefühle nicht haben zu „dürfen".

Regel 7: Gefühle sind oft paradox.
Viele Opfer sexueller oder anderer Gewalt fühlen sich schuldig. Diese Schuldgefühle sind von der Logik her nicht nachzuvollziehen, deswegen ist diese Regel

der Grammatik der Gefühle so wichtig. Sie erklärt (und „erlaubt") solche paradoxen Prozesse, in denen affektive Regungen wie Schuldgefühle ohne Schuld existieren, denen dann bei den Tätern Schuld ohne Schuldgefühle gegenübersteht. Gerade in der therapeutischen Arbeit mit traumatisierten Menschen ist es wichtig, die Existenz paradoxer Gefühle zu verstehen und zu würdigen, um Menschen in ihrer Not helfen zu können.

Regel 8: Gefühle bilden Ketten und Landschaften.
Ein Gefühl ist nie isoliert von anderen Gefühlen und auch nie getrennt von anderen leiblichen Regungen. In Gefühlsketten werden in einem Erlebensprozess unterschiedliche Gefühle hintereinander aufgereiht. Ein Gefühl folgt auf das andere, auf den Zorn vielleicht der Schrecken, dann die Angst, dann die Einsamkeit und vielleicht auch die Traurigkeit.

Auch in Gefühlslandschaften stehen mehrere Gefühle in Verbindung. Doch hiermit wird die Tatsache beschrieben, dass Gefühle nicht nur nacheinander, sondern ebenso nebeneinander existieren, gemeinsam auch mit anderen affektiven Regungen wie Stimmungen oder Befinden bzw. Atmosphären. Das Bild einer Landschaft umfasst auch verschiedene Aspekte von Hügeln, Tälern, Flüssen, die, wie auch immer, nebeneinander existieren, nie alle sichtbar sind, sondern sich dadurch nach und nach erschließen, dass wir Menschen uns in der Landschaft bewegen.

Das Verständnis von Gefühlsketten und Gefühlslandschaften ist mir wichtig, um in der therapeutischen Arbeit den Blick nicht nur auf einzelne Gefühle oder Gefühlsaspekte zu fokussieren, sondern sich immer auch für die Umgebung des jeweiligen Gefühls zu interessieren. Auch für Klient/innen ist das Bild von Gefühlsketten und -landschaften oft hilfreich, um ihnen den Druck zu nehmen, ihre emotionalen Regungen „sortieren" oder „ordnen" zu müssen, was oft mit „wegsortieren" und „wegordnen" gleichgesetzt wird.

Regel 9: Gefühle haben Subtexte – Schattengefühle.
Der Begriff Subtext stammt aus den Literaturwissenschaften und beschreibt den Inhalt eines literarischen Textes, der tiefgründiger, unterhalb des oberflächlich erfassbaren Bedeutungsgehaltes des Geschriebenen liegt, also auf den ersten Blick nicht zu erkennen ist und weitgehend im Verborgenen bleibt. Gefühle haben Subtexte. Das aggressive Verhalten eines Menschen in einem Altenheim enthält oft den Subtext seiner Hilflosigkeit, die Angst kann die Scham verbergen und im Schatten der Scham können sich aggressive Gefühle tummeln. Wird zum

Beispiel nur auf die Aggressivität von Kindern geschaut und versucht, mit den Kindern Wege aus der Aggressivität zu erarbeiten, scheitert dies oft, weil die Quellen, aus denen sich die aggressiven Gefühle speisen, die im Subtext liegenden Schattengefühle, nicht berührt und berücksichtigt werden.

Oft sind diese Schattengefühle „verboten" oder haben sich in den Schatten zurückgezogen und können nicht gelebt werden, weil sie keine Resonanz gefunden haben. Ist es möglich, diese Schattengefühle und damit den Subtext solcher emotionaler Äußerungen zu identifizieren, kann zum Beispiel der Aggressivität „das Wasser abgegraben" werden.

Regel 10: Auf Gefühlen bilden sich Schleier und Fettaugen.
Scham, Angst und Resignation haben zwei besondere Eigenschaften: Sie können sich zum einen wie ein Schleier über verschiedene andere Gefühle legen, diese dämpfen – sowohl im Erleben als auch im Ausdruck – oder sie gar in den Schatten wegdrücken.

Die zweite Eigenschaft besteht darin, dass immer dann, wenn neue Lebendigkeit entsteht, zum Beispiel im Zuge therapeutischer Erfahrungen, die Angst, Scham und Resignation mit anderen emotionalen Regungen „hochgeschwemmt" werden und dann wie Fettaugen auf der Suppe der Lebendigkeit schwimmen. Dies zu wissen ist wichtig, um diese Schleiergefühle Scham, Angst und Resignation besonders zu beachten und ernst zu nehmen. Erst dann kann der Lebendigkeit Raum verschafft werden.

Regel 11: Manchmal sind Gefühle delegiert.
In der therapeutischen Arbeit sind wir oft Menschen begegnet, die zum Beispiel unter massiven Angst- oder Schamgefühlen leiden, für deren Ausmaß sich in ihrer Biografie keine Quellen finden ließen, wohl aber in der Biografie und den Lebensäußerungen ihrer Eltern. Wie traumatisches Erleben auch über Generationen weitergegeben werden kann, so können Gefühle delegiert werden, vor allem zwischen Erwachsenen und Kindern, manchmal auch zwischen Partnerin und Partner.

Viele vor allem unangenehme Gefühle werden delegiert. Meist geschieht dies von Seiten aller Beteiligten unbewusst. Erst wenn ein Gefühl, unter dem ein Mensch leidet, mit seinem fremden Anteil als delegiertes Gefühl identifiziert und „zurückdelegiert" worden ist, kann der frei gewordene Platz mit eigenen Gefühlen oder mit der eigenen Qualität des Gefühls gleichen Namens gefüllt werden.

Regel 12: Gefühle unterscheiden sich in existenzielle und alltägliche Gefühle. Im Limbischen System des Gehirns gibt es einen besonderen Teil, die Amygdala, mit der Menschen existenzielle Gefahren identifizieren und, wenn es einen entsprechenden Auslöser dafür gibt, Notfallprogramme in Gang setzen. Geschieht dies, bekommen die entsprechenden Gefühle eine andere Qualität als die Alltagsgefühle. Ein Ärger oder eine Angst kann sich auf eine konkrete Situation im Alltag beziehen und mehr oder weniger ausgelebt werden. Wenn der Ärger oder die Angst in einer existenziellen Bedrohung entstehen, werden sie existenziell und erfassen und bestimmen in besonderer Weise die gesamte Leiblichkeit. Gerade als existenziell erlebte Bedrohungen, z. B. in traumatisierenden Situationen, rufen existenzielle Gefühlsqualitäten hervor, die lange Zeit, manchmal ein Leben lang nachwirken können.

Die Unterscheidung zwischen existenziellen Gefühlen und Alltagsgefühlen ist wichtig für den Umgang mit den Gefühlen. Auch an und in Alltagsgefühlen können Menschen leiden und brauchen Hilfe. Gefühle sind Orientierungen im Leben, im Umgang mit sich selbst und mit der Umwelt. Hilfestellungen dabei betreffen das „Wie" des Lebens, nicht das „Ob". Um das „Ob" geht es, wenn Menschen sich in existenziellen Krisen befinden und existenziellen Halt, Trost und Unterstützung brauchen, um Wege aus der Krise zu finden.

4.5.2 Diagnostik

Die Kenntnis der Regeln der Grammatik der Gefühle verhilft Therapeut/innen wie Klient/innen zu Einsichten über diese Aspekte ihres Erlebens und ist insofern diagnostisch von Nutzen.

Ein neunjähriger Junge schwankt zwischen Rückzug und Verstummen auf der einen und aggressiven Attacken auf der anderen Seite. Die Mutter sagt: „Ich komme nicht an ihn heran", als sie ihn im Vorgespräch der Therapeutin vorstellt.

Die Therapie beginnt, der Junge findet große Freude am Musizieren, vor allem an den Trommeln, und zeigt rhythmisches Talent. Er „kommt aus sich heraus". In der therapeutischen Beziehung entsteht Vertrauen, doch die Therapeutin kommt, so sehr sie sich bemüht, den Quellen der aggressiven Ausbrüche nicht auf die Spur. Schließlich entsteht eine Situation des musikalischen Dialogs, die neue Einsichten eröffnet. Der Junge hat mehrere Trommeln, Gongs und Triangeln in einem dem Schlagzeug ähnlichen Szenario um sich herum aufgebaut und tobt sich in komplizierten Rhythmen aus. Die Therapeutin, sonst immer rhythmisch sehr versiert, geht mit dem Jungen in einen Dialog, verliert aber oft den Rhythmus, „fällt heraus". Im Nachhinein schämt sie sich sehr.

In der Supervision wird ihr deutlich, dass diese Scham auch ein Hinweis für ein Schattengefühl des Kindes sein könnte. Als sie dies später aufgreift, indem sie dem Jungen erzählt, wie sie sich geschämt hat, aus dem Rhythmus „herausgefallen" zu sein, bestätigt sich nach und nach die Vermutung: Der Vater des Kindes ist vor einigen Monaten aus der Familie „herausgefallen", der Junge schämt sich dessen.

Die Scham zeigt sich hier als Subtext von Rückzug und Aggressivität. Sie ist ein Schattengefühl und wurde in aggressive Gefühle umgetauscht, die sich bei dem Jungen manchmal nach außen über die Aggressivität äußern oder nach innen richten in Verstummen und Rückzug. Das Wissen um Schattengefühle und die Regel vom Umtauschen der Gefühle führte dazu, dass die Therapeutin die eigene Resonanz im Schämen ernst nehmen und als diagnostischen Hinweis nutzen konnte.

Eine Frau hat sich von ihrem Mann getrennt, der lange Zeit heimlich fremd gegangen ist, was sie schließlich merkte. Nach einer kurzen Phase des Zorns versinkt sie in einem depressiven „Loch", wie sie es selbst bezeichnet. Sie bedauert, dass ihr der Zorn auf ihren Ex-Mann abhanden gekommen ist: „Ich will meinen Zorn wieder haben, aber der ist weg. Da ist nur – nichts." Als sie das „Nichts" zu malen versucht, entsteht eine schmutzig graue Fläche aus Aquarellfarben, feucht mit dunklen Schlieren. Sie betrachtet sie und wird traurig. Sofort beginnt sie, mit sich zu hadern, und sagt: „Ich bin doch eigentlich froh, dass dieser Drecksack weg ist. Wie kann ich da traurig sein?" Und sie versucht, ihre Trauer niederzuhalten. Als sie im Gespräch mit dem Therapeuten hört, dass Gefühle zumeist nicht mit dem Entweder-Oder verbunden sind, sondern dass zur Grammatik der Gefühle das „Und" gehört, ist sie erleichtert und kann ihre Trauer und damit die breite Palette ihrer vielfältigen Gefühlslandschaft annehmen.

Oft begegnen wir in der Therapie Menschen, die bestimmte Vorstellungen haben, welche Gefühle sie haben sollten und welche nicht. Manchmal speisen sich diese Vorstellungen aus Vorerfahrungen oder Äußerungen anderer, manchmal auch aus der Lektüre von Büchern oder Zeitschriftenartikeln. Gefühle halten sich aber nicht an solche Vorgaben und Vorstellungen, sondern folgen ihren eigenen verschlungenen Wegen. Ein Verständnis der Regeln der Grammatik der Gefühle kann helfen zu würdigen, was ist.

Ein junger Mann leidet unter ständiger Unruhe und Anspannung. Er vermutet, traumatisiert worden zu sein. Das findet aber in der therapeutischen Arbeit keine Bestätigung, so dass der Blick auf mögliche traumatische Erfahrungen der Eltern gelenkt wird. Es erweist sich, zunächst als Ahnung, dann durch Gewissheit, dass die Mutter mehrfach durch sexuelle Gewalt traumatisiert wurde. Ohne dass sie je mit ihrem Sohn darüber gesprochen hat, wurden im Zuge der transgenerativen Traumaweitergabe ihre emotionalen Traumafolgen an den Sohn weitergegeben: die Hocherregung und Anspannung als Empfinden und Befinden und damit einhergehende, plötzlich „aus heiterem Himmel" auftauchende Angstattacken.

„Gefühle ohne Grund" begegnen uns häufig in der therapeutischen Praxis. Die Klient/innen hadern mit sich, schimpfen auf sich selbst, dass sie diese Gefühle haben, so dass oft das Leiden damit noch verstärkt wird. Zu erfahren und zu erkennen, dass es Gefühle „ohne Grund geben kann" ist oft ein erster Schritt der Erleichterung und lenkt den Blick darauf, Anlässe und damit Auslöser solcher affektiven Regungen zu identifizieren und zu schauen, wie man Wege findet, mit ihnen besser zu leben. Das Wissen darum, dass Gefühle delegiert sein können, öffnet hier den Blick zu Einsichten über die transgenerative Traumaweitergabe (Baer/Frick-Baer 2010) und führt zu weiteren Einsichten wie die, dass das „Gefühl ohne Grund" eben doch seinen Grund haben kann.

4.5.3 Therapeutik – Wege der Veränderung

In der therapeutischen Praxis sind affektive Leibregungen in vielfältigsten Formen Thema. Hier seien drei Aspekte herausgenommen, denen auch bei anderen Big Ten besondere Gewichtung zukommt: Ausdruck, Verwandlung, Beziehung.

Eine 32-jährige Klientin, die wegen eines anderen Themas in die Therapie gekommen war, erwähnt plötzlich beiläufig, dass sie unter Angstattacken leidet. Als der Therapeut sie danach befragt, beginnt sie ihre Brille zu putzen und versucht, diese Frage abzutun.

„Ja, das passiert mir manchmal. Ich weiß auch nicht, wieso. Aber ich versuche, das möglichst wenig zu beachten. Dann wird das schon weggehen."

„Und, gehen die Angstattacken weg?"

„Nein, nicht wirklich ... Ich glaube eher, dass sie in der letzten Zeit etwas häufiger gekommen sind. Das verstehe ich nicht."

Nach einem weiteren Gespräch mit genaueren Erkundungen, wann und wie diese Angstattacken auftreten, schlägt der Therapeut der Klientin vor, ihre Angst doch einmal zu malen. Die Klientin zögert und traut sich nicht. Sie hat Angst, ihre Angst ausdrücken. Daraufhin schlägt ihr der Therapeut vor, ein Rahmenbild zu erstellen. Sie teilt ein Blatt Papier in zwei Flächen, eine Innenfläche und eine äußere Rahmenfläche, und gestaltet in der Rahmenfläche mehrere ihrer Sicherheiten, das, was sie in ihrem Leben als sicher empfindet.

Als sie dann daran geht, in dem Innenfeld ihre Angstattacken zu malen, merkt sie, dass sie nach kurzer Zeit beginnt, den Atem anzuhalten bzw. äußerst flach und ruckartig zu atmen. Der Therapeut fragt, was sie dabei erlebt, und sie antwortet:

„Das ist so, als würde sich ein Ring um meine Brust legen ..."

„Woraus besteht dieser Ring?"

„Ich muss an das Märchen vom Eisernen Heinrich denken ... Vielleicht aus Eisen? ... Aber das stimmt nicht, mein Ring ist weicher ..." Dabei beginnt sie, tiefer zu atmen.

Der Therapeut bittet sie: „Sie brauchen nichts weiter zu tun. Nehmen Sie nur Ihren Atem wahr. Achten Sie auf den Ring, achten Sie auf Ihren Atem, achten Sie auf sich."

Die Klientin beginnt schließlich, gleichzeitig zu lachen und zu weinen. Ihr fällt eine Situation ein, eine Situation großer und intensiver Lust und Lebendigkeit, die sie so überraschte und auch ängstigte, dass sie sie „einsperrte".

In der weiteren Arbeit ergeben sich vielfältige Erkundungen der Gefühls- und Erlebenslandschaften und der Quellen ihres Entstehens. Wie so oft, wenn es um Gefühle und andere affektive Leibregungen geht, ist der Ausdruck in Worten oder in einem anderen kreativen Medium der erste und manchmal auch wichtigste Schritt, von dem aus sich Landschaften des Erlebens erschließen. Dabei greifen die emotionalen Regungen über in Erregungen des Körpererlebens, wie hier, oder andere leibliche Aspekte treten in den Vordergrund. Ausdruck ist der Beginn der Veränderung.

Doch Veränderungen können auch explizit im therapeutischen Prozess angeregt und unterstützt werden, wie folgendes Beispiel zeigt:

Eine Frau hat auf dem Klavier ihre Unruhe gespielt. Mit zwei Fingern und schräg, hektisch, mit abrupten Wechseln und Veränderungen, atemlos. Als die Therapeutin sie fragt, was sie gehört hat und wie sie sich dabei fühlt, antwortet sie: „Ich fühle nichts, gar nichts. Das hört sich an wie völliges Chaos. Ich komme mir vor wie meine Schreibtischschublade, wo ich immer alles reinwerfe und dann nichts wiederfinde."

Nach einigem Hin und Her im weiteren Gespräch, in dem deutlich wird, dass die Klientin weiterhin nichts empfinden konnte, schlägt die Therapeutin einen Wechsel des Mediums vor, wohl wissend, dass solche Wechsel auch oft als Angebote für Veränderungen im Erleben wirken können: „Ich schlage Ihnen vor, doch einmal dieses Chaos, diese Schreibtischschublade zu malen."

Die Klientin nimmt Stifte und hackt mit den Farbstiften wild und chaotisch auf dem Papier herum, bis schließlich ein äußerst buntes und farbenfroh wirkendes Bild entsteht.

„Was sehen Sie?"

„Das ist viel zu bunt, als dass es zu mir gehört, als dass es zu mir passt. So lebendig komme ich mir gar nicht vor. Damit kann ich nichts anfangen."

Also bietet die Therapeutin der Klientin eine weitere Veränderung an: „Ich schlage Ihnen vor, das Blatt umzudrehen und die Rückseite zu betrachten. Vielleicht sehen Sie etwas. Vielleicht mögen Sie mit Ihren Fingern darüber streichen, vielleicht sogar mit geschlossenen Augen, um mit Ihren Fingerkuppen zu schauen."

Die Klientin drehte das Blatt um und streicht mit geschlossenen Augen mit ihren Fingerkuppen über die Oberfläche. Dabei wird ihr Gesichtsausdruck sehr weich. Nach längerer Zeit sagt sie: „Da ist so viel Zartheit ... Die habe ich so lange vermisst ... Auch die Zärtlichkeit. Danach sehne ich mich so sehr ..."

Dadurch, dass wir in der Kreativen Leibtherapie vielfältige Möglichkeiten des Ausdrucks anbieten, können wir auch durch Wechsel der Ausdrucksformen explizit Angebote der Veränderung und Verwandlung machen. Jeder Ausdruck ist schon ein Angebot der Verwandlung, und in den kreativen Ausdrucksmöglichkeiten können wir Wege der Verwandlung gezielt einsetzen, um damit Chancen auch der Verwandlung des Erlebens, in dem Klient/innen feststecken, zu eröffnen.

Ein Angebot der Verwandlung ist ähnlich wie bei den anderen Big Ten immer auch das Angebot, innerhalb der therapeutischen Beziehung besondere Erfahrungen der Begegnung zu machen.

Eine Klientin hatte lange Zeit intensiv um ihren verstorbenen Partner getrauert und suchte einen Weg aus dieser Trauer heraus. Da die Therapeutin wusste, dass die Klientin gerne tanzt, bot sie ihr an, einen gemeinsamen Tanz der Trauer zu wagen. Sie beabsichtigte, der Klientin mit diesem Angebot eine Erfahrung zu ermöglichen, wie viel Nähe und Distanz, wie viel Begegnung und Rückzug sie in ihrem Traurigsein leben wollte.

Die Klientin wählte unter den vorgeschlagenen Möglichkeiten eine klassische Musik aus, und beide begannen zu tanzen. Dabei wurde der Therapeutin deutlich, dass die Klientin immer wieder den Blickkontakt vermied, indem sie, wenn er mit der Therapeutin zu entstehen „drohte", sich schnell abwandte oder in sich versank.

Die Therapeutin akzeptierte dies, bot aber immer wieder Blickkontakt an – nicht starr, sondern auf die Überraschung des Moments vertrauend –, bis schließlich beider Blicke sich „fingen" und für eine kurze Zeit verbunden blieben. Die Klientin begann sofort zu weinen. Beide tanzten weiter und es entstand ein Tanz der Traurigkeit.

Wie sich im späteren Gespräch nach dieser kleinen Fallvignette herausstellte, gelang es der Klientin, im tänzerischen Dialog ihre innere Bewegtheit des Trauerns über den Blickkontakt mit der Therapeutin zu teilen und so einen Weg der Begegnung zu finden. Nicht die Trauer war das Hauptproblem, in dem sie feststeckte, sondern die Einsamkeit, die im Trauern entstanden war. Über den Tanz konnte sich die Klientin zeigen, und über das Sichtbarwerden entstanden auch erste Anflüge von „Zuver-Sicht".

Solche und viele andere Möglichkeiten des Dialogs, verbale wie nonverbale, sind in der Arbeit mit Affektiven Leibregungen oft unverzichtbar. Gefühle wirken zwischenleiblich und werden von Erfahrungen des Lebensraums beeinflusst, reagieren auf die Impulse aus dem Lebensraum und strahlen auf den Lebensraum aus. Indem Therapeutinnen und Therapeuten sich selbst als zwischenleibliche Begegnungsmöglichkeit anbieten, ermöglichen sie den Klient/innen neue Wege der Erfahrung und somit der Veränderung.

4.6 Richtungs-Leibbewegungen

4.6.1 Modelle des Erlebens

Wenn ein Mensch sich einem anderen „zuwendet" oder „auf etwas hin" arbeitet, dann schlägt er in seinem Erleben eine Richtung ein, die Richtung nach vorn. Dieses Gerichtetsein kann sensomotorische Aspekte einschließen: Bewegungen, Blickrichtungen, Handlungen … In erster Linie handelt es sich aber um eine Bewegung des Erlebens, die wir deswegen Leibbewegung, in diesem Fall: Richtungs-Leibbewegung, genannt haben.

Wenn Menschen sich in ihrer Lebenswelt „ein-richten", dann erschließen sie sich ihren leiblichen Umraum über Räume und Richtungen, die ich in der Leibqualität Räumlichkeit (siehe Kapitel 2.2.3) beschrieben habe. „Der Leib ist somit das Zentrum eines Netzes von Richtungen oder Vektoren, die von ihm ausgehen oder zu ihm hinführen. In Wahrnehmung und Bewegung wird der leibliche Raum zum gerichteten oder zum Richtungsraum." (Fuchs 2000a, S. 89). Unser Modell der Richtungs-Leibbewegungen beschreibt dieses Richtungsnetz konkret und macht es dadurch diagnostisch und therapeutisch handhabbar.

Die wichtigsten Richtungs-Leibbewegungen, mit denen Kreative Leibtherapeut/innen arbeiten, sind:

Hinein (innen) – Hinaus (außen)

Der leibliche Prozess ist ein fortwährender Prozess in der Polarität hinein-hinaus. Wir Menschen atmen ein und nehmen Nahrung zu uns, nicht nur stoffliche sondern auch emotionale und geistige. Wir nehmen mit unseren Sinneswahrnehmungen die Welt wahr, spüren Atmosphären und nehmen in der zwischenleiblichen Begegnung die Schwingungen anderer Menschen auf. Wir bewegen uns in unserem Erleben hinaus in die Lebenswelt, mit unserem Atem, dem wir Stimme geben und der Stimmungen transportiert, mit all unseren verbalen und darüber hinaus kreativen Ausdrucksmöglichkeiten, in unserer Körpersprache, in bebendem Zorn wie in zärtlicher Hingabe … Über dieses Gerichtetsein leben und schaffen wir leibliche Räume, den Raum in uns und den Raum außen, die allerdings leiblich nicht getrennt sind, sondern nur Polaritäten im dialektischen Wechselspiel des Hinein und Hinaus bezeichnen.

Hoch (oben) – Hinunter (unter)
Die Bewegung nach oben ist nicht nur eine motorische, sondern immer auch leibliche Qualität. Sie kann ein Sich-Erheben, einen aufrechten Gang oder ein Aufrichten in Würde beinhalten, oder ihr kann die Qualität der Überheblichkeit oder des „Kopf-über-Wasser-Haltens" innewohnen. Die Richtung nach unten erfahren manche Menschen als Erniedrigung, Niedergedrückt-Sein oder Erleben einer „Niederlage". Andere spüren ihren Boden und ihre Wurzeln. Auch hier entstehen über das leibliche Gerichtetsein Räume des Oben und Unten.

Vor (vorn) – Zurück (hinten)
Wenn Menschen sich nach vorne bewegen, wenn sie etwas anstreben, wenn sie etwas vorhaben und es sie irgendwo hinzieht, dann schaffen sie auch Räume, einen Raum, der „vor ihnen liegt" und in dem ihnen etwas „bevorsteht". Der Raum hinter ihnen ist gleichzeitig das, was war, was sie erlebt haben, was biografisch zurückliegt. Er kann als Rückendeckung erlebt werden oder als Raum, aus dem ihnen jemand in den Rücken fällt. Man kann sich zurücklehnen, körperlich und im leiblichen Sinn, und dadurch Sicherheit und Halt finden oder die Kontrolle verlieren ...

Rechts – Links
Rechts und Links haben häufig für Menschen Bedeutungen, die unbewusst bleiben oder nur am Rande der Aufmerksamkeit wahrgenommen werden (außer im Hinblick auf Recht- bzw. Linkshändigkeit). Deswegen ist die Leibbewegung Rechts und Links diejenige, die für die meisten Klient/innen, wenn wir sie zu einer Erlebnisreise anregen, am unbekanntesten und fremdesten ist, die aber sehr häufig große Überraschungen enthält. Es ist für die meisten Menschen von großer Bedeutung, ob sie rechts oder links von jemandem stehen, sitzen oder im Bett liegen, ob sie eine Bewegung mit der rechten oder mit der linken Hand vollziehen oder welche der beiden Seiten sie überhaupt mehr oder weniger wahrnehmen.
Sich nach rechts oder links zu wenden und den Raum rechts oder links von einem Menschen wahrzunehmen und leiblich zu spüren, eröffnet häufig Zugänge zu biografisch geprägten Aspekten des Leibgedächtnisses. Da „war links immer nur Leere" oder „kam das Schimpfen immer von rechts". Oder: „Vor meinem inneren Auge sehe ich rechts Menschen, die mir Gutes wollen, und links die giftigen."

Lebensrichtung

„Leiblicher Raum ist werdender, gerichteter Raum." (Fuchs 2000a, S. 91) Dieser gerichtete Raum kann prägnant sein, so dass die genannten Richtungs-Leibbewegungen identifiziert werden können, er kann aber auch diffus und unbestimmt bleiben. „Die zentrifugalen Richtungen bedürfen nicht unbedingt eines Richtungsziels, sondern können ebenso gut ins Unbestimmte verlaufen, wie etwa das gespürte Atmen, der Schrei, der leere Blick oder eine leibliche Gebärde (...)." (Fuchs 2000a, S. 175) Solche ins Unbestimmte verlaufenden Richtungs-Leibbewegungen können für manche Menschen zum vorherrschenden Charakteristikum ihres Gerichtetseins werden. Ihr Gerichtetsein hat dann vor allem die Qualität des Ungerichtetseins, was für Diagnostik und Therapie hohe Relevanz hat, wie ich noch beschreiben werde. Die leibliche Bedeutung des Richtungserlebens erhellt sich noch weiter, wenn wir einbeziehen, dass das Wort „Sinn" ursprünglich auch „Richtung" beinhaltete, wie in der Wendung „im Uhrzeigersinn" noch erkenntlich wird. Bezeichnungen von Sinneswahrnehmungen und Sinnesausdruck enthalten häufig Richtungsangaben: Ich schaue auf jemanden; ich sauge die Stille auf; der Schall erreicht mich von meiner Linken; mein hartes Nein zielt auf mein Gegenüber vor mir. Ich stampfe mit den Füßen auf oder spüre die schützende Hand hinter mir ... „Jeder Sinn stellt ein Grundverhältnis zur Welt her und vermittelt viel mehr von ihr, als wir rein physiologisch beschreiben können." (Fuchs 2000a, S. 203)

Doch Sinn ist nicht nur ein Ausdruck für unsere Sinneswahrnehmungen, sondern auch für die Sinnhaftigkeit unseres Handelns, ja unseres Lebens. Wenn ein Mensch seine Richtung, seine Lebensrichtung nicht findet oder eine falsche „Richtung einschlägt", dann wird er dies als sinnlos, unsinnig oder widersinnig erleben. Gerichtet zu sein beinhaltet zwei Pole, was in diesem Zusammenhang besonders gewichtig wird: Auf der einen Seite gibt es einen Ausgangspunkt des Gerichtetseins und ein Ziel, das mehr oder weniger deutlich ist. Den Ausgangspunkt habe ich als Zentralität und inneren Ort beschrieben. Er bildet das Subjekt, das im Lateinischen den Ort bezeichnet, von dem aus etwas geworfen wird. Das Objekt ist das Ziel, auf das hin etwas geworfen wird, der Zielpunkt des Gerichtetseins.

Wird das Gerichtetsein des Verhaltens oder gar des Lebens nur von Objekten her bestimmt, wird sich der betreffende Mensch wie „abgerichtet" fühlen und selbst als Objekt erleben. Bestimmt dagegen die Subjektivität das lebende und erlebende Subjekt, das Gerichtetsein (was durchaus die Übernahme von Absichten, Meinungen und Haltungen anderer integrieren kann), dann wird das Gerichtetsein zu Eigen-Sinn und Sinnhaftigkeit.

4.6.2 Diagnostik

Das Modell der Richtungs-Leibbewegung ermöglicht, den Richtungsraum des Erlebens zu erfassen und zu beschreiben, und kann folglich wie die anderen Modelle der Big Ten als Modell zur Gewinnung von Einsichten und damit zur Diagnostik genutzt werden. Auch hierfür möchte ich wieder drei Beispiele anführen, um die diagnostischen Möglichkeiten dieses Modells zu skizzieren.

Hedwig F. wird von ihrem Mann jeden Morgen in eine Tagesstätte für alte Menschen gebracht. Sie ist 82 Jahre alt und leidet an Alzheimer-Demenz. In der Tagesstätte läuft sie häufig ziellos umher, wie suchend. Der Blick schwirrt hierhin oder dorthin, ohne irgendwo zu verweilen. Manchmal fragt sie andere: „Wo geht's denn hier nach Königsberg?"

In der Demenz ist das Ungerichtetsein vorherrschend. Der innere Ort der Bewertung wird für viele Menschen, die an dieser Erkrankung leiden, schwächer und zumindest zeitweilig nicht zugänglich, so dass das Gerichtetsein seinen Ausgangspunkt und seine Kraft verliert. Und doch ist es wichtig zu beobachten, wann und wo gerichtetes Erleben und damit Richtungs-Leibbewegungen auftreten. Hedwig F. suchte den Weg nach „Königsberg". Dorthin war sie aus dem östlichen Ostpreußen Ende 1944 auf der Flucht gewesen. Die kriegstraumatischen Erfahrungen blieben in ihrem Leibgedächtnis und bestimmten ihr Gerichtetsein (s.a. Baer 2010b). Hedwig F. ist ziellos und ungerichtet. In der Wiederbelebung kriegstraumatischen Erlebens sucht sie nach einer Richtung, das Ungerichtetsein bestimmt aber die meiste Zeit ihres Alltags.

Das Ungerichtetsein kann aber noch durch andere Erfahrungen zeitweilig aufgehoben werden:

Immer wenn Hedwig F. in der Tagesstätte der Altenpflegerin Schwester Lisa begegnet, lächelt sie und wendet den Blick nicht von ihr. Schwester Lisa lächelt viel und hat ein besonders herzliches Verhältnis zu ihr. Wenn Schwester Lisa sie bittet, mit ihr an den Tisch zu kommen und einen Kaffee zu trinken, macht Hedwig F. dies, während sie andere Menschen ignoriert. Sie sitzt immer links von Schwester Lisa, „damit das seine Ordnung hat", wie sie sagt.

Damit aus dem Ungerichtetsein wieder Richtungsmöglichkeiten erschlossen werden können, bedarf es zwischenleiblicher Begegnungen. Jedes Beziehungsangebot ist ein Angebot des Gerichtetseins.

Ben ist neun Jahre alt und ein frecher Berliner Bengel. Als er in den Therapieraum kommt, schaut er sich neugierig und interessiert um, fasst alles an, geht auf Entdeckungsreise. Nach einigen Minuten bleibt er unschlüssig stehen.

Der Therapeut fragt: „Was willst du?"

Ben sagt: „Weg."

Der Therapeut antwortet: „Dann suche dir einen Ort, wo du weg sein kannst. Aber hier im Raum."

Ben schaut sich um und baut sich eine Höhle aus Kissen, in der er sich versteckt.

Ben ist als hyperaktiv (ADHS) eingestuft. Die Besonderheit hyperaktiver Kinder besteht fast immer darin, dass sie hochsensibel sind und unter einer Filterschwäche leiden. In der Richtungs-Leibbewegung „Hinein-Hinaus" strömt viel mehr als bei anderen Kindern in sie hinein, mehr als sie verarbeiten können. So überschüttet zu werden, beunruhigt und überfordert, was sich oft in unruhigem Verhalten äußert. Diese Kinder haben kein Aufmerksamkeitsdefizit, sondern allenfalls einen Aufmerksamkeitsüberschuss. Die Folge ist, dass sie Schutz suchen vor dem, was auf sie eindringt und sie überfordert, zum Beispiel, indem sie eine Höhle bauen oder den Schulhof nur mit Kopfhörern betreten, die sie von den für sie unerträglichen Geräuschen abschirmen.

Woher diese besondere Aufnahmefähigkeit (die ja auch eine Kompetenz beinhaltet!) bzw. die Filterschwäche herrührt, kann unterschiedliche Gründe haben. Diese mögen von genetischen Dispositionen bis zu unverarbeiteten traumatischen Erfahrungen reichen. Das Modell der Richtungs-Leibbewegungen schafft entlang der Achse Hinein-Hinaus für Ben und andere Kinder ein Verständnis, das der therapeutischen Arbeit zugrunde gelegt werden kann.
Ein drittes Beispiel:

Frau S. hat „es geschafft". Sie ist befördert worden und hat sich nun in ihrem Traumjob eingerichtet, wie sie in der Therapie erzählt.

„Eigentlich könnte ich mich jetzt zurücklehnen. Aber ich finde keine Ruhe, immer fällt mir etwas ein, was ich zu tun habe, irgendwie muss es immer weiter gehen." In dieser kurzen Schilderung wird die Richtungs-Leibbewegung „Vor-

Zurück" deutlich. Das „Zurücklehnen" ist nicht möglich, es muss immer „weiter" und nach vorne „gehen". Als die Klientin in der therapeutischen Arbeit den Raum vor ihr malt, ist sie erstaunt, wie grau und unbestimmt er ist. „Ich will etwas erreichen, aber ich weiß nicht was. Ich will irgendwo hin, aber habe kein Ziel."

Anschließend spürt sie in den Raum hinter sich und ist erschrocken: „Da ist nichts, da ist der Abgrund!"

Ihr gesamtes Erleben und Verhalten ist nach vorne gerichtet, während der Raum hinter ihr nicht spürbar ist. Dass ein Zurücklehnen in den Abgrund nicht möglich ist, wird auf diese Weise klar.

Die Richtungs-Leibbewegung „Vor-Zurück" verhilft in diesem Beispiel zu Einsichten und wird zum wesentlichen diagnostischen Zugang. Das Bild des Abgrunds gibt einen ersten Hinweis darauf, dass (wie so) oft eine Achse der Richtungs-Leibbewegungen allein für die Diagnostik nicht hinreichend ist, sondern mit anderen Achsen, wie in diesem Fall „Hoch und Hinunter" verknüpft ist. Als im weiteren Prozess die Abgrunderfahrungen, die sich als traumatisches Erleben verbunden mit Leere-Erfahrungen erweisen, therapeutisch bearbeitet werden, werden daraus neue Möglichkeiten des Umgangs mit den Richtungs-Leibbewegungen „Vor und Zurück" erschlossen.

Wie im letzten Beispiel schon sichtbar wurde, ergibt die Sprache der Klient/innen häufig schon Hinweise zu den Richtungs-Leibbewegungen. Sie können in der Therapie aufgegriffen werden. Durch Arbeit mit dem Verraumen, Gestalten, Bewegen oder Musizieren können dann Vermutungen, die sich daraus ergeben, überprüft und erweitert werden. Ein weiterer wichtiger Anhaltspunkt sind Phänomene des Körpererlebens. Erwähnt zum Beispiel ein Klient, dass er „sich heute niedergeschlagen" fühlt, so kann dies als Hinweis auf die Leibbewegung „Hinauf-Hinunter" genommen werden. Wird er dann gefragt, wo vor allem er dieses Niedergeschlagensein im Körper spürt, dann kommt vielleicht zunächst die Antwort: „zwischen den Schultern", und auf die Nachfrage „rechts oder links" die für ihn selbst überraschende Antwort: „Links". Dann kann dieses Phänomen als Hinweis auf eine weitere Richtungsleibbewegung aufgegriffen werden usw.

Für die Diagnostik ist es hilfreich, sich die vier erwähnten Richtungs-Leibbewegungen wie vier Achsen vorzustellen, in denen jeweils das Erleben sich zwischen den Polen vollzieht:

Grafik 13

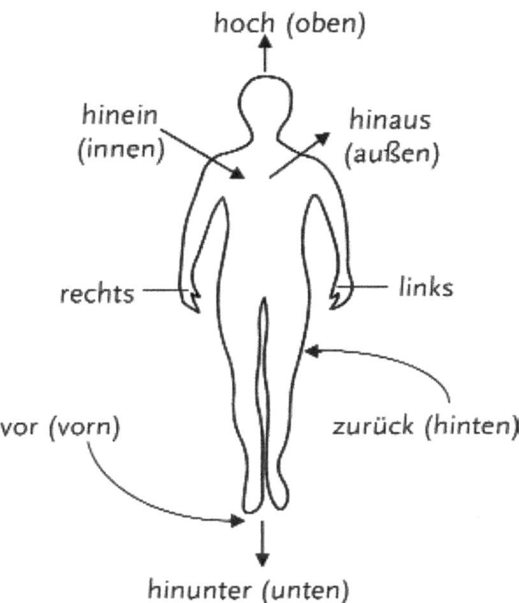

4.6.3 Therapeutik – Wege der Veränderung

Abgesehen von den Wegen der Veränderung, die bei allen Big Ten gelten (Beziehungsangebote, Experimente, leibliches Spüren usw.) sind in der Therapeutik der Richtungs-Leibbewegungen vor allem drei Aspekte wichtig.

Zentralität des Gerichtetseins
Es ist von wesentlicher Bedeutung, an der Zentralität, also mit dem Ausgangspunkt des Gerichtetseins zu arbeiten. Meinhaftigkeit und Subjektivität zu stärken, ist entscheidend, um das Gerichtetsein eines Menschen zu fördern. Die erwähnte demenzkranke Frau braucht Unterstützung bei jeder meinhaften und subjektiven Regung. Auch wenn sie viele Fragen danach, was sie möchte, nicht beantworten kann, ist es doch von entscheidender Bedeutung, auf ihren Willen und ihre Bewertungen zu lauschen, die sie vielleicht nicht mit Worten zeigen kann, sondern mit Gesten, Blicken oder anderen Äußerungen kundtut. Eine Stärkung ihres inneren Ortes der Bewertung wird ihre Fähigkeit zum gerichteten Erleben stärken. Dabei sind Subjekt und Objekt als Ausgangspunkt und Zielpunkt immer im Zusammenhang zu betrachten: Wenn sich Therapeut/innen oder wie in diesem Fall eine Betreuerin durch ihr Beziehungsangebot als Objekt des Gerichtetseins zur

Verfügung stellen, stärkt dies auch den Gegenpol des Objekts, die Subjekthaftigkeit. Die Begriffe „Subjekt" und „Objekt" enthalten den lateinischen Wortstamm „iactare" = werfen. Das Subjekt war ursprünglich der Ausgangspunkt, von dem aus etwas (ein Speer, ein Blick, die Aufmerksamkeit ...) geworfen wurde, das Objekt war der Zielpunkt, der Adressat.

Oft werden Bemühungen, das Gerichtetsein zu unterstützen, auf Hindernisse stoßen. Zum Beispiel:

Eine Klientin klagt darüber, dass sie nicht wisse, „wohin mit sich". Als sie versucht, dies musikalisch auszudrücken, greift sie zu einer kleinen Flöte, bekommt aber nur ein leises Hauchen heraus.

„Da wird mir ganz eng im Hals, irgendwie darf ich das nicht. Das ist verboten."

Im Bemühen, gerichtete Klänge hervorzubringen, begegnet die Klientin einer Konstitutiven Leibbewegung, die ich als das Befinden betreffende Leibbewegung im nächsten Kapitel der Big Ten vorstellen werde. Diese Verknüpfung von Richtungs-Leibbewegungen und von Konstitutiven Leibbewegungen tritt häufig auf.

„Wer verbietet?", fragt die Therapeutin. „Alle", antwortet die Klientin, „wenn ich was sage, hört mir sowieso keiner zu."

Die Klientin begegnet in dieser therapeutischen Szene Erfahrungen aus ihrer Kindheit und Jugendzeit, Erfahrungen, in denen sie mit der Primären Leibbewegung „Tönen" ins Leere gegangen ist. Wenn Erlebensklänge und Töne kein Objekt finden und stattdessen in der Leere verhallen, kann, wie bei ihr, das Gerichtetsein schwinden. Sie reagierte mit Schreianfällen, die so laut und kreischend waren, dass sie nicht überhört werden konnten. Als Reaktion darauf hagelte es Verbote und Strafen, was zu zunehmendem Verstummen und damit einer Festigung des Ungerichtetseins führte.

Die weitere therapeutische Arbeit bestand in Dialogen zwischen Klientin und Therapeut, sehr leisen, fast hauchenden Dialogen, und daneben sehr lauten, in denen die Klientin Erfahrungen des Gerichtetseins im Austausch Primärer Leibbewegungen machen konnte.

Ein häufig einzusetzender Weg besteht darin, der Gegenrichtung einer Richtungs-Leibbewegung Aufmerksamkeit zu schenken bzw. die Richtung zu wechseln. In einem der obigen diagnostischen Beispiele ging es der Klientin vor allem um die Richtungs-Leibbewegung nach vorn. Der Richtungs-Leibbewegung nach hinten bzw. von hinten Aufmerksamkeit zu schenken, war auch der Beginn therapeutischer Veränderung. Der hyperaktive Junge Ben, bei dem die Richtungs-Leibbewegung von außen nach innen so bestimmend war, konnte in der Therapie darin unterstützt werden, einen Weg zu finden, das, was ihm auf dem Herzen lag, von innen nach außen zu bringen. Das Bild der Achsen der Richtungs-Leibbewegungen ist hilfreich, um Polaritäten zu erkennen und immer im therapeutischen Prozess *beiden* Polen einer Richtungs-Leibbewegung Aufmerksamkeit zu schenken.

Ein weiterer wichtiger Aspekt, der uns in der therapeutischen Praxis häufig begegnet, sind Richtungsblockaden.

Eine Klientin wirkt wie „auf dem Sprung", aber kann sich nicht bewegen.
„Ich weiß nicht, was los ist. Ich fühle mich wie gelähmt."

Wie diese Klientin sind viele Menschen, die traumatische Erfahrungen erleiden mussten, gelähmt. Sie wollen körperlich und darüber hinaus in Bewegung geraden, fühlen sich aber in der Starre gefangen.

Die Therapeutin fragt: „Wenn Sie sich bewegen würden, was würden Sie dann tun?"
„Ich würde abhauen, wegrennen, so schnell ich kann."
„Was hindert Sie?"
„Das macht man nicht. Ich muss doch standhalten. Weglaufen geht nicht."

Vor existenziellen Bedrohungen wie z. B. sexueller Gewalt zu flüchten, ist angemessen und gesund. Doch die traumatische Erstarrung und Leitsätze wie „Weglaufen geht nicht" hindern manche Menschen daran. Ihr Gerichtetsein ist „eingefroren". Wir Kreativen Leibtherapeut/innen ermutigen dann, den inneren Impulsen des Flüchtens nachzuspüren und eventuell nachzugehen:

„Ich meine, dass Flüchten nicht schlecht ist, wenn einem etwas Gefährliches droht. Wenn Sie flüchten würden, in welche Richtung ginge das?"
„Nach hinten links ..."

Über das Konkretisieren des Spürens können die Klient/innen zuerst einmal der inneren Richtung nachgehen und daraus dann meist einen Weg aus der Erstarrung finden. Erstarrt sind oft auch die Richtungs-Leibbewegungen „hinein – hinaus".

Dies äußert sich oft als Druck:

„Es drückt wie eine Faust in den Magen."

„Da ist soviel Druck auf meinem Herzen."

Auch dahinter verbirgt sich oft blockiertes Gerichtetsein. Auch hier besteht der Anfang der Veränderung darin, die Impulse des inneren Gerichtetseins zu erspüren und ihnen Raum zu geben.

Richtungswechsel sind angesagt, wenn sich aggressive Impulse gegen die eigene Person richten. Das Spektrum dabei reicht vom selbstaggressiven Verhalten („Schnibbeln") bis zu Essstörungen. Ein Beispiel aus der Arbeit mit einer Frau, die an chronischen Kopfschmerzen litt.

Die Klientin versucht, ihre Kopfschmerzen zu gestalten, und greift nach einem Klumpen Ton. Sie versucht, ihm eine Gestalt zu geben, bricht aber ab und sagt: „Das wird nichts. Das ist ein Klumpen und bleibt einer. So formlos wie meine Schmerzen."

Die Therapeutin fragt danach, wie sich die Schmerzen anfühlen.

„Stechend. Scharf stechend", antwortet die Klientin.

„Bitte gestalten Sie das Scharf-Stechende."

Die Klientin nimmt ein Messer aus dem Regal und sticht es in den Ton: „So!"

Sie sprechen darüber, dass die Schmerzen immer „zustechen", wenn Stress und Belastung der Klientin ansteigen. Die Therapeutin regt schließlich an: „Wie wäre es denn, wenn Sie einmal die Richtung umkehren und nicht nach innen stechen, sondern nach außen."

Allein dieser Gedanke, diese Vorstellung macht die Klientin fassungslos und erregt sie ...

In der weiteren Arbeit entwickelt sich aus dem Umkehren der Richtung statt von außen nach innen nun von innen nach außen ein Entdeckungsprozess, der dazu führt, dass die Klientin sich gegen übermäßige Belastungen und gegen Kränkungen und Verletzungen zu wehren beginnt. Ein Prozess des Widerstandes und des Aufrichtens.

So wichtig es ist, innerhalb einer Richtungs-Leibbewegung die Richtung zu wechseln, so therapeutisch förderlich kann es in anderen Situationen sein, einen Wechsel der Achse vorzunehmen.

Ein Klient erzählte: „Ich trete irgendwie auf der Stelle. Ich fange Feuer, etwas Neues zu machen, und dann mache ich wieder einen Schritt zurück. Dann probiere ich wieder etwas anderes. Und wieder geht der Schuss nach hinten los oder ich bleibe stehen."

Der Therapeut schlug ihm vor, dieses Vor und Zurück doch einmal in Bewegung umzusetzen. Der Klient mache ein, zwei Schritte nach vorne, hielt dann inne, ging wieder zurück, wieder nach vorne, wieder zurück ...

„Wie geht es Ihnen dabei?"

„Doof. Ich komme mir bescheuert vor."

„Wie spüren Sie sich körperlich?"

„Irgendwie gar nicht. Ich bekomme mich irgendwie nicht mit."

Der Therapeut schlug vor, diese Bewegung vor und zurück noch einmal zu gehen, diesmal aber sehr bewusst auf das Körpererleben zu achten. Der Klient bemühte sich darum, bewegte sich diesmal fast in Zeitlupe. Danach sagte er: „Diesmal merke ich mehr von mir. Vorher kam ich mir so tänzelnd vor, jetzt gehe ich wie auf heißen Kohlen ..."

Und damit war der therapeutische Prozess bei der Leibbewegung „unten" angelangt. Wie sich mit weiteren Hinweisen in der therapeutischen Arbeit herausstellte, hatte der Klient oft Erfahrungen gemacht, seinen Boden zu verlieren, ja, als würde der „Teppich unter ihm weggerissen". Aus dem Prozess des Boden-Findens entwickelte sich dann eine Arbeit am Sich-Aufrichten.

Durch Achtsamkeit und manchmal auch Beobachtungen und Rückmeldungen der Therapeut/innen ergeben sich häufig Hinweise, anderen Achsen als der, die im Vordergrund steht, Aufmerksamkeit zu schenken. Dieser scheinbare Umweg ist oft der kürzeste Weg, um auch Veränderungen in der Achse, in der das Leiden sich zunächst fest machte, zu ermöglichen.

4.7 Konstitutive Leibbewegungen

4.7.1 Ein Modell des Erlebens

Wenn ein Mensch nach seinem Befinden gefragt wird, antwortet er vielleicht: „Ich komme gar nicht mehr zur Ruhe." Oder er benutzt anstatt des Wortes „unruhig" ähnliche Bezeichnungen wie „fahrig" oder „nervös". Eine solche Aussage beschreibt eine Bewegung des Erlebens, eine Leibbewegung. Vielleicht ist die Bewegung des Erlebens äußerlich sichtbar und der betreffende Mensch bewegt sich unruhig, vielleicht aber ist die Unruhe hinter einer Maske der Normalität, der Ruhe oder der Ausgeglichenheit verborgen.

Diese und ähnliche Leibbewegungen bezeichnen wir als Konstitutive Leibbewegungen, da sie die Verfasstheit eines Menschen, seine Konstitution und damit sein Befinden beschreiben. Es hat sich bewährt, die Konstitutiven Leibbewegungen als Polaritäten dazustellen. Die für die Beschreibung des Erlebens von Menschen häufigsten und für die therapeutische Praxis wichtigsten Polaritäten haben wir aus der Analyse von Therapieprozessen entwickelt und unter folgenden Oberbegriffen zusammengefasst (Baer/Frick-Baer 2001a):

Ruhig – unruhig
Die Worte „ruhig" und „unruhig" sind, wie alle Bezeichnungen Konstitutiver Leibbewegungen, mehrdeutig. Unruhig kann eine Bewegung sein, etwa im Sinne von zappelig. Mit dem Wort „ruhig" kann eine Stille beschrieben werden oder eine ruhige Bewegung – mit Konstitutive Leibbewegungen sind Qualitäten des Erlebens gemeint, die uns in der Therapie interessieren, weil Menschen unter ihnen leiden oder sie vermissen.

Wenn Menschen unruhig sind, werden sie häufig von etwas beunruhigt, seien es Gedanken, Ereignisse, Ängste, andere Personen oder sonstiges. Häufig ist der Zusammenhang zwischen dem Auslöser einer Unruhe und dem unruhigen Befinden verloren gegangen, so dass sich die Unruhe phasenweise oder chronisch im Erleben eines Menschen eingenistet hat (siehe auch Erregungskonturen, Kap. 4.2).

Der Konstitutiven Leibbewegung Ruhe begegnen wir in der therapeutischen Arbeit zumeist als Sehnsucht nach Ruhe. Allzu oft bleibt diese Sehnsucht vage und scheinbar unerreichbar. Wenn diese Sehnsucht einen konkreten Ausdruck in einem Raum, in einem Klang, in einer Bewegung oder einem Bild findet, dann werden die Ressourcen und Möglichkeiten dieses Befindens in den Menschen deutlich, und oft wird auch sichtbar, was Menschen an ihrer Umgebung und vor allem in ihren sozialen Kontakten verändern müssen, um die ersehnte Ruhe zu finden. Dabei ist wichtig, dass „Ruhe" nicht nur einfach als Gegenteil von „Unruhe" erlebt wird. Entscheidend ist die Dynamik, das Pulsieren zwischen Ruhe- und Unruhe-Erleben. Oft sind die Übergänge wesentlich, oft muss dem, was beunruhigt, erst nachgegangen und die Unruhe ausgelebt werden, bevor Schritte der Beruhigung eingeleitet werden können.

Diffus – prägnant
Auch hier können die Bezeichnungen wechseln. Die Konstitutive Leibbewegung „diffus" tritt oft als „wie im Nebel" oder Verwirrung auf, manchmal auch als Chaos, während das Wort „prägnant" durch „deutlich", „eindeutig" oder „klar" ersetzt werden kann.

Dass Menschen im Diffusen feststecken, ist ein häufiges Leiden. „Ich bin so verwirrt" oder: „Ich bin in meinem Chaos gefangen", sind Sätze, mit denen Menschen häufig ihr Erleben beschreiben. Oft allerdings sind Verwirrungszustände nur notwendige Zwischenphasen, die Veränderungen begleiten. Wenn etwas klar und deutlich ist, vielleicht gleichzeitig auch langweilig und festgefahren, und ein Mensch macht sich auf den Weg der Veränderung, dann ist nicht sofort neue Klarheit vorhanden, sondern es bedarf eines Wegabschnittes der Verwirrung und des Durcheinanders. Aus dieser Übergangsphase heraus kann die Suche nach neuer Klarheit erfolgen. Solche Verwirrungsschübe sind dann ein Durchgangssyndrom therapeutischer Prozesse, und es kann wichtig sein, Klientinnen oder Klienten dies zu erklären.

Häufiger aber wird mit diffusem Erleben beschrieben, dass ein Mensch in Verwirrung, Chaos und anderem Durcheinander feststeckt. Auch hier werden die Quellen des Diffusen häufig nicht mehr gesehen und oft befinden sich Klient/innen in einem Zustand der Selbstaufforderung, doch endlich klarer zu werden, und der Selbstbeschimpfung, weil dies nicht gelingt.

Eine vielfache Quelle von chronischen Diffusitätszuständen sind Erfahrungen, von anderen Menschen abgelehnt worden zu sein. Wer wiederholt ins Leere gegangen ist, wer als Kind traumatische Erfahrungen sexueller Gewalt erleiden musste und damit alleingelassen wurde oder andere andauernde Ablehnungserfahrungen erlitten hat, gelangt oft zu einem Grundgefühl: „Ich bin nicht erwünscht" oder: „Ich bin es nicht wert, dass man mich ernst nimmt oder mich unterstützt." Nicht immer, aber häufig begegnen wir solchen Erfahrungen, wenn es darum geht, chronischen Diffusitätszuständen auf die Spur zu kommen. Andere Quellen bestehen darin, dass Klient/innen in Tabus groß geworden sind, die verhinderten, dass Trauer über Verluste geteilt wurde oder Schmerz über die psychischen oder Sucht-Erkrankungen von Elternteilen bekannt werden durfte. Nachhaltig beunruhigen können auch traumatisierte Eltern, die ihre traumatischen Erfahrungen nicht bearbeiten, sondern tabuisieren, und sie dennoch oder gerade dadurch an die nächste Generation weitergeben.

Je größer das Leiden am Diffusen, desto größer ist die Sehnsucht nach Klarheit und Prägnanz. Doch wie für alle Konstitutiven Leibbewegungen gilt, dass jede dieser Leibbewegungen positives wie auch negatives Erleben in sich birgt. Menschen können auch in der Prägnanz feststecken und darunter leiden, z. B. in Zwangsstörungen. Wer – durch welche Erfahrungen auch immer – existenziell überfordert war, kann versuchen, sich in übermäßige Prägnanz zu retten und dann eventuell aus ihr nicht mehr herausfinden. Veränderungen, die notgedrungen Unruhe und Verwirrung mit sich bringen, sind dann nicht mehr möglich, das Leben und das Erleben erstarrt.

Manchmal begegnen wir auch Menschen, in denen sich Prägnanz und Diffusität in ganz spezifischen Mustern parallel entwickelt haben. Ein Opfer sexueller Gewalt kann z. B. mit überhoher Prägnanz jegliche potentiellen Bedrohungen wahrnehmen, spüren und darauf reagieren, während andere Aspekte zwischenleiblicher Begegnung im Nebel verbleiben.

Eng – weit

Enge kann einen räumlichen Zustand beschreiben. Doch auch da klingt zumindest an, wie wir Menschen diesen räumlichen Zustand *erleben*, wenn wir z. B. durch eine enge Gasse gehen oder es im überfüllten Fahrstuhl eng ist. Bei den Konstitutiven Leibbewegungen geht es um das Befinden der Enge, und dies kann positive wie negative Aspekte beinhalten. Ein Mensch kann sich „eingeengt" fühlen oder wie „im Knast". Er kann den Vorwurf erheben, „keinen Raum" zu bekommen oder in seinen Möglichkeiten „beschnitten" zu werden. „Enge" und „Angst" haben den gleichen Wortstamm und werden oft ähnlich erlebt. Enge kann aber auch Kuscheligkeit und Geborgenheit bedeuten, Nähe und liebevolle Wärme.

Gleiches gilt für Weite. Die Konstitutive Leibbewegung „Weite" enthält für manche Menschen den Geschmack von Freiheit und Abenteuer, oder sie sehnen sich danach, sich endlich ausbreiten zu können oder sich Raum zu nehmen. Andere verbinden Weite damit, verloren zu gehen, keinen Schutz, keine Grenzen, keine Konturen zu haben oder gar sich aufzulösen. Je nachdem, worunter eine Klientin oder ein Klient leidet, begegnen wir oft der Sehnsucht nach der jeweils gegenseitigen Polarität. Die Erfüllung solcher Sehnsüchte scheint oft unerreichbar, da konkrete Schritte des Übergangs nicht in Sicht sind.

Wenn wir Klient/innen anbieten, ihrem Erleben von Enge und Weite Ausdruck zu geben, geschieht dies häufig in raumgreifenden bzw. raumeinschränkenden

Bewegungen. Enge und Weite sind Bezeichnungen des Raumerlebens und Prozesse des Engens und Weitens betreffen das Erleben in der Lebenswelt. Für manche Klient/innen ist dieser Zusammenhang nicht mehr spürbar, wenn sie z. B. in der Depression und damit in erstarrter Enge verhaftet sind. Wenn über Wege des Verraumens oder z. B. durch ein Bewegungsritual des Engens und Weitens solche Zusammenhänge erlebbar werden, dann treten die sozialen und speziellen zwischenleiblichen Erfahrungen mit anderen Menschen häufig in den Vordergrund. Die Beschäftigung mit dem Engen und Weiten führt dann zu Fragen wie: „Wer engt mich wie ein?", „Wer hat mir den Atem, die Lebendigkeit genommen?", „Wie kann ich meinen Platz behaupten oder meinen Spielraum erweitern?", „Was brauche ich, damit ich mich nicht so verloren fühle?", „Was ist in meiner Partnerschaft verloren gegangen?" …

Gespannt – gelöst

Jeder Mensch ist gelegentlich in besonderer Weise gespannt: z. B. gespannt auf den Ausgang eines Fußballspiels, angespannt vor einer Prüfung oder der ersten Begegnung mit einer interessierenden Person. Auch aufgelöst kann ein Mensch sein, vor Schmerz und Trauer, „außer sich" vor Freude oder im Austoben der Leidenschaft. Gespannt- und Gelöstsein gehören zu den grundlegenden Möglichkeiten menschlicher Verfasstheit. In der Therapie begegnen wir zumeist Menschen, die in einer dieser beiden Konstitutiven Leibbewegungen feststecken und nach mehr Wahlmöglichkeiten in ihrem Leben und Erleben suchen.

Manche Menschen werden über eine lange Zeit von einer chronisch erhöhten Grundanspannung begleitet. Dieses hohe Gespanntsein ist für sie und ihre Umgebung selbstverständlich geworden, als wäre es ein Teil ihrer Persönlichkeit. Doch wenn Menschen versuchen, sich mit den Quellen zu beschäftigen, aus denen sich ihr chronisches Angespanntsein nährt, dann begegnen sie oft Nöten, die sie in diese hohe Anspannung geführt haben. Erhöhte Grundanspannung gehört zu den häufigen, chronifizierten Folgen traumatischer Erfahrungen, kann aber auch andere Quellen haben. Manche Klient/innen beschreiben ihr Gespanntsein wie eine lange Welle, die meist durch einen Trigger ausgelöst wird und über mehrere Tage oder Wochen anhält, bis sie sich langsam verliert. Doch dann kommt der nächste Trigger und löst die nächste Welle des erhöhten Angespanntseins aus. Die hohe Grundanspannung kann zu Schlafstörungen führen, muskulären Verhärtungen mit Schmerzen, erhöhtem Blutdruck und anderem mehr.

Das Gelöstsein, das für viele Menschen mit erhöhter Grundanspannung ein wünschenswerter Zustand ist, kann für andere eine Beschreibung großen Leidens sein. Ähnlich wie das Erleben, sich in der Weite zu verlieren, kann das Erleben des Gelöst- und Aufgelöstseins in das Gefühl des Verlorenseins führen. Wird die negative Erfahrung von Weite eher räumlich erlebt, beschreiben Menschen ihr Erleben des Aufgelöstseins oft mit Aspekten des Körpererlebens. In der weiteren Arbeit stellt sich oft heraus, dass der Zugang zum inneren Kern (s. Kap. 4.4: Bedeutungsräume) verloren gegangen oder gestört ist. Das Erleben des Gelöstseins ist häufig verbunden mit anderen Konstitutiven Leibbewegungen, neben der erwähnten Weite oft auch mit der von Verwirrung und der mangelnden Fähigkeit, sich zu konzentrieren.

Ein wichtiger Aspekt betrifft die Leibqualität „Wirksamkeit". Wenn Menschen sich über längere Zeit in Beziehungen mit anderen Menschen nicht als wirksam erleben, sondern nur als Objekt, von dem sich andere lösen oder das sie festhalten, dann entstehen oft chronische Zweifel an der eigenen Wirksamkeit. Die Gewissheit, selber Herr oder Herrin des Geschehens zu sein, selbst beziehungswirksam zu sein und sich mit anderen Menschen zu verbinden oder zu lösen, geht dann verloren und führt bei vielen Menschen zu einem erhöhten Angespanntsein. Insofern ist die Beschäftigung mit Wirksamkeitserfahrungen und das Angebot, Wirksamkeit als eigene Fähigkeit wieder zu erleben, oft ein wichtiger Aspekt, um Veränderungen in der Konstitutiven Leibbewegung „gespannt" und „gelöst" zu begleiten.

Lebendig – unlebendig

Lebendig ist jeder lebende Mensch, aber es geht hier nicht um das Sein, sondern um das Erleben, darum, sich „lebendig" zu spüren. Manchmal wird dies mit Formulierungen wie „Ich fühle mich wach und präsent" oder „wie aufgewacht" oder: „Ich habe meine Kraft wiedergefunden und bin voller Tatendrang" umschrieben. In der therapeutischen Arbeit begegnet uns häufig die polare Konstitutive Leibbewegung „unlebendig". Diese Bezeichnung ist ein Sammelbegriff für unterschiedliche Formulierungen, zum Beispiel „taub", „leer", „wie tot", „tot", „gelähmt", „starr", „spüre mich nicht", „bekomme nichts von mir mit", „stehe neben mir" usw. Dass Menschen unter einem solchen Erlebenszustand leiden, wenn er längere Zeit andauert, liegt auf der Hand. Wenn sie therapeutische Hilfe suchen, ist es mir wichtig, davon auszugehen, dass das Erleben nie ganz und vollständig „unlebendig" ist. Immer gibt es auch Aspekte des Lebendigen, manchmal unter Geröll verborgen, manchmal kaum noch wahrgenommen, selten beachtet. Werden diese lebendigen Aspekte entdeckt und wird ihnen Raum gegeben, verliert das Unlebendige an Totalität und man kann daran gehen, Übergänge zwischen den beiden Polen zu erarbeiten. Deshalb geht es in der Regel nicht nur darum, Wege vom Unlebendigen zum Lebendigen zu finden, sondern auch Ausschau danach zu halten und dahin zu hören, was das Lebendige unlebendig gemacht hat.

Kreative Leibtherapie geht davon aus, dass ein Befinden wie Unlebendigkeit, Starre, Lähmung, Leere, Taubheit usw. immer aus Notsituationen heraus entstanden ist und ursprünglich einmal einen Sinn gehabt hat. Zumeist bestand der Sinn darin, dass Klient/innen sich mit dem Unlebendig-Werden schützen mussten gegen etwas Erlebtes, das für sie unaushaltbar war. Wenn bestimmte Erfahrungen nicht mehr aushaltbar sind, dann ist Taubheit eine Gnade. Dies zu hören und zu verstehen, ist für viele Klient/innen oft ein erster wichtiger Zugang zum Verständnis für sich selbst. Die Aufgabe im therapeutischen Prozess besteht dann darin, neue Wahlmöglichkeiten zu finden, entweder um dem Schrecken, der das Unlebendige hervorgerufen hat, zu begegnen, wenn er noch besteht, oder, wenn der Anlass nicht mehr aktuell ist, in konkreten kleinen Schritten den Anteil des Lebendigen gegenüber dem Unlebendigen auszuweiten. Dabei begegnen Klient/innen häufig dem, was die Unlebendigkeit hervorgerufen hat. Doch diesmal nicht allein, doch diesmal nicht ausgeliefert und ohnmächtig, sondern mit einer therapeutischen Unterstützung auf dem Weg des Sich-Aufrichtens. Und dann beinhaltet Lebendigkeit oft Ruhe und Frieden, was im Ausdruck manchmal eher der Unlebendigkeit zugeordnet wird, im Erleben jedoch der Lebendigkeit.

Andere Polaritäten

Die bislang genannten Polaritäten der Konstitutiven Leibbewegungen sind diejenigen, die uns am häufigsten in der therapeutischen Praxis begegnet sind. Doch es gibt auch andere Beschreibungen des Befindens und somit Konstitutive Leibbewegungen:

» „Laut" und „leise" sind nicht nur Bezeichnungen des Geräuschpegels, sondern beschreiben Lebenszustände, wie: „Das ist ein lauter Kerl" oder „Sie kam so leise daher". Mit diesen Kategorien werden Verfasstheiten beschrieben („Ich stand immer still in der Ecke") und Atmosphären, die das Befinden prägen: „Bei mir zu Hause war es immer so laut. Meine Eltern haben sich immer gestritten." Oder: „Bei uns ist es totenstill."

» Ähnliches gilt für „weich" und „hart". Von „Ich bin heute so verhärtet" über „Ich fühle mich so versteinert wie meine Mutter", bis zu „Ich fühle mich so aufgeweicht und dünnhäutig" reichen die Beschreibungen.

» Dass sich ein Gemüt verdunkeln kann oder Stimmungen sich aufhellen, ist im Sprachgebrauch gängig. Deswegen sind „hell" und „dunkel" Konstitutive Leibbewegungen, denn auch mit „hell" oder „dunkel" werden Befindlichkeiten beschrieben: „Ich war immer der Sonnenschein meines Vaters. Er selbst neigte eher zu Depressionen." Für manche ist alles grau oder schwarz. Auch hier ist wichtig, dass Helligkeit nicht immer nur positiv sein muss, genauso wenig wie Dunkelheit negativ. In der Helligkeit kann auch die Scham des Gesehenwerdens bestimmend werden, dunkles Erleben kann auch Sicherheit oder Ruhe beinhalten.

» „Schwere" und „Leichtigkeit" als Konstitutive Leibbewegungen sind oft mit den Raum- und Richtungs-Leibbewegungen „hinauf" und „hinunter" verknüpft, da viele Klient/innen Schwere mit der Bewegung nach unten und Leichtigkeit mit der Bewegung nach oben verbinden. Eine große Entdeckung besteht für viele darin, Leichtigkeit in der Schwere und auch Schwere in der Leichtigkeit zu erkunden.

In-sich-Wohnen – Sich-fremd-Sein

Sich fremd zu sein ist ein Zustand, der vielen Menschen gelegentlich widerfährt. Ebenso das Gefühl, sich „in sich zu Hause" zu fühlen. In der therapeutischen Arbeit begegnen wir fast immer Menschen, die sich fremd sind oder die, wenn sie und ihr Erleben eine Wohnung wären, zumindest in sich unbewohnte oder unzugängliche Zimmer beherbergen. Die große Sehnsucht richtet sich dahin, mehr in sich zu wohnen, sich in sich wohnlich einzurichten und damit auch in der nahen Umgebung. Insofern ist die Polarität „In-sich-wohnen – Sich-fremd-sein" sowohl eine Konstitutive Leibbewegung, die konkretes Erleben beschreiben kann, als auch ein übergeordnetes Thema, eine Leibbewegung, die Boden und Überschrift jeder Therapie ist. Wir haben deshalb dem Thema „Vom Sich-fremd-Sein zum In-sich-Wohnen" einen besonderen Band der Bibliothek der Gefühle gewidmet (Baer/Frick-Baer, 2008c).

In sich zu wohnen und in sich und seinem nahen leiblichen Umraum zu Hause zu sein, ist kein kurzfristig zu leistender Akt oder und kein Ereignis, das einem einfach so widerfährt. Es umfasst einen Prozess, der manche Wege und Umwege braucht, vor allem wachsendes Vertrauen und Zeit. In der leiborientierten Entwicklungspsychologie habe ich ihn als „Einhausen" beschrieben (Kap. 3.3).

4.7.2 Diagnostik

In den vorherigen Kapiteln wurden viele Beispiele erwähnt, wie Menschen ihre Verfasstheit, ihr Befinden sprachlich bezeichnen können und damit Hinweise geben zu den Konstitutiven Leibbewegungen, die in ihnen gerade vorherrschend sind. Die folgende Vignette zeigt, welche Bedeutung solche sprachlichen Hinweise haben können.

Eine Klientin erzählte von einem Konflikt mit einer Arbeitskollegin und blieb dabei relativ unbeteiligt. Irgendwann erwähnte sie: „Ich weiß gar nicht, ob Sie mich verstehen. Ich erzähle so wirr. Ich glaube, ich bin auch etwas durcheinander." Die Therapeutin verstand die Beschreibung des Konfliktes durchaus und teilte dies der Klientin mit. Doch nach kurzem Weitererzählen unterbrach sich die Klientin wieder selber und sagte: „Das ist alles so wirr, was ich hier so von mir gebe."

Die Therapeutin griff dies auf und schlug ihr vor: „Haben Sie ein Interesse daran, einmal dieses Wirre und Durcheinander, von dem Sie reden, zu gestalten? Hier in dem Regal sind viele unterschiedliche Materialien. Nehmen Sie sich etwas davon und machen Sie daraus einen Raum des Wirren und des Durcheinanders."

Die Klientin ging mit Feuereifer an die „Arbeit" und füllte einen Raum von drei bis vier Quadratmetern mit allerlei unterschiedlichen Gegenständen, vor allem vielen Papierknäueln, auch Farbflaschen, Puppen, Stoffresten und anderem mehr. Dabei wirkte sie sehr zielstrebig, gar nicht „durcheinander".

Die Therapeutin fragte: „Wie geht es Ihnen jetzt?"

„Gut", antwortete die Klientin, „das tut richtig gut, mal etwas anzupacken."

Die Therapeutin griff diesen Hinweis auf die Primäre Leibbewegung „Greifen" (s. Kap. 4.8) auf: „Wenn Sie diesen Raum des Durcheinanders mit den vielen Gegenständen betrachten, was davon haben Sie denn Lust anzupacken?"

Die Klientin blickte kurz suchend umher und griff dann nach einem kleinen Spiegel, der zwischen mehreren Stoffresten und Papierknäueln lag. Sie nahm ihn an sich, schaute hinein (Primäre Leibbewegung Schauen), blickte wieder weg und wirkte auf einmal wie unter Hochspannung.

Die Therapeutin fragte: „Was ist jetzt?"

„Ich weiß nicht, ich bin so angespannt, als könne gleich etwas Schlimmes passieren."

„Was befürchten Sie? Was könnte passieren?"

„Das Schlimmste wäre, wenn nichts passiert." Als die Klientin dies sagte, löste sich ihre Spannung und sie begann zu weinen. Dabei schaute sie immer wieder in den Spiegel und sagte schließlich: „Ich bin so traurig, dass ich meinen Vater nie wirklich verstanden habe und mich auch nie wirklich von ihm gesehen gefühlt habe ... Wenn ich in den Spiegel sehe, sehe ich immer Züge meines Vaters und gar nicht mich ..."

Dieser kleine Ausschnitt zeigt, wie die Worte „wirr" und „durcheinander" Hinweise auf die Konstitutive Leibbewegung „diffus" gegeben haben. Wird diese Leibbewegung nicht nur als Zustand hingenommen, sondern kann daraus eine Aktivität entstehen, fördert dies einen möglichen Prozess der Veränderung. Hier führte der Prozess der Veränderung über die Primären Leibbewegungen „greifen" und „sehen" (und das Gesehen-Werden vom Therapeuten) und die Konstitutive Leibbewegung „gespannt" hin zum anderen Pol des Diffusen: dem Prägnanten. Das Bild des Vaters und die damit verbundene Erfahrung, nicht gesehen und verstanden zu werden, war so deutlich, dass, wie sich in der weiteren Arbeit herausstellte, dies auch die Erwartungen gegenüber der Kollegin in dem anfangs beschriebenen Konflikt prägte.

Ein weiteres Beispiel zeigt, welche Einsichten sich aus der Verknüpfung von unterschiedlichen Konstitutiven Leibbewegungen ergeben können.

Ein Klient hatte mit dem Therapeuten das Ritual entwickelt, zu Beginn der Therapieeinheit ein wenig musikalisch zu improvisieren. Er tat dies mit großer Freude und entdeckte dabei Themen und Impulse, denen er in der Therapiestunde nachging. Doch diesmal waren seine Töne „blass und fade", wie er sagte, und er erläuterte: „Ich stehe heute neben mir."

Der Therapeut fragte nach: „Woran merken Sie das?"

Der Klient meinte: „Das ist so, als wäre es gar nicht ich, der da spielt."

Der Therapeut griff diese Konstitutive Leibbewegung „Sich-fremd-Sein" auf und bat den Klienten, nennen wir ihn Herrn Richard, ein Experiment zu wagen, um dem mehr auf die Spur zu kommen: „Ich schlage Ihnen vor, den Herrn Richard, der nicht der Herr Richard ist, den Herrn Richard, der nicht spielt, auf einem großen Blatt Papier zu malen."

Der Klient wollte es versuchen, holte sich Farben und Pinsel, konnte aber nicht mit der Gestaltung beginnen: „Ich bin so unruhig, ich weiß nicht, was ich zuerst machen soll. Das ist ganz komisch."

Der Therapeut schlug vor: „Dann malen oder kleckern Sie doch einfach Ihre Unruhe."

Der Klient griff zu einigen Farbflaschen, öffnete sie und begann ein Bild zu kleckern, wüst mit vielen Farben durcheinander. Er stand dabei auf, bewegte sich hin und her zwischen Farben, Papier, wieder zu einer anderen Farbe, wieder zum Papier und kleckerte ... Schließlich hörte er auf.

„Was ist jetzt?"

„Jetzt staune ich, was daraus entstanden ist. Das ist ja irre!"

Der Klient hatte sich während des Gestaltungsprozesses seines Kleckerbildes mehrere Blätter Papier genommen und das Bild immer weiter ausgeweitet. Nun stand er da, schaute auf das Entstandene und staunte. Doch plötzlich begann er flacher zu atmen und fixierte seinen Blick auf eine Stelle neben dem Bild.

Der Therapeut fragte: „Was ist jetzt?"

„Da habe ich einen Klecks auf den Fußboden gemacht, das darf nicht. Das muss weg." Er sprang auf, holte eine Küchenrolle und bemühte sich ganz aufgeregt, diesen Fleck zu entfernen. Aus dem Weiten beim Gestalten war kurzzeitig eine Enge entstanden, die dann wieder in Unruhe umschlug.

Als der Therapeut fragte, ob er das von sich kenne, dass er etwas Tolles gemacht habe und seine Freude und sein Staunen dann in Angst umschlägt, etwas falsch gemacht zu haben und „über die Stränge" geschlagen zu sein, nickte der Klient und begann zu erzählen, was ihn beunruhigte ...

Hier wird sichtbar, welche gewundenen Prozesse die Arbeit mit Konstitutiven Leibbewegungen nehmen kann. Eine Diagnose im Sinne einer Einsicht ist nie eindeutig oder starr, sondern kann sich jederzeit und manchmal sehr schnell verändern. Es gibt Menschen, die über einen langen Zeitraum ihr Erleben z. B. als Sich-fremd-Sein beschreiben oder spüren, dass sie seit Monaten oder gar Jahren unter zu hoher Anspannung leben. Doch wenn die Konstitutive Leibbewegung wie in diesem Beispiel einen Ausdruck finden darf, ist dies oft eine „Erlaubnis", einen Veränderungsprozess zu beginnen. Dieser Prozess führt häufig nicht linear zum Gegenpol, sondern zeigt mitunter, dass sich manche Konstitutiven Leibbewegungen hinter anderen verbergen oder in anderen enthalten sind. Hier führte der Weg vom Sich-fremd-Sein über die Unruhe zum Weiten und dann wieder in die Unruhe hinein und von dort zu den leiblich sozialen Erfahrungen, die den Klienten beunruhigten und letzten Endes in einen Zustand, sich fremd zu werden, getrieben hatten.

Ob ein Klient oder eine Klientin selbst Worte findet für die Konstitutiven Leibbewegungen, wie in diesem Beispiel, ob diese im körperlich-leiblichen Eindruck sichtbar oder in der Resonanz aus der Zwischenleiblichkeit zwischen Therapeut/in und Klient/in heraus erfahrbar werden, ist dabei zweitrangig. Wichtig ist, dass diagnostische Einsichten nicht feststehen, sondern zumeist wie eine Kette von Konstitutiven (und auch anderen) Leibbewegungen hörbar, sichtbar, spürbar werden.

Als ein drittes Beispiel möchte ich darauf hinweisen, dass nicht nur die Konstitutiven Leibbewegungen von Bedeutung sind, die im therapeutischen Prozess lebendig werden, sondern manchmal auch gerade die Leerstellen unter ihnen, also die Leibbewegungen, die gar nicht „auftauchen".

Eine Therapeutin war beunruhigt. Ihr Klient teilte ihr mehrere Begebenheiten mit, die er mit stoischer Ruhe darstellte und die ihn, wie er immer wieder sagte, „nicht aus der Bahn werfen". „Ruhe bewahren" war sein Lebensmotto. Doch die Therapeutin war beunruhigt. Sie sagte: „Sie erzählen das alles so ruhig und kommen, wie ich von Ihnen höre, mit all diesen Erlebnissen auch sehr gut klar, ohne sich aus der Ruhe bringen zu lassen. Ich merke bei mir, dass ich beunruhigt werde. Das muss ja mit Ihnen nichts zu tun haben, sondern vielleicht nur mit mir – ich wollte es Ihnen nur sagen. Und ich frage mich, was Sie in der Therapie mit mir suchen. Sie kommen doch anscheinend mit allem klar. Normalerweise beunruhigt mich das nicht, wenn Klienten gut ohne mich klar kommen. Im Gegenteil. Deswegen bin ich ein bisschen irritiert und nehme das ernst. Deshalb frage ich."

Der Klient überlegte ruhig und sagte dann: „Ja, ich komme klar, aber allein ist das oft so schwer."

Die Therapeutin war der fehlenden Polarität in den Konstitutiven Leibbewegungen des Klienten nachgegangen, der Unruhe. Sie hatte sie selbst in ihrer Resonanz gespürt. Als sie ihre Resonanz dem Klienten mitteilte, gab dieser einen Hinweis auf eine andere Konstitutive Leibbewegung: die Schwere. Mit der Polarität „Schwere" und „Leichtigkeit" konnte weitergearbeitet werden.

Die vielfältigen Möglichkeiten, das Erleben über Konstitutive Leibbewegungen zu beschreiben, können hier nicht einmal ansatzweise dargestellt werden. Meine Erfahrung ist: Wer das Modell der Konstitutiven Leibbewegungen kennt, wird hellhörig und hellsichtig, diese im eigenen Befinden und im Befinden der Klient/innen wahrzunehmen.

4.7.3 Therapeutik – Wege der Veränderung

So vielfältig wie der Ausdruck der Konstitutiven Leibbewegungen ist, so vielfältig sind die Wege, damit therapeutisch zu arbeiten und somit Wege der Veränderung zu unterstützen. Drei Hinweise, die für unterschiedlichste Praxisfelder der therapeutischen Arbeit mit Konstitutiven Leibbewegungen wichtig sind, möchte ich geben.

Wenn sich jemand „eng" fühlt, dann ist das ein Zustand. Die therapeutische Begleitung besteht fast immer darin, Möglichkeiten anzubieten, aus einem Zustand in einen Prozess zu kommen, aus der Starre in die Bewegung, vom Sein zum Tun, also von der „Konstitution" in die Bewegung des Erlebens. Deswegen hat sich die Arbeit mit den Polen so sehr bewährt. Wenn wir Therapeut/innen z. B. einen Raum der Enge und einen Raum der Weite anbieten und dazwischen einen Raum des Übergangs, dann können wir eine Gruppe oder einen einzelnen Klienten oder eine Klientin dazu auffordern, sich in diesen beiden Räumen zu bewegen und jeweils wahrzunehmen, wie sie sich spüren. *Was* die Menschen in diesen Räumen erleben, ist völlig offen im Sinne der Klient/innen-Kompetenz. Diesbezüglich sind wir absichtslos. Doch unsere Absicht ist zu fördern, dass Klient/innen in Bewegung kommen.

Alle Regungen und alle Impulse des Erlebens sind dabei ernst zu nehmen, mit all ihren als positiv oder als negativ erlebten Aspekten. Solche Erfahrungen mit den Konstitutiven Leibbewegungen ermöglichen für die Klient/innen manchmal spektakuläre neue Erlebnisschritte – häufig aber stecken kostbare Veränderungs- und Entwicklungsansätze auch im Nebensächlichen, im scheinbar Kleinen, in den Nebentönen, die es in Achtsamkeit zu würdigen gilt.

Ein zweiter wichtiger Aspekt besteht wie so oft darin, Ausdrucksmöglichkeiten anzubieten. Den Anlass für solche Angebote geben zumeist die Klient/innen selbst. Die vielfach erwähnten sprachlichen Äußerungen müssen ebenso wie alle anderen Eindrücke des leiblichen Befindens sorgfältig wahrgenommen werden.

Mit der Erlaubnis, dem Angebot oder der Aufforderung, für eine in Erscheinung tretende Konstitutive Leibbewegung einen Ausdruck in Bewegung, Musik, künstlerischer Gestaltung oder anderem zu finden, beginnt zumeist ein doppelter Prozess. Zum einen wird deutlich, was die Menschen daran hindert, selbst in Bewegung zu kommen, was sie festhält. Zum anderen ist jeder Ausdruck ein Schritt der Veränderung, ein Impuls der Bewegung und eine Chance der Aktivität. Wer malt, verraumt, bewegt oder musiziert, ist aktiv und nimmt einen Aspekt seines Erlebens und seiner Welt selbst „in die Hand". Er ist nicht Spielball oder Objekt, sondern wird lebendig in seiner Subjektivität, Meinhaftigkeit und Wirksamkeit.

Ein dritter roter Faden, der sich durch die therapeutische Arbeit mit den Konstitutiven Leibbewegungen zieht, besteht darin zu beachten, dass diese Arbeit immer auch eine Beziehungsarbeit ist und Beziehungs- und andere soziale Themen beinhaltet. Dem scheint oft der Augenschein zu widersprechen, z. B. wenn ein Klient in zurückgezogener Enge erstarrt ist. Doch auch diese oft massiv erscheinende Beziehungslosigkeit ist aus Beziehungserfahrungen entstanden, ist der Nachhall von unerträglichen Atmosphären, Gewalt oder Beschämungserfahrungen, Missachtung und Erniedrigung. Wenn ein Therapeut bzw. eine Therapeutin dem Klienten oder der Klientin vorschlägt, eine Bewegung auszuprobieren, mag sie noch so klein sein, die dem Erleben der Enge entspricht und sie vielleicht sogar noch verstärkt (Bewegungen des Weitens sind meistens für Menschen mit solchem Empfinden anfangs nicht möglich), dann ist dies der erste kleine, aber gewichtige Schritt, aus der Enge ein Engen zu machen, aus dem Sein ein Tun. Damit werden oft auch – zumeist nach vielen Zwischenschritten – die Beziehungs- und sonstigen sozialen Erfahrungen wieder spürbar, die den Menschen „in die Enge getrieben" haben. Manchmal werden sie auf den Therapeuten oder die Therapeutin übertragen, manchmal erscheinen sie als Atmosphären im Therapieraum, manchmal werden sie als leibliche Erinnerungen wiederbelebt.

Konstitutive Leibbewegungen sind immer auch Erfahrungen mit anderen Menschen, mögen sie noch so sehr als individuelle Persönlichkeitszüge daherkommen. Deswegen ist es wichtig, in der therapeutischen Praxis diesem Aspekt besondere Achtsamkeit zu schenken: „Wenn Sie unruhig sind, was beunruhigt Sie?", „Wie spüren Sie die Enge jetzt, im Kontakt mit mir?", „Was ist geschehen, dass ihr Herz sich weiten konnte?", „Welche Atmosphären brauchen Sie für Ihre Lebendigkeit?", „Wer und was kann unterstützen, dass Sie sich den Raum nehmen, den Sie brauchen?" usw. Werden solche Fragen gestellt, wird ihnen im Gespräch oder im kreativen Ausdruck nachgegangen, ermöglichen die Therapeut/innen den Klient/innen, neue Erfahrungen Konstitutiver Leibbewegungen zu machen und gleichzeitig zu erkennen, welche Umgebungen sie brauchen, ihrer gewünschten Verfasstheit näher zu kommen und mehr Wahlmöglichkeiten des Erlebens zu gewinnen.

4.8 Primäre Leibbewegungen

4.8.1 Ein Modell des Erlebens

Unser leibtherapeutisches Konzept der Primären Leibbewegungen bezieht sich auf die fünf grundlegenden Interaktionen zwischen Menschen:

» schauen und gesehen werden
» tönen, hören und gehört werden
» greifen und ergriffen werden
» drücken und gedrückt werden
» lehnen

Diese sind Interaktionen als motorisch-sinnliche Bewegungen, und es sind Bewegungen und Interaktionen des Erlebens (deswegen Leib-Bewegungen).

Eine Quelle der Primären Leibbewegungen ist die phänomenologische Therapieforschung, in der wir nachhaltig wirksame, therapeutische Interaktionen untersucht und dabei die Primären Leibbewegungen herausgearbeitet haben (Baer/Frick-Baer 2008, S. 128f). Wir stellten bei der Analyse von therapeutischen Interaktionen fest, dass diese sich in ihren zwischenleiblichen Aspekten auf die fünf Primären Leibbewegungen konzentrierten. Diese Bewegungen des Erlebens nannten wir zum einen wegen ihrer grundlegenden und herausragenden, lebenslangen Bedeutung „primär".

„Primär" sind diese Leibbewegungen zum anderen auch deshalb, weil sie in frühester Kindheit die ersten Interaktionen umfassen, wie sich Säuglinge in ihrer Zwischenleiblichkeit die Welt erschließen. Die Säuglingsforschung (Stern, Dornes u.a.) ist deshalb die zweite wichtige Quelle, aus der das Konzept der Primären Leibbewegungen entstand. Die genannten fünf Leibbewegungen sind die ersten Lebens- und Erlebensäußerungen von Säuglingen. Säuglinge *lehnen* sich in den

Arm der Mutter oder anderer Betreuungspersonen. Sie *schauen* und beginnen über die Augen den Tanz mit der Mutter, dem Vater und anderen. Sie *drücken* die Milchflasche an sich oder von sich weg. Sie drücken ihr Köpfchen an die Brust beim Stillen oder drücken sich mit dem ganzen Körper weg, etwa wenn sie die Arme der Erwachsenen als einengend erleben. Über die Kraft und Ausdrucksstärke ihrer *Töne* können Eltern so manches Lied singen. Säuglinge *greifen* schon in den ersten Tagen reflexartig nach einem hingestreckten Finger und nutzen später das Greifen, um sich in die Welt hinauszubewegen.

Um die Primären Leibbewegungen im Einzelnen genauer zu beschreiben, lege ich zunächst das Augenmerk auf ihre Entwicklung in der Kindheit und dabei wiederum auf eine günstige Zwischenleiblichkeit und Lebenswelt.

Schauen
Schon bei der Geburt ist die Augenmuskulatur nahezu vollständig entwickelt; Neugeborene nehmen die Augen der Mutter wahr, ihr Blick versenkt sich meistens schon in den ersten Lebensminuten in die Augen der Mutter, wenn diese sich dafür anbietet. Der Blick der Säuglinge wird oft als „offen und unverstellt" beschrieben. Schon im Alter von acht Wochen beginnen Säuglinge von sich aus direkten Blickkontakt zur Mutter aufzunehmen, suchen den Blick (Väter kommen in der Säuglingsforschung leider noch kaum vor). Im Alter von drei bis sechs Monaten ist die Interaktion zwischen Mutter und Kind vor allem eine visuelle, ein Tanz der Augen, ein Tanz der Blicke. Das Kind kann in dieser Lebensphase „Bewegungen seiner Gliedmaßen sowie die Augen-Hand-Koordination erst geringfügig kontrollieren. Dagegen ist das visuell-motorische System schon nahezu ausgereift, und im Blickverhalten ist das Kind ein erstaunlich tüchtiger Interaktionspartner. Der Blickkontakt ist eine wichtige Form sozialer Kommunikation." (Stern 1992, S. 39) In dieser Phase sollte dem Säugling lebendiger Blickkontakt angeboten und gleichzeitig die Kontrolle über den Beginn und das Ende des Blickkontaktes überlassen werden, da dies eine wichtige und notwendige Voraussetzung für die Entwicklung des Selbstempfindens des Säuglings ist.

Im späteren Leben zeigen sich im Dialog der Blicke alle Qualitäten des Erlebens. Blicke gehen ins Leere oder werden starr, Menschen werden übersehen, fühlen sich übersehen oder verzerrt wahrgenommen. Blicke können vermitteln, ob der andere Mensch erwünscht ist oder nicht, ob er besser nicht existieren sollte. Blicke können verachten oder würdigen, beschämen oder ernst nehmen usw.

Tönen

Säuglinge können sich von Geburt an lautstark bemerkbar machen. Ihr stimmliches Ausdrucksvermögen ist trotz fehlender verbaler Sprache äußerst differenziert und vielfältig. Es reicht vom leisen, fast unhörbaren Wimmern bis zum herzhaften Schreien. Wenn sie nicht gehört werden oder wenn nur auf bestimmte – angenehme – Töne reagiert wird, können sie in depressiver Resignation verstummen oder versuchen, sich um jeden Preis aggressiv Gehör zu verschaffen.

Viele Kinder oder Erwachsene sind verstummt, sie sind entweder generell oder partiell sehr schweigsam, nämlich immer dann, wenn es um sie selbst geht. Manche Menschen können beruflich sehr lautstark sein und sich differenziert äußern, sind aber, wenn es um sie selbst, ihre Bedürfnisse, ihre Gefühle, ihr Privates oder ihr Intimes geht, unfähig, sich zu artikulieren. Um meinhaftig zu tönen, brauchen Menschen die Erfahrung, gehört und erhört worden zu sein.

Ein Mensch kann Worte sagen wie „Ich liebe dich", oder ein Liebeslied singen, und diese Töne haben mit seinem Erleben nichts zu tun. Das Erleben bleibt stumm. Wenn wir demgegenüber vergleichen, wie ein Baby seinen Hunger herausschreit, mit ganzem Körper und ganzer Seele, wird der Unterschied deutlich. Säuglingsforscher haben gezeigt, dass Babys die Fähigkeit, etwas anderes zu äußern, als sie empfinden, erst erlernen müssen.

Wenn das eigene Erleben keinen Ton findet, kann dies auch daran liegen, dass das persönliche Erklingen von anderen Geräuschen, Stimmen und Stimmungen übertönt wird. Gehört zu werden, scheint besonders selbstverständlich zu sein, ist jedoch für viele Menschen eine Frage von existenzieller Bedeutung. Wenn das eigene Tönen ins Leere ging oder geht, wenn die Klänge und Stimmen des Erlebens keine Resonanz fanden oder finden, ist dies eine schreckliche Erfahrung mit nachhaltigen Folgen.

Greifen

Greifen ist auch Begreifen. Kinder begreifen die Welt. Kinder greifen nach der Mutter oder dem Vater, sie greifen nach Spielzeug, nach der Flasche, nach der Brust, nach allem, was sie interessiert. Ist das, wonach sie greifen wollen, nicht da, greifen sie ins Leere, machen Erfahrungen mit dem Nichts. Geschieht dies häufig, hören sie auf zu greifen. Sie halten ihre Greifimpulse zurück, etwa indem sie ihre Schultern chronisch anspannen, und können dann manchmal auch als Erwachsene die Arme gar nicht mehr bewusst heben oder ausstrecken. Sie empfinden ihre Hände als zu unlebendig, gelähmt oder schlaff, um mit ihnen nach etwas zu greifen.

Wer als Kind mit Greifverboten leben muss, weil alles, was berührt wurde, angeblich zu schmutzig war oder Unordnung schaffen konnte, wird irgendwann die Exploration, die Entdeckungsfreude abbrechen oder zumindest einschränken. Neugier und Entdeckungsfreude werden ersetzt durch Furcht und Zurückhaltung. Greifen ist auch Bewegung und setzt in Bewegung. Wenn Kinder nach etwas greifen, strecken sie sich aus, nicht nur mit den Fingern und nicht nur mit den Armen, sie greifen mit dem ganzen Körper. Wenn sie nach etwas greifen, das nicht in Reichweite ist, strecken sie ihren Körper und drücken sich ab. Wenn sie Greifen und Drücken kombinieren, beginnen sie zu krabbeln, setzen sich in die Welt hinaus in Bewegung. Sehen sie einen ersehnten Gegenstand auf einem Tisch, wird es ihnen irgendwann gelingen, sich an dem Tisch hochzuziehen und schließlich zu stehen. Greifen ist eine Voraussetzung für die Entwicklung zum aufrechten Gang. Es ist folglich mehr als eine motorische Funktion. Greifen ist eine Leibbewegung.

Der Säugling nimmt Kontakt mit dem Umfeld über den Blick, über Geräusche, über den Rhythmus, über Hautberührung auf, doch ist der Säugling dabei noch von anderen Menschen, von ihrem Kommen und Gehen abhängig. Er selbst ist an den Ort gefesselt und auf Zuwendung angewiesen. In der Krabbelphase beginnt sich dies zu ändern. Der Säugling kann sich in die Welt hinausbewegen. Mag seine Welt anfangs noch so klein sein, beginnt doch eine neue Qualität des Kontaktes: die Qualität des Greifens und Begreifens. Etwas sehen, Interesse haben, greifen wollen, dorthin krabbeln, zugreifen – das ist ein durchgehend fließender Prozess, in dem die Kinder etwas über ihre Umwelt lernen, Objekt für Objekt, Griff für Griff.

Über das Greifen begreifen sie die Welt im doppelten Sinne: sie begreifen die Qualitäten der Gegenstände, die sie ergreifen, und sie begreifen gleichzeitig ihre eigenen vielfältigen Fähigkeiten des Kontaktes. Sie lernen Wirksamkeit.
Greifen Kinder und Erwachsene ins Leere oder werden sie gewaltsam ergriffen, hat das nachhaltige Folgen. Sie hören auf, zu be-greifen, oder werden selbst aggressiv, greifen an.

Drücken

Drücken beinhaltet wie jede Leibbewegung eine motorische Ebene und eine Ebene des Erlebens. Motorisch kann man etwas mit unterschiedlicher Intensität drücken: zart, weich wie eine sanfte Berührung, aber auch fest und kraftvoll. Die Richtung des Drückens kann nach innen, gegen den eigenen Körper, und kann nach außen gehen. Man kann etwas an sich herandrücken und etwas wegdrücken. Das Gegenteil des Wegdrückens ist das Ziehen. Das schnelle Wegdrücken wird zum Stoßen.

Wie bedeutend Drücken als grundlegende Bewegung des Erlebens ist, wird oft in der Begegnung mit Erwachsenen oder Jugendlichen deutlich. Wenn wir fragen: „Wie geht es Ihnen?", antworten viele Menschen, dass sie sich unter Druck fühlen oder dass sie darunter leiden, dass andere Menschen Druck auf sie ausüben. Manche haben Angst, Forderungen an andere Menschen zu stellen, weil sie „keinen Druck ausüben wollen". Wieder andere stehen unter „Hochdruck", ohne dass der Druck nach außen dringt und gegen andere gerichtet werden kann. Drücken wird von vielen als Wegdrücken erlebt. Andere erzählen, dass sie von anderen an die Seite gedrückt oder weggedrückt werden und sich verstoßen fühlen. Wieder andere klagen darüber, dass Menschen an ihnen „herumziehen". Druck wird oft mit Gewalt gleichgesetzt.

Wenn ein Säugling gehalten wird, drückt die Mutter oder eine andere Bezugsperson den Säugling an sich. Drücken und Gehaltenwerden gehören folglich zusammen. Viele Menschen suchen Halt und Gehaltenwerden im Sinne von Geborgenheit und Sicherheit, andere erleben Gehaltenwerden als Beengung und Gewalt. Auch Festhalten und Festgehaltenwerden wird je nach Qualität des Drückens unterschiedlich erlebt. Diesen Unterschied können Sie hören, je nachdem mit welcher Betonung das Wort festhalten gesprochen wird: festhalten oder fest halten. Wie bei allen Leibbewegungen ist das Erleben auch des Drückens individuell, unterliegt unterschiedlichen Wahrnehmungen, Erlebnisweisen und Bewertungen.

Lehnen

So, wie Säuglinge sich normalerweise, also wenn sie in günstigen Begegnungen leben, anlehnen können, wie sie alle Muskelgruppen entspannen und lösen und sich z. B. in den Arm der Mutter schmiegen können, so können dies Erwachsene später kaum noch. Das Lehnen ist die früheste Form des Körperkontaktes, intim und innig. Vielen Erwachsenen ist diese Primäre Leibbewegung verloren gegangen, vielen ist sie fremd, und gleichzeitig sehnen sie sich danach.

Was viele Menschen eher als das Lehnen kennen, ist das Abgelehnt-Werden. Wer früh und andauernd abgelehnt wurde, kommt vielleicht zu der Überzeugung, nicht nur etwas falsch zu machen, sondern falsch zu sein. Wer sich an einem vertrauten Menschen anlehnen wollte und dabei ins Leere fiel, wird misstrauisch werden und sich vielleicht nie mehr getrauen, sich an andere Menschen anzulehnen. Wer gezwungen wurde, sich anzulehnen, wer Gewalt erfahren hat unter der „zärtlichen" Bemäntelung des Lehnens, wird seine spätere Sehnsucht nach Lehnen als Bedrohung erleben und sie ablehnen.

Mit dem Modell der Primären Leibbewegungen kann nicht nur Zwischenleiblichkeit konstatiert werden, sondern zwischenleibliche Begegnungen können mit ihm konkret beschrieben werden und damit auch Prozesse des Mangels oder der Verletzungen, unter denen Menschen leiden.

4.8.2 Diagnostik

Diagnostische Einsichten zu den Primären Leibbewegungen entstehen aus den Erzählungen der Klient/innen sowie dem präreflexiven zwischenleiblichen Erleben in den therapeutischen Begegnungen. Daraus ergibt sich eine Fülle von Phänomenen, aus denen Einsichten und Hinweise für die therapeutische Praxis gewonnen werden können. Darauf werden ich auch noch im Kapitel über die Therapeutik eingehen. In keinem anderen Kapitel der Big Ten ist es mir ähnlich schwer gefallen, Diagnostik und Therapeutik von unterschiedlichen Perspektiven aus schwerpunktmäßig zu beleuchten. Das mag ein Hinweis auf den grundlegenden Zusammenhang von Diagnostik und Therapeutik in den Primären Leibbewegungen sein. Hier sind mir einige Hinweise wichtig, die sich aus den Einsichten über Verbindungen zwischen Primären Leibbewegungen und psychosozialen Störungen ergeben, unter denen Menschen leiden: Bindungsstörungen, Wirkungslosigkeit und Unerreichbarkeit.

Bindungsstörungen

„Für die seelische Gesundheit des sich entwickelnden Kindes ist kontinuierliche und feinfühlige Fürsorge von herausragender Bedeutung. Es besteht eine biologische Notwendigkeit, mindestens eine Bindung aufzubauen, deren Funktion es ist, Sicherheit zu geben und gegen Stress zu schützen. Eine Bindung wird zu einer erwachsenen Person aufgebaut, die als stärker und weiser empfunden wird, so dass sie Schutz und Versorgung gewährleisten kann." (Grossmann/Grossmann 2006, S. 67) Diese Person ist für den Säugling in der Regel die Mutter, ihre Funktion kann ersatzweise auch von anderen Menschen eingenommen werden (Großmutter, Vater, ältere Schwester, Kinderfrau ...).

Es ist bekannt, dass Bindungsstörungen zumeist im frühen Alter entstehen und langfristige Folgen haben (Bowlby, Grossmann, Suess u.a.). Die Folgen der Bindungsstörungen reichen von verstörtem und verstörendem Verhalten bis zu Rückzug oder Gewalttätigkeit.

Doch wie misslingt Bindung konkret? Oder anders: Was brauchen Kinder, damit sie sichere Bindungserfahrungen machen? Die Antworten der Säuglingsforschung, die wir im Komplexen Theoriemodul Primäre Leibbewegungen zusammenfassen, sind eindeutig: Kinder brauchen im frühen Alter Begegnungen des Schauens, Tönens, Greifens, Drückens und Lehnens, die sie würdigen und einen spürenden Dialog ermöglichen. Das Konzept der Primären Leibbewegungen greift dies auf und ermöglicht älteren Kindern, Jugendlichen und Erwachsenen mit Bindungsstörungen, neue Bindungserfahrungen zu machen. Wir Therapeut/innen können mit diesem Modell besser erfassen, worin, in welchen Leibbewegungen, die Bindung vorherrschend gestört ist oder zerstört wurde, und entsprechende Angebote für neue Erfahrungen Primärer Leibbewegungen machen (dazu später mehr). Daraus können Bindungsstörungen gelindert und oft neue Fähigkeiten des Bindungsverhaltens entwickelt werden.

Wirkungslosigkeit
Eine Konsequenz aus der Erfahrung von Menschen, die in ihren Primären Leibbewegungen und damit in der Entwicklung von Bindungsverhalten gestört wurde, ist das Erleben von Wirkungslosigkeit. Quellen eines unsicheren bzw. desorganisierten Bindungsverhaltens sind vor allem soziale Erfahrungen, die Säuglinge und Kleinkinder mit nahestehenden Bezugspersonen machen und die sich zumeist später fortsetzen. Ich bezeichne sie als die „vier Monster": Erniedrigung durch Missachtung/Überschüttung, Beschämung, Gewalt und Leere.

» Menschen, die Missachtung in ihrer Person und Würde, in ihren Bedürfnissen und Impulsen, erfahren, werden erniedrigt. Wenn sie die Missachtung in den Blicken anderer sehen mussten, weil der Tanz der Augen misslang, oder sie Abwertung in der Stimme anderer hörten, wenn sie von anderen als Objekt benutzt und mit deren Bedürfnissen überschüttet wurden, dann haben sie die ihre Meinhaftigkeit und ihre Impulse in der Zwischenleiblichkeit Primärer Leibbewegungen als wirkungslos erfahren.

» Menschen, die durch Lächerlichmachen ihrer Gefühle und ihres Ausdrucks beschämt wurden, die dadurch das Greifen, Begreifen und das zupackende Fordern verlernt haben, spüren oft ebenso ein tiefes Gefühl der Wirkungslosigkeit.

» Menschen, die Gewalt erfahren haben, die gegen ihren Willen ergriffen worden sind, haben oft das Vertrauen in ihre Kraft und ihre Wehrhaftigkeit verloren. Selbst wenn sie selbst mit aggressivem Verhalten auf ihre Erfahrungen reagieren, selbst zu Täter/innen werden und Menschen in die Ecke drücken o. Ä., so wurzelt der Kern ihres Verhaltens doch meist in der Erfahrung der Wirkungslosigkeit und in dem Versuch, diese Wirkungslosigkeit ungeschehen zu machen.

» Wenn Menschen mit den Primären Leibbewegungen ins Leere gehen, kränkt und verletzt das und hat nachhaltige Folgen. Andauernde Leereerfahrungen sind verbunden mit dem Erleben von Wirkungslosigkeit und führen oft zu einem Selbstkonzept, ein „Nichts" zu sein oder zumindest nicht wirklich zu wissen, wer man ist. Dieses Erleben tarnt sich oft in unterschiedlicher Weise:

  Im verzweifelten und (mehr oder weniger) perfekten So-tun-als-Ob, in ständiger Selbstüberforderung als grundlegendem Lebensgefühl, im Schwanken zwischen Nichts und Genialität, in der Aufopferung für andere mit Selbstaufgabe, in Verantwortungslosigkeit und anderem mehr. Es ist deshabl diagnostisch bedeutsam, derartige Lebensweisen von Menschen mit Hilfe der Primären Leibbewegungen auf den Kern der Leere-Erfahrungen hin zu verstehen und sie konkret und individuell zu unterstützen, mit Hilfe der Primären Leibbewegungen wirksam zu werden (zur Differenzierung von Leere-Erleben siehe Kap. 5.7).

In Therapeut/innen entsteht oft eine Resonanz im Kontakt mit Menschen mit Leere-Erfahrungen, die zu Bemühungen führt, deren Leere zu füllen. Das ist vollkommen verständlich und ehrenwert, zumeist aber wirkungslos. Die Wirkungslosigkeit überträgt sich damit auf die Helfer/innen. Die Antwort auf Leere ist meiner Erfahrung nach nicht Füllen, sondern Wirksamkeit. Da Leere-Erfahrungen immer auf soziale Erfahrungen *auch* – und oft *vor allem* – des Schauens, Tönens, Greifens, Drückens und Lehnens zurückgehen, sind diese Menschen in den Primären Leibbewegungen verletzt und gekränkt und brauchen neue Erfahrungen der Primären Leibbewegungen. Sehen sie in den Augen des Gegenübers nicht Leere, sondern Interesse, Mitgefühl, emotionale Reaktionen wie Trauer o.ä., hören sie in der Stimme und den Worten der anderen, dass sie gehört und vielleicht sogar erhört werden, bekommen sie eine Hand gereicht und können sie ergreifen, finden Halt und Rückendeckung, dann kann dies die früheren Verletzungen nicht ungeschehen machen, ermöglicht aber neue Erfahrungen der Wirksamkeit.

Unerreichbarkeit
Neben Menschen mit Bindungsstörungen und Menschen mit Erfahrungen der Wirkungslosigkeit können v.a. Menschen, die unerreichbar scheinen, von der Diagnostik im Hinblick auf die Primären Leibbewegungen profitieren. Das können alte Menschen mit Demenz sein oder Menschen mit schweren psychiatrischen Erkrankungen oder andere, die mit den „normalen" Methoden diagnostischer Tests und Symptomatik-Beschreibungen nicht oder kaum zu erreichen sind.

In der Altenhilfe z. B. findet – bewusst oder unbewusst – über die Primäre Leibbewegung Schauen ständig eine spürende (oder ablehnend kalte) Begegnung statt. Auch alte Menschen haben das Bedürfnis, gesehen und damit gewürdigt zu werden (soweit sie nicht schon aufgegeben haben und resigniert sind). Werden sie nicht gesehen, spüren sie die Botschaft: Ich bin es nicht wert, dass man mich sieht, hört oder hält. Sie müssen gesehen und angehört werden, um die Botschaft zu verstehen: Ich bin es wert, beachtet zu werden. Wir kennen in der Umgangssprache die Bezeichnung „über etwas oder jemanden hinwegsehen". Wenn andere Menschen über einen Menschen hinwegsehen, dann ist dies verletzend und entwürdigend.

Besonders häufig begegnen wir in der Altenhilfe dem leeren Blick. Wir Therapeut/innen sollten darauf achten, wenn Augen alter Menschen leer werden. Diese Leere kann man anatomisch nicht beschreiben, aber wir spüren sie, besonders sehend in der Begegnung. Diese Leere kann unterschiedliche Qualitäten beinhalten. Manchmal haben sich alte Menschen aus der Welt herausgezogen, und man sieht dies in ihrem Blick. Oft zeigen die leeren Augen, dass diese Menschen sich in einem „Film" befinden, in einer als anders erlebten Wirklichkeit. Das legt die Vermutung nahe, dass diese Menschen sehend etwas erleben, das für sie unaushaltbar ist. Sie ziehen sich aus der aktuellen Begegnung zurück.

Hinweise wie hier vor allem zu alten Menschen und zur Primären Leibbewegung Schauen könnten auch zu den anderen Primären Leibbewegungen gegeben werden und zu anderen Gruppen von Klient/innen. Wenn wir Therapeut/innen in der Diagnostik darauf achten, wie die Klient/innen Zwischenleiblichkeit mit den Primären Leibbewegungen erleben bzw. dieses Erleben vermeiden, erhalten wir wichtige Hinweise auf deren Verletzungsgeschichte und gewinnen Einsichten zu dem Hintergrund ihres Leidens.

Intensive Verletzungs-Erfahrungen Primärer Leibbewegungen können nicht einfach mit Worten hinweggeredet werden. Die leidenden Menschen brauchen neue Erfahrungen, die an die Stelle der verletzenden treten können und zumindest deren Macht abschwächen.

4.8.3 Therapeutik – Wege der Veränderung

Es gibt keine Therapieeinheit, in der nicht in irgendeiner Weise auch mit den Primären Leibbewegungen gearbeitet wird, unabhängig davon, ob Therapeut/innen dieses Konzept kennen und bewusst einsetzen oder nicht. Denn die Primären Leibbewegungen sind grundlegende Interaktionsformen in der therapeutischen Beziehung. Therapeut/innen schauen und hören, sie tönen und werden angeschaut, sie geben, so sie leibtherapeutisch orientiert sind, den Klient/innen Halt und sind greifbar … Für die Therapeut/innen bedarf es folglich grundlegend keiner besonderen Methodik, um mit den Primären Leibbewegungen im therapeutischen Prozess zu arbeiten. Sie brauchen lediglich Bewusstheit der eigenen Erfahrungen und Verletzungen und einer achtsamen und dennoch mutigen Haltung, eigene Begegnungsmöglichkeiten zugunsten der therapeutischen Begegnung zu erweitern. Das Konzept der Primären Leibbewegungen zu kennen und ihnen Achtung zu schenken, fördert die Qualität der therapeutischen Arbeit nachhaltig. Darüber hinaus hat die Kreative Leibtherapie ein breites Bündel von Anregungen zu Experimenten entwickelt, die zur Förderung von verändernden Erfahrungen mit Primären Leibbewegungen gezielt eingesetzt werden können (s. Baer/Frick-Baer 2001a, 2004/2009e).

Fünf Hinweise sind mir wichtig, die Therapeut/innen bei der Arbeit mit den Primären Leibbewegungen kennen sollten:

Erstens ist die Achtsamkeit für die Primären Leibbewegungen entscheidende Grundlage, sie gegebenenfalls aufzugreifen. Dazu zählen Beobachtungen: Wie ist der Blickkontakt der Klient/innen, wie der Klang der Stimme? Welche Blickkontakte werden vermieden? Suchen die Klient/innen Halt, oder halten sie unterstützende Angebote nicht aus und vermeiden sie? … Wichtige Hinweise gibt die Sprache der Menschen, mit denen Therapeut/innen arbeiten. Wenn jemand wiederholt von hohem Druck erzählt, kann dahinter die Erfahrung stecken, erdrückt worden zu sein, der Wunsch, sich von Druck zu befreien oder z. B. die Sehnsucht, gedrückt zu werden. Um die jeweilige Qualität des Druckes herauszufinden, gibt es vielfältige Anregungen, vom Drücken in einen Tonklumpen bis zum musikalischen Ausdruck. Wer „immer wieder ins Leere greift" oder den Partner „nicht zu fassen" bekommt, wird wahrscheinlich unter der Primären Leibbewegungen Greifen und Ergriffenwerden leiden und auf Experimente mit Veränderungen reagieren, die Wege zum Ergreifen und Zupacken eröffnen.

Auch eigene Resonanzen der Therapeut/innen können Hinweise geben, bei welchen Primären Leibbewegungen Schwierigkeiten vorhanden sind. Vermeidet die Therapeutin ihrerseits den Blickkontakt oder hat sie den Eindruck, bei der Klientin mit ihren Impulsen und Vorschlägen ins Leere zu gehen, kann (ich betone: kann) dies ein Hinweis auf die Primäre Leibbewegungen Schauen und Greifen sein. Wer einmal begonnen hat, auf die Primären Leibbewegungen in den konkreten therapeutischen Interaktionen zu achten, wird über die Fülle der Hinweise erstaunt sein.

Zweitens. In den aktuellen Interaktionen zwischen Therapeut/in und Klient/in über die Primären Leibbewegungen werden alte Erfahrungen lebendig. Im scheinbar vorwurfsvollen Tonfall des Therapeuten klingt die Stimme des Vaters oder der älteren Schwester an, im abwertenden oder beschämenden Blick der Therapeutin können Erfahrungen der Primären Leibbewegung mit der Mutter, der Oma oder dem Lehrer lebendig werden.

Primäre Leibbewegungen sind der häufigste Weg, über den sich Übertragung vollzieht, über den unsichtbare Dritte den Raum betreten und alte Erfahrungen in aktuellen Begegnungen lebendig werden (s. Kap. 6.7). Gleichzeitig bietet dieser Prozess die Chance, dass die Klient/innen anders als früher damit umgehen können. Sie sind dem abwertenden Klang der Stimme nicht mehr ausgeliefert, sondern finden Gehör, wenn sie ihre Verletzung äußern, können so ihren individuellen Weg finden, sich zu wehren. Sie können der Vermutung, dass ein Blick beschämend ist, nachgehen und dies fragend überprüfen. Vor allem da, wo Leere war, können die Klient/innen neue Erfahrungen machen, aus dem Nicht-Gesehen-Werden kann die Erfahrung entstehen, gesehen und somit wahrgenommen und respektiert zu werden. Wer überhört wurde, findet in der therapeutischen Beziehung Gehör. Wer ins Leere gegriffen hat, findet eine Hand zum Greifen und einen Rücken zum Anlehnen.

Drittens. In der Arbeit mit den Primären Leibbewegungen begegnen uns häufig Richtungswechsel. Ein Beispiel:

Eine Klientin hat große Schwierigkeiten damit, nach anderen zu greifen. Sie traut sich nicht, bestimmte Arbeiten anzupacken, die sie gerne erledigen möchte. Sie wagt es nicht, den Arbeitskollegen anzusprechen, den sie so gerne zum Kaffee (oder mehr) einladen möchte. Sie vermeidet körperliche Berührungen jeder Art.

Der Therapeut fragt sie: „Welche Erfahrungen haben Sie damit, ergriffen zu werden?"

Die Klientin erzählt stockend, furchtsam und gleichzeitig erleichtert von mehreren Erfahrungen verletzenden und grenzverletzenden Ergriffenwerdens, von sexueller Gewalt ...

Nach langer Zeit und intensivem Austausch kommt der Therapeut auf das Greifen und Anpacken zurück und bittet die Klientin, nach einem Material zu schauen, von dem sie sich vorstellen kann, es zu ergreifen bzw. das Greifen zu üben. Sie wählt ein Stück Ton und greift nach ihm. Doch zuerst einmal ist der Impuls vorherrschend, es wegzuschieben. Sie schiebt den Ton vom Tisch und schaut den Therapeuten ratlos an.

„Soll ich mal dagegen halten?", fragt er.

Sie nickt.

Der Therapeut hebt den Ton auf und hält mit seinen Händen dagegen, während die Klientin den Ton wegdrückt. Irgendwann löst sich ein Schrei, der in ein Weinen übergeht, das von den Worten begleitet wird: „Weg ... weg ... weg!"

Erst dann, est nach dem Wegdrücken, kann sie greifen und wählt dafür verschiedene Stoffreste, aus denen sie eine Figur gestaltet ...

Wenn ein Mensch Schwierigkeiten hat zu hören, kann es daran liegen, dass er nicht erhört wurde. Wenn ein Mensch sich unsichtbar macht und nicht gesehen werden möchte, kann dies daran liegen, dass er zu viel gesehen hat, mehr als er ertragen konnte. Wer, wie im Beispiel, nicht greifen kann, wurde oft zu sehr und zu gewohnt gewalttätig ergriffen ...

Einen Richtungswechsel vorzuschlagen oder nach Erfahrungen mit der gegenteiligen Richtung zu fragen, sollte eine Option im therapeutischen Prozess Kreativer Leibtherapie sein. Wer nicht greifen kann, muss wie die Klientin vielleicht erst etwas loswerden. Wer nicht etwas heranziehen kann, muss wie die Klientin vielleicht zuerst etwas (bzw. jemanden) wegdrücken.

Viertens. Manchmal stockt die Arbeit in Hinblick auf eine Primäre Leibbewegung. Dann sind Umwege die kürzesten Wege. Alle Primären Leibbewegungen enthalten unterschiedliche Aspekte der Zwischenleiblichkeit. Geht es bei einer Primären Leibbewegung im therapeutischen Prozess nicht weiter, hilft es fast immer, auf eine andere auszuweichen und dort Erfahrungen anzubieten.

Wenn Kreative Leibtherapeut/innen neue Erfahrungs- und Erlebenswege mit Primären Leibbewegungen anbieten, dann handelt es sich immer um Angebote, nie um ein „Muss".

Eine Klientin ist nicht in der Lage, der Therapeutin und auch anderen Menschen in die Augen zu schauen. Sie vermeidet dies. Zu schlimme Erfahrungen hat sie mit „bösen" Blicken gemacht, worunter sie beschämende, abschätzende und ‚ausziehende' Blicke versteht. Die Therapeutin schlägt ihr einen Fächertanz vor. Beide falten sich aus Papier einen Fächer, in den sie kleine Öffnungen hineinreißen und den sie innen und außen bemalen. Dann wählt die Klientin eine Musik für einen gemeinsamen Tanz aus. „Sie können beim Tanz den Fächer vor Ihr Gesicht halten, Sie können durch den Fächer hindurch schauen, Sie müssen aber nicht schauen, Sie können damit spielen, ganz wie Sie wollen. Ich tue dies auch", sagt die Therapeutin. Beide tanzen, begleitet und angeregt durch die Musik, die neben der therapeutischen Beziehung einen sicheren Boden für das Experiment bildet, und es entwickelt sich ein Tanz der Blicke, der versteckten und verborgenen, manchmal fast schelmischen Augenblicke, des Hinschauens und Wegschauens, ein Spiel der Primären Leibbewegung Schauen.

In solchen und vielen ähnlichen Dialogen machen Klient/innen Erfahrungen mit dem, worunter sie im Hinblick auf eine oder mehrere Primäre Leibbewegungen leiden. *Und* sie haben gleichzeitig die Möglichkeit, spielerisch Neues auszuprobieren, in dem Maße und in der Art und Weise, wie sie dies können und wollen.

4.9 Tridentität

4.9.1 Ein Modell des Erlebens

Wenn Menschen von ihrer Identität reden, kann sehr Unterschiedliches gemeint sein. Die Vielfalt der Definitionen kann hier nicht ausgebreitet werden, dazu sei auf Überblicksveröffentlichungen verwiesen (z. B. Assmann/Friese 1998, Abels 2006/2010, Petzold 2012). Doch wesentliche Grundzüge dessen, was Identität ausmacht, müssen ausgewählt und herausgearbeitet werden, um das Modell der Tridentität und seine Einsatzmöglichkeiten zu verstehen.

Der Wortstamm des Begriffes Identität enthält das Wort „idem" aus dem Lateinischen, welches „dasselbe" bedeutet. Die Identität des Herrmann Müller beinhaltet, dass dieser Mensch immer Herrmann Müller ist. Er kann von anderen als Herrmann Müller „identifiziert" werden. Und er nimmt sich selbst als Herrmann Müller wahr. Identität beinhaltet also die Eigenheit, das Besondere eines Menschen.

Dazu gehört die Kontinuität. Herrmann Müller ist jetzt, mit vielleicht 40 Jahren, Herrmann Müller und er identifiziert den kleinen fünf-jährigen Jungen auf dem Foto als Herrmann Müller, auch wenn dieser in vieler Hinsicht anders aussieht. Zur Identität eines Menschen gehört folglich, dass er sich in seiner Kontinuität erlebt. Erik H. Erikson sieht das „Kernproblem der Identität in der Fähigkeit des Ichs, angesichts des wechselnden Schicksals Gleichheit und Kontinuität aufrechtzuerhalten" (1964, S. 87) Frisur, Größe, Gewicht haben sich verändert, ja die einzelnen Zellen sind abgestorben und neu entstanden – körperlich ist dieser Mensch ein anderer, und doch erfährt und erlebt er sich als eine Einheit, als eine Identität in seinem Lebenskontinuum. Identität ist also nicht nur eine Frage der Fingerabdrücke und der genetischen Identifizierung, sondern eine des Erlebens.

Dies gilt umso mehr für einen weiteren Aspekt der Identität. Wenn ein Mensch wie Herrmann Müller eine „Identitätskrise" im Sinne eines „Identitätsverlustes" durchlebt, weiß er trotzdem, dass er Herrmann Müller ist. Mit Identitätskrise oder Identitätsverlust ist folglich etwas gemeint, das darüber hinaus geht. Er weiß nicht mehr, was er will und was Sinn macht in seinem Leben; er zweifelt an seinen Grundüberzeugungen. „Was im Falle eines Identitätsverlustes verloren geht, ist (...) eine Konzeption dessen, wer man ist." (Henning 2012, S. 21) Identität wird deshalb auch als das „System der zentralen Werte und Überzeugungen" (a.a.O., S. 29) einer Person bezeichnet.

In einer Krise ist dieses System akut gefährdet und bedarf der Umbildung oder Neubildung. Doch auch unterhalb der Schwelle einer Krise ist die Identität als „System der zentralen Werte und Überzeugungen" unterschiedlich deutlich ausgeprägt. Manche Menschen sind „im Reinen mit sich" oder „wohnen in sich", andere sind „sich fremd" oder verunsichert. Identität in diesem Sinne ist nicht etwas Gegebenes oder Starres, das ein für alle Mal feststeht wie die Tatsache, dass Herrmann Müller Herrmann Müller ist (doch auch diese Sicherheit kann bei manchen psychiatrischen Erkrankungen verloren gehen). Identität als Befinden der *Stimmigkeit* ist Schwankungen unterworfen und Teil des menschlichen Entwicklungsprozesses.

Der Prozess der Identitätsbildung wurde in vielen Veröffentlichungen untersucht. Populär sind Phasenbeschreibungen wie die von Erikson, nach denen ein Mensch erst eine bestimmte Phasen erfolgreich durchlaufen haben muss, bevor er sich der nächsten stellen kann. Solche Theorien, die zumeist aus dem psychoanalytischen Fundus stammen, teile ich nicht. Zu widersprüchlich und schwankend sind Prozesse der Identitätsentwicklung, als dass sie sich in solche Schemata einfügen ließen. Richtig und wichtig ist an den Ansätzen Eriksons, dass Identitätsentwicklung als ein lebenslanger Prozess betrachtet wird, der nicht – wie in den Anfängen der Psychoanalyse behauptet – im Jugendalter endet.

Doch was beeinflusst diesen Prozess der Identitätsentwicklung? Manche Autoren suchen nach „internen" Faktoren (Frankfurt 1988, Ekstrom 1993) und reden vom „core self". In Kapitel 2 habe ich ausführlich entwickelt, dass eine Isolierung „interner" Faktoren aus leibphänimenologischer Sichtweise unzulässig ist und die zentrale Bedeutung von Interaktion und insbesondere Zwischenleiblichkeit außer Acht lässt. Dass Identität zumindest auch Ergebnis sozialer Wechselbeziehungen ist, wurde schon bei Hegel und Fichte erwähnt und wird v.a. seit der Veröffentlichung von „Geist, Identität und Gesellschaft" (1934/1977) durch George H. Mead im Jahr 1934 breit diskutiert und mit vielerlei Begrifflichkeiten versehen. Mead selbst unterschied zwischen „I" für das sich selbst erlebende und sich selbst bewusste Ich und „Me" für das sich selbst als Objekt erfahrende Ich. „Identität entwickelt sich; sie ist bei der Geburt anfänglich nicht vorhanden, entsteht aber innerhalb des gesellschaftlichen Erfahrungs- und Tätigkeitsprozesses." (Mead 1977, S. 177) Mead betont, dass zur Identität das „Me" gehört, auch wenn es untrennbar mit dem „I" verbunden ist. Menschen werden von anderen identifiziert, und ihnen werden Identitätsmerkmale zugewiesen. Wie sich andere

Menschen Herrmann Müller gegenüber verhalten, wie sie ihn sehen und hören, was sie ihm spiegeln usw., ist identitätsbildend. Mead bezeichnet Identität deshalb als eine „im Grund gesellschaftliche Struktur" (a.a.O., S. 182), Heiner Keupp versteht unter Identität „Konstruktionen", die „auf wechselseitige soziale Anerkennung angewiesen sind" (Keupp 2002, S. 27), und Tim Henning sagt: „In der Ausbildung einer eigenen Identität sind wir notwendig auf die Interaktion und auf die Anerkennung durch andere angewiesen." (Henning 2012, S. 35)

Identitätsbildung ist also, um es leibphänomenologisch auszudrücken, ein Prozess, der sich in Interaktion und Zwischenleiblichkeit entfaltet. Wesentlich ist nun die Frage, wie sich Identität in der Interaktion zwischen den Menschen entwickelt. Es reicht nicht zu erklären, dass Identität in der Wechselbeziehung zwischen den Menschen entsteht. Gerade für die Diagnostik und therapeutische Praxis ist es wichtig, ein Modell an der Hand zu haben, welches das Wie beschreiben und verstehen lässt. Einen Hinweis auf dieses „Wie" gibt der *Symbolische Interaktionismus*, der auf die Bedeutung von Interaktionen verweist.

Im Symbolischen Interaktionismus wurde Meads Ansatz fortgesetzt und differenziert. Nach Herbert Blumer (1973, S.) fußt der Symbolische Interaktionismus letztlich auf drei einfachen Prämissen, die auch für unser leibtherapeutisches Tridentitätskonzept wesentlich sind: „Die erste Prämisse besagt, dass Menschen ‚Dingen' gegenüber auf der Grundlage der Bedeutung handeln, die diese Dinge für sie besitzen. [Unter „Dingen" werden auch Personen verstanden. Anm. d. A.] Die zweite Prämisse besagt, dass die Bedeutung solcher Dinge aus der sozialen Interaktion, die man mit seinen Mitmenschen eingeht, abgeleitet ist oder aus ihr entsteht." (Blumer 1973, S. 81) Diese Bedeutungen sind veränderbar durch die Erfahrungen des Prozesses der Auseinandersetzung, so Blumers dritte Prämisse.

Nicht jede soziale Interaktion ist identitätsbildend. Wir brauchen deshalb ein Modell, das die besonderen identitätsbildenden bzw. -schwächenden Interaktionsqualitäten beschreibt. Dieses Modell, das in den 90er-Jahren entwickelt, seitdem erprobt und von Kreativen Leibtherapeut/innen als hilfreich angenommen wurde, nennen wir Tridentitätsmodell (Baer 1996a und b, 1999). Jeder Mensch braucht andere Menschen für seine Identitätsentwicklung und braucht dazu drei Qualitäten von Beziehungen: die nährende, die spiegelnde und die des Gegenübers.

Der Begriff Tridentität ist zusammengesetzt aus dem lateinischen „tri" für drei und „Identität". Zu den einzelnen Bestandteilen der Tridentitätserfahrungen:

Nahrung

Wir Menschen brauchen andere Menschen, die für uns nährend sind. Subjektiv ausgedrückt: Nährend ist für mich, wenn ich andere Menschen zum Anschauen und Anfassen habe. Nährend ist für mich, wenn ich verschiedene Gegenstände berühren darf. Nährend ist für mich, wenn andere Menschen mich lieben. Nährend ist für mich, wenn ich die Gefühle anderer Menschen wahrnehmen darf. Nährend ist für mich Kultur, sind Musik und Literatur, Gedanken und Farben. Nährend ist für mich das Erleben von Natur und nährend ist die Atmosphäre des Zutrauens. Nährend ist der Rhythmus von Spannung und Entspannung. Nährend sind die anderen Menschen, die dies verkörpern, die mir dies geben, so dass ich auswählen kann, was ich als Nahrung möchte.

Wesentlich ist, dass die anderen mir ihre Nahrung und sich selbst als Nährende auf dem Boden des Wohlwollens und Respekts anbieten.

Spiegel

Wir Menschen brauchen ferner andere, die uns spiegeln, damit wir uns selbst sehen und wahrnehmen.

Spiegeln ist, wenn die Eltern wiederholen, was das Kind sagt, als Zeichen, dass sie es gehört haben. Spiegeln in der Ich-Du-Begegnung ist, wenn mein Lachen wiederholt wird, wenn ich mein Lachen in deinen Augen wiederfinde. Gespiegelt werde ich, wenn du mir sagst, wie ich aussehe und wie ich mich verhalte. Du spiegelst mich, wenn du mir in die Augen schaust und ich mich in deinen Augen wiederfinde. Du spiegelst mich, wenn du mein Gefühl teilst. Du spiegelst mich, wenn du mir wahrhaftiges Feedback gibst.

Das Spiegeln unterstützt nur dann die Identitätsentwicklung, wenn es wohlwollend und respektierend ist.

Gegenüber

Wir Menschen brauchen zur Identitätsentwicklung auch andere, die für uns die Bedeutung eines Gegenübers haben.

Ein Gegenüber in diesem Sinne ist mir jemand, der anders ist als ich und mir mit offenenOhren zuhört. Gegenüber ist jemand, für den nicht alles positiv oder negativ ist, was ich sage oder tue, sondern der differenziert, der mir seine ehrliche

Meinung sagt. Gegenüber sind für michMenschen mit eigenen Maßstäben und Werten, an denen ich mich auch reiben kann. Gegenüber sind auch Menschen, die andere Gefühle haben als ich und die mir mein Gefühl lassen können, wenn sie ein anderes haben. Gegenüber sind für mich Persönlichkeiten mit Ecken und Kanten.Gegenüber sind Menschen, die Grenzen setzen und dabei meine Grenzen respektieren.

Wohlwollender Respekt ist auch die Voraussetzung, damit die anderen als Gegenüber die Identitätsentwicklung unterstützen und ihr nicht schaden.

4.9.2 Diagnostik

Um *Beschädigungen der Identität* eines Menschen diagnostizieren zu können, hat sich das Tridentitätsmodell als sehr hilfreich bewiesen.

Manche Menschen leiden darunter, dass sie von einem gewalttätigen und grenzüberschreitenden Gegenüber verletzt worden sind. Ich nenne sie *Zerstörungs-Gegenüber*. Reibungserfahrungen sind für diese leidenden Menschen keine Wachstumserfahrungen, sondern Erfahrungen, verletzt zu werden. Wenn Begegnungen mit einem Gegenüber nicht von Respekt und Würdigung getragen werden, sind sie nicht identitätsstiftend, sondern identitätsschädigend. Häufig leiden betroffene Menschen darunter, dass ihre schützenden Grenzen des Intimen und des Persönlichen Raums zumindest einen Teil ihrer Wirkung verloren haben, sie in ihrem Innersten verletzt sind. Sie sind misstrauisch im Raum der Begegnung oder meiden ihn. Manche bauen Mauern des Schutzes auf, manchmal auch im Sinne der „Vorwärtsverteidigung" schon weit außerhalb des Intimen oder Persönlichen Raums, damit ihnen ja keine potenziellen Täter/innen zu nahe kommen können.

Andere Menschen leiden darunter, dass sie kein Gegenüber hatten *(Leere-Gegenüber)*. Zumindest fehlte ihnen dies ganz oder weitgehend von den nahen Bezugspersonen, meistens den Eltern. Egal wie sie sich verhielten – sie gingen ins Leere, es gab keine Reaktionen oder immer nur die gleichen. Sie hatten niemanden, an dem sie sich reiben konnten, konnten so ihre Kraft und ihre Eigenheit nicht spüren und diese Aspekte ihrer Identität nicht entwickeln. Häufig bleibt danach eine chronische große Verunsicherung, häufig sogar Selbstzweifel von existenzieller Bedeutung. Manche dieser Klient/innen haben keine Vorstellung, was es heißt, selbst ein Gegenüber zu sein oder ein Gegenüber zu spüren. Andere suchen krampfhaft nach Gegenüber, nach „richtiger Reibung", wie es ein Klient einmal bezeichnete. Sie werden aggressiv und suchen zwanghaft Streit.

Und dann gibt es das *Erpressungs-Gegenüber*: „Ich bin nur nett zu dir, wenn du dich anständig verhältst." Oder: „Ich nehme dich nur wahr, wenn du mich lieb hast." Solche Sätze mussten Klient/innen hören und noch öfter spürten sie solche Erpressungen im Blick, im Tonfall, in den Gesten usw. Letzten Endes ist das Erpressungs-Gegenüber auch zerstörerisch für die Entwicklung der eigenen Identität, da die Grenzen und die Subjektivität des betroffenen Menschen nicht respektiert werden.

Zum Gegenübersein gehört auch die Erfahrung „anders" sein zu dürfen, eine Erfahrung, die manchen Klient/innen fehlt.

Eine Klientin erzählt: „Ich durfte nicht einmal fühlen, wie ich wollte. Wenn meine Mutter traurig war, hatte ich traurig zu sein, wenn sie gute Laune hatte, musste ich auch strahlen. Es war nicht erlaubt, irgendwie anders zu sein. Wenn ich das versuchte, folgte die Höchststrafe: Sie sprach nicht mehr mit mir."

Auch verletzende Spiegelerfahrungen können zu Beschädigungen der Identität führen. Als erstes ist der *Mangel an Spiegelungen* zu nennen. Wenn Menschen keine Rückmeldungen bekommen, wer sie sind, werden sie in ihrer Identität verunsichert bzw. ihr Selbstverständnis und ihr Selbstgefühl können sich nicht oder nur unvollständig herausbilden.

Eine Klientin erzählt: „Egal, was ich gemalt habe, es war immer toll. Wenn ich Musik gemacht habe, war es toll. Alles, was ich gemacht habe, war toll. Egal, welche Note ich von der Schule mit nach Hause brachte, es war immer toll. Ich wusste nie, woran ich bin. Das war schrecklich."

In der therapeutischen Beziehung zeigt sich der Spiegelmangel vor allem an der Selbstverunsicherung sowie an einem großen Hunger nach Rückmeldungen, einer tiefen Spiegelsehnsucht.

Der Spiegelmangel muss sich nicht nur darin ausdrücken, dass manche Menschen zu wenig Rückmeldungen in Worten gehört haben. Auch andere leibliche Regungen, in besonderer Weise das Schauen, haben manchen Klient/innen gefehlt.

„Meine Mutter hat mich nie angeschaut. Außer, wenn ich böse war. Ich weiß gar nicht, wie das ist, angeschaut zu werden. Wenn Sie mich jetzt anschauen, dann denke ich sofort, ich habe etwas falsch gemacht und gucke weg. Ich habe selber auch Probleme, anderen Menschen in die Augen zu schauen. Das ist irgendwie ganz fremd und neu für mich, wie eine Fremdsprache."

Häufig klagen Klient/innen auch darüber, dass sie *Zerrspiegeln* ausgesetzt waren. Sie wurden nicht so gesehen, wie sie waren, sondern durch einen Filter der Abwertung.

„Wenn ich etwas gut gemacht habe, wurde das gar nicht beachtet. Immer nur Fehler, Fehler, Fehler!"

Wenn dann nur das Fehlerhafte und zu Kritisierende in einem Menschen gesehen wird, dann kann dies auf Dauer Auswirkungen auf sein Selbstverständnis und auf die Identität haben. Daraus, ständig etwas falsch zu machen, droht irgendwann die Grundüberzeugung zu entstehen: „Ich bin falsch."

Eine weitere Form des Leidens am Spiegeln besteht darin, dass nur bestimmte Aspekte des menschlichen Seins gespiegelt werden: *das fragmentierte Spiegeln.*

Eine Klientin erzählt zum Beispiel: „Ich war abgestempelt, schwach und zerbrechlich zu sein und zu empfindlich. Also mutete man mir nichts zu. Ich wurde wie in Watte gepackt, als würde ich nichts aushalten können. Ich durfte nicht auf Bäume klettern oder bei Regen draußen sein, nichts. Aber wenn ich traurig war oder mir wirklich Schlimmes passiert ist, dann hieß es, ich solle mich nicht so anstellen."

Ein häufig anzutreffender Gesichtspunkt, unter dem Menschen fragmentiert gespiegelt werden, besteht darin, dass alles unter dem Filter der Leistung und Leistungsbereitschaft betrachtet wird. Da ging es bei vielen Klient/innen nur darum, gute Noten von der Schule nach Hause zu bringen und die übernommenen Pflichten, etwas im Haushalt, mit Bravour zu bestehen. Schwächen, Kummer, Nöte wurden ignoriert. Damit blieben die Betreffenden allein. Häufig sind solche Menschen dann über einen längeren Zeitraum sehr leistungsorientiert, oft auch beruflich erfolgreich. Doch irgendwann spüren sie, dass diese Leistungsorientierung nicht mit ihrem leiblichen Wollen übereinstimmt, ja, dass sie dieses nur unzureichend kennen.

Dass auch beim Nähren bei vielen Menschen Mangel existiert, wird niemanden überraschen. Viele Klient/innen sind *unterernährt*, die meisten nicht in materieller Hinsicht, sondern vor allem seelisch-leiblich und in zwischenleiblichen körperlichen Begegnungen. Da fehlt der wärmende Blick ebenso wie die tröstende Berührung, die haltende Umarmung oder das Gute-Nacht-Lied zum Einschlafen. Manche Klient/innen haben sich an die Unterernährung gewöhnt und halten sie für selbstverständlich. Bei vielen anderen ist Hunger entstanden, der sich oft in großer Sehnsucht äußert. Doch bei vielen klafft eine große Lücke zwischen dem so innig Ersehnten und dem Hier und Jetzt, der aktuellen Situation. „Später" oder „irgendwann", „mit einem anderen Partner" oder „wenn ich mal ausgewandert bin" – irgendwo und irgendwann sollen sich die Träume erfüllen. Gleichzeitig fällt es vielen dieser Klient/innen sehr schwer, konkrete Wünsche zu äußern oder gar Schritte zur Erfüllung ihrer Wünsche zu unternehmen.

Andere Menschen haben genug Nahrung erhalten. Hier ist nicht das „Ob" des Genährtwerdens wesentlich, sondern das „Wie". Sie wurden *zwangsernährt* und hatten keine Wahl. Körperliche, seelische, geistige oder sonstige Nahrung wurde in sie hinein gestopft, ob sie wollten oder nicht. Sie wurden zwar satt, aber dieses Sattsein war mit Ekel verbunden, mit einem oft chronischen Gefühl der Unbekömmlichkeit. In der Therapie ist es für diese Menschen von besonderer Bedeutung, selbst entscheiden zu können, ob sie etwas von dem, was die Therapeut/innen zu bieten haben, annehmen können und wollen oder nicht.

Wieder andere Klient/innen erhielten Nahrung, aber solche, die für sie unbekömmlich war. Sie wurden vollgestopft mit Dogmen und Glaubenssätzen, die nicht die ihren waren, oder mit Wissen, das sie nicht interessierte. Sie wurden als künftige Spitzensportler trainiert, ohne das zu wollen, oder auf ein Dasein als „gute Hausfrau" vorbereitet, das sie anwiderte.

Häufig treten die erwähnten Beschädigungen der Identität durch mangelndes oder einseitiges bzw. verletzendes Nähren, Spiegeln und Gegenübererfahrungen nicht fein säuberlich getrennt und isoliert auf, sondern sind miteinander verwoben. Diagnostisch ist es sinnvoll, im therapeutischen Prozess immer allen drei Identitätsaspekten diagnostische Aufmerksamkeit zu schenken, denn oft steht ein Aspekt in den Mitteilungen und im Verhalten einer Klientin oder eines Klienten so im Vordergrund, dass andere leicht übersehen werden können.

Wir Kreative Leibtherapeut/innen erspüren und bemerken die Identitätsbeschädigungen vor allem daran, wie sich Klient/innen in der therapeutischen Beziehungen verhalten. Das, was fehlte, oder das, was zu viel oder falsch war, wird in irgendeiner Weise auch in der therapeutischen Beziehung zu Tage treten. Darüber hinaus verfügen wir über besondere Instrumente der Tridentitätsdiagnostik: das Tridentitätsverraumen, das Tridentitätstriptychon oder Klangtriptychon. Sie ermöglichen den Klient/innen, gemeinsam mit den Therapeut/innen auf Spurensuche ihrer Tridentitätserfahrungen zu gehen.

Bei all diesen *Beschädigungen der Identität*, die ich bislang aufgeführt habe, bleibt in den Klient/innen doch immer ein Kernbewusstsein ihrer Identität erhalten. Auch wenn dies manchmal flüchtig und verunsichert ist, verletzt und teilweise überlagert, so spüren sie doch, wer sie sind, und haben zumindest einen Maßstab, von dem aus sie Verletzungen als Verletzungen wahrnehmen und benennen können. Doch manchen Menschen ist selbst dies abhanden gekommen, zumindest weitgehend und in bestimmten, krisenhaften Phasen. Hier sprechen wir nicht mehr von einer beschädigten Identität, sondern von einer *zerstörten Identität*. Über welche Erfahrungen und Lebensbedingungen auch immer es dahin kommen kann – Menschen können in Phasen ihres Lebens geraten, in denen sie ihrer Identität verlustig sind. Sie wissen nicht mehr, ob sie das Leben, das sie führen, auch führen wollen, wissen manchmal nicht, ob sie überhaupt leben wollen. Für sie gilt nicht die Frage: „Wie bin ich?", sondern: „Wer bin ich, dass ich leben kann?" oder gar: „Bin ich überhaupt?" oder „Habe ich ein Recht zu sein?"

Ein solcher Identitätsverlust wird als Krise erlebt, als existenzielle Krise. Wenn Menschen nicht die passende Unterstützung finden, aus dieser Krise herauszukommen, kann sich das Krisenerleben in psychiatrischen Krankheitsbildern verfestigen, mit denen ich mich in Kapitel 5 beschäftigen werde. Hier erleben sich Menschen als fremdbestimmt, oder es treten ihnen Anteile ihrer eigenen Identität wahnhaft von außen entgegen. Manche sind ihrer Wert- und ihrer Grundüberzeugung so sehr verlustig gegangen, dass sie sich hilflos allem und jedem ausgeliefert fühlen, was ihnen begegnet …

Menschen, die an Identitätszerstörung leiden, sind leicht zu erkennen. Ihr Leiden und ihre Haltlosigkeit sind offensichtlich. Das Leiden der Menschen einer dritten Kategorie ist oft versteckter, aber nichts desto weniger tief und nachhaltig (und ebenso oft das Leiden anderer naher Menschen an ihnen). Wir reden hier von denjenigen, die sich eine Identität von anderen geliehen haben. Zumeist sind sie so sehr in Leere aufgewachsen, dass ihre eigene Identität sich nicht entwickeln konnte. In Übergangsphasen der Identitätsentwicklung wie der Pubertät wenden sich Jugendliche oft anderen Menschen als Vorbildern zu, um sich mit ihnen zu identifizieren. Doch dies ist zumeist nur eine Durchgangsphase. Die Jugendlichen „entlehnen" sich Aspekte der Persönlichkeit anderer, die sie für ihre eigene Identitätsentwicklung brauchen und in sich integrieren können. Menschen mit einer *entliehenen Identität*, von denen hier die Rede ist, leben dagegen dauerhaft in Scheinidentitäten. Diese können durchaus wechseln. Begegnen sie Kriminellen, sind sie kriminell, begegnen sie Heiligen, sind sie heilig. Sie wissen nicht, was „ihres" ist, und schlüpfen wie ein Chamäleon in die Identität anderer, zumeist starker Persönlichkeiten im Privatleben, in Beruf, Sport oder Religion. Damit können sie durchaus eine Zeitlang erfolgreich sein, doch auf Dauer bricht dieses System zusammen. Keinen eigenen Orientierungspunkt für Entscheidungen zu haben, bedeutet, es allen recht machen zu wollen und sich im Zweifel an den Entscheidungen der Menschen zu orientieren, in deren Identitätshülle sie geschlüpft sind. Dies ist anstrengend, kann nie ganz oder auf immer gelingen und führt auf Dauer zum Zusammenbruch.

4.9.3 Therapeutik – Wege der Veränderung

Aus den Modellen des Tridentitäts-Erlebens ergeben sich Wege der Veränderung. In der beschriebenen Diagnostik klangen schon einige therapeutische Interaktionen an. Beginnen wir beim Letztgenannten, bei der *geliehenen Identität.*

„Ich bin nicht die, die ich bin. Ich tue nur so. Alle nennen mich Angelika Sand, aber ich spiele nur die Angelika Sand. Wer die Angelika Sand wirklich ist, weiß ich nicht."

In Therapien mit solchen Menschen arbeiten wir Kreativen Leibtherapeut/innen mit den vielfältigen Ausdrucksmöglichkeiten Kreativer Leibtherapie, um den Inneren Ort der Bewertung und damit das Selbstbewusstsein und Selbstwertgefühl zu stärken. Häufig stellen sich schnell Anfangserfolge ein, die aber zumindest teilweise dem geschuldet sind, dass die Klientin oder der Klient sich sehr stark mit der Therapeutin oder dem Therapeuten identifiziert. Spätestens bei Abschieds- und Trennungsprozessen zeigt sich, dass manches der gewonnenen Identität der Klient/innen wieder in sich zusammenbricht, sobald die Nähe mit dem Therapeuten oder der Therapeutin in Gefahr gerät. Manche Klient/innen inszenieren von sich aus frühzeitige Abschiede – oft sehr selbstzerstörerisch –, da sie gerade bei sich entwickelndem Vertrauen zur Therapeutin oder zum Therapeuten diese vertrauensvolle Beziehung nicht aushalten und die Erfahrung der inneren Leere und damit verbundenen Wertlosigkeit übermächtig wird. Wie für alle therapeutischen Beziehungsarbeit mit Menschen, die in ihrer Persönlichkeit und Identität sehr gestört sind, gilt auch hier, dass die größte Gefahr für die Therapeut/innen darin besteht, die innere Leere dieser Klient/innen nicht ernst genug zu nehmen, sie in ihrem Ausmaß nicht wahrhaben zu wollen (oft aus Angst vor zu großer Pathologisierung), sich durch die Bemühungen der Klient/innen, so wie die Therapeut/innen zu werden, unbewusst geschmeichelt zu fühlen und den Anfangserfolgen zu sehr zu vertrauen. So wichtig das Vertrauen der Therapeut/innen als Grundlage für die therapeutische Beziehung ist, so notwendig ist es gerade bei Menschen mit starken Leere-Erfahrungen und ausgeprägtem inneren Leere-Erlebnis – ganz gleich, ob sie als Persönlichkeitsstörungen diagnostiziert wurden oder nicht – eine Portion Skepsis, auch aus Selbstschutz vor Enttäuschungen und Verletzungen, beizubehalten.

Bei Menschen mit *zerstörter Identität* steht therapeutisch neben der Krisenintervention in den akuten Phasen vor allem an, alles zu unterstützen, was eine neue Identität schaffen kann. Die Identitätsentwicklung braucht Nähren, Spiegeln, Gegenüber, immer bezogen auf die Herausbildung eines inneren Kerns, auf die Stützung des Eigenen und Unverwechselbaren. Ein solcher Prozess wird von Windungen und Wendungen sowie Rückschlägen begleitet sein, und das langwierig. Ich werde darauf noch krankheitsspezifisch in Kapitel 5 einige Hinweise geben.

Wege der Veränderung bei Beschädigungen der Identität beinhalten, den Klient/innen neue Erfahrungen des Nährens, Spiegelns und des Gegenübers zu ermöglichen. Therapeut/innen können nicht in dem Sinne Nach-Nähren, Nach-Spiegeln oder Nach-Gegenübersein, dass Vermisstes und Zu-kurz-Gekommenes ungeschehen gemacht wird. Aber sie können den Klient/innen neue Erfahrungen ermöglichen, genährt zu werden, gespiegelt zu werden und ein wohlwollendes Gegenüber zu haben. Im Zuge solcher Erfahrungen werden die Verletzungen und der Mangel auch wieder lebendig werden, das lässt sich aufgrund der Mechanismen des Leibgedächtnisses nicht vermeiden. Doch diesmal sind die Klient/innen nicht allein, sondern befinden sich in einer geschützten Umgebung und in unterstützender Begleitung.

Tridentität als therapeutisches Konzept ist ein Erfahrungs- und Erlebensangebot für Klient/innen. Auch hier gilt, dass die Tridentitätserfahrungen, die den Klient/innen angeboten werden, vor allem Erfahrungen in der therapeutischen Begegnung sind. U n d es gibt eine Fülle kreativtherapeutischer Methoden, mit denen die Therapeut/innen innerhalb der therapeutischen Beziehung zu besonderen Tridentitätserfahrungen einladen können.

Einige Beispiele:
Eine Klientin mit massiven Erfahrungen emotionaler Unterernährung hält es kaum aus, von der Therapeutin angesehen zu werden. „Das halte ich nicht aus, das ist zu viel." Die Therapeutin „erlaubt" ihr, bewusst aus dem Blickkontakt zu gehen und gleichzeitig zu versuchen, sich dafür zu öffnen, auf andere Weise genährt zu werden. Die Klientin stimmt zu. Die Therapeutin geht zum Klavier und spielt der Klientin ein „Ständchen" ...

Hier zeigt sich, dass auf der einen Seite wie bei vielen Klient/innen eine große Sehnsucht nach guter Nahrung über warmherzige, wohlwollende Blicke vorhanden ist, gleichzeitig aber die Scheu, Angst und Resignation lebendig sind. Durch den Wechsel im Rahmen der Primären Leibbewegungen kann die Therapeutin ihrer Absicht folgen, der Klientin nährende Erfahrungen zu ermöglichen und ihr gleichzeitig den notwendigen Schutz bieten.

Wenn Klient/innen mit Spiegelmangel oder Zerrspiegelerfahrungen in der Therapie die Erfahrung machen, gesehen zu werden, betritt fast immer die Scham den Raum. Entweder haben die Klient/innen gravierende Beschämungserfahrungen erleben müssen, oder sie erleben die Möglichkeit, gesehen zu werden, als unbekannte und damit überwältigende „Drohung".

Ein Klient war „am Boden zerstört". Er hatte eine Therapiestunde verpasst. Er, der doch sonst immer so pünktlich, so ordentlich und so korrekt war. Er war in seiner Familie nur dann wahrgenommen worden, wenn er etwas richtig machte und besonders hohe Leistungen erbrachte, ansonsten erfuhr er Leere und Abwertung. Und nun – war er „erwischt" worden, wie er es formulierte, er hatte einen Fehler gemacht.

Der Therapeut gab ihm erst die Rückmeldung, dass solche Pannen und Fehler immer passieren und zum Leben gehören, und versuchte so, den „Fehler" zu relativieren und einzuordnen. Doch diese Spiegelbemühungen reichten nicht. So nahm der Therapeut die Haltung eines Gegenübers ein und erzählte dem stau-

nenden Klienten von seinen Fehlern: Wie er zu seiner eigenen ersten Therapiestunde 50 Minuten zu spät gekommen war und anderes mehr. Der Klient begann den Therapeuten zu trösten und meinte, das sei doch nicht so schlimm ... Beide mussten irgendwann über diese Entwicklung schmunzeln, die tatsächlich einen Perspektiv- und Haltungswechsel des Klienten ermöglichte.

Der Wechsel vom Spiegeln in die Haltung des Gegenübers hatte einen Weg aus der Blockade geöffnet.

In einem dritten Beispiel bemühte sich die Therapeutin sehr darum, den Eigensinn, das Anders- und Eigensein der Klientin zu stärken. Doch irgendwann kam es zu einem Konflikt. Die Klientin hatte etwas erzählt und die Therapeutin hatte versäumt, dazu einen Kommentar abzugeben. Sofort fühlte sich die Klientin wieder mit Leere konfrontiert und vermutete eine abwertende Haltung der Therapeutin. In Worten war dem nicht beizukommen, also schlug die Therapeutin der Klientin einen tänzerischen Dialog vor. Die Therapeutin wählte mit dem Einverständnis der Klientin eine afrikanische Musik aus, beide nahmen einen Ausgangspunkt im Raum ein, und dann ging es los. Es begann ein Tanz, den beide anschließend als Kampftanz bezeichneten ...

Auch hier traten alte Erfahrungen mit einem Leeregegenüber in der therapeutischen Beziehung zu Tage, und auch hier konnte die therapeutische Beziehung eine Erfahrung ermöglichen, durch dieses Erleben hindurch zu „tanzen" und neue Erlebensmöglichkeiten in der Begegnung auszuprobieren.

Wichtig bei diesem Beispiel und bei zahlreichen anderen therapeutischen Erfahrungen ist, dass es sich in den Tridentitätsangeboten des Nährens, Spiegelns und Gegenüberseins für die Therapeut/innen immer nur um Angebote und Absichten handeln kann. Wie das Angebot angenommen wird, können sie nicht entscheiden. Manchmal wird z. B. die Entscheidung eines Therapeuten, sich in einem konkreten Moment der therapeutischen Begegnung als Gegenüber anzubieten, von einer Klientin als nährend erlebt. Absicht der Therapeut/innen und erlebte Wirkung der Klient/innen müssen nicht identisch sein. Bei manchen Klient/innen, das zeigt die therapeutische Praxis, bleiben die beeinträchtigenden Erfahrungen in einem Tridentitätsmodus durchgehendes Thema in der Therapie, während bei anderen mal der eine, mal der andere in den Vordergrund tritt. Darauf müssen sich Therapeut/innen einstellen.

All dieser Komplexitäten und Unwägbarkeiten ungeachtet ist das Tridentitätsmodell ein wirksames Mittel der therapeutischen Unterstützung und heilenden Veränderung, damit Menschen ihre Identität (wieder) finden und entwickeln können.

4.10 Körpererleben: Leibinseln, Körperbild, Körperschema ...

4.10.1 Ein Modell des Erlebens

Der Mensch „hat" nicht nur seinen Körper, der Mensch erlebt ihn. Das habe ich in Kapitel 2.1 ausführlich beschrieben und mich mit den Spaltungen zwischen Leib und Körper sowie Körper und Geist auseinandergesetzt. Hier werde ich mich mit den unterschiedlichen Definitionen des Körperbildes befassen und eine theoretische und gleichzeitig praktisch relevante Begrifflichkeit des Körpererlebens und Körperbildes entwickeln, die als Grundlage der Leiborientierten Körperbildarbeit genutzt werden kann. Wenn ich im Folgenden von „Körperbild" rede, ist dies nicht gleichzusetzen mit dem gemalten Körperbild, das viele Teilnehmende der Aus- und Fortbildungen der Zukunftswerkstatt *therapie kreativ* und Leser/innen unserer kreativtherapeutischen Fachbücher kennen. Ich meine damit eine Begrifflichkeit des Erlebens, die dann später als theoretische Grundlage der Körperbildarbeit und schließlich des gemalten Körperbildes vorgestellt wird.

Zunächst einmal ist wichtig, dass Menschen ihren Körper nie oder nur in sehr seltenen Ausnahmefällen als „Ganzes" erleben. Somit ist die Bezeichnung „Körpererleben" eine Formulierung, die dem alltäglichen Erleben des Körpers nicht entspricht. Denn in der Regel benennen Menschen Gegenden oder Räume, wenn sie vom Erleben ihres Körpers sprechen. Da schmerzt der Rücken oder die Brust weitet sich, das Herz klopft oder die Füße tun weh. Ein Mensch kann sich im Spiegel von oben bis unten betrachten oder ohne abtasten. Den Körper als ganzen von oben bis unten zu spüren, wird nur sehr geübten Menschen gelingen. „Statt eines stetigen räumlichen Zusammenhangs begegnet dem Spürenden jetzt (...) eine unstetige Abfolge von Inseln, zum Beispiel folgende von oben nach unten: Schlund, Brustwarzengegend, Magengrube mit dem charakteristischen ‚Gefühl in der Magengegend', anale und genitale Zone, vielleicht noch etwas in der Gegend der Oberschenkel, Kniegegend, Fußknöchel, Sohlen. Es können mehr oder weniger Inseln sein, darauf soll nichts ankommen." (Schmitz 1998 S. 26) Schmitz bezeichnet die Regionen des Körpererlebens, in denen das Körpererleben spürbar wird, als „Leibinseln": „Jeder Spannungs- und Entspannungsimpuls, jeder leise oder laute Schmerz oder Kitzel, ja sogar ein beständiger, nicht von außen oder durch Willkür herbeigeführter, geräuschloser und gewöhnlich unbeachteter Wandel verschiebt unablässig das Gefüge des körperlichen Leibes. Immerfort bilden sich neue Inseln und verschwinden alte; sie verschmelzen und sondern sich, verschieben ihre Grenzen oder ihre Schwerpunkte, wechseln von betonter zu unbetonter Gegebenheit und umgekehrt." (a.a.O., S. 26)

Um das Körpererleben zu verstehen, ist also die Begrifflichkeit der Leibinseln wichtig. Kreative Leibtherapeut/innen fragen nach dem Herzen oder nach dem Bauch und nicht nach der Aorta oder der Leber. Wenn wir fragen: „Was spüren Sie in Ihrem Körper?", erwarten wir keine Aussagen über das Erleben des gesamten Körpers, sondern können üblicherweise mit Antworten über das Erleben einzelner Leibinseln rechnen, die im Vordergrund der Aufmerksamkeit stehen.

In manchen Situationen können Leibinseln sich dem spürenden Zugang entziehen. Wir bezeichnen sie dann als „stille Leibinseln". Ich werde in der Diagnostik darauf zurückkommen.

Die Gesamtheit der gespürten oder nicht spürbaren Leibinseln bezeichnen wir als Körpererleben. Ich habe gemeinsam mit einigen Kolleg/innen den Begriff Körperbild eine Zeitlang als Oberbegriff für die Gesamtheit des Körpererlebens benutzt (s. Baer/Costagliola/Frick-Baer 2007). Doch durch den mittlerweile inflationären und widersprüchlichen Gebrauch dieses Begriffes rücke ich davon ab und verwende im Folgenden, einem Vorschlag von Frank Röhricht folgend (Joraschky/Löw/Röhricht 2009, S. 25f) die Bezeichnung Körpererleben als Oberbegriff für alle Aspekte körperbezogener Leiblichkeit bzw. leiblicher Körperlichkeit. Mit „Körperbild" wird leider auch eine das Erleben ignorierende analysierende Betrachtung des Körpers „von außen" und als Objekt verstanden, der Begriff ist nicht mehr eindeutig und bedarf der Definition. „Wird vom ‚Körperbild' gesprochen, so kann immer gleichzeitig eine objektivierende Betrachtung des Körpers als auch die subjektive, komplex-mehrdimensionale, verbale wie auch non-verbale Bezugnahme auf den eigenen Leib gemeint sein." (Röhricht a.a.O., S. 26) Die große Vielfalt der Begriffsdefinition, die damit einhergehende Verwirrung des Verständnisses von Körpererleben, Körpererfahrung, Körperbild, Körperschema, Body Image, Body Self, Body Ego, Körper-Ich usw. hat dazu geführt, dass ich nicht mehr wie früher den Begriff des Körperbild als übergeordneten benutze, sondern dafür den Begriff des *Körpererlebens. Das Körperbild ist eine Verdichtung des präreflexiven Körpererlebens und damit der Selbstbezug des Menschen auf sein Körpererleben.*

Was heißt das nun? Wenn ein Mensch auf die Welt kommt, finden sein Blick in die Welt und seine Handlungen in die Welt hinein ihren Ausgangspunkt im Körpererleben und dem daraus entstehenden Körperbild, der leibhaftigen Vorstellung eines Menschen von sich selbst. „Die bewusste Wahrnehmung der Umwelt geschieht immer von einem bestimmten Standpunkt aus und ist nur möglich, wenn das Gehirn ein Körperbild schafft, also ein Ich, das als Bezugsrahmen dient." (Rosenfield 1992, S. 72) Das Körpererleben, konzentriert im Körperbild, ist der Bezugsrahmen für die Orientierung in der Welt, der Ausgangspunkt, von dem aus Gedächtnis, Sprache, räumliche Orientierung, Zeitgefühl, Gefühlslandschaften und Beziehungen entwickelt und strukturiert werden. Das Leibgedächtnis setzt diesen Selbstbezug voraus (sonst verschwindet das „Ich", das sich erinnert), und so werden alle Erinnerungen in diesen Selbstbezug eingefügt. Das Körperbild ist dabei ein wandelbares „Prozess"-Bild: „Meine Erinnerung besteht aus der Beziehung zwischen meinem Körper (oder genauer: meinen körperlichen Empfindungen in einem bestimmten Augenblick) und dem ‚Bild' von meinem Körper in meinem Gehirn (einer unbewussten Tätigkeit, bei der das Gehirn eine sich ständig wandelnde, allgemeine Vorstellung von Körper erzeugt, in dem es die Veränderungen der körperlichen Wahrnehmungen von einem Augenblick zum nächsten zueinander in Beziehung setzt). Diese Beziehung schafft ein Ich-Gefühl; im Laufe der Zeit wird die Beziehung zwischen meinem Körper und meiner Umwelt immer komplexer, und damit nimmt auch das Wesen meines Ich und meiner Erinnerungen an Tiefe und Umfang zu." (a.a.O., S. 73)

In das Körperbild fließen also alle Erfahrungen der Wechselbeziehungen zwischen Körper und Umwelt ein. Das Körperbild ist ein Produkt der Zwischenleiblichkeit und ein Teil des zwischenleiblichen Prozesses.

Vom Begriff des Körperbildes zu unterscheiden ist der des *Körperschemas*. Dieser Begriff wurde 1909 von dem Prager Psychiater A. Pick eingeführt und beschreibt die Zuordnung der Körperteile untereinander und im Bezug auf den umgebenden Raum. Störungen des Körperschemas treten z. B. als Entwicklungsstörungen und vor allem nach hirnorganischen Verletzungen auf und werden mit gezieltem Training und anderen Maßnahmen behandelt.

Manchmal wird in der Fachliteratur verwirrenderweise zum Körperschema die innere Vorstellung des Volumens bzw. der Größe des Körpers bzw. deren Bewertung gezählt. Störungen dieser Vorstellungen werden z. B. in diagnostischen Kriterien des DSM-IV-TR als Symptome der Anorexia nervosa aufgezählt: „Störung in der Wahrnehmung der eigenen Figur und des Körpergewichts, übertriebener Einfluss des Körpergewichts oder der Figur auf die Selbstbewertung oder Leugnen des Schweregrads des gegenwärtigen geringen Körpergewichts." (DSM-IV-TR 2003, S. 233) Der DSM ordnet diese Symptome nicht explizit dem Körperschema zu, wohl aber zahlreiche andere Fachveröffentlichungen bezeichnen diese Erkrankung als Störung des Körperschemas (z. B. Jacobi et.al. 2004, S. 88). Eine solche Zuordnung ist dies unzutreffend. Weder die Körperwahrnehmung noch die Regulation der Körperteile noch das Wissen um sie sind gestört, gestört ist vor allem die Bewertung.

Die *Bewertung* ist ein besonderer Aspekt des Körperbildes: „Entspricht mein Körper der sozialen Norm?", „Gefällt mir mein Körper?" Fußt die Selbstbewertung nicht auf einer grundlegenden Akzeptanz, auf einer grundlegenden Zufriedenheit, in seinem Körper zu wohnen, und dem Grundgefühl, Körper zu sein, entsteht die Tendenz des Körper-Habens und diese kann sich zum zwanghaften Körper-Formen mit den bekannten Folgen für Menschen mit Essstörungen entwickeln.

Entscheidend ist, dass der bewertende Aspekt des Körperbildes nicht nur als Wirkung von außen oder Orientierung nach äußeren Bildern verstanden wird, wie dies als theoretisches Modell den in manchen Kliniken praktizierten sogenannten „Körperbildtherapien" zugrunde liegt und ein erschreckend einseitiges Bild des Menschen und seiner Entwicklung offenbart: „Da Körperwahrnehmungs- und Körperbildstörungen zu den Kardinalsymptomen von Essstörungen gehören und dementsprechend sowohl in der ICD-10 als auch in der DSM-IV Klassifikation enthalten sind, gehört zu einer qualifizierten Behandlung einer Magersucht auch ein gezieltes therapeutisches Eingehen auf diesen Teil der Störung. Die wesentlichen Ursachen für diese Symptomatik finden sich im übertriebenen Schlankheitsideal und im Körperkult der letzten drei bis vier Jahrzehnte." (Ehrig 2003, S. 61f) Schlankheitsideale und Körperkult können nicht als „wesentliche Ursachen" für Essstörungen angesehen werden, sie können allenfalls solche Krankheitsprozesse verstärken. Ehrigs These erklärt nicht die Ursache dafür, warum die Orientierung an einem Körperkult Menschen bis in den Tod treiben kann. Unsere phänomenologischen Untersuchungen haben ergeben

(Baer/Costagliola/Frick-Baer 2007), dass der Kern der Essstörungen Identitätsstörungen sind, was auch von anderen Untersuchungen bestätigt wird, z. B.: „Nicht eigentlich Schönsein motiviert das magersüchtige Handeln, sondern die verzweifelte Suche nach Sicherheit und Halt im Leben, nach dem eigenen Selbst. Das Schlankseinwollen ist mit anderen Worten lediglich Mittel zum Zweck, der darin besteht, anerkannt zu werden und sich selbst zu finden." (Gugutzer 2005, S. 331)

Das Gefährliche an den Modellen, Störungen des Körperbilds auf „übertriebene" Orientierungen nach und am Außen und ein falsches Denken über den Körper („kognitive Repräsentation") zu reduzieren, besteht darin, dass daraus ein einseitiges und zumindest Beschämung förderndes Therapiekonzept abgeleitet werden kann und wird. Gearbeitet wird nach solchen Konzepten „konfrontativ" und „desensibilisierend" mit „Körpervideos" und „Körperbildern mit dem geschätzten und dem gemessenen Körperumriss" (Ehrig 2003, S. 62). Wenn Menschen mit Essstörungen oder anderen Erkrankungen ihren geschätzten mit dem realen Körperumriss vergleichen, kann dies in einer wohlwollenden und sicheren therapeutischen Beziehung sinnvoll sein. Doch so oder so beseitigt das weder die verzerrte Selbstwahrnehung noch die Essstörung. Beschämend, die Würde verletzend und das Körperleben einseitig reduzierend sind Methoden, in denen fast nackte magersüchtige Frauen und Mädchen fotografiert oder gefilmt werden und dann in Gruppen „konfrontativ" und „desensibilisierend" vorgeführt werden.

Der Blick von außen und damit die subjektiven Erfahrungen aller Aspekte der Tridentität (s. Kap. 4.9) sind ein Teil des im Körperbild verdichteten Körpererlebens. Dazu gehören Beschämungserfahrungen, die in einer so genannten Körperbildtherapie nicht fortgesetzt werden dürfen. Im Körperbild sind alle zwischenleiblichen Erfahrungen enthalten, z. B. traumatische Erfahrungen sexueller Gewalt, Verluste, Erfahrungen von Leere und Verlorensein oder andere Überforderungen, die sich im Selbstbezug auf den eigenen Körper, also im Körperbild, niederschlagen. Um unser Konzept von den erwähnten „Körperbildtherapien" abzugrenzen, bezeichnen meine Kolleg/innen und ich unseren Ansatz, mit dem Körperbild leiborientiert therapeutisch auf der Grundlage des vorgestellten Körperbildverständnisses zu arbeiten, als „Leiborientierte Körperbildarbeit".

4.10.2 Diagnostik

Die leiborientierte Körperbildarbeit ist ein fortwährender Prozess, in dem neue Einsichten und Schritte der Veränderung kontinuierlich miteinander verwoben werden. In diesem Prozess widmen sich die Klient/innen auf unterschiedlichen Wegen der Achtsamkeit für ihr Körpererleben, drücken dies in Bildern aus, unterstützt durch Haltungsänderungen und Bewegungen, Fantasien, Klänge und künstlerische Gestaltungen. Dabei werden viele Einsichten deutlich, in denen die Klient/innen einer Fülle von unbewussten Zusammenhängen auf die Spur kommen und sich ständig selbst überraschen können. Die Vielfalt der diagnostischen Möglichkeiten lässt sich hier gar nicht beschreiben, nur betonen. Doch auf einige Aspekte möchte ich hier hinweisen, da sie in unterschiedlichen diagnostischen Prozessen relevant sind.

Eine Frau malt auf ein 1,50 m x 2,50 m großes Blatt den Umriss ihres Körpers, wie sie ihn erlebt. Als sie fertig ist, tritt sie zurück und wird von der Therapeutin aufgefordert, die entstandene Gestalt zu betrachten: „Was sehen Sie? Wie wirkt es auf Sie?"

Die Klientin sagt erschrocken: „Das ist ja viel zu groß. Da komme ich mir wie ein Ungeheuer vor."

Sie sinniert ein wenig und fährt dann mit trauriger Stimme fort: „Bevor ich zur Schule kam, war ich sehr dick ... Ich weiß gar nicht, ob das stimmte. So hat man mir das aber immer gesagt. An dieses dicke Mädchen erinnert mich dieser Umriss, so habe ich mich gefühlt."

Therapeutin und Klientin unterhalten sich über die Erfahrung der Klientin in dieser Zeit, dann greift die Klientin zu einem Stift und malt in die große Fläche den kleinen Umriss einer Person hinein und kommentiert: „So klein habe ich mich immer gefühlt. Damals vor der Schule, aber dann auch die ganze Kindheit hindurch. So klein war mein Selbstbewusstsein."

Klientin und Therapeutin unterhalten sich auch hierüber und schließlich fragt die Therapeutin: „Und wie spüren Sie sich jetzt?"

„Oh, sehr schwankend. Manchmal fühle ich mich noch so klein, aber das ist selten. Mich zu dick zu fühlen, dafür bin ich anfällig. Aber manchmal mache ich mich auch richtig schön breit und habe eine große Klappe ... Dann bin ich die große Gestalt, die, die sich Raum nimmt und sich was traut."

An diesem kleinen Auszug wird deutlich, dass es nicht darum geht, erlebte Konturen mit den realen Körpergrenzen zu vergleichen oder in irgendeiner Weise nach dem „richtigen" und „angemessenen" Blick auf den eigenen Körper zu suchen. Kern und Grundlage der leiborientierten Körperbildarbeit ist das Körpererleben. Hier wird das erlebte Volumen des Körperumrisses dargestellt und es ergeben sich daraus mehrere diagnostische Hinweise. Einer besteht darin, dass biografische Aspekte deutlich werden: Jeder Aspekt des Körperbildes hat eine Geschichte.

Ein zweiter Hinweis entwickelt sich aus dem Gespräch. Die Widersprüchlichkeit des Körperbildes, die dialektische Qualität der Leiblichkeit zeigt sich auch hier. Neben dem voluminösen Umriss gibt es einen kleinen als Ausdruck dessen, wie sich die Klientin erlebt hat und manchmal noch erlebt.

Und dann geschehen Umdeutungen. Der große Umriss, der anfangs nur ein Ausdruck des „Zu-Dick" war, bekommt im zunehmenden Prozess die Bedeutung, dass die Klientin sich Raum nimmt. An dieser kurzen Sequenz zeigt sich, wie vielfältige und unterschiedliche Einsichten in einer kurzen Zeitspanne leiborientierter Körperbildarbeit entstehen können.

Manchmal hängen Klientinnen und Klienten bei solchen Arbeiten ideologischen Vorstellungen an. Dazu zählt zum Beispiel, dass sie sich von Fremdbewertungen frei machen „müssen". Mag in diesem Beispiel das „Zu-Dick" als Bewertung von außen an das Kind herangetragen worden sein, so war und wurde es doch irgendwann zu einem Teil des Körperbildes und damit auch zu einer eigenen Bewertung. Schon unter diesem Gesichtspunkt wäre eine strikte Trennung zwischen Eigen- und Fremdansicht oder -bewertung nicht zutreffend. Doch darüber hinaus sind Menschen immer auch darauf angewiesen, wie sie von anderen gesehen werden. Die Zwischenleiblichkeit enthält den Blick zur Welt und nimmt den Blick der Welt auf die Person auf. Wenn Klient/innen von sich verlangen, sich von allem, was von außen kommt, frei zu machen, könnten sie in letzter Konsequenz auch keine wohlwollenden und respektierenden Rückmeldungen mehr annehmen und müssten auf jede Art von Spiegelung verzichten.

Für Kreative Leibtherapeut/innen ist es deswegen keine diagnostische Frage, *ob* Fremdbilder einen Einfluss auf das Körperbild ausüben – das tun sie immer. Die Frage ist eher, inwieweit die Klient/innen positive oder negative bzw. Zerrspiegelungen erfahren haben und ob sie sich diesen ausgeliefert fühlen oder ob sie in der Lage sind, aus eigenem Spüren und zwischenleiblichen Erfahrungen ein Körperbild zu entwickeln, das sie als stimmiges und meinhaftiges annehmen können.

Wie sich in der kurzen Fallvignette schon gezeigt hat, werden in der Körperbildarbeit Wunden, Verletzungen, Kränkungen deutlich. Schläge können ebenso deutlich werden wie Beschämungen, Missachtungen oder Erfahrungen sexueller Gewalt. Menschen, die an Essstörungen erkranken, können so z. B. sich den Quellen annähern, aus denen sich die ablehnende und kontrollierende Haltung gegenüber dem eigenen Körper speist. Dieser zweite Aspekt der Diagnostik ist unmittelbar verbunden mit dem dritten, nämlich dass in der leiborientierten Körperbildarbeit auch Potenziale, Ressourcen und Heilungswege deutlich werden und somit diagnostiziert werden können:

Eine Klientin ist in einem längeren Prozess dabei, ihr Körperbild zu erstellen. In einer Fantasiereise hat sie sich ihre Wirbelsäule als Pflanze vorgestellt. In ihr ist das Bild eines prachtvollen Dschungelbaums entstanden, das sie nun in ihr Körperbild hinein malt. Als sie anschließend ihr Körperbild und insbesondere das Bild ihrer Wirbelsäule betrachtet, ist sie erschrocken: „Da unten am Baum, da sieht der Baum aus, als wäre er gebrochen. Da ist ein schwarzer Fleck hineingeraten ... Der macht mir Angst."

Die Therapeutin bittet die Klientin zu überprüfen, ob der Abstand zu ihrem Bild der richtige sei, und ihn gegebenenfalls zu verändern. Die Klientin geht zwei Schritte zurück, ihre Angst lässt nach. Hier nun kann sie auf die Frage der Therapeutin hin in ihrem Körpererleben spüren, wo sich diese Stelle, an der ihr der Baum gebrochen scheint, in ihrem Körper befindet und wie sie sich anfühlt. Sie legt die Hand auf das Kreuzbein und sagt nach kurzer Zeit weinend: „Da bin ich mal geschlagen worden. Nein, nicht nur einmal. Immer wieder. Mit dem Kleiderbügel. Das brennt jetzt richtig, wenn ich daran denke. Das war schlimm."

Die Therapeutin fragt nach und nimmt Anteil, die Klientin erzählt ... Nach einer Weile fragt die Therapeutin, ob es irgendwo auf dem Körperbild etwas gäbe, was den Schmerz lindern könne. Die Klientin tritt wieder näher an das Körperbild heran und zeigt spontan auf ihre Füße. Diese hat sie als kraftvolle Fantasiegebilde gemalt, den einen als Löwenkopf, den anderen als Rosenstiefel, aus dem kleine Blumen herauswachsen.

Sie sagt: „Damals konnte ich nicht weglaufen, als ich geprügelt wurde. Doch sobald ich alt genug war, nahm ich die erste Chance wahr, um abzuhauen. Und auch jetzt ist es mir ganz wichtig, zu wandern, zu laufen, zu rennen. Das ist mein Sport. Wenn ich mich nicht bewegen kann, fühle ich mich wie eingesperrt oder ohnmächtig. Ich laufe und gehe, das ist mir wichtig."

Sie greift zu den Stiften und malt eine Blume, die sich aus dem Stiefel emporrankt bis zu dem Dschungelbaum, bis zu der Stelle, an der der Baum verletzt war.

In der Leiborientierten Körperbildarbeit erscheinen Kraftquellen und andere Elemente der Stärkung und Heilung nicht nur als isolierte Facetten des Erlebens – sie können mit den Aspekten des Körpererlebens, die als verletzte im Körperbild erscheinen, mit den stillen und lauten Leibinseln verbunden und verknüpft werden und so ihre Wirkung entfalten.

4.10.3 Therapeutik – Wege der Veränderung

In der leiborientierten Körperbildarbeit geht es nie um *Abbilder* des Körpers, sondern darum, das Körpererleben bildhaft und klanglich entstehen zu lassen.

In der *systematischen* leiborientierten Körperbildarbeit schaffen Klient/innen Schritt für Schritt aus dem Körpererleben heraus ein Körperbild, also ein Bild bzw. Bilder dessen, wie sie ihren Körper erleben (erste Anregungen zu dieser Arbeit erhielten wir von Elke Willke und Heidrun Waidelich, Dt. Gesellschaft für Tanztherapie e.V.). Dies geschieht in der Regel in Einzeltherapien über mehrere Stunden hinweg, in therapeutischen Gruppen in aufeinander folgenden Treffen und gelegentlich auch kompakt in einem mehrtägigen Seminar. Die Klient/innen erhalten zu Beginn ein großes Blatt festen Papiers in einem Format von 2,50 Meter mal 1,50 Meter. Wenn das Körperbild im Zuge des Arbeitsprozesses über diese Größe hinaus wächst, können weitere Papierteile eingeklebt werden.

Für die leiborientierte Körperbildarbeit sind folgende Elemente wichtig:

» Der Ausgangspunkt ist immer das Körpererleben. Um dies zu spüren, werden zahlreiche differenzierte Erlebniseinheiten angeboten, mit inneren und äußeren Berührungen, mit Bewegung und Tanz, mit Atem- und Körperreisen und anderem mehr (vielfältige Anregungen dazu siehe Baer/Frick-Baer 2001a, 2004 und Baer/Costagliola/Frick-Baer 2007).

» Während dieser Einheiten zur Förderung der Achtsamkeit des Körpererlebens entstehen innere Bilder, manchmal auch Klänge. Diesen wird Ausdruck verliehen, indem sie getanzt oder musiziert und danach oder direkt in das Körperbild gemalt werden.

» Dabei wird systematisch vorgegangen, entweder von der Peripherie des Körpers nach innen oder mit den Organen oder den Körperräumen (den Leibinseln), die im therapeutischen Prozess und im Körpererleben der Klient/innen gerade im Vordergrund der Aufmerksamkeit stehen.

» Zur Anregung des kreativen Ausdrucks des Körpererlebens im Körperbild werden unterstützende körperbezogene Fantasiereisen eingesetzt. Zum Beispiel:

„Stellen Sie sich vor, Ihr Kopf wäre eine Fantasiefigur aus Märchen, Literatur, Film oder sonstigen Bereichen …"
„Wenn Ihre rechte Hand eine Person wäre, welchen Spitznamen hätte sie …?"
„Stellen Sie sich vor, Ihr Bauch wäre eine Landschaft …"

» Besonderer Wert wird darauf gelegt, zu ermöglichen, dass die Klient/innen leibliche Verbindungen erkunden können. Dabei können sowohl, wie im Diagnostikkapitel erwähnt, Zusammenhänge zwischen unterstützenden und leidvollen Elementen des Körperbildes erkannt und genutzt werden, als auch Möglichkeiten der *Integration der gesamten Körperbilderfahrungen* geschaffen werden. Die systematische Körperbildarbeit beschäftigt sich nach und nach mit einzelnen Leibinseln, isoliert diese aber nicht, sondern fördert die Verbindung zwischen ihnen und bettet sie immer wieder in den Gesamtzusammenhang des Körpererlebens ein.

» In dieser Arbeit wechseln sich Phasen der alleinigen Beschäftigung mit dem Körpererleben und dem Körperbild mit Phasen intensiven Austausches mit der Therapeutin oder dem Therapeuten bzw. mit anderen Gruppenmitgliedern ab. Die systematische leiborientierte Körperbildarbeit ist ein kommunikativer Prozess der Zwischenleiblichkeit. Sie trägt damit der Tatsache Rechnung, dass sich das Körperbild in der Zwischenleiblichkeit entwickelt und verändert hat.

» Die leiborientierte Körperbildarbeit ist ein zirkulärer Prozess. Aus der Achtsamkeit für das Körpererleben der Leibinseln heraus entsteht nach und nach das Körperbild, und dann wird immer wieder das Körperbild in die Bewegung oder in klanglichen Ausdruck und in das Körpererleben hinein genommen:

Grafik 14

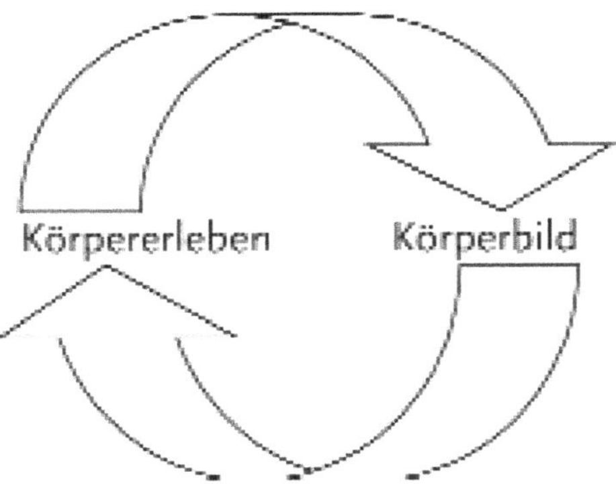

„Zirkulär" meint nicht, dass sich alles wiederholt. Im Gegenteil: Nach jeder Entwicklung und Auseinandersetzung mit Elementen des Körperbildes werden die sich dabei verändernden Erfahrungen wieder in das Körpererleben hineingeführt. Dies geschieht weitgehend schon während des Prozesses unbewusst, bedarf aber darüber hinaus immer wieder konkreter Einladungen und Ermutigungen. In der Fallvignette des vorherigen Diagnostikkapitels entstand aus dem Spüren der Wirbelsäule das Bild des Dschungelbaums. Aus dem Betrachten des Bildes ergab sich, dass die Stelle am Kreuzbein aufmerksam wahrgenommen wurde. Daraus ergaben sich im Weiteren wiederum Zusammenhänge zwischen Wirbelsäulenbild und den schon gestalteten Füßen und schließlich entstand daraus ein ‚Schutztanz der kraftvollen Füße', in dem die Klientin den schutzgebenden Möglichkeiten ihres Körperbilds „Füße" für ihre Wunde im Wirbelsäulenbereich Ausdruck gab und das Spüren dieser Verbindungen vertiefte. Dieser Prozess zirkulären Wechselspiels zwischen Spüren, Gestalten, Spüren ... vollzieht sich in der leiborientierten Körperbildarbeit wiederholt.

Fokussierende Körperbildarbeit unterscheidet sich nicht grundsätzlich von der systematischen. Sie fokussiert sich auf eine Leibinsel. Indikationen für die fokussierende Körperbildarbeit liegen auf der Hand: Sie ist dann angesagt, wenn das Leiden an und mit den jeweiligen Leibinseln im Vordergrund des Interesses steht und eine systematische Erkundung des gesamten Körpererlebens nicht notwendig ist. Themen fokussierender leiborientierter Körperbildarbeit können z. B. sein: „Der Krebs", „Mein verletztes Herz", „Schmerzen nach dem Unfall", „Das Körperteil, das immer zu kurz kommt" …

Die fokussierende Körperbildarbeit kann sich auf die Beschäftigung der jeweiligen Leibinsel begrenzen, aus ihr kann aber auch eine systematische Körperbildarbeit entstehen, wenn sich dies im Zuge der Arbeit als notwendig und hilfreich zeigt. Wenn als Indikation Störungen der Identität, die sich im Körpererleben auswirken, angezeigt sind, ist es sinnvoll, von vorneherein einer/einem Klient/in eine systematische Körperbildarbeit anzubieten. Auch für andere Symptomatiken, die häufig als Folgen traumatischer Erfahrungen sexueller Gewalt das Körpererleben nachhaltig und umfassend beeinträchtigen, ist die systematische Körperbildarbeit ein Königsweg.

Kontraindikationen für die bisher beschriebene Art der leiborientierten Körperbildarbeit v.a. mit den vorbereitenden Fantasiereisen können schizophrene Erkrankungen mit ausgeprägten Wahnvorstellungen sein – die Wahnbilder könnten durch die Fantasieanregungen gefördert werden. Hier sind andere Unterstützungswege und Zugänge zum Körpererleben notwendig, die von vorneherein auf Zusammenhalt des Körpers und Körpererfahrungen im Sinne eines Basistrainings zur Stärkung des leiblichen Zusammenhalts und des Körpergewahrseins angelegt werden. Wenn Menschen mit unerkannten schizophrenen Erkrankungen eine Körperbildarbeit beginnen, zeigt es sich oft, dass sie nicht in der Lage sind, ein zusammenhängendes Körperbild zu erstellen, sondern das Körperbild in verschiedene Teile „zerfleddert". Manchmal ist eine Kombination von übungsorientierten Körpererfahrungen mit der Gestaltung einzelner Körperteile (ohne Fantasieanregungen) möglich, die nach und nach und auf verschiedenen Blättern vorgenommen wird. Diese Blätter werden dann systematisch zu einem Gesamtbild zusammengesetzt und auf der Ebene der Körpererfahrung wird das Erleben von Verbindungen gefördert. Dieser Weg hat sich auch bei Menschen mit depressiven Erkrankungen bewährt. Für Menschen, die an Depressionen erkrankt sind, ist ein ganzes Körperbild „zu groß" und „zu viel". Deshalb ist es notwendig, in kleinen Schritten vorzugehen und ein Körperbild nach und nach zu erstellen. Die leiborientierte Körperbildarbeit hilft dann, die erstarrte Engung wieder allmählich zu weiten, indem der Bezug des Menschen zu seinem meist betäubten Körpererleben wieder lebendig wird.

Ähnliches gilt für Menschen mit Persönlichkeitsstörungen (s. Kap. 5). Auch sie sind häufig aufgrund der Erfahrung ihrer inneren Leere und Haltlosigkeit durch eine systematische Körperbildarbeit überfordert, gleichzeitig kann eine solche ein Weg sein, ihre Leere und Haltlosigkeit zu überwinden und sich auf der Ebene des Körpererlebens zu stabilisieren. Doch dazu bedarf es einer gefestigten therapeutischen Beziehung (keine Gruppe) und einer leiborientierten Körperbildarbeit, die an die besonderen Bedürfnisse persönlichkeitsgestörter Menschen angepasst ist.

4.11 Resonanzen

4.11.1 Ein Modell des Erlebens

Dass Menschen keine isolierten Wesen in ihrer Leiblichkeit sind, sondern sich diese immer in Zwischenleiblichkeit und Resonanz entfaltet, habe ich schon mehrmals und unter verschiedenen Gesichtspunkten erläutert (siehe u.a. Kap. 2.2.9). Wir haben differenzierte Modelle entwickelt, *wie* Resonanzen verlaufen und welche Eigenschaften ihnen innewohnen können. Diese Modelle haben sich in Diagnostik und Therapie als wertvoll herausgestellt und sollen deswegen hier vorgestellt werden.

Der Begriff Resonanz wird in drei Kontexten verwendet, die sich ähneln, aber doch zu unterscheiden sind. Der erste ist die Physik. Schwingungen eines Gegenstandes sind physikalisch nach ihrem Ausschlag (Amplitude) und ihrer Häufigkeit (Frequenz) zu messen. „Schwingende Systeme können unter geeigneten Bedingungen miteinander in Resonanz treten." (Cramer 1998, S.9) Der physikalische Aspekt der Resonanz wird vor allem in der Akustik untersucht und genutzt. „Wo nichts schwingt, da ist auch kein Schall wahrzunehmen." (Borucki 1989, S.13)

Der Naturwissenschaftler Friederich Cramer hat darüber hinaus in seiner „Symphonie des Lebendigen" Resonanz in unterschiedlichen Bereichen untersucht und nachgewiesen, dass sie über die Akustik hinaus von Bedeutung ist: „Resonanz ist eine Form der Wechselwirkung, ja, es ist die Form der Wechselwirkung schlechthin, über die alle raumzeitlichen Strukturen miteinander in Beziehung treten können." (Cramer 1998, S. 14) Er begegnet Resonanzphänomenen im Großen (Wechselbeziehung der Planeten) wie im Kleinen (Mikrokosmos) und kommt zu dem Ergebnis: „Resonanz ist es, die die Welt im Inneren zusammenhält." (a.a.O., S. 223)

Die Bedeutung in der Akustik legt nahe, dass der Resonanzbegriff auch in der Musik Verwendung findet, dem zweiten Kontext. Jeder Klang, jede musikalische

Äußerung ist physikalisch messbar, aber durch physikalische Messergebnisse nicht zu erfassen. Man kann unterschiedliche Schwingungen eines Klavierstückes von Chopin mit denen eines Rockkonzertes vergleichen, doch die jeweilige Wirkung wird dadurch nicht erklärbar. Der Zauber des Violinkonzertes von Mendelssohn-Bartholdi ist nicht durch die Messungen der Amplituden oder Frequenzen zu beschreiben oder gar zu erklären. Dafür ist es notwendig, den dritten Kontext, in dem Resonanz eine Rolle spielt, hinzuzuziehen: das Erleben.

Wir benutzen den Resonanzbegriff in der Kreativen Leibtherapie, um Schwingungen zwischen Menschen zu beschreiben. Wenn wir von Schwingungen und Resonanz reden, verwenden wir die physikalischen Bedeutungen als Metapher. Sie beziehen sich ausschließlich auf Qualitäten des Erlebens der Zwischenleiblichkeit.

Das Gelingen von Resonanz ist eine wesentliche Voraussetzung dafür, dass Menschen bindungsfähig werden und bleiben (s. Kap. 3.3.1, 4.8 und 4.9). Mit Hilfe von Videoaufnahmen und Superzeitlupe haben Säuglingsforscher Resonanzen zwischen Säuglingen und Müttern beobachtet und festgestellt, dass im innigen Kontakt zwischen Säuglingen und Müttern so geringe zeitliche Abstände lagen, dass gar keine Unterscheidung zwischen Impuls und Reaktion mehr möglich waren. Da schwang etwas gemeinsam, was nur als Resonanz zu beschreiben ist. Diese Resonanz wird von Stern (1992) als „Tanz" und als Kernstück der „affektiven Abstimmung" bezeichnet, deren Gelingen für eine gesunde menschliche Entwicklung bedeutsam sei.

Andere Autoren betonen im Resonanzbegriff vor allem die emotionale Resonanz: „Unter Resonanz verstehe ich in einem physikalisch-akustischem Sinn das Mitschwingen eines Körpers beim Erklingen seines Eigentons. Resonanz, verstanden als emotionale Resonanz, ist ein Beziehungsphänomen, meint das Mitansprechen von Gefühlen bzw. den Widerhall, den Gefühle, Gedanken, Äußerungen anderer Menschen bei mir auslösen." (Gindl 2002, S. 30) Auch wenn emotionale Resonanzen im Alltag besonders deutlich auftreten und für viele Menschen besonders wichtig sind, möchte ich betonen, dass Resonanz als Mitschwingen des Erlebens gerade über den „physikalisch-akustischen" Rahmen hinaus geht und *alle* Aspekte des Erlebens umfasst. In der sinnlichen Berührung schwingen Menschen im Körpererleben miteinander. In der intensiven Suche nach der Lösung eines Problems können Menschen ebenfalls so sehr miteinander schwingen, dass wir von Resonanz sprechen können und sollten.

Dass Menschen Resonanz brauchen, erfahren alle Menschen in ihrem Alltag und wir Therapeut/innen in unserer therapeutischen Praxis. Menschen brauchen Echos, wollen gehört, gesehen, verstanden werden, wollen Wirkung hervorrufen – suchen Resonanz. Erfahren sie diese Resonanz nicht, führt das zu Unsicherheiten und kann, wie wir in dem Kapitel über die Tridentität gesehen haben, zu Beschädigungen oder gar Zerstörungen der Identität (Kap. 4.9) führen. Spüren sie die Resonanz, stärkt das Selbstwahrnehmung und Selbstsicherheit: „Als eine gefühlte Resonanzerfahrung umfasst es die innere Gewissheit, gehört und wahrgenommen zu werden, als wertvoll erachtet zu werden und für den eigenen Wert Bestätigung zu erhalten (...). Einklang zu fühlen macht die eigene Daseinsberechtigung für uns fühlbar und konkret erlebbar." (Gindl 2002, S. 15)

Menschen sind unterschiedlich schwingungsfähig und resonanzbereit, erfahren wir täglich im Alltag und in den therapeutischen Begegnungen.

Ein Klient erzählte, dass seine Frau ihm oft vorwarf, „zu unbeteiligt" zu wirken. Er hatte seine Kindheit in einer Atmosphäre von Hochspannung und Erregung erlebt und sich als Reaktion darauf eine Hülle geschaffen, die Schwingungen dämpfte.

Eine andere Klientin dagegen war mit einem alkoholkranken Vater aufgewachsen. Sie hatte extreme Fähigkeiten entwickelt „das Gras wachsen zu hören", wie sie sagte. An der Art und Weise, wie der Vater die Tür aufschloss, konnte sie erkennen, ob und wieviel er getrunken hatte und was danach der Familie drohte. Ihre Schwingungsfähigkeit war extrem entwickelt.

Die Schwingungsfähigkeit ist vielleicht auch Ergebnis biologisch-genetischer Disposition, vor allem aber ist sie nach unseren Beobachtungen Folge biografischer Erfahrungen. Die Resonanzbereitschaft ist geprägt von positiven oder negativen Erfahrungen mit Resonanzen.

Manchmal beobachten wir auch eine partielle Resonanzbereitschaft. Bei manchen Klient/innen waren z. B. Berührungen mit Strafen belegt oder tabuisiert, so dass die körperliche Schwingungsfähigkeit oft eingeschränkt ist. Andere sind in ihrer emotionalen Schwingungsfähigkeit reduziert oder reagieren mit extremer Resonanzlosigkeit auf bestimmte Gefühle wie Liebe oder Zorn. Dies diagnostisch herauszuarbeiten und in den Zusammenhang biografischer Musterentwicklung zu stellen, kann wichtige Hinweise für therapeutische Prozesse geben.

4.11.2 Diagnostik

Für die Diagnostik und therapeutische Praxis ist es, wie schon gesagt, nicht so entscheidnd, *dass* Resonanzen eine Rolle spielen, sondern *wie* Resonanzen gelebt und erlebt werden. Das Modell der Resonanzebenen, das auf diese Frage eine Antwort gibt, werde ich Kapitel 4.11.3 über Wege der Veränderung zuordnen. Das Modell der Resonanzverläufe und Resonanzmuster stelle ich in diesem Diagnosekapitel vor, weil sie am ehesten im Zusammenhang mit ihren Störungen zu verstehen sind.

Da jedes Erleben prozessual ist, können auch Resonanzen als Verläufe wahrgenommen und beschrieben werden. Da Resonanzen zu den Leibqualität zählen und diesen die Fähigkeit zur Musterbildung innewohnt, können sich auch Resonanzverläufe zu Mustern verfestigen. Viele davon sind alltäglicher Teil der Persönlichkeit. Unter manchen allerdings leiden Menschen und so werden sie Gegenstand der Therapie.

Die frühesten Resonanzverläufe habe ich schon in der Darstellung der Erregungsverläufe (s. Kap. 4.2) erwähnt. Zwischen dem Säugling und seinen nahesten Bezugspersonen schwingen Erregungen hin und her und können sich zu Resonanzverläufen oder schließlich Resonanzmustern verfestigen. Bei Erwachsenen stellt sich das dann z. B. so dar:

Ein Klient erzählt: „Meine Frau sagt immer, ich soll doch mal sagen, was ich will. Wenn ich das dann tue, gibt es Streit. Der verläuft immer nach dem gleichen Muster. Wir schaukeln uns hoch, werden immer aufgeregter und lauter. Bis einer die Tür knallt und abhaut."

Wenn sich solche oder andere Resonanzverläufe zwischen Paaren als feste Muster wiederholen oder wenn eine Klientin oder ein Klient darüber klagt, dass sie oder er bei unterschiedlichen Menschen immer wieder in die gleichen Resonanzmuster gerät, dann ist es wichtig, diese Muster zu identifizieren und daraus Schlussfolgerungen für die Therapie abzuleiten. Deswegen stelle ich einige Resonanz- bzw. Schwingungsverläufe vor, die therapeutisch besonders relevant sind.

Verringerte Schwingungsfähigkeit bzw. -bereitschaft wurde schon in Kapitel 4.11.1 erwähnt. Stellen sich zwei Menschen in ihren gedämpften Schwingungen aufeinander ein, können *gedämpfte* Schwingungsverläufe entstehen und sich daraus gedämpfte Resonanzmuster entwickeln. So unterschiedlich die biografischen

Quellen für diese Entwicklung auch sein mögen, so eindeutig ist unsere Erfahrung, dass bei gedämpften Resonanzmustern fast immer Scham, Angst und Resignation eine wichtige Rolle spielen. Wer in seinen Resonanzen generell zur Dämpfung neigt, wird viele Aspekte seiner Lebendigkeit nicht leben können, deswegen ist die Suche nach dem ungelebten Leben sicherlich ein wichtiges Thema.

Ein weiteres Resonanzmuster sind verfestigte, *blockierte* Schwingungsverläufe. Häufig entstehen hier Resonanzen in der Begegnung mit anderen Menschen, die aber, sobald bestimmte Themen, bestimmte Gefühle anklingen oder sobald eine bestimmte Intensität der Begegnung erreicht ist, blockiert werden.

Eine Klientin erzählt davon, dass ihre Tochter kürzlich weggezogen ist, um in einem anderen, weiter entfernten Ort zu studieren. Sie klingt traurig, ihre Augen beginnen sich mit Tränen zu füllen. Doch dann bricht sie ab und wird betont sachlich. Als die Therapeutin nachfragt, wie ihre Gefühle im Kontakt mit ihrer Tochter sind, antwortet sie: „Da ist nichts besonderes, das ist doch alles normal."

Hier ist es die Traurigkeit, die blockiert wird. Bei Opfern sexueller Gewalt werden häufig aggressive Gefühle im Kontakt mit anderen Menschen gestoppt. Sie haben sich bewusst oder unbewusst geschworen: „So wie der Täter oder wie die Täterin will ich nie werden!" Wenn sie nun spüren, dass aggressive Schwingungen aufkommen, oder in der Resonanz mit einer anderen Person ein aggressiver Klang, ein aggressives Thema, eine aggressive Stimmung entsteht, wird diese Stimmung schnell blockiert, die Resonanz abgebrochen. Bei manchen Klient/innen äußert sich die Resonanzblockade darin, dass sie diffus werden (siehe Kap. 4.7, Konstitutive Leibbewegungen).

Die *sich verstärkende* Resonanz ist auch aus der Physik bekannt. Als Leibmuster ist die sich verstärkende Resonanz oft mit großem Leiden verbunden. Manche Menschen geraten in immer stärkere Schwingungen, ohne zu wissen, warum. In der Therapie ist es notwendig, wenn ein solches Resonanzmuster diagnostiziert wurde, sich nicht zu sehr damit zu beschäftigen, wie Menschen aus der sich hochgeschaukelten Resonanz wieder *herauskommen*, sondern vor allem zu betrachten, was am Anfang stand und was der wahrscheinlich unbewusste leibliche *Auslöser* war, der dem sich hochschaukelnden Schwingungsmuster voranging.

Die *harmonische* Resonanz ist der Traum vieler Menschen: Sie träumen davon, mit jemand anderem im Gleichklang zu schwingen. Doch wenn der Gleichklang vorherrschend wird und das harmonische Miteinanderschwingen zur ausschließlichen Resonanz, kann auch die harmonische Resonanz zu Leiden führen. In der Physik gilt: Treffen zwei Wellen gleicher Schwingungsrichtung, gleicher Frequenz und gleicher Amplitude aufeinander, so „löschen sie sich gegenseitig aus" (Borucki 1989, S. 65). Eine solche erlöschende Resonanz kennen wir auch aus der therapeutischen Arbeit. Vor allem in der Paar- und Beziehungstherapie begegnen uns oft Menschen, die „völlig im Einklang" mit ihrem Partner oder ihrer Partnerin leben und schwingen – aber nicht mehr wissen, warum sie überhaupt noch zusammen sind. Unter all der Harmonie sind die Reibung, der Unterschied, das Prickeln erloschen und es gilt, wieder nach ihnen zu suchen.

Ein häufiges Resonanzmuster ist auch die *erzwungene* Resonanz. Im Kapitel über die Tridentität habe ich beschrieben, dass manche Menschen in Familien bzw. Beziehungen aufgewachsen sind, in denen ein Anderssein nicht möglich war. Eltern oder Partner/innen haben bestimmte Arten von Schwingungen, von Gefühlen, Körpererleben, von Verhalten, von Resonanz erzwungen: „Du darfst nur lieb zu mir sein", „Du musst alles selbstständig können. Wehe, du forderst mich." Hier wird Unterwerfung verlangt und Resonanz erzwungen. Wenn sich dies bei Menschen verfestigt hat, kann dies zu dem Muster führen, dass sich Erwachsene auch in späteren Beziehungen den Resonanzen anderer unterwerfen. Um wieder mit einer Metapher aus der Physik zu sprechen: Die „Eigenfrequenz (…) wird dann gänzlich unterdrückt." (Borucki 1989, S. 44) In der Therapie gilt es dann, nach dem Eigensinn zu forschen und das Recht auf Meinhaftigkeit und Eigensinn zu unterstützen.

Erwähnenswert ist schließlich noch ein Resonanzmuster, das nur sehr schwer zu beschreiben ist. Wir nennen es *verquere* Resonanz. Hier gibt es zwar ein Hin- und Herschwingen zwischen zwei Personen, aber eher ein Schräg-Schwingen, bei dem etwas quer geht oder quer verläuft. In Paarbeziehungen oder im therapeutischen Prozess zwischen Klient/innen und Therapeut/innen blockiert dann z. B. eine Person ihren Zorn und wird hilflos, während die andere sich zu ihrer eigenen Überraschung plötzlich als zornig erlebt, ohne zu wissen, woher dieser Zorn kommt. Woraufhin dann die erste Person nicht weiß, wie ihr geschieht, und mit Unverständnis und vielleicht Empörung oder Weinen reagiert. Verständlich werden verquere Resonanzen, wenn man sich mit den unterschiedlichen Resonanzebenen (s.u.) beschäftigt, die vor allem für den therapeutischen Prozess von Bedeutung sind.

4.11.3 Therapeutik – Wege der Veränderung

Im therapeutischen Prozess begegnen sich Therapeut/innen und Klient/innen, zwischen ihnen entsteht Resonanz. Der Königsweg der Veränderung und damit der Heilung des Leidens an Resonanzeinschränkungen, erhöhter Resonanzbereitschaft oder Resonanzmustern besteht darin, dass die Klient/innen mit den Therapeut/innen neue Resonanzerfahrungen machen. Wesentlich für letztere ist es, sich ihrer eigenen Schwingungen gewahr zu sein, dabei auf mögliche Resonanzmuster der Klient/innen zu achten und die eigenen Resonanzen in den Dienst der Therapie zu stellen. Was dies jeweils bedeutet, ist abhängig von der Problematik der Klient/innen, vom Stand der therapeutischen Beziehung und der konkreten Situation, so dass keine allgemeinen Richtlinien möglich sind. Wenn es für die Klient/innen hilfreich ist und dem therapeutischen Prozess dient, kann es sinnvoll sein, dass Therapeut/innen eigene Resonanzen mitteilen und sich so bemühen, die zwischen Therapeut/in und Klient/in vorhandenen Resonanzen transparent zu machen. Wohlgemerkt: dies *kann* nützlich, kann aber in einer anderen Situation bei einer anderen Klientin oder bei einem anderen Klienten diesen überfordern.

Besonders wichtig für die Therapeut/innen ist der Umgang mit den Resonanzebenen. Was darunter zu verstehen ist, möchte ich am Beispiel eines Paares illustrieren:

Ein Ehepaar lebt seit 12 Jahren zusammen. All ihre Freunde und Bekannten – sofern sie noch welche haben – fragen sich, warum die beiden noch zusammen sind. Ständig streiten sie sich und zeigen sich gegenseitig und allen anderen, wie „unmöglich" sie sich finden. Schließlich beginnen beide gemeinsam eine Paartherapie. Beide erzählen, dass sie eigentlich gar keine Angst vor Trennung hätten, aber aus welchen unerfindlichen Gründen auch immer davor zurückschreckten, auch wenn ihre Ehe manchmal unaushaltbar sei. Nach einigen Annäherungen an ihr Thema bittet sie der Therapeut, jeweils ein Panorama der bislang erlebten Abschiede zu malen, und leitet dies mit einer kleinen Imagination ein.

Beide malen. Als sie sich anschließend ihre Bilder zeigen und darüber reden, sind sie überrascht von der Intensität ihres jeweiligen Erlebens. Die Frau erzählt, dass ihre Eltern einige Jahre vor ihrer Geburt aus einem anderen Land auswan-

derten und den Verlust der Heimat nie verwunden hätten. Ihr Mann berichtet, dass er selber ein Flüchtlingskind aus der ehemaligen DDR ist und der „zurückgelassenen Kindheit", wie er selbst es nannte, lange schmerzhaft nachtrauerte. Beide kannten ihre Geschichte, hatten sie aber nie in einen gemeinsamen Zusammenhang gestellt und ihr nie eine Bedeutung für ihre Paarbeziehung beigemessen.

Das Paar begegnet sich in zwei Resonanzebenen. Auf der oberen Ebene reagieren sie aufeinander mit Ablehnung und Konflikt, Missachtung, ja, Verachtung. Wir nennen dies Response-Resonanz: Jede/r antwortet auf die Schwingungen der bzw. des anderen.

Aber es gibt darüber hinaus eine tiefere Ebene der Resonanz. Wir nennen sie Synchron-Resonanz. In dieser Ebene schwingen beide gemeinsam: Hier schwingt die Erfahrung, dass Trennung schmerzlich ist und deswegen unbedingt vermieden werden muss.

Synchron-Resonanzen bleiben oft unbewusst oder nur am Rande der Wahrnehmung. Die Ausbildung von Kreativen Leibtherapeut/innen ist in besonderer Weise eine Ausbildung in der Wahrnehmung von Synchron-Resonanzen. Synchron-Resonanzen entstehen in jeder therapeutischen Begegnung, und die Therapeut/innen haben über die Achtsamkeit für ihre Synchron-Resonanzen die Möglichkeit, Zugang zu vermuteten Schwingungen und anderen Leibqualitäten der Klient/innen zu erhalten. Selbstverständlich besteht darin nie eine Sicherheit, aber zumeist ein begründeter Anlass zum Nachfühlen, Nachspüren und Nachfragen.

Auch wenn Synchron-Resonanzen in jeder therapeutischen Begegnung entstehen können und entstehen, werden sie in besonderer Weise in kreativen Dialogen zugängig.

Die Therapie mit einem Jungen tritt auf der Stelle. Der Therapeut „kommt nicht an ihn heran", wie er meint. Es ist ihm peinlich. Er hält sich für inkompetent und beginnt sich zu schämen. Als er dies in der Supervision erwähnt, wird er darauf hingewiesen, dass es sich um eine Synchron-Resonanz mit dem Jungen handeln könnte: „Kann für Ihren Klienten Scham ein Thema sein? Ein heimliches?"
Der Therapeut nimmt diese Anregung mit und stellt fest, dass sich sein Klient intensiv darüber schämt, dass der Vater die Familie verlassen hat ...

Die Achtsamkeit für Synchron-Resonanzen kann im therapeutischen Prozess überall dort weiterhelfen, wo Stockungen auftreten und ein Scheitern droht. Ihr Verständnis kann eine Hilfe sein, Quellen der erwähnten verqueren Resonanzen auf die Spur zu kommen. Diese erfolgen meist auf der Ebene der Response-Resonanz, wurzeln aber in Synchron-Resonanzen.

5 Exemplarische Pathologie

Bei der Vorstellung der Big Ten habe ich schon auf zahlreiche diagnostische Zugänge und Einsichten hingewiesen. Im folgenden Kapitel werde ich auf einige psychiatrische Krankheitsbilder, die von besonderer Bedeutung sind, eingehen, um aus leibphänomenologischer und leibtherapeutischer Sicht zu ihrem Verständnis beizutragen. Dies kann im Rahmen dieser Veröffentlichung nur exemplarisch geschehen. Ich werde zu jedem Krankheitsbild einige Grundzüge vorstellen, wie die erkrankten Menschen sich und ihre Welt erleben, und dabei die erkrankten Menschen selbst zitieren. In einem zweiten Schritt werde ich jeweils die Leibphänomenologie der Erkrankung bezogen auf das Modell der Bedeutungsräume skizzieren, um dann mit einigen therapeutischen Leitorientierungen zu schließen.

5.1 Affektive Störungen, Depression

Ein Grundzug menschlichen Erlebens besteht darin, dass es pulsiert (s. Kap. 2.2.5). Wird dieses Pulsieren nachhaltig unterbrochen, entstehen Depressionen und Manie. Ich werde mich bis auf wenige Ausnahmen auf die Depression beschränken, da mir aus der leibtherapeutischen Praxis mit an Manie leidenden Menschen weniger Erfahrungen vorliegen.

Depressionen werden leibphänomenologisch als „restringierte (erstarrte) Engung" (Fuchs 2000b) bezeichnet. Im Erleben finden sich drei Hauptmerkmale:

Das erste Merkmal ist die leibliche *Enge*, wie ein Betroffener berichtet: „Die Depression verengt und verstellt den Blick; es ist wie Fernsehen bei einer Bildstörung, so dass man vor Flimmern weder Konturen noch Gesichter erkennt. Die Luft fühlt sich so klebrig und zäh an wie aufgeweichtes Brot. In der Depression verdüstert sich nach und nach die Welt wie beim Erblinden; zugleich dämpft sie alles wie beim Ertauben, wenn eine schreckliche Stille sich breit macht, die nichts mehr durchdringt." (Solomon 2001, S. 52)

Die Enge führt zu einem derartigen Rückzug nach innen, dass die Außenwelt nicht mehr oder kaum noch wahrgenommen wird und die Gefühle verarmen:

„Musik, die in meinem Leben eine wichtige Rolle spielt, konnte ich nicht mehr hören. Meine Gefühlswelt engte sich mehr und mehr ein, bestand zuletzt nur noch aus einem schweren, konzentrierten Klumpen Angst und Hoffnungslosigkeit. Die Außenwelt existierte kaum." (Woggon 1999, S. 27) Eine andere Betroffene sagt: „Meine Welt, mein Ich wird enger, von Tag zu Tag, was sich einst eröffnete, erfährt längst die Gegenbewegung, ich bin ein Eingesperrter – in sich selbst eingesperrt. Die Nabelschnur zur Welt ist erdrückt. Es fließt mir nichts mehr von außen zu." (a.a.O., S. 44)

Wenn das Pulsieren der Welt in der Enge unterbrochen wird, dann bedeutet das ein Erstarren. Diese *Starre* wird häufig mit dem Gefühl, tot zu sein, gleichgesetzt: „Kalt haucht der schwarze Raum mich an und es wird kälter. (…) Innerlich bin ich doch schon tot." (a.a.O., S. 46) Wer so erstarrt ist, als wäre er tot, wird *gefühllos*. Aber auch das ist noch ein Gefühl und wird in besonderer Weise emotional wahrgenommen. Deswegen nennen wir es das Gefühl der Gefühllosigkeit: „Ich habe den Eindruck, dass in mir alles tot ist; man könnte sagen, dass ich tot bin, dass ich in einen pflanzlichen Zustand vom Kopf bis zu den Füßen geraten bin. Ich habe kein Gefühl mehr, ich kann die Mahlzeiten weder riechen noch schmecken. (…) Mein Körper ist so leicht, als würde er nicht existieren. Ich ermüde nicht und kann kilometerweit gehen, ohne dass ich etwas merke (…) Wie kann ich ausruhen, wenn ich meinen Körper nicht spüre?" (Äußerungen einer depressiven Patientin, zit. n. Dörr-Zegers 2002, S. 144)

Immer wieder wird von an Depression erkrankten Menschen beklagt, dass sie keine Gefühle mehr spüren oder wenn, dann nur noch sehr abgestumpft: „Ende des Monats klagte ich bei ihr darüber, dass ich kaum noch Gefühle hatte und völlig abgestumpft war. Nichts, ob Liebe, die Arbeit, die Familie oder Freunde bedeutete mir etwas." (Solomon 2001, S. 47)

Grafik 15

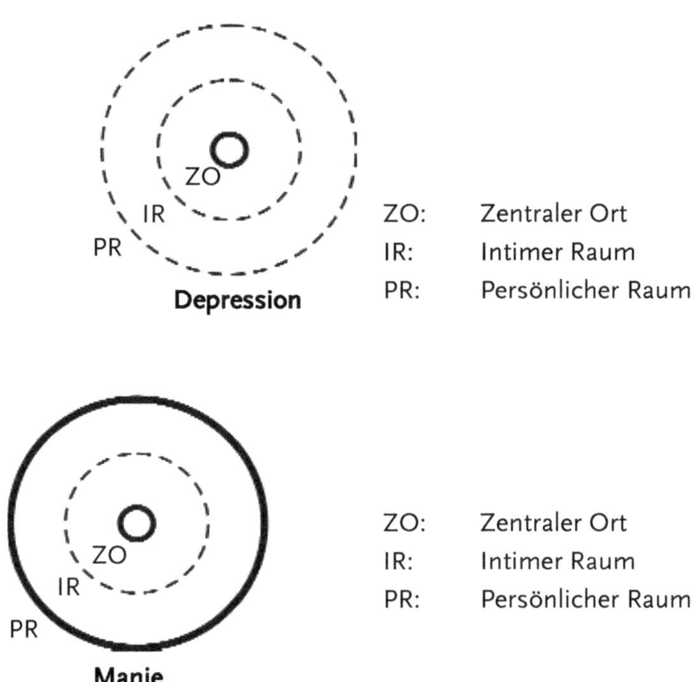

Diese Grafik 15 (und die folgenden) beruht auf dem Modell der Bedeutungsräume (siehe Kap. 4.4). Innen ist der Zentrale Ort (ZO) dargestellt, umgeben vom Intimen Raum (IR) und Persönlichen Raum (PR).

In der Grafik wird deutlich, dass in der Depression die Unterbrechung des Pulsierens in der Enge erfolgt. Damit ist die Verbindung zur Welt abgeschnitten. In der Manie wird das Pulsieren in der Weite unterbrochen, damit geht die Verbindung nach innen, zum inneren Kern, verloren. Die Erregung verliert dadurch das Gerichtetsein und bleibt in der Hocherregung, bis zur Erschöpfung und bis zum Zusammenbruch. Beide affektiven Störungen haben gemeinsam, dass den erkrankten Menschen die Verbindung zum inneren Kern verloren gegangen ist. Vom inneren Kern aus haften Menschen sich und ihrer Umgebung Bedeutungen an, entwickelt sich mit dern Intentionalität (s. Kap. 2.2.7) und damit Bedeutsamkeit. Geht dies verloren („Nichts ... bedeutete mir etwas." Solomon, s.o.) bewirkt dies eine existenzielle Verunsicherung.

Das Pulsieren der Leiblichkeit geht in den affektiven Störungen verloren, setzt sich aber auf andere Weise fort: im zyklischen Verlauf der Erkrankung. Dieser zyklische Verlauf kann als Schwanken zwischen Depression und Manie daherkommen oder z. B. als Schwankung zwischen starker und schwächerer Depression – solche zyklischen Schwankungen sind typisch für die meisten affektiven Störungen.

Die beschriebenen Merkmale des Erlebens von Menschen, die an affektiven Störungen leiden, werden von weiteren, charakteristischen leiblichen Merkmalen begleitet:

» Die Starre, sowohl in der Depression als auch in der Manie, führt häufig dazu, dass Menschen in ihrem Erleben aus der Zeit heraustreten, sie verlieren ihr Zeitgefühl (*Desynchronisation*).

» Immer wieder wird, insbesondere von Menschen, die an Depressionen erkrankt sind, die *Schwere* beschrieben, die „bleiern" auf ihnen und in ihnen lastet. In der Manie erleben sich die Menschen eher als „flüchtig" und „schwebend", manchmal auch „wegfliegend".

» Die auch im Körpererleben häufig zu beobachtende und beschriebene *Anspannung* strahlt aus und kann Angehörige und andere Begleitende, auch Therapeut/innen, ergreifen. Die Therapie wird dann im leiblichen Sinne „anstrengend", Therapeut/innen und Klient/innen teilen die Erschöpfung. So wie sich die depressiven Klient/innen anstrengen, ihr Leben irgendwie zu meistern, so beginnen häufig auch Therapeut/innen, sich anzustrengen, und meinen, wenn sie sich noch mehr bemühen würden, könnten sie Menschen mit Depression eher helfen.

Menschen in depressiven Phasen haben mit denen in manischen Phasen gemeinsam, dass sie nicht oder kaum „zu greifen" sind.

» Häufig werden Depressionen vom Erleben der *Sinnlosigkeit* begleitet: „Aufstehen bedeutete nichts anderes, als sich erneut einem völlig sinnlosen Tag auszuliefern." (Hell 2003, S. 217) Wenn kein Sinn vorhanden ist, fehlt die Orientierung im Leben. Auch die Manie erschöpft sich letztlich in Sinnlosigkeit, so sinnvoll das manische Handeln den Betroffenen zuerst einmal erscheint.

» Aber auch im Kleinen führt der unterbrochene Puls dazu, dass die *Verbindung zum inneren Ort der Bewertung* unterbrochen wird. In der Depression führt dies zur Entscheidungsunfähigkeit und in der Manie zu gravierenden Fehlentscheidungen. „In meinem Kopf sah es aus wie in einer Telefonzentrale, in der alle Kabel herausgerissen sind und frei in der Luft herumhängen. Ich war orientierungslos und absolut nicht in der Lage, Prioritäten zu setzen. Alles war für mich gleichbedeutend ..." (Hell 2003, S. 230)

Dass es sinnlos ist, bei Menschen mit schweren Depressionen der Schwere Leichtigkeit entgegenzusetzen oder sich als Therapeut/innen nur noch mehr anzustrengen, entspricht allen therapeutischen Erfahrungen.

Die grundlegende leibtherapeutische Orientierung besteht darin, alles zu unterstützen, was in kleinen Stücken dazu dienen kann, das Pulsieren in einem lebbaren Rhythmus wieder in Gang zu bringen. Was dabei möglich ist, hängt von der Phase ab, in der sich die jeweiligen Erkrankten befinden. Immer bedarf es kleiner Schritte und sollten Überforderungen vermieden werden. Das Big-Ten-Modell der Konstitutiven Leibbewegungen ist dabei besonders hilfreich.

Bei Menschen mit manischen Erkrankungen ist alles hilfreich, was einen Bezug zum inneren Kern herstellt. Oft gelingt dies erst nach medikamentöser Ruhigstellung, da die Menschen bei schweren manischen Phasen sonst nicht erreichbar sind.

Immer sind Klarheit, Direktheit und persönliche Ansprache notwendig. In der tiefen Krise steht vor allen Dingen Entlastung an. Ein Klinikaufenthalt dient (wie wahrscheinlich ein Großteil der medikamentösen Behandlung) vor allem der Entlastung und weniger einer auf Musterveränderung abzielenden Therapie. Wer sich voller Schwere, Enge und Druck erlebt, braucht dringend Entlastungen. Wer sich in der Manie verliert, braucht Halt, Halt und nochmal Halt. Doch auch nach akuten Phasen affektiver Störungen ist es notwendig, zunächst auf dem Weg der Entlastung zu bleiben und die erkrankten Menschen auf dem Weg vom Müssen zum Dürfen hin zu begleiten. Erst in späteren Phasen, in denen die Hochphase der Depression oder Manie überwunden wurde, kann danach gesucht werden, was das Pulsieren hat erstarren lassen (bzw. vom Kern gelöst hat) und was es wieder in Bewegung (bzw. in Verbindung zum Kern) bringen kann.

Die therapeutische Beziehung ist wie in jeder therapeutischen Begleitung entscheidend. Um aus dem viel beschriebenen Teufelskreis „herauszukommen", brauchen die Klient/innen Erfahrungen von „Engelskreisen". Wir verstehen darunter kleine Ermutigungen, kleine Fähigkeiten sich auszudrücken, in Worten, in kleinen Bildern, in Gesten, kleine Begegnungen – alles Erfahrungen und Handlungen, die jede für sich ein Wagnis beinhalten und einzeln keine großen Schritte aus der Depression bzw. der Manie heraus sind, die sich aber nach und nach zusammenfügen und allmählich verfestigen können, um das Pulsieren wieder anzuregen.

5.2 Schizophrenie

Die Diagnose Schizophrenie vereinigt derartig viele und unterschiedliche Phänomene (Symptome), dass sich alle Forschungsprojekte, in denen versucht wurde, diese zu kategorisieren und zu katalogisieren, schwer damit taten. Mehrere Bemühungen, über aufwändige Computervergleiche Symptomsammlungen an Schizophrenie erkrankter Menschen abzugleichenzu erfassen, um so zu Kernsymptomen zu gelangen, sind gescheitert (Benedetti 1998). Auch die Klassifizierungen im ICD-10 und im DSM-IV tragen dem Rechnung. Es werden besonders häufige Symptomatiken angegeben, von denen in einem bestimmten Zeitraum mehrere eintreffen müssen, damit die Diagnose gestellt werden kann. Dieser diagnostische Zugang spiegelt die fehlende Eindeutigkeit bzw. die Vielfalt der Erscheinungsformen des Leidens an Schizophrenie erkrankter Menschen wieder.

Wenn es etwas Gemeinsames gibt, dann ist dies die existenzielle Erfahrung, dass der innere Kern der Persönlichkeit zerspringt und damit der Zusammenhalt des Erlebens der eigenen Person und der Identität verloren geht. Um von der Bedeutung dieses Erlebens eine Vorstellung zu bekommen, biete ich das Bild einer Tonschüssel an, die den Zusammenhalt der Identität eines Menschen darstellt. Wenn diese Schüssel durch eine Überlastung zerspringt, zerfällt die Schüssel in zahlreiche Scherben. Man kann die Scherben in Größe und Aussehen miteinander vergleichen und sortieren, so wie man die verschiedensten Symptomphänomene schizophrener Erkrankungen zu erfassen versucht hat – das wird keine sinnvollen Ergebnisse bringen und nicht zu Einsichten über die Schüssel und deren Zerspringen führen. Entscheidend sind nicht das Aussehen und die Anzahl der Scherben, sondern die Tatsache, *dass* etwas zersprungen ist und *dass* es überhaupt Scherben gibt.

Manche der Scherben bleiben als Persönlichkeitsanteil erhalten, andere gehen verloren. Wieder andere können als Teile der Außenwelt der betreffenden Person entgegentreten, zum Beispiel verbotene Wünsche als „Anweisungen" des Tagesschausprechers, Ängste als Wahnfiguren ... Der Zerfall der Persönlichkeit wird von Betroffenen beschrieben.

„Ich muss hinzufügen, dass die Irrealität inzwischen noch stärker geworden war und dass der Wind eine besondere Bedeutung bekommen hatte; und an stürmischen Tagen, während der schlechten Jahreszeit, war ich immer sehr erregt. Nachts konnte ich nicht schlafen, denn ich wollte ihm lauschen, an seinem Brüllen, seinen Klagen, seinen verzweifelten Schreien teilnehmen. In ihm weinte und stöhnte meine Seele. Mehr und mehr verstärkte sich meine Vermutung, dass der Wind eine Botschaft trug und dass ich sie erraten musste. Aber welche? Das wusste ich noch nicht." (Sechehaye 1973, S. 21)

Oft macht sich der Zerfall der Persönlichkeit bei den Erkrankten daran fest, dass sich die Wahrnehmung der Umgebung verändert und für irreal gehalten wird.

Ein an Schizophrenie erkranktes Mädchen beschreibt zum Beispiel:

„Seither überkam mich des öfteren während der Schulpausen ein solches Irrealitätsgefühl. Ich stand am Gitterzaun, als ob ich eine Gefangene wäre, und sah den Schülern zu, wie sie auf dem Hof schreiend hin und her rannten." (Sechehaye 1973, S. 15)

„Ich erkannte nichts und niemand wieder. Es war, als hätte die Wirklichkeit sich aufgelöst, als wäre sie aus all diesen Gegenständen und Leuten entwichen." (a.a.O., S. 16)

Der Zerfall betrifft auch den Inneren Kern und damit die Orientierung in die Lebenswelt hinein: Rhythmus, Perspektive, Richtungserleben usw.

„Ich hatte angeblich eine sehr hübsche hohe Sopranstimme, und der Lehrer rechnete mit mir als Solo im Chor. Doch bemerkte er bald, dass ich falsch sang, d.h. dass ich um zwei ganze Töne höher oder tiefer rutschte, wenn ich nicht aufpasste. Außerdem gelang es mir nicht, die Tonleiter zu lernen, ebenso wenig wie den Takt zu schlagen oder einem Rhythmus zu folgen. Und jede dieser Stunden machte mir entsetzliche Angst, die in keinerlei Verhältnis zu der Sache stand. Beim Zeichnen ging es mir ebenso. Ich wusste nicht, was während der Sommerferien geschehen war, aber ich musste feststellen, dass ich jegliches Gefühl für die Perspektive verloren hatte. Ich kopierte einfach, was meine Kameradin neben mir zeichnete, und so bekam ich aus meinem Blickpunkt eine ganz falsche Perspektive. In der Turnstunde verstand ich die Befehle nicht: ich verwechselte rechts und links. Und beim Handarbeiten war es mir unmöglich, die Technik des Zusammensetzens von Stoffstücken zu begreifen oder in die Geheimnisse des Fersestrickens einzudringen." (Sechehaye 1973, S. 18)

Eine andere betroffene Frau beschreibt explizit, wie sich ihre Sicherheit und ihre Identität im Zuge der schizophrenen Erkrankung auflösten:

„Im Nachhinein denke ich, dass das deutlichste Warnsignal dafür, dass etwas mit mir nicht stimmte, die Tatsache war, dass sich meine Identität, meine Sicherheit, ich selbst zu sein, langsam auflöste. Ich wurde immer unsicherer, ob es mich wirklich gab oder ob ich nicht nur eine Figur aus irgendeinem Buch war, die jemand erfunden hatte. Ich war mir nicht mehr sicher, wer meine Gedanken und Handlungen steuerte: Tat ich das selbst – oder waren das andere? Der Autor des Buches vielleicht? Ich begann mich zu fragen, ob ich wirklich am Leben war, denn alles fühlte sich so unendlich leer und grau an." (Lauveng 2005, S. 21)

Die existenzielle Verunsicherung führt natürlich zu Rückzug und Vereinsamung, diese wiederum verstärken die Verunsicherung, ein Teufelskreis:

„Das war schon lange so gewesen, bis ich schließlich bemerkte, dass ich mehr und mehr allein war und dass es sich nicht nur um eine äußerliche Einsamkeit handelte, sondern um eine Einsamkeit, die auch von meinem Inneren Besitz zu ergreifen begann. Irgendwie war etwas geschehen, meine Einsamkeit beruhte mit einem Mal nicht mehr nur darauf, dass ich nicht mit jemandem zusammen war, sondern darauf, dass mich der Nebel an der Kommunikation hinderte. Die Einsamkeit war ein Teil meiner selbst geworden." (Lauveng 2005, S. 20)

Grafik 16

ZO: Zentraler Ort
IR: Intimer Raum
PR: Persönlicher Raum

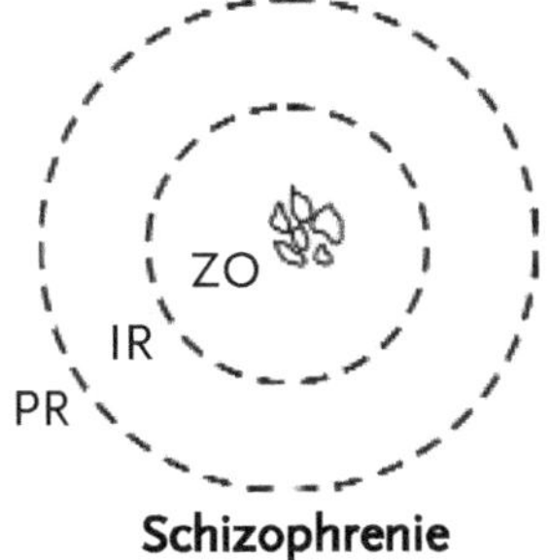

Schizophrenie

Die Grafik der Bedeutungsräume zeigt, dass die Essenz der schizophrenen Erkrankung im Zerspringen des Zentralen Ortes, des Inneren Kerns liegt. Das hat Auswirkungen auf den Zusammenhalt der gesamten Persönlichkeit und die Beziehungen zur Welt. Das Pulsieren zwischen Innerem Kern und Lebenswelt, das den Prozess der Leiblichkeit ausmacht, kann nicht beeinflusst werden, da die betroffenen Menschen nicht mehr zwischen dem, was zu ihnen, und dem, was zu anderen gehört, unterscheiden können. Inneres wird zu Äußerem, Äußeres zu Innerem. Das Grundelement der Leiblichkeit, dass sich Innen und Außen nicht starr unterscheiden lassen, sondern im Erleben als ein Prozess zugänglich ist, in dem Inneres nach außen strahlt und die Welt „belebt" und Äußeres „einverleibt" wird – dieses Grundelement mutiert zum Drama.

Dass dies schier unerträglich wird und zu suizidalen Gedanken und auch Handlungen treibt, ist nachvollziehbar. Die erste Hilfsaufgabe für Menschen in solchen existenziellen schizophrenen Krisen muss folglich darin bestehen, ihnen beim Überleben zu helfen. Durch dämpfende Medikamente, durch stationäre Unterbringungen und andere Schutzmaßnahmen. Nur auf dieser Grundlage können weitere Hilfestellungen angeboten werden. Therapeutisch bedeutet dies vor allem, den Menschen Halt zu geben und jede Überlastung zu vermeiden. Dazu kann gehören, sie in ihrer „Rolle" zu lassen und sie in ihr ernst zu nehmen. Denn sie finden oft darin ihre jeweilige Ersatzidentität und können nur aus ihr heraus und nicht gegen sie zur Ruhe kommen.

Wenn es dann in der darauffolgenden Phase darum geht, Wege des Kontaktes zur Welt zu suchen, die realistisch sind und die einen Zusammenhalt, eine Rekonstruktion oder einen Neuaufbau der Persönlichkeit unterstützen, dann wird dieser Prozess ein Weg des Auf und Ab sein, mit Irrungen und Wirrungen, guten Erfahrungen und schlechten.

Die Betroffenen beschreiben selbst einige wichtige Elemente dieses Prozesses. Der erste und zentrale Moment besteht darin, dass eine unterstützende und Halt gebende therapeutische Beziehung das A und O der Begleitung ist. Selbst in Phasen, in denen die Erkrankten in keiner Weise in der Lage waren, auf die Therapeutin oder den Therapeuten zu reagieren, war es so, wie sie später beschrieben, dass deren Anwesenheit für sie von großer Halt gebender Bedeutung war. Das anfangs erwähnte junge Mädchen beschrieb:

„Nur wenn ich in der Nähe von ‚Mama', meiner Analytikerin, war, ging es mir ein bisschen besser. Doch bis es soweit kam, verging fast die ganze Sitzung. Denn erst gegen Ende der Stunde – manchmal erst nach einer Stunde und zwanzig Minuten – fühlte ich einen Kontakt zu Mama. Wenn ich ankam, war ich wie erstarrt." (Sechehaye 1973, S. 35f)

Wichtig war aus der Sicht vieler Menschen, die als Betroffene im Nachhinein ihren Heilungsprozess beschrieben haben, dass ihre Symptome nicht als etwas abgetan werden, das falsch ist und bekämpft werden muss, sondern als Element ihres Seins anerkannt und wahrgenommen werden. Die Fantasien, wie beispielsweise Riesenratten, die einen Menschen angreifen, sind Teil des Erlebens der erkrankten Person, und wenn diese Person dagegen kämpft, dann ist es ein Teil ihrer Wirklichkeit. Deswegen wird gefordert: „Dass man seine Erlebnisse ernst nimmt, sie als real und wichtig einstuft und bearbeitet und nicht als ein unerwünschtes Symptom abtut, das man mit Medikamenten bekämpft." (Lauveng 2005, S. 42) Es geht nicht darum, die Wahnvorstellungen zu unterstützen, sondern es geht darum, *Brücken zum Erleben der Menschen zu bauen:* „Der Wolf gehörte mir, wie der Kampf, den niemand außer mir kämpfen konnte. Gefühle hingegen kann man teilen. Gefühle haben wir alle gemeinsam. Ich lernte die Menschen zu schätzen, die sich wünschten, meine Gefühle mit mir zu teilen: ‚Ich kann deine Wölfe nicht sehen, aber würde ich sie sehen, hätte ich eine Todesangst. Hast du Angst?' Angst und Hilflosigkeit, Ohnmacht, Trauer, Verzweiflung und Scham, das sind Gefühle, die wir alle verstehen und in denen wir uns wiederfinden können. Dann haben wir Diagnosen, Symptome und Kategorien hinter uns gelassen und beginnen, Mensch zu sein. Und Menschen und menschliche Gefühle sind für andere sichtbar und können geteilt werden. Wenn ich Wölfe sah, fühlte ich mich klein, hilflos, ängstlich und einsam." (Lauveng 2005, S. 59)

Der Zusammenhalt der an Schizophrenie erkrankten Person ist aufgelöst. Also gilt es alles zu unterstützen, was Integrität und Integration fördert. Dabei ist wichtig, dass nicht wieder alle Scherben zusammengesetzt werden können. Manche sind verloren gegangen und müssen durch neue ersetzt werden, andere verändern ihre Bedeutung. Wenn man dieses Bild der Scherben ernst nehmen will, finden sich in der therapeutischen Begleitung an Schizophrenie erkrankter Menschen fast immer einzelne Scherben, die zum Kern eines neuen Ichs werden können, um die herum eine neue integrierte Persönlichkeit aufgebaut werden kann. Dabei hilft alles, was Stabilität und leibliche Sicherheit unterstützt: „Mich zu bewegen, etwas Anderes zu sehen, etwas Bestimmtes und Alltägliches zu tun, half mir viel." (Sechehaye 1973, S. 17)

Wir haben gute Erfahrungen gemacht mit eher übungsorientierten Elementen Kreativer Leibtherapie, wobei „üben" nicht das passende Wort ist: Es geht vor allem um die *Absicht*, die verfolgt wird. Im Tanz also steht im Vordergrund, Bewegungen zu finden, die das Spüren von Formen und Zusammenhalt unterstützen, nicht das Auflösen von starren Formen oder gar Improvisation. In der künstlerischen Gestaltung gilt Ähnliches. Die Arbeit mit Holz und Ton schafft Greifbarkeit und unterstützt, dass die Menschen sich selbst greifen können und als Greifbare erleben. Auch in der Musik geht es um Formen und einzelne Töne und das Wiedergewinnen von einfachen Rhythmen und Ähnlichem. Die Absichten sind entscheidend, wobei die Wege, die in der jeweiligen Phase der therapeutischen Begleitung der jeweils unterschiedlichen Personen hilfreich sind, individuell gefunden werden müssen.

Die Suche nach Quellen der Erkrankung treibt viele Erkrankte um: Warum bin ich so, wie ich jetzt bin? Was ist mit mir passiert? Doch in langen Phasen der Erkrankung ist eine solche Quellensuche nicht möglich. Sicher ist: Wenn eine Tonschale zerbricht, geschieht dies, weil sie überlastet ist bzw. überlastet wurde. Dies ist auch für eine schizophrene Erkrankung anzunehmen. Manche der Überlastungen können akut erfolgen, wie zum Beispiel durch den plötzlichen Tod eines guten Freundes, andere so schleichend, dass sie kaum wahrgenommen wurden und bereits eine jahrelange, manchmal lebenslange Geschichte haben. Manche Belastungen bestehen chronisch und nur der berühmte letzte Tropfen bringt das Fass zum überlaufen, wobei der Tropfen so gering erscheint, dass er nicht als „Ursache" gesehen oder verstanden werden kann. Die Quellen der Erkrankungen bestehen dann nicht in einzelnen Tropfen, sondern in der chronischen Überlastung.

Insofern ist es, wie bei allen krisenhaften Zuspitzungen im Erleben der Menschen, erst mal dringend notwendig, jegliche Belastung zu reduzieren und Belastungen zu vermeiden. Manchmal können in späteren therapeutischen Prozessen Quellen der Belastung identifiziert oder zumindest vermutet werden. Die anfangs zitierte junge Frau schreibt zum Beispiel: „Ich kann mir nicht erklären, was damals geschehen war. Doch in jener Zeit hatte ich erfahren, dass mein Vater eine Geliebte hatte und meine Mutter zum Weinen brachte: eine Enthüllung, die mich verstörte, denn ich hatte meine Mutter einmal sagen hören, sie würde sich umbringen, wenn mein Vater sie verlassen sollte." (Sechehaye 1973, S. 14)

Oder die zweite Erkrankte schildert im Rückblick: „Außerdem war ich so lange gequält worden, dass es für mich ungewohnt und anstrengend war, wenn die Menschen plötzlich freundlich waren. Wollte ich der Tatsache ins Auge blicken, dass die Menschen tatsächlich nett waren und gar keinen Grund hatten, nur so zu tun, musste ich auch die Trauer über das Gewesene an mich heranlassen. Und das schaffte ich nicht. Das Grau wuchs." (Lauveng 2005, S. 24)

Zwei Hinweise sind mir noch wichtig, die große Sorgen bzw. Warnungen bezüglich der therapeutischen Begleitung an Schizophrenie erkrankter Menschen betreffen.

Die erste Warnung sagt, dass Menschen mit schizophrenen Erkrankungen nicht mit kreativen Medien in Kontakt kommen dürfen, bzw. in der Therapie diese nicht angewandt werden dürfen. Als Begründung dafür wird angeführt, dass diese die Wahnvorstellungen unterstützen könnten.

An dieser Warnung ist richtig, dass jedes Bild, jeder Klang, jede Bewegung eine Bedeutung in der Innenwelt der Erkrankten annehmen können, die von den Therapeut/innen nicht steuerbar ist. Das gilt aber auch für alle Gegenstände des Alltags, für die Armbanduhr der Therapeutin ebenso wie für die Art und Weise des Blickes des Therapeuten oder das Geräusch des vorbeifahrenden Busses. Selbstverständlich dürfen keine Sinnesanreize gegeben werden, die überfordern können, und in akuten Phasen sind Reizreduzierung und Geborgenheit angesagt, sonst nichts. Doch es gibt nicht nur akute Krisenphasen und die Erkrankten gehen irgendwann allmählich wieder ins Leben. Leben ist Sinneskontakt, und man kann Überforderungen durch Sinneskontakte nie ausschließen. Entscheidend ist, *dass* und *wie* mit Bildern, Symbolen, Klängen, Gegenständen und dergleichen gearbeitet wird. Die Welt der Erkrankten ist voller solcher Phänomene. Wenn wir Therapeut/innen jeden Kontakt zu ihnen vermeiden, lassen wir die Erkrankten damit allein. Entscheidend ist, wie wir sie nutzen.

Dazu ein Beispiel aus der therapeutischen Erfahrung des anfangs zitierten Mädchens. Diese machte in ihrer Analyse erst die Erfahrung, dass die Fragen nach dem Warum und Woher seitens der Analytikerin sie verunsicherten und ihr „wie eine Anklage" vorkamen. Als die Analytikerin diesen Stil der Therapie aufgab, sich zu ihr setzte „und vor allem nicht mehr nach Gründen suchte – wie erleichtert war ich da! Nur ihr allein gelang es, die Wand der Irrealität zu durchstoßen, die mich umgab, und mir ein wenig Kontakt zum Leben zu geben." (Sechehaye 1973, S. 39)

In einem längeren Zitat wird deutlich, wie der Kontakt zu einem Plüsch-Affen, den die Analytikerin der Klientin gab, beides ermöglicht: Bedrohung und Heilung. Der Affe wird sofort zu einer inneren Bedrohung und dann zu einem Baustein des Heilungsprozesses: „Und da gab Mama mir einen kleinen Plüschaffen. Sofort hatte ich Angst vor ihm, denn er streckte seine Arme in die Luft; ich fürchtete mich sehr, denn ich dachte, er würde mir wehtun, und außerdem fand ich, dass er furchtbar unglücklich aussah. Seltsam, dass ich genau in diesem Augenblick den Drang verspürte, mich zu schlagen. Ich sah wohl, dass es meine eigenen Arme waren, die mich schlugen, doch gleichzeitig war ich sicher, dass der kleine Affe mich schlug. Dabei glaubte ich nicht, dass er mich symbolisierte. Ich hätte nicht einmal verstanden, was das heißt. Ich sagte: ‚Ich bin ich, und er ist er, es besteht keine Beziehung zwischen uns', und dennoch herrschte zwischen ihm und mir eine vollständige Verwirrung. Er hatte denselben Kummer wie ich, und vor allem wollte er mir wehtun, mich zerstören, und ich fürchtete ihn sehr, ohne ihm böse zu sein. Denn ich sah wohl, dass es nicht seine Schuld war.

Als ich Mama von meinen Befürchtungen erzählte, tat sie etwas Wunderbares: sie nahm die beiden Arme des Äffchens, zog sie nach unten, legte sie um seine Knie und sagte: ‚Kleiner Affe von Mama, Mama bittet dich, deine Arme immer unten zu lassen, damit Renée beruhigt ist. Dann wird Renée keine Angst mehr vor dir haben. Nicht wahr?' Der kleine Affe sagte ja, ich sah das an seinen Augen. Meine Erleichterung über dieses Verhalten, das Mama ihm beibrachte, ist kaum zu beschreiben! Jedenfalls hörte von diesem Moment an der Drang, mir wehzutun, mit einem Schlage auf. Ich passte sehr auf, dass das Äffchen seine Arme immer unten hielt, denn sobald es sie zufällig in die Luft streckte, drängte es mich, mich zu schlagen, weil der Affe es so wollte. Dann rannte ich zu ihm, senkte seine Arme, und alles ging wieder besser. (Sechehaye 1973, S. 75)

Der Plüsch-Affe wird zum Teil der widersprüchlichen und bedrohlichen inneren Welt der Erkrankten, und er kann, von der Therapeutin angemessen genutzt, zu deren Stabilisierung beitragen. In diesem Sinne halte ich den Einsatz kreativer Ausdrucksformen und Medien in der Arbeit auch mit an Schizophrenie erkrankten Menschen für sinnvoll, nützlich und oft not-wendig, um die Not zu wenden. Das zeigen all unsere Erfahrungen.

Die zweite große Sorge besteht für die Arbeit mit Menschen, die an diesem Krankheitsbild leiden, darin: Bloß nicht zu viel Gefühl zulassen! Richtig ist, dass die Erkrankten häufig unter massiven Angst-, Einsamkeits-, Verzweiflungs- und sonstigen Gefühlen leiden. Doch diese Gefühle sind vorhanden. Sie auszusparen würde heißen, große Teile der Lebens- und Erlebenswelten der Betroffenen zu ignorieren. Selbstverständlich wäre es falsch, Menschen mit wilden Angstattacken einfach aufzufordern, ihre Angst zu malen oder zu musizieren. Kreative Leibtherapie hat ein äußerst differenziertes Instrumentarium entwickelt, mit Gefühlen so umzugehen, dass es den jeweiligen Bedingungen der Menschen entspricht. Dazu gehört auch, dass manchmal, wenn Gefühlswelten zu übermächtig werden, die Ebene der Leiblichkeit gewechselt wird und zum Beispiel stabilisierende Körpererfahrungen angeboten werden. In keinem Fall dürfen Gefühlswelten generell ausgespart und ignoriert werden. Eine Betroffene fasst dies im Nachhinein besser zusammen, als ich es könnte: „Große Gefühle können gewaltig sein, voller Kraft, erschreckend und auch schmerzhaft, sie sind als solche aber nicht gefährlich. Sie können zu gefährlichen Handlungen führen, das stimmt, wenn sie außer Kontrolle geraten und wenn man zu viel Angst vor ihnen bekommt, aber die Gefühle an sich sind ungefährlich. Das habe ich mit der Zeit gelernt, und zwar von den Menschen, die selbst keine Angst vor Gefühlen hatten, weder vor den eigenen noch vor denen der anderen, und die Raum genug hatten, sie in sich aufzunehmen, zu halten und sie dann wieder kontrolliert herauszulassen. Sie zeigten mir durch ihre Handlungsweise und ihre Akzeptanz, dass Gefühle gut sind, und sie lehrten mich, so mit allen Farben zu malen, dass es gute Bilder wurden und nicht bloß Schmierereien. Das war nicht nur wichtig, das war von entscheidender Bedeutung." (Lauveng 2005, S. 179)

5.3 Persönlichkeitsstörungen

Persönlichkeitsstörungen sind eine viel diskutierte und oft auch umstrittene Kategorie bei Diagnosen psychiatrischer Erkrankungen. Sie unterliegen teilweise Modeströmungen. Waren in den 80er- und 90er-Jahren des letzten Jahrhunderts Persönlichkeitsstörungen vom Borderline-Typus in aller Munde, so gilt dies für das erste Jahrzehnt dieses Jahrhunderts vor allem für die narzisstischen Persönlichkeitsstörungen. Hier fließen Zeitgeistelemente ein, und es ist festzustellen, dass, je mehr eine Persönlichkeitsstörung in der öffentlichen Diskussion steht, desto eher die Aufmerksamkeit darauf gerichtet ist und die Diagnosezahlen nach oben schnellen. Auf diese Debatte möchte ich hier nicht genauer eingehen, sondern werde mich in den Darlegungen auf die leibphänomenologischen Aspekte dieser Erkrankungen beschränken und verweise ansonsten auf die anderen einschlägigen Veröffentlichungen sowie den DSM und ICD-10. Diagnostischer

Konsens besteht darin, dass es bei Persönlichkeitsstörungen um grundlegende Veränderungen der Persönlichkeit geht, die in der Regel in der Kindheit den Anfang genommen haben und sich dann ausgebreitet und so verfestigt haben, dass sie die gesamte Persönlichkeit umfassen. Früher gab es nur die Alternative zwischen „gesund" auf der einen und „Persönlichkeitsstörung" auf der anderen Seite. Heute geht man von fließenden Übergängen aus (was der Realität entspricht, aber die Diagnostik nicht einfacher macht).

Erlebenskerne aller Persönlichkeitsstörungen sind meines Erachtens anhaltende oder zumindest wiederkehrende Erfahrungen der inneren Leere. Diese ist selbstverständlich nicht angeboren, sondern durch soziale Erfahrungen erworben worden. Leere-Erfahrungen sind immer ursprünglich soziale Erfahrungen.

Die innere Leere kann durch

» wiederholte schwere Verletzungen der Grenzen des Intimen Raums (sexuelle Gewalt) entstanden sein,

» kann sich auch als Rückwirkung wiederholter Erfahrungen entwickelt haben, in denen Menschen in ihrem Umraum ins Leere griffen-schauten-tönten … und dies als existenziell bedrohlich erfahren haben,

» kann aus der Leere-Erfahrung der unterlassenen Hilfeleistung (vor allem durch nahe Angehörige) nach (sexueller) Gewalt entstanden sein.

Diese unterschiedlichen und oft kombinierten und anhaltenden Leere-Erfahrungen haben sich so verfestigt, dass der Innere Kern als leer bzw. von Leere umhüllt erlebt wird.

Ich gehe davon aus, dass, wie gesagt, diese innere Leere ein gemeinsamer Grundzug aller Persönlichkeitsstörungen ist. Diese Einschätzung beruht auf zahlreichen Therapie-Erfahrungen und der Auswertung von Autobiografien und sonstigen Schilderungen Erkrankter. Die Ausprägungen und Folgen dieser inneren Leere sind sehr unterschiedlich und bestimmen die Art der Persönlichkeitsstörungen. Noch einmal der Hinweis: Innere Leere können viele Menschen erleben und sie kann auch sehr stark das Erleben und Verhalten beeinflussen, ohne dass eine Persönlichkeitsstörung vorliegt. Für diese gilt die oben erwähnte Besonderheit, dass sie die gesamte Persönlichkeitsstruktur dauerhaft erfasst.

In der Borderline-Persönlichkeitsstörung sind Spaltung und Zerrissenheit prägend für das Erleben. Eine Betroffene beschreibt, wie nach dem Tod ihrer Mutter die Erfahrung äußerer Leere und innerer Leere miteinander hergingen: „Auf einmal leerte sich die Wohnung so schnell, wie wenn man die Klospülung zieht. Meine Mutter auf einer Bahre, alle Leute gingen mit ihr raus, mit ihr, meiner Zielscheibe. Mich ließen sie da sitzen, allein. (…)

Niemand ist da, um mir was zu essen zu machen, aber mein Bauch ist sowieso schon viel zu voll. In mir drin wohnt die Leere. Sie kriecht Schwindel erregend schnell in meine sämtlichen Zellen, schneller als der ‚Millennium Falke', das Raumschiff in *Star Wars*. Ich liege im Wohnzimmer auf dem Boden, der Boden ist kalt, mein Rücken friert ein. Mir egal. Ich stehe nicht mehr auf. Ich will mich nicht mehr bewegen. Die Leere ist so was von schwer." (Labrèche 2004, S. 31f)

Grafik 17

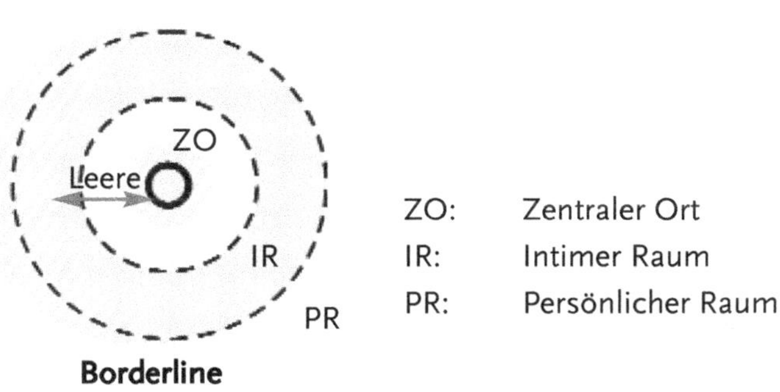

Die Borderline-Erkrankung ist immer auch eine Bindungs- und Beziehungsstörung und beruht oft auf Leere-Erfahrungen in bindungsprägenden Prozessen. Die zitierte Person beschreibt dies anhand ihrer Familienerfahrungen: „Mit der Kommunikation im Paar kenne ich mich nicht so besonders aus. Das einzige Modell, das ich mitgekriegt habe, waren meine Mutter und mein Stiefvater, und das beschränkt sich auf zwei Sätze: *Verpiss dich, alter Sauhund! – Verreck doch, du verrückte Schlampe!* Was erzähle ich denn? Das stimmt ja nicht mal. Ich habe es mir gerade ausgedacht. Ich rede die ganze Zeit dummes Zeug, die reinste Strafe! Mein Stiefvater hätte mit meiner Mutter nie so geredet. Oh nein. Mein Stiefvater sprach mit der Wand, denn da fühlte er sich verstandener. Und meine Mutter hätte auch nicht so was zu meinem Stiefvater gesagt, nein. Meine Mutter war der freundlichste Mensch der Welt, also bitte. Alle Freundlichkeit einer A-Bombe, die dem ersten besten, der vorbeikommt, in die Fresse explodiert, oder besser, der ersten besten, also mir. Ich geh vorbei und peng!, die Bombe platzt mir in die Fresse. Da hast du's! Was musst du auch die Nase in was reinstecken, das dich nichts angeht, kleiner Nichtsnutz. Jetzt bin ich infiziert und dazu verdammt, meine Mutter in meinen Zellen mitzuschleppen, in Ewigkeit, Amen." (Labrèche 2004, S. 17f)

Menschen mit Persönlichkeitsstörungen vom Borderlinetypus erleben sich häufig als unbeherrscht und unkontrolliert. Das kann für andere Menschen oft sehr faszinierend erscheinen, diese erkrankten Menschen leben etwas aus, was andere sich nicht trauen. Die Betroffenen selbst (und andere) sind häufig hin- und hergerissen zwischen Anziehung und Zorn, füllen den Raum (und verengen ihn für andere), lassen sich leicht faszinieren und faszinieren andere: „Ich kann meine Gefühle nicht beherrschen. Sie kommen überall raus, wie Kotze aus einer Papiertüte. Darum kann ich mich so schlecht unter Kontrolle halten. Nein, ich kann mich überhaupt nicht kontrollieren: Ich explodiere. Ich bin meine eigene Bombe. In meinem Kopf ist immer Hiroshima. Wo ich durchkomme, ist die Katastrophe, das Massensterben, die Katakombe. Ich bin mein schlimmstes Drama. Noch schlimmer: Ich habe mich gefunden, bevor ich mich gesucht habe. Ich habe mich gefunden, und seitdem werd' ich mich nicht mehr los." (Labrèche 2004, S. 45f)

All dies führt zu erhöhter Anspannung und dem Gefühl der Zerrissenheit: „Meine Persönlichkeit hat die Grippe. Nein, schlimmer, meine Persönlichkeit hat Krebs: eine Kugel, die in mir drin sitzt und sich von meinen Zellen ernährt, seit ich ganz klein bin. Und weil sie nicht rechtzeitig behandelt wurde, bin ich auf ewig mit ihr verbunden, bis ans Ende der Zeiten, bis zum Eintritt des Todes. Ich bin borderline. Ich habe ein Problem mit Grenzen. Ich unterscheide nicht zwischen außen und innen. Das liegt an meiner Haut, die ist umgekrempelt. Das liegt an meinen Nerven, die blank liegen. Mir ist es, als könnten alle Leute in mich hineinsehen. Ich bin durchsichtig. So durchsichtig, dass ich schreien muss, damit man mich sieht. Ich muss Lärm schlagen, damit man mich beachtet. Darum weiß ich auch nie, wann es genug ist." (Labrèche 2004, S. 82)

„Ich zerfalle und setze mich wieder zusammen, je nachdem, wie meine Geschichten laufen." (a.a.O., S. 91)

Dass ein solches Leben und Erleben anstrengend ist und voller Spannung getragen, ist nachvollziehbar. Sind die Zerrissenheit und Grenzenlosigkeit vorherrschend bei der Persönlichkeitsstörung vom Borderlinetypus, so haben Menschen mit narzisstischer Persönlichkeitsstörung zwar die Erfahrung des chronischen Erlebens innerer Leere mit denen vom Borderlinetypus gemeinsam, leben aber eine andere Ausdrucksform. Diese besteht nicht vor allem in der Selbstverliebtheit, wie der Name in der Ableitung von dem griechischen Mythos des Narziss, der sich in sein Spiegelbild verliebte, nahelegt. Die Selbstverliebtheit (bzw. das, was als Selbstverliebtheit interpretiert wird) ist nur *ein* Element und nicht das wichtigste. Um sich den Kern des Erlebens bei Menschen mit narzisstischen Persönlichkeitsstörungen vorstellen zu können, scheint mir ein anderes Bild treffender zu sein:

Ein Mensch balanciert auf einem dünnen Brett, unter sich ein Abgrund, der Abgrund der Leere. Dieser Abgrund hat eine magnetische Anziehungskraft. Der auf dem Brett balancierende Mensch widerstrebt dem, indem er sich erhöht, erhöhen *muss*. Er muss groß und immer größer, ja größenwahnsinnig werden, sonst droht der Fall in den Abgrund.

Die Selbsterhöhung ist Folge, nicht Ursache, auch wenn sie das Erscheinungsbild weitgehend bestimmen kann. Im Erleben ist der Kampf gegen den Abgrund der Leere entscheidend. Die Selbsterhöhung ist häufig mit der Abwertung anderer verbunden, so dass erhöhte Aggressivität ein besonderes Merkmal narzisstischer Tendenzen im Vergleich zu denen der Borderline-Persönlichkeitsstörung ist.

Im Hinblick auf die Richtungs-Leibbewegungen (Kap. 4.6) verdanke ich underer Kollegin Lore Remke den wichtigen Hinweis, dass in der Bordeline-Persönlichkeitsstörung meist die horizontale Ebene („hin und her") im Erleben vorherrscht, während bei der Narzisstischen Persönlichkeitstörung die vertikale Ebene („hinein – hinaus", oft auch „oben – unten") im Vordergrund steht.

Persönlichkeitsstörungen sind über einen langen Zeitraum entstanden und fast immer aus Leere-Erfahrungen, mit denen oft andere Verletzungen bzw. Gewalterfahrungen einhergingen. Die große Herausforderung für Kreative Leibtherapeut/innen besteht darin, die Leere und die zahlreichen Bindungsabbrüche in der therapeutischen Beziehung auszuhalten. Dazu bedarf es eines Vertrauens in die Perspektive der therapeutischen Arbeit sowie eine intensive Auseinandersetzung mit eigenen Leere-Erfahrungen.

Notwendig ist in der therapeutischen Begleitung eine therapeutische Auseinandersetzung mit den Dissoziationen und die Bearbeitung möglicher traumatischer Erfahrungen. Die Arbeit mit den Primären Leibbewegungen sowie anderen Big Ten ist ein Schlüssel, um Leere-Erfahrungen entgegenzuwirken und neue Erfahrungen der Wirksamkeit zu initiieren. Bindungen entstehen über Verbindungen. Wer Bindungsfähigkeit aufbauen und neu lernen möchte, muss mit dem Schatten vieler kleiner Verbindungen beginnen. Dies gilt für therapeutische Prozesse wie für den Alltag, und dabei ist die Arbeit mit den Primären Leibbewegungen von besonders großer Bedeutung.

Eine große Herausforderung für Menschen mit Persönlichkeitsstörungen ist das Loslassen. Wer viel verloren hat und so starke Leere-Erfahrungen gemacht hat, dass die Leere den Inneren Kern umhüllt oder ergreift, hat kaum oder keine positiven Erfahrungen damit, loszulassen und zu trauern. Loslassen ist oft im Erleben damit gleichgesetzt, verloren zu gehen, sich aufzulösen und sich völlig zu verlieren. Hinzu kommt, dass Menschen mit Persönlichkeitsstörungen oft keine Erfahrungen von dem haben, *was* verloren gegangen ist – weil das nie dagewesen ist. Wenn Menschen mit früh entstandenen Bindungsstörungen ermutigt werden, um fehlende Liebe zu trauern, dann kann das oft daran scheitern, dass sie gar nicht wissen, worum sie trauern (sollen), weil sie nie Liebe erfahren haben.

Es ist deshalb für die Therapeut/innen notwendig, ihre eigenen Trauererfahrungen und sonstigen Erfahrungen des Loslassens gut zu kennen und bearbeitet zu haben. Und es ist besonders wichtig, sich bei allen Erfahrungen des Loslassens (bei Beendigung von Therapien, Pausen durch Urlaube oder Krankheiten usw.) darauf einzustellen, dass dies Krisen hervorrufen wird und muss. Es lauert dann die Gefahr, von den Klient/innen mit Aggressionen überschüttet zu werden. In den Klient/innen mobilisiert der Abschied Erfahrungen der Gewalt und des Abgrundes, was Aggressionen hervorruft, die die Richtung wechseln und nach außen strömen (s. Kap. 4.6). Menschen mit narzisstischen Persönlichkeitsstörungen können ihnen nahestehende oder ihnen nahe kommende Menschen sehr kränken und verstören, auch Therapeut/innen, die dann dringend supervisorischer Unterstützung bedürfen.

5.4 Suchterkrankungen

„Jeder Mensch ist einzigartig und jeder Alkoholiker hat eine einzigartige Erfahrung, geboren aus seinen Umständen, erwachsen aus seiner Biografie. Die Wege in die Sucht sind individuelle, die Wege aus der Sucht heraus sind es auch. Den einen Weg aus der Sucht gibt es nicht. Was sich für den einen als falsch erweist, kann den anderen retten. Das Einzige, was sich mit Sicherheit voraussagen lässt: Wenn zwei Alkoholiker den gleichen Genesungsweg einschlagen, wird einer von beiden scheitern." (Heckel 2004, S. 37)

Mit diesen Worten beschreibt ein Alkoholiker seine Erkrankung, für andere Süchte wie Drogen gilt Ähnliches. Dies macht es so schwer, die Erlebensqualitäten von suchterkrankten Menschen zu verallgemeinern. Entscheidend ist die individuelle phänomenologische Suche nach Einsichten. Ich werde deshalb einige Aspekte des Erlebens an Sucht erkrankter Menschen beschreiben, wohl um die individuellen Besonderheiten wissend. Ich werde nicht, wie zuvor, im Abschluss dieses Kapitels auf therapeutische Orientierungen hinweisen, sondern jeweils im unmittelbaren Bezug auf die Erlebensaspekte.

Zunächst einmal ist es wichtig, dass sich Suchterkrankungen in vier Phasen entwickeln (wobei es Wiederholungen und Rückfälle geben kann und häufig gibt).

Die erste Phase ist die Phase der *Gefährdung*. Aus unterschiedlichen Gründen wird zu Suchtmitteln gegriffen, als Ausweichen vor Problemen, aus Betäubungswünschen oder Bequemlichkeit, bei Konflikten. In der Therapie ist die Gefährdung meist nur ein Nebenthema, wird von den meisten Klient/innen verschwiegen.

Die zweite Phase ist das *Abrutschen*. Hier besteht immer noch eine Entscheidungsmöglichkeit, mit der Sucht aufzuhören, es tobt der Kampf zwischen der beginnenden Abhängigkeit und der Möglichkeit des Stoppens. Zumeist wird dieser Kampf nur innerlich geführt, nach außen hin wird er tabuisiert.

Im Übergang zwischen Phase I und Phase II besteht oft eine Überforderung durch ein Zuviel (z. B. durch Reizüberflutung oder Druck) oder ein Zuwenig (z. B. durch einen Mangel an Zuwendung), auf die mit dem Rückzug durch den verstärkten Suchtmittelgebrauch reagiert wird. In dieser Phase haben die meisten betroffenen Menschen Angst, in der Therapie durchschaut zu werden, und verweigern sie deshalb, zumindest solche, in der ernsthafte Begegnung und Resonanz möglich sein könnte.

Wird der Kampf zwischen Kontrolle und Maßlosigkeit verloren, rutschen die betroffenen Menschen in die dritte Phase, die Phase der *Abhängigkeit/Krise*. Dies ist die Phase, in der im engeren Sinn von der Suchterkrankung gesprochen wird, weil die Betroffenen keine Wahl mehr haben, allein aus der Sucht herauszufinden (doch immerhin noch die Wahl haben, Hilfe für einen Entzug zu suchen). Eine therapeutische Begleitung kann in dieser Phase nur in dem Entzug und der akuten Krisenbewältigung bestehen.

Nach einem Entzug, dem häufig ein Zusammenbruch vorhergeht, beginnt die vierte Phase, die eine Doppelqualität hat: *Abhängigkeit und Neubeginn*. Die betroffenen Menschen bleiben abhängig und brauchen, um einen Rückfall zu vermeiden, Kontrolle. Im Interesse des Neubeginns müssen allerdings auch Aspekte thematisiert werden, die vor allem in der Gefährdungsphase zur Sucht geführt haben.

Einige weitere Aspekte, die für eine therapeutische Begleitung in der Phase IV beachtenswert sind:

» Der schon zitierte Alkoholiker schreibt: „Alkoholismus ist ein deutliches Signal für einen Mangel in mir, ist eine Krankheit, die aus Defiziten entsteht." (Heckel 2004, S. 38) Von diesem Mangel erzählen viele Klient/innen. Der Griff zum Alkohol oder zu Drogen ist die Antwort auf diesen Mangel. Es gilt, in der Therapie andere Antworten zu finden.
  Andere beschreiben, dass das Zuwenig auch von einem Zuviel begleitet sein kann. Ein Drogensüchtiger beschreibt dieses Zuviel als große Wut, die aus Kindheits- und Jugenderfahrungen übermäßiger Kontrolle entstanden ist: „Ich hatte immer diese Gefühle. Mit Worten kann ich sie nicht genau beschreiben, aber sie sind eine Mischung aus Zorn und großem Schmerz. Sie verschmelzen zu etwas, das ich die Wut nenne. Ich habe diese Wut, solange ich mich erinnern kann. Sie hat mich mein ganzes Leben begleitet. Langsam fange ich an zu lernen, wie ich mit ihr umgehen kann, aber bis vor kurzem blieben mir dafür nur Alkohol und Drogen. Ich nahm etwas, egal was, und wenn ich genug davon genommen hatte, ebbte die Wut ab. Das Problem war nur, dass sie wiederkam, und zwar immer stärker, und dass ich immer mehr und immer stärkere Drogen brauchte, um sie zu töten – und das war immer mein Ziel: sie zu töten. Vom ersten Schluck Alkohol an wusste ich, dass der Alkohol sie tötete. Von der ersten Droge an wusste ich, dass die Drogen sie töteten. Ich nahm sie bewusst. Nicht wegen irgendeiner genetischen Veranlagung oder Krankheit, sondern weil ich wusste, dass sie diese verdammte Wut töteten. Obwohl ich wusste, dass ich mich umbrachte, war es mir wichtiger, die Wut zu töten." (Frey 2005, S. 362)

» Sucht ist ein ständiger Kampf zwischen Kontrolle und Maßlosigkeit, den die Maßlosigkeit gewinnt. Für die therapeutische Arbeit an einem Neubeginn ist die Frage entscheidend: Was war vorher? Wann begann der Kampf, und welchen Sinn hatte er? Viele Erkrankte wissen gar nicht mehr, wogegen sie kämpften oder wofür. Dies herauszufinden, ist entscheidend.

» Sucht vernebelt und ist eine Flucht in das Diffuse:
„Wer einer Sucht verfallen ist, macht sich nicht auf die Suche, sondern begibt sich auf die Flucht, auf die Flucht in die Unwirklichkeit. Sucht kommt nicht von Suchen, wie so oft behauptet wird. Sucht kommt von ‚suht', Krankheit. In Begriffen wie ‚Fallsucht', ‚Schwindsucht' und ‚Gelbsucht' hat sich die ursprüngliche Bedeutung enthalten." (Heckel 2004, S. 40) Therapie ist ein ständiges Ringen um Klarheit.

Diese Flucht in die Unwirklichkeit zeigt auch unsere Grafik:

Grafik 18

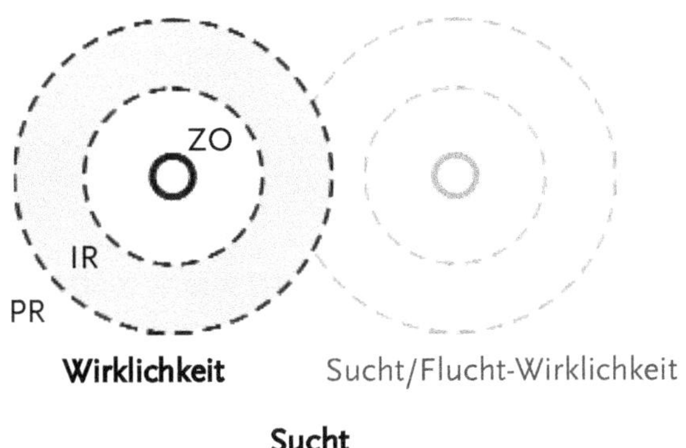

Sucht

ZO: Zentraler Ort
IR: Intimer Raum
PR: Persönlicher Raum

» Sucht ist – trotz der anderen Wortherleitung – oft auch Suche und Sehnsucht. Wichtige therapeutische Frage sind deshalb: Was haben die Menschen gesucht und nicht gefunden? Welche Sehnsucht und damit Suche nach Erfüllendem ist aus dem Blick geraten? Was möchte gefunden werden? Oft wird man ungelebtem Leben begegnen.

» Sucht verweigert Verantwortung. Verantwortung für sich *und* für andere Menschen, wie zum Beispiel Angehörige. Therapie ist nicht nur eine Frage der einzelnen Person, eine Frage des Individuums, sondern eine Beziehungskrankheit: „Im Kern ist Alkoholismus eine Krankheit in der Beziehung zu sich selbst und zu anderen." (Heckel 2004, S. 41)
„Alkoholismus ist sowohl eine Persönlichkeitskrankheit als auch eine Umfeldkrankheit. Ohne das entsprechende Umfeld gibt es keinen Süchtigen." (a.a.O., S. 42)

In der Therapie darf es nicht nur darum gehen, Verantwortung auf das Umfeld abzuschieben oder auf die „Krankheit". Suchterkrankte Menschen müssen lernen, Verantwortung für sich zu übernehmen, und dies ist ein Beziehungslernen. Deswegen ist das Ringen um Verantwortung in der Beziehung zwischen Therapeut/innen und Klient/innen so entscheidend.

» Suchterkrankte sind oft von einer riesengroßen und unstillbaren Resonanz-Sehnsucht erfüllt. Und gleichzeitig beinhaltet die Suchterkrankung einen Rückzug von der Welt, von anderen, mit denen eigenes Erleben nicht mehr geteilt wird (während scheinbar die ganze Welt umarmt wird). Aufgabe in der Therapie sollte es sein, die Resonanzfähigkeit in kleinen Schritten wieder zu beleben und zu erweitern.
„Ich sprach über meine Furcht vor Nähe, die Unreife und Rücksichtslosigkeit, mit denen ich meine Liebesbeziehungen geführt hatte. Darüber, dass ich jahrelang dem Rausch des Verliebtseins hinterhergejagt war und immer, wenn das anfängliche Hochgefühl verebbte, das jeweilige Mädchen fallen gelassen hatte wie eine leere Tüte Chips. Wenn es darum ging, Arbeit, in eine Beziehung zu investieren, hatte ich mich verdrückt. Und wenn es mir nicht gelang, mich aus einer Beziehung davonzustehlen, benutzte ich dazu die Drogen und Affären mit anderen Mädchen. Langsam dämmerte mir, dass ich vor dem Erwachsenwerden und der Furcht vor dem Versagen in den Heroinrausch geflohen war. Heroin war schließlich die wirksamste Medizin gegen Angst und Unzufriedenheit. Drogenkonsum, begann ich zu begreifen, hatte viel mehr mit Feigheit denn mit Mut zu tun." (Böckem 2005, S. 137)

» „Genesung ist keine Rückführung zu früherer Gesundheit, keine Wiederherstellung des status quo ante, es wird nichts wieder hergestellt, die Krankheit Alkoholismus ist nicht heilbar wie ein Armbruch. Nichts darf mehr so werden,

wie es einmal war, denn das bisherige Leben hat mich in die Sucht getrieben." (Heckel 2004, S. 76)
Dies zu wissen ist für Therapeut/innen wie Klient/innen notwendig, es geht um einen Neubeginn, nicht um eine Wiederherstellung dessen, was war.

Und zum Schluss noch eine Warnung. Kreative Leibtherapeut/innen vertrauen der Kompetenz der Menschen, mit denen sie arbeiten, die sie therapeutisch begleiten. Zur Klient/innen-Kompetenz von Suchtabhängigen gehört auch die Fähigkeit zur Unwahrheit:

„Lügen stehen im Zentrum des süchtigen Denkens. Wenn ich als paradigmatischen Bezugspunkt der Alkoholkrankheit die Lüge nehme, dann würde ich Alkoholismus so definieren: Alkoholismus ist die fundamentale Unfähigkeit zur Aufrichtigkeit gegenüber sich selbst und anderen. Alkoholiker sind Meister der Halbwahrheiten und entwickeln sich im Laufe der Jahre zu genialen Lügnern, denen es immer wieder gelingt, sich selbst und ihr Umfeld über die wahre Lage zu täuschen." (Heckel 2004, S. 93f)

In der Therapie geht nicht darum, die Menschen mit Vorwürfen zu bewerfen. Sondern, so gut es geht, einen klaren Kopf zu bewahren, um so wenig wie möglich den Klient/innen auf den Leim zu gehen und sie so nicht aus ihrer Verantwortung zu entlassen im Ringen um Enttabuisierung und Klarheit – das sind Orientierungen einer Therapie.

5.5 Angst-/Zwangsstörungen

Ängste machen wie alle Gefühle Sinn und sind nützlich. Sie warnen Menschen präreflexiv vor Gefahren und Bedrohungen und führen zu spontanen Schutzhandlungen. In dieser Funktion sind Ängste Bestandteil jedes Lebens und kein Thema in der Therapie. Dies werden sie erst, wenn Ängste von diesem Sinnzusammenhang abgetrennt wurden und die Betroffenen unter ihnen leiden.

Dabei können Ängste eine solche Vielfalt von Erscheinungsformen annehmen, dass meine Frau und ich unserem Band der *Bibliothek der Gefühle* über Ängste und dem Umgang mit Ängsten den Titel „Gefühlslandschaft Angst" gegeben haben. Das Bild einer außerordentlich vielfältigen und in sich differenzierten Gefühlslandschaft ist uns bei der Beschäftigung mit dem Erleben von Angst sehr hilfreich gewesen. Daraus ergeben sich hier einige Hinweise.

Sinnvoll erscheint uns eine erste Differenzierung zwischen reaktiven, delegierten und umgetauschten Ängsten:

Reaktive Ängste sind als Reaktionen auf äußere oder innere Bedrohungen entstanden. Wer zum Beispiel wiederholt Erfahrungen von Schlägen oder sexueller Gewalt machen musste, wird Angst vor erneuten Wiederholungen haben. Solche Ängste können den Menschen dann so sehr ergreifen, dass sie auch in Lebensphasen lebendig werden, in denen die Bedrohung nicht akut vorhanden ist.

Ängste können auch als Reaktion auf ungelebtes Leben entstehen.

Ein Klient war Priester und erzählte, dass er mit der Keuschheit „keinerlei Probleme" habe. Er leide nur unter einer Zwangserkrankung, dem inneren Zwang, Frauen auf den Busen zu starren ...

Ungelebtes Leben, das leben möchte, kann Ängste hervorrufen. Denn dadurch kann die Lebensweise, die ein Mensch gewählt hat, in Unordnung geraten und bedroht werden. Wie viele andere Ängste können sich solche Ängste in Zwangserkrankungen festmachen.

Von *delegierter* Angst sprechen wir, wenn vor allem Eltern oder Großeltern ihre Ängste unbewusst und oft auch ungewollt an ihre Kinder weitergeben:

Eine Klientin litt unter chronischen Verlassenheitsängsten. Sie fürchtete, ihren Arbeitsplatz oder ihren Partner zu verlieren, ihr Einkommen, ja, auch die Liebe ihrer Tochter. Ihre Eltern waren Kriegsflüchtlinge und hatten alles verloren. Sie sprachen nie darüber, gaben aber gerade dadurch ihre Ängste an ihre Tochter weiter.

Mit *umgetauschten Ängsten* meinen wir Ängste, die stellvertretend für andere Gefühle auftreten, die nicht gelebt werden können. Häufig sind solche Gefühle die Trauer oder die Scham.

Ein angsterkrankter Mann erzählt von der Scham über seinen alkoholkranken Vater: „Ich lief auch davon. Nur nicht Vater begegnen. Nur nicht von meinen Spielkameraden auf Vater aufmerksam gemacht werden, der sich immer so merkwürdig verhielt. Der mich nicht sehen, der keinem Nachbarn begegnen und von meinen Freunden nichts wissen wollte, der mit Mutter zu keiner Party, in kein

Restaurant und niemals zu Freunden ging, der keine Freunde hatte, jedenfalls hatte uns noch nie jemand besucht. (…)

Bereits vor der Wohnungstür hörte ich Mutters beißende Stimme: ‚Was heißt hier, ich bestelle kiloweise Klamotten von Quelle. Das Konto ist leer, weil du alles versoffen hast.'" (Otto 2006, S.14)

In der Schule verfestigte sich bei diesem Jungen die Verbindung von Scham und Angst. Er wusste oft die richtigen Antworten, schämte sich aber, vielleicht einen Namen falsch auszusprechen oder doch einen Fehler zu machen. Die Angst vor der Scham und vor der Beschämung wurden immer größer, bis schließlich nur noch die Angst da war: „Ich öffnete meinen Mund, doch kein Wort kam daraus hervor." (a.a.O., S. 19)

Wichtig und sinnvoll ist die Unterscheidung zwischen Alltagsängsten und existenziellen Ängsten. Auch *Alltagsängste* können lästig sein und die Lebensqualität so einschränken, dass Menschen therapeutische Hilfe suchen. *Existenzielle Ängste* haben eine solch intensive Qualität, dass sie als psychiatrische Erkrankung den Menschen vollständig erfassen. Der schon als Junge erwähnte Erkrankte beschrieb seine erste Angstattacke, die er als junger Mann erlitt, so, dass deren existenzielle Bedeutung plastisch deutlich wird: „Meine erste Attacke bekam ich nach wenigen Wochen. Es war wie ein Fluch, der sich immer wieder in mein Leben einnistete. Die Attacke und meine Angst davor waren wie böse Nachbarn, die mich beäugten, bedrängten, quälten. Sie beherrschten mich, zermürbten mich, trieben mich in die Enge, machten mich klein, unterwarfen, knebelten, zähmten mich, zwangen sich mir auf, gewannen Oberhand, erstickten mich, legten mich lahm. Sie machten mich nieder, unterjochten mich, machten mich gefügig, tyrannisierten mich, taten mir Gewalt an, befahlen, befehligten, engten mich ein, sie vernichteten mich, ja VERNICHTETEN MICH." (Otto 2006, S. 83)

Solche Angstattacken können unterschiedlichen Quellen entspringen. Oft fließen mehrere zusammen, wie auch in der Autobiografie des erwähnten Mannes deutlich wird. Da finden wir neben der Erfahrung mit dem alkoholkranken Vater, wie bei vielen anderen Erkrankten, Verlassenheits- und Leere-Erfahrungen, zum Beispiel: „Als ich mich, bisher keinerlei Kontrolle gewohnt, zum wiederholten Male weigerte, pünktlich um sechs Uhr abends zu Hause zu sein, drückte mir Mutter zwanzig Mark in die Hand: ‚Du brauchst gar nicht mehr kommen.'

Sie war im neunten Monat schwanger. Und ich war siebzehn Jahre alt." (Otto 2006, S. 26)

Häufig ist auch die Kombination von Überversorgung und Leere, wie sie der oben zitierte angsterkrankte Mann in seiner frühen Kindheit mit der Oma erfahren musste. Er durfte bei Regenwetter nicht nach draußen. Wenn er es doch versuchte, gab es neben der Sorge auch Drohungen wie: „Sonst ergeht es dir wie dem Rotkäppchen mit dem Wolf." (Otto 2006, S. 7) Hinter der Sorge jedoch lauerte das Desinteresse: „‚Heute Abend gibt`s Spaghetti', sagte sie, ‚war bei dir alles in Ordnung?'

Sie erwartete keine Antwort. Es interessierte sie nicht, was ich machte und mit wem ich spielte." (a.a.O., S. 12)

Gerade in der Therapie mit Menschen, die unter existenziellen Ängsten leiden, begegnen wir häufig existenziellen Verlusten. Dies zeigt sich auch in autobiografischen Darstellungen: „Eine Lendenwirbelscheibe war wie ein Keil abgeschliffen. Das sah auf dem Röntgenbild aus, als hätte man eine dreieckige Schablone angelegt und den Rest der Bandscheibe weggelasert. Der Arzt riet mir, das Sportstudium an den Nagel zu hängen. Es wäre wahrscheinlich, dass ich meinen Beruf nach ein paar Jahren nicht mehr ausüben könnte.

MEIN TRAUM ZERPLATZT WIE EINE SEIFENBLASE.

Da bis zum dritten Semester keine Besserung, keine Schmerzlinderung erfolgte, entschied ich, mich zu exmatrikulieren. In dieser Zeit traten die ersten psychotischen Symptome auf." (Sturm 2007, S. 30)

Und noch ein Verlust:

„Meine damalige Freundin trennte sich von mir zu Anfang der Semesterferien. Ich erfuhr das von meinem besten Freund. Sie war wohl zu feige, es mir selbst zu sagen. In den Semesterferien drehte ich dann auch richtig ab. Ich konnte nicht nachvollziehen, warum sie mir das nicht selber gesagt hatte. Aber sie hüllte sich in Schweigen. Egal was ich auch probierte. Ich traf sie häufig im ‚La Strada' oder auch abends in den damaligen Szenediskotheken ‚Le Bateau' und ‚Gypsee's'. Sie redete kein Wort mit mir." (Sturm 2007, S. 32)

Zwangsstörungen zählen zu den Angststörungen. Sie treten in der therapeutischen Praxis nicht immer unter dem Begriff „Zwang" auf, sondern oft unter Bezeichnungen wie „Perfektionismus", „Ich brauche es immer alles ganz klar" oder „Ich habe so komische Gedanken". Unter den Zwängen liegen Ängste, oft sehr starke und nachhaltige Ängste. Die Betroffenen versuchen, diese Ängste durch Zwangshandlungen unter Kontrolle zu bringen; manchmal leben sich die Ängste in Zwangsgedanken aus. Ein junger Mann, der als Zwangsgedanken ein Zahlensystem zu entwickeln beginnt, beschreibt: „Ich wollte etwas ordnen. Mein Leben in Ordnung bringen. Zahlen lassen sich einfach ordnen. (…)

Nach einigen Tagen erkannte ich mich selbst nicht mehr. Nicht ich, wie eigentlich beabsichtigt, beherrschte ein System, sondern das System beherrschte mich." (Sturm 2007, S. 13)

Zwang ist Kontrolle. Das darunter liegende Gegenteil ist seine Triebfeder: Machtlosigkeit, Kontrollverlust, Leere, Auflösung … All dies macht Angst. Oft so viel Angst, dass es nicht aushaltbar ist. Für Therapeut/innen ist es wichtig, diesen Zusammenhang zu kennen und nach den unter den Zwängen liegenden Ängsten zu suchen, um an ihnen zu arbeiten – wohl wissend, dass diese Ängste aktuell nicht aushaltbar sind, sondern man sich ihnen nur in kleinen Schritten und mit viel Sicherheit annähern kann.

Für die Therapie aller Ängste und Angststörungen sind sieben Elemente entscheidend:

» Grundlegend muss das Bemühen darin bestehen, zu identifizieren, um welche Angst es sich handelt. Über die genannten Unterscheidungen hinaus können Ängste vielfältige Formen annehmen. Zum Beispiel können sich frei flottierende Ängste einmal auf dieses und ein anderes Mal auf jenes Objekt richten, so dass die Beschäftigung mit den konkreten Objekten der Angst in diesem Fall nutzlos ist und nur von den meist als Subtext zugrundeliegenden existenziellen Ängsten ablenkt. Oder Ängste können sich in ihrer Symptomatik verschieben, zum Beispiel, wenn sich die Angst einer traumatisierten Frau vor einer Wiederholung der traumatischen Erfahrung in ein bestimmtes Angstsymptom wie Höhenangst verändert.

» In jeder therapeutischen Begleitung von Menschen mit Ängsten und starken Angsterkrankungen ist es notwendig, ihnen möglichst viel Halt zu geben. Es gilt, nach konkretem Schutz zu suchen und sich selbst als Teil des Schutzes in der therapeutischen Beziehung zu verstehen. Darüber hinaus wird es wichtig sein, ein soziales Netzwerk als halt- und schutzgebend zu identifizieren bzw.

dessen Nutzung und Ausbau zu unterstützen. Die Kreative Leibtherapie hält mehrere Methoden bereit, die auch im kreativen Geschehen Schutz und Halt unterstützen können. Dazu zählen die Arbeit mit den Rahmenbildern, mit Angstfressern sowie verschiedene Bewegungsrituale.

» Angstzustände führen fast immer zu einer Erstarrung. Deswegen ist es hilfreich, aus der Starre wieder in Bewegung zu kommen: in gedankliche Bewegung durch den Austausch mit Therapeut oder Therapeutin, aber auch buchstäblich in Bewegung durch Unterstützung des Körpererlebens und tänzerischer anderer Bewegungsaktivitäten. Jedes kreative Gestalten, musikalisch, künstlerisch-gestalterisch oder tänzerisch, unterstützt die in Angst erstarrten Menschen darin, sich als aktive und wirksame Wesen zu erleben.

» Viertens ist die Beschäftigung mit Übergängen notwendig und hilfreich, um Verwandlungen zu begleiten. Wird beispielsweise mit dem Verraumen gearbeitet, so finden sich die Ängste bei Menschen mit Zwangserkrankungen häufig nicht in den einzelnen Räumen, sondern zumeist versteckt in den Grenzen zwischen den Räumen, in den Seilen oder unter ihnen, falls daraus die Räume gestaltet wurden. Es gilt, in der Methode des Verraumens, aber auch sonst das Augenmerk besonders auf Übergänge zu richten. Denn Übergänge machen Angst und unbetrauerte und mit Leere-Erleben verbundene Verluste und damit auch Übergänge sind oft eine Quelle existenzieller Erkrankungen. Wird dies in der Therapie angegangen, kommen Prozesse der Verwandlung in Gang, in denen sich Ängste in andere Gefühle transformieren.

» Wie bei jeder kreativen leibtherapeutischen Arbeit ist es notwendig, sich mit den Phänomenen zu beschäftigen, aber auch mit dem Subtext dieser Phänomene. Erwähnt wurde, dass hinter Ängsten häufig Leere-Erfahrungen oder traumatische Erlebnisse stehen, die therapeutisch angegangen werden müssen.

Grafik 19

ZO: Zentraler Ort
IR: Intimer Raum
PR: Persönlicher Raum

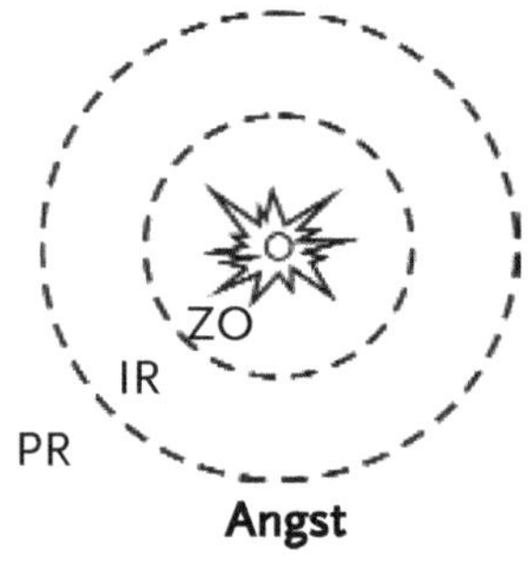

» Wie in der Grafik versucht wurde darzustellen, enthalten Ängste Störungen des Pulsierens und damit der Verbindungen zwischen innerem Kern und Lebenswelt. Entweder werden von innen gespürte Impulse (z. B. sexuelle Lust) abgewehrt oder als von außen kommend erlebte Lebensmöglichkeiten nicht zugelassen. Die Felder, in denen dies geschieht, sind oft variabel und von unterschiedlicher Stärke und Richtung (deshalb die Zacken in der Grafik).

» In manchen Ängsten steckt ungelebtes Leben, das leben möchte. Auch wenn dieses ungelebte Leben nicht die Quelle einer Angst ist, so führen andauernde Ängste doch dazu, dass Bereiche der Lebendigkeit ungelebt bleiben. Deshalb sind die Auseinandersetzung und die gemeinsamen Entdeckungsreisen nach dem ungelebten Leben, das lebendig werden möchte, ein notwendiger Bestandteil jeder leiborientierten Angsttherapie.

» Der letzte Punkt, zu lernen und zu üben, sich zuzumuten, wird oft übersehen. Zu warten, bis die Angst restlos verschwunden ist, um sich wieder dem Leben zuzuwenden, bedeutet, dies nie zu wagen. Es gilt immer, die Angst zu reduzieren und die Schutzfaktoren zu erhöhen – doch ein Rest der Angst wird immer bleiben. Es gilt, durch ihn hindurch zu gehen und sich zuzumuten, im Sinne von „Mut" = „muot" in der mittelhochdeutschen Bedeutung „Seele": Sich mit seiner Seele anderen zuwenden. Therapeut/innen sollten in dieser Hinsicht beharrlich sein und sich mit ihren Ermutigungen zumuten.

5.6 Traumafolgen

Das Wort Trauma entstammt aus dem Griechischen und bedeutet Wunde. In der Medizin wird der Begriff für schockartige Verletzungen bzw. Verletzungsfolgen verwendet, hervorgerufen zum Beispiel bei einem Beinbruch. Der Traumabegriff wurde von der Medizin in die Psychologie und Psychotherapie übernommen. In der Forschung entstand ein eigener Zweig, die Psychotraumatologie (z. B. Fischer/Riedesser 1998).

Das psychotraumatologische Verständnis dessen, was ein Trauma ist, umfasst schon in der Definition subjektive, leibliche Aspekte. Ein psychisches Trauma lässt sich nicht über das Ereignis definieren, sondern vor allem über die subjektive Wirkung, die ein traumatisches Ereignis in einer Person hervorruft. Von Trauma wird gesprochen, wenn ein Ereignis als *existenziell bedrohlich* erlebt wird und wenn seine *Bewältigung* die individuell zum gegebenen Zeitpunkt vorhandenen Möglichkeiten der Person übersteigt.

Diese Definition macht deutlich, dass die Erfahrung von belastenden Ereignissen wie zum Beispiel Verkehrsunfällen gleicher Schwere unterschiedliche Folgen hervorrufen kann. Für die einen ist es ein Ärgernis, das relativ bald „verdaut" ist, andere erleben den gleichen Vorgang als Trauma und leiden langfristig unter den Folgen. Leiborientierte Traumatherapie spricht deshalb differenzierend vom *Traumaereignis* und vom *Traumaerleben*. Das Traumaereignis ist das Geschehen, das Traumafolgen hervorgerufen hat. Bei den meisten traumatisierten Menschen, denen wir in der therapeutischen Praxis begegnen, sind dies Erfahrungen sexueller Gewalt. Das Traumaerleben als die Art und Weise, wie ein Mensch sich und seine Welt in diesem Ereignis und danach erlebt, ist individuell unterschiedlich und bedarf sorgfältiger Achtsamkeit.

Wer existenziell bedroht wurde, wessen Grenzen des Persönlichen und sogar des Intimen Raums nicht respektiert, sondern durchbrochen wurden, der wird zumeist auch Schädigungen am Inneren Kern erleiden. Sich dagegen zu schützen, ist eine legitime Folgereaktion. Dieser Schutz kann als „Wegbeamen" in eine andere Welt, als Dissoziation erfolgen oder als Bau von Schutzmauern um den Intimen oder den Persönlichen Raum (siehe Grafik 20).

Grafik 20: Traumareaktionen

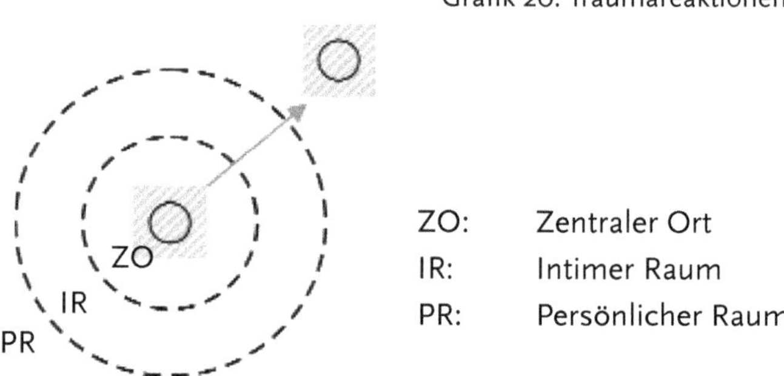

Der ZO wird „weggebeamt" durch den Schutz der Dissoziation

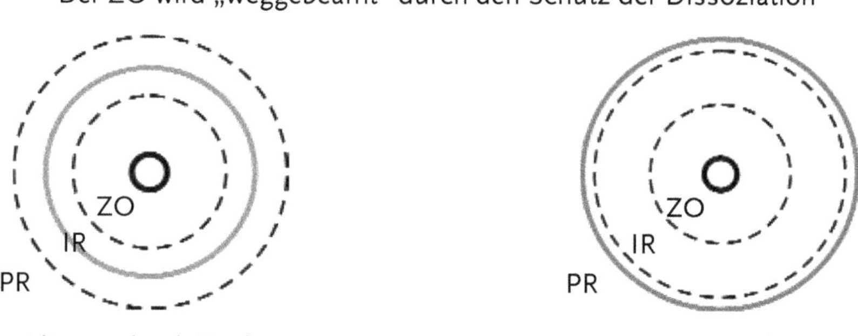

Verteidigung durch Rückzug

Vorneweg-Verteidigung

Solche Traumareaktionen können allerdings, wenn sie nicht in der Zeit nach dem traumatischen Ereignis abgebaut werden können, nachhaltige Folgen haben und die Lebensmöglichkeiten einschränken.

Gabriele Frick-Baer hat in einer Studie (Frick-Baer 2012, Veröffentlichung in Vorbereitung) herausgearbeitet, dass zum traumatischen Geschehen nicht nur das unmittelbare Ereignis (sexuelle Gewalt), sondern auch die *Zeit danach* gehört. Die meisten Opfer sexueller Gewalt erfahren in der Zeit danach (die unterschiedlich lang erlebt wird) Alleingelassenwerden, Beschämung, Beschuldigung und ähnliches mehr. Das verfestigt die Folgen traumatischer Erfahrungen und hindert, dass sich die Wunde schließen kann. Die intensiven Befragungen in dem Forschungsprojekt haben ergeben, was die betroffenen Frauen gebraucht hätten: Trost, Wärme, Anteilnahme, Respekt, Parteilichkeit, Erklärungen, was ihnen widerfahren ist … Erfahren Menschen solche Zuwendung, insbesondere über die Primären Leibbewegungen, kann die Wunde heilen. Die Zeit danach gehört folglich zum traumatischen Geschehen und Traumaerleben und muss deshalb in der Therapie genauso behandelt werden wie das traumatische Ereignis selbst.

Das leiborientierte Verständnis des Traumas ist folglich das eines Prozesses. Dieser Prozess ist ein sozialer Prozess. Wenn Menschen sexuelle Gewalt erfahren, ist dies eine soziale Erfahrung, eine Beziehungserfahrung, und hat Folgen für das Erleben von Beziehungen.Das gilt nach unseren Erfahrungen ebenso für andere Traumata, unter denen Menschen leiden. Auch die Art und Weise, wie zum Beispiel nach einem Unfall mit Menschen umgegangen wird, prägt das Traumaerleben und die Traumafolgen.

Nach einem Zugunfall:
„Ich lag da ganz steif und konnte mich nicht mehr bewegen. Ich wusste nicht, was mit mir passiert war, ob ich verletzt war oder was los ist. Und dann hat sie ganz sacht meine Füße in ihre Hände genommen und ruhig auf mich eingeredet: ‚Ganz ruhig. Gleich kommt Hilfe. Ich bin bei Ihnen.' Daran erinnere ich mich. Ich glaube, ich hätte das sonst nicht überstanden."

Nach einer Krebs-Diagnose:
„Als ob es nicht Schock genug gewesen wäre, die Diagnose Krebs zu bekommen! Dass er mir das an den Kopf knallte und sich blitzartig umdrehte und mich allein ließ mit meinen vielen Fragen, die ich noch gar nicht wusste, die in mir feststeckten

... das war, wenn ich das heute bedenke, das Allerschlimmste. Und irgendwie bin ich damit allein geblieben. Lange Zeit. Ich hatte Angst, die Menschen zu belasten, gerade die mir liebsten Menschen. Sie hatten wohl Angst, mich anzusprechen. Das trieb uns alle, glaub' ich heute, immer mehr in die Einsamkeit."

Nach einer Naturkatastrophe:
„Ich habe immer noch die Bilder im Kopf, als uns das Dach um die Ohren flog. Schrecklich. Und ich bin so froh, dass ich auch die Bilder im Kopf hab, wie die Nachbarn uns geholfen haben. Die Männer sind gleich hochgestiegen und haben abgesichert, was abzusichern war. Und die Frauen haben uns zu sich reingeholt und Tee gekocht und Essen angeboten."

Trauma ist folglich immer auch ein soziales und gesellschaftliches Phänomen. Neben den Erfahrungen, die mit den Haltungen und dem Verhalten der unmittelbaren Umgebung, des Lebensraums, gemacht werden, spielen die darüber hinaus gehende Lebenswelt in ihrer Haltung und ihrem konkreten Verhalten gegenüber dem Geschehen eine wesentliche Rolle. Dies zeigt sich vor allem in der Frage, ob Opfer traumatischer Erfahrungen Unterstützung und Parteilichkeit, Solidarität und Trost, Mitgefühl und Zuwendung erfahren oder mit ihren Bedürfnissen ins Leere gehen bzw. sogar beschuldigt werden, wie es Opfer sexueller Gewalt (und nicht nur sie) oft erfahren müssen.

Um die Folgen traumatischen Erlebens verstehen und Wege leiborientierter therapeutischer Begleitung daraus ableiten zu können, ist es notwendig, einen Blick auf die neurobiologischen Prozesse zu werfen, die während eines Aktes existenzieller Bedrohung im Menschen ablaufen. Ich zitiere dafür aus dem Lehrbuch Kreativer Traumatherapie „Aufrichten in Würde" (Frick-Baer 2009, S. 22-25):

„Eine traumatische Erfahrung ist ein Erleben existenzieller Bedrohung. Um solchen Bedrohungen zu begegnen, greifen besondere Mechanismen im Körper, insbesondere im Gehirn.(...) Hier sollen v.a. zwei wesentliche Besonderheiten des Traumagedächtnisses vorgestellt werden (Damasio 2001, Hüther 2001, Roth 2003, 2007, Singer 2002, Spitzer 2002, 2003 u.a):

Die erste Besonderheit besteht darin, dass alle sinnlichen Eindrücke des Menschen auf ihre existenzielle Gefährlichkeit geprüft werden. Dieses jahrtausende alte Prüfprogramm ist entwicklungsgeschichtlich sinnvoll für das Überleben der einzelnen Menschen wie der Gattung Mensch.

Wenn ein Mensch etwas Ungefährliches wie eine Blume sieht, reagiert er anders, als wenn er einem Säbelzahntiger begegnet und es um sein Überleben geht. Alles, was an einen Säbelzahntiger erinnert, mobilisiert die höchste Alarmstufe. Was früher die Geräusche, Gerüche und Spuren der Säbelzahntiger waren, sind heute die Trauma-Trigger.

Neurobiologisch beginnt der Prozess beim Thalamus. Diese Region des Gehirns ist zuständig für die Roherfassung der sinnlichen Eindrücke. Zur genaueren Bewertung und Einordnung leitet der Thalamus sie immer auch an die Amygdala weiter. Die Amygdala ist die existenzielle Wächterin des Gehirns. Sie prüft, ob ein Notfall, eine existenzielle Bedrohung vorliegt. Trifft dies zu, aktiviert sie ein Notfallprogramm.

Das traumatische Erleben ist ein Notfall. Wenn sinnliche Eindrücke über den Thalamus an die Amygdala gelangen, setzt diese Sofortreaktionen in Gang. Wer über die Straße geht und plötzlich ein herannahendes Auto hört, versucht wahrscheinlich, zur Seite zu springen. Dies geschieht, bevor er das Signal eingeordnet hat. ‚Flight' oder ‚Fight' werden die spontanen, durch die Amygdala hervorgerufenen Reaktionen genannt.

Wie kann die Amygdala solch ultraschnelle Reaktionen bewirken? Sie umgeht den Hippocampus, worin die zweite Besonderheit besteht. Der Hippocampus integriert üblicherweise die vom Thalamus neu eintreffenden Erfahrungen zeitlich, räumlich und emotional mit den Erinnerungen der Neocortex (dem neuronalen Speichersystem, der ‚Festplatte') und schafft ein inneres Bild, aufgrund dessen ein Mensch handeln kann und das er abspeichern kann. Normalerweise hilft steigende emotionale Erregung, den Hippocampus zu stimulieren. An den ersten Kuss werden sich noch viele Menschen erinnern. Doch wird in der extremen Notfallsituation die Erregung außergewöhnlich hoch, wird der Hippocampus ausgeschaltet und umgangen. Wenn ein Mensch vom Säbelzahntiger bedroht wird, werden viele organische Funktionen, die nicht unmittelbar zum Überleben notwendig sind, abgeschaltet oder reduziert. Die genauen Umstände des Angriffs des Säbelzahntigers sind ebenso unwichtig wie sein Alter oder die Zahl seiner Barthaare.

Diese Kurzschlussreaktion führt dazu, dass die Amygdala autonom das vegetative System aktiviert und damit das gesamte Stressprogramm mobilisiert, von der Adrenalinausschüttung bis zum Herzrasen. Gleichzeitig stellt die Amygdala unmittelbar Verbindungen zur Neocortex her. Die Folge ist, dass in solchen Situationen oft gar kein zusammenhängendes Bild hergestellt wird, an das sich der betroffene Mensch später erinnern kann. Um eine solche Erinnerung zu schaffen, hätte der Hippocampus aktiv sein müssen. Es bleiben in der Erinnerung der Amygdala und teilweise des Neocortex nur Fetzen, Fragmente, Bruchteile der Erinnerung, ein Geruch, die Erregung, Aktionen des vegetativen Nervensystems usw. Die fehlenden bzw. nur in Bruchstücken vorhandenen Erinnerungen, über die traumatisierte Menschen oft klagen, sind Ergebnis dieses Prozesses.

Nun kann nach einer Notfallsituation oft der Hippocampus reaktiviert werden und aus den Bruchstücken ein erinnerungsfähiges Bild zusammensetzen.

Doch ist die Situation der meisten Opfer sexueller Gewalt oder anderer traumatischer Ereignisse von besonderer Hilflosigkeit und Überforderung gekennzeichnet (…). Sie können weder kämpfen noch fliehen – also geraten sie in die Falle traumatischer Überforderung. Die Reaktion darauf ist ‚Freeze' und ‚Fragment'. Das Traumaerleben wird ‚eingefroren' in der Dauererregung und den anderen Symptomen des Posttraumatischen Stresssyndroms (PTSD), das Erleben und die Erinnerung daran bleiben fragmentiert. (…) Die Opfer sexueller Gewalt und anderer Traumata, die kein erinnerungsfähiges Bild konstruieren können, können jedoch über körperlich-sinnliche Erinnerungen angesprochen werden: ‚Ist die Erinnerung an die traumatische Situation verloren oder fragmentiert, so repräsentieren traumatische Reaktionen bzw. Prozesse diese Erfahrung als *implizite Erinnerung*, auf der Ebene des *Körpergedächtnisses*.' (Fischer/Riedesser 2003, S. 119) In bildgebenden Verfahren wird bei experimentell herbeigeführten Flashbacks deutlich, dass das Broca-Areal als motorisches Sprachzentrum in seiner Aktivität unterdrückt wird, während der Bereich, dessen Schwerpunkt im bildhaften Speichern von Emotionen und Sinneseindrücken liegt, ‚(…) besonders aktiv (ist). Dieser Befund erklärt, warum viele Traumatisierte das Geschehen oft nur bildhaft wiedererleben, nicht in Worte fassen können und von einem Zustand wortlosen Entsetzens (speechless terror) berichten.' (a.a.O., S. 123) Diese spezifische Art neurobiologischer Traumaverarbeitung macht die erste große Schlussfolgerung aus diesen Erkenntnissen zwingend: Traumatherapie muss Körper- und Sinnesgedächtnis ernst nehmen und ansprechen und auf der Ebene der Bilder, der Klänge und der Körpererfahrungen arbeiten. (…)

Erinnern ist immer auch Neu-Erinnern. Die neuronalen Vernetzungen des erinnerten Geschehens werden neu aktiviert. Das ist der Schrecken, der Schmerz der traumatischen Erinnerung. In dieser Neuaktivierung werden sie jedoch nicht in dem Gehirn von damals geschaffen, sondern in dem Gehirn des heutigen Zeitpunkts, mit Boden und Beziehung, mit größerem Selbstbewusstsein und helfender

Unterstützung. Diese neuen Bedingungen, diese veränderte Umgebung des Erinnerns kann die Erinnerung verändern, was wir in der Traumabewältigung aktiv angehen.

Nicht die erlebte ‚alte' Erinnerung wird anschließend wieder gespeichert, sondern die neue, die veränderte Erinnerung. Forscher sprechen deshalb von der ‚Transformation der traumatischen Erinnerung' in der Traumatherapie (Peichl 2001, S. 151)." (Frick-Baer 2009, S. 22-25)

Aus all dem ergeben sich vier essentielle Schlussfolgerungen für eine leiborientierte Traumatherapie:

1. Die traumatische Erfahrung ist ein Erlebensprozess
Eine traumatische Erfahrung erschüttert den Menschen in all seiner Leiblichkeit. Dieses für die meisten Menschen schreckliche Erleben kann die Art und Weise prägen, wie die Betroffenen sich und ihre Welt fortan erleben. Traumatherapie muss sich auf die Besonderheiten des traumatischen Erlebens und seiner Nachwirkungen einstellen und diese zum Ausgangspunkt nehmen. Die beschriebene Notfallreaktion erklärt zum Beispiel die Bedeutung der Erregungsverläufe (siehe Big Ten) im Traumaerleben und betont die Wichtigkeit, mit den Erregungskonturen in der Traumabewältigung zu arbeiten. Aus ihr wird deutlich, was Menschen in der Zeit nach dem Traumaereignis brauchen: positive Begegnungen in den Primären Leibbewegungen (s. Kap. 4.8).

Und noch etwas ist wichtig:

2. Worte allein reichen nicht
Der Hippocampus kann, wie beschrieben, die in der traumatischen Situation hereinströmenden Eindrücke nicht zu einem kognitiv sortierten Bild zusammensetzen, deswegen sind die Betroffenen auf Erinnerungen und ihre Sinne, auf ihr Leibgedächtnis angewiesen und diesen oft hilflos und verständnislos ausgeliefert. Viele Klient/innen suchen danach, das Geschehen und die Folgen zu verstehen und hadern mit ihrem bruchstückhaften Gedächtnis. Traumatherapie muss an den Bruchstücken und Fragmenten ansetzen und sich vor allen Dingen auf das Leibgedächtnis stützen. Das fordert einen Zugang zu sinnlichen Eindrücken wie Bilderfetzen, Geräuschen, Gerüchen oder körperlichen Impulsen und Erregungskonturen. Deswegen reichen Worte allein nicht, um Zugänge zu beschaffen und Veränderungen zu ermöglichen.

Wie Gabriele Frick-Baer schreibt:
„Künstlerische Medien in der Traumatherapie
» ermöglichen Zugänge zum subverbalen und nonverbalen Erleben des Traumas,
» bieten Chancen, Veränderungen des Erlebens und Verhaltens spielerisch-experimentell auszuprobieren,
» ermöglichen Erinnern über die Sinneserfahrungen sowie gleichzeitig und darüber hinaus neue Erfahrungen der Sinne,
» ermutigen und üben, zu greifen und zu ergreifen: Pinsel und Ton, Stoffe und Hände, Papier und Instrumente,
» öffnen Wege aus der Erstarrung,
» bieten Chancen, ein Aufrichten körperlich-seelisch ‚probeweise' zu erleben und individuelle Wege des Aufrichtens zu erproben,
» geben Hinweise auf Spuren, die Dissoziierungen hinterlassen haben, und öffnen Wege der Entdissoziierung und Wiedergewinnung von Lebendigkeit,
» lassen Unaussprechliches erklingen und ermöglichen niedrigschwellige Formen, mit dem Bruch des Schweigetabus zu beginnen,
» ermöglichen neues Erleben und so auch neue und andere Worte,
» können Erregungsverläufe hörbar und tanzbar und somit veränderbar werden lassen,
» können Sinn und Spaß machen und Lebensfreude wiederbeleben
» …" (Frick-Baer 2009, S. 28)

3. Würdigen, was ist
Menschen mit traumatischen Erfahrungen begegnen uns in ihrer Widersprüchlichkeit: Sie wollen sich mit ihrem Trauma auseinandersetzen *und* haben Angst davor; vor allem wenn sie ahnen, dass sie eine Erfahrung sexueller Gewalt haben, wollen sie Klarheit und scheuen gleichzeitig dieses Wissen. Sie vertrauen der Therapeutin und sind misstrauisch, weil ihr Vertrauen existenziell enttäuscht wurde, usw. Die Haltung leiborientierter Traumatherapie, wie Gabriele Frick-Baer sie formuliert hat, ist in dem Leitsatz zusammenzufassen: Würdigen, was ist. Es geht in der Arbeit mit traumatisierten Menschen nie darum, irgendwelchen Programmen oder Leitlinien zu folgen, sondern zu würdigen, was gerade ist und die Menschen in all dem, was sie spüren und all ihren Widersprüchlichkeiten ernst zu nehmen. Das Konzept der vier B (Boden, Beziehung, dem Trauma Begegnen, Bewältigen) ist eine Alternative zu manchen Konzepten von Phasen traumatherapeutischer Begleitung, in die Menschen nicht hineingepresst werden dürfen.

4. Beziehung, Beziehung, Beziehung
Jede traumatische Erfahrung ist eine Beziehungserfahrung. Das gilt in jedem Fall für Erfahrungen von Gewalt und sexueller Gewalt. Doch auch bei Traumata durch Unfälle oder Naturkatastrophen sind, wie gesagt, nach unseren Erfahrungen die Beziehungserfahrungen mit Mitverursachern dieser Katastrophen bzw. mit Helfern oft prägend für den weiteren Verlauf.

Wer Gewalt erfahren hat und wessen Intimität verletzt und durchbrochen wurde, musste diese Erfahrung außerdem häufig mit nahestehenden Menschen machen, denen er vertraut hat. Das traumatische Erleben ist demnach ein Beziehungserleben in doppelter Hinsicht. Zum einen haben die Betroffenen eine existenziell bedrohliche Erfahrung mit einem oder mehreren Täter/innen gemacht und zum anderen erfuhren die meisten Leere und fehlende Unterstützung in der Zeit danach.

Beziehungsverletzungen brauchen Beziehungsheilung. Therapie, Kreative Leibtherapie, ist deshalb ein Beziehungsangebot. In der therapeutischen Beziehung werden die Beziehungserfahrungen mit Täter/innen und Menschen, die Hilfeleistung unterlassen haben, genauso lebendig, wie Chancen entstehen, neue Erfahrungen des Vertrauens, der Unterstützung und des Haltes zu machen. Gerade weil Kreative Leibtherapie sich in ihrem Wesen als Beziehungstherapie versteht und in all ihren Modellen und Konzepten dies zur Grundlage macht, kann leiborientierte Kreative Traumatherapie heilend wirken.

5.7 Die vier Monster, die drei Leeren und die olympischen Ringe

In den bisherigen Ausführungen, vor allem denen zu einigen Krankheitsbildern, habe ich viele Wege erwähnt, wie Menschen so verletzt werden können, dass nachhaltiges Leiden die Folge ist. Ich möchte deshalb hier wiederholend und zusammenfassend einige Hauptquellen von Leid-verursachenden Verletzungen zusammenfassen, die „vier Monster", und anschließend besonders auf die Leere-Erfahrungen eingehen. Diese wurde ebenfalls schon an unterschiedlichen Stellen erwähnt, besonders bei den Traumafolgen und den Persönlichkeitsstörungen. Sie haben aber eine so große Bedeutung, dass wenigstens eine kurze Zusammenfassung sinnvoll ist.

Die Art und Weise, wie Menschen andere Menschen verletzen können, ist sehr unterschiedlich und variabel. Und doch lassen sich m. E. vier Hauptmonster der Kränkung zusammenfassend beschreiben, deren Darstellung besonders für viele Klient/innen hilfreich war.

» Das erste Monster ist die Gewalt. Dazu zählt auch die sexuelle Gewalt. Gewalterfahrungen verletzen nicht nur im Moment der unmittelbaren Erfahrung, sondern haben nachhaltige Wirkungen auf soziale Beziehungen, auf die Bedeutungsräume, auf das Körpererleben und viele andere Aspekte der Leiblichkeit.

» Das zweite Monster ist die Erniedrigung. Auch Gewalterfahrungen erniedrigen, doch gibt es auch Erniedrigung ohne Gewalt, Erniedrigung durch Abwertung und Verächtlichmachen. Du bist falsch, du bist nichts wert, du bist ein Dreckstück, du machst mich krank – wer solche Botschaften erfährt, leidet nachhaltig.

» Das dritte Monster ist die Beschämung. Die *natürliche Scham* hilft uns Menschen, die Grenzen unserer Intimität zu achten. Die *Beschämung* entblößt und zerrt Intimes in die Öffentlichkeit. Beschämungserfahrungen kommen zumeist still daher und werden oft schamvoll verschwiegen. Wie nachhaltig sie wirksam sind, zeigen Erinnerungen z. B. an Schulerlebnisse, in denen Beschämungserfahrungen meist präsenter sind als der Satz des Pythagoras.

» Das vierte Monster ist die Erfahrung, ins Leere zu gehen. Nicht einmal oder gelegentlich, sondern über einen langen Zeitraum und in Krisen. Über das Leere-Erleben und seine therapeutische Relevanz finden sich in der Fachliteratur nur spärliche Hinweise. In der therapeutischen Praxis jedoch begegnen wir immer wieder intensiven Leere-Erfahrungen und deren schlimmen Folgen für die Klient/innen.

Deshalb habe ich für die Leere-Erfahrungen eine differenzierte Analyse entwickelt. Aus ihr kann hier nur ein Auszug vorgestellt werden, die drei großen Leeren betreffend:

» Die erste Leere ist die primäre Leere. Primär nenne ich sie vor allem deshalb, weil sie insbesondere im frühen Lebensalter erfahren wird. Säuglinge schauen und tönen in die Welt – und oft wird ihr Blick nicht erwidert und ihr Tönen nicht erhört. Sie greifen in die Welt – und greifen oft ins Leere. Sie lehnen sich an – und finden keinen Halt. Sie drücken – und finden kein Gegenüber, das ihnen respektierend standhält. Diese Begegnungsqualitäten habe ich im Komplexen Theoriemodul der Big Ten als Primäre Leibbewegungen beschrieben. Wenn Menschen im frühen Lebensalter in diesen leiblichen Begegnungen Leere erfahren, hat dies tiefe und langandauernde Folgen: Wer ins Leere greift, hört auf zu greifen (und vielleicht auch zu be-greifen) oder greift gewalttätig nach allem. Wessen Blick nicht erwidert wird, dessen Augen werden stumpf. Wessen Tönen nicht erhört wird, verstummt oder schreit ununterbrochen. Und so weiter ...

Solche primären Leere-Erfahrungen machen Menschen nicht nur als Säuglinge, sondern in allen Altersphasen, und sie können in jedem Alter zu nachhaltigen Verletzungen führen. Im frühen Lebensalter sind die Säuglinge allerdings dem Leere-Erleben besonders schutzlos ausgeliefert. Wer als Erwachsener in der Partnerschaft ins Leere geht, hat grundsätzlich die Möglichkeit, den Partner oder die Partnerin zu wechseln, auch wenn dies nicht leicht ist und gerade Leere-Erfahrungen häufig binden. Ein Säugling oder Kleinkind hat diese Möglichkeiten nicht. Es ist der Leere ausgeliefert.

» Die sekundäre Leere habe ich mit Hinweisen auf die Untersuchungen von Gabriele Frick-Baer v.a. im Kapitel über die Traumafolgen beschrieben. Es ist die Leere nach traumatischen Erfahrungen. Wenn Menschen statt Trost, Hilfe, Parteilichkeit, Wärme usw. nach einer traumatischen Erfahrung ins Leere gehen und allenfalls Beschämung, Vorwürfe, Verachtung, Kälte und Ignoranz erleben, kann das dazu führen, dass sich die Wunde des Traumas nicht schließen kann.

» Eine dritte Leere ist die Trauerleere. Menschen erleiden in ihrem Leben immer Verluste. Angehörige und Partner/innen gehen verloren, Heimatorte oder vertraute Arbeitsstellen werden verlassen, Fähigkeiten schwinden. Menschen müssen loslassen, das ist Teil des Lebens. Das Gefühl des Loslassens ist das Trauern. Trauern löst. Zu trauern hilft, sich zu verabschieden. Damit Trauern diese Funktion erfüllen kann, ist es notwendig, dass andere Menschen die Trauer zumindest zeitweilig teilen. Wer im Trauern allein bleibt und dabei Leere erfährt, kann in der Trauer „stecken" bleiben und andere nachhaltige Schädigungen erleiden. In unserer Kultur gibt es immer weniger Rituale des

Abschieds, Trauern verschwindet aus der Öffentlichkeit und wird tendenziell zur Privatangelegenheit erklärt – damit nimmt die Trauerleere zu.

Jeder dieser Leere-Erfahrungen ist schlimm genug. Bei zahlreichen Klient/innen haben wir festgestellt, dass sie mehrere dieser Leere-Erfahrungen erleiden mussten. Dieses akkumulierte Leere-Erleben führt dann zu besonders nachhaltigen Störungen. Und noch einmal der Hinweis: Es gibt vielfältige Phänomene der Leere. Auch die Sehnsucht, leer zu sein von Überforderungen. Hier geht es nur um das Leiden an der Leere und um die drei besonders häufigen und für die Therapie besonders gewichtigen Leere-Erfahrungen.

Was hilft gegen Leere? Nicht hilft das Bemühen, Leere zu verdrängen oder zu versuchen, sie zu füllen. Was hilft, sind unserer Erfahrung nach vor allem zwei Wege, auf die ich beide schon hingewiesen habe. Der erste ist die Arbeit mit den Primären Leibbewegungen. Leere-Erfahrungen können nicht rückgängig gemacht werden, besonders Erfahrungen, im Schauen und Gesehen-Werden, Tönen und Gehört-Werden, Greifen und Ergriffen-Werden, Drücken und Gedrückt-Werden sowie im Lehnen, Halten und Gehalten-Werden ins Leere gegangen zu sein. Aber wir Kreative Leibtherapeut/innen können den Klient/innen neue Erfahrungen der Primären Leibbewegungen ermöglichen und sie darin unterstützen, Menschen zu finden, die sie in den Primären Leibbewegungen nicht ins Leere gehen lassen.

Die zweite große Hilfestellung bei Leere-Erfahrungen besteht darin, neue Erfahrungen der Wirksamkeit zu ermöglichen. Das Gefühl, wirksam zu sein, ist den meisten Menschen gar nicht bewusst, da es selbstverständlich ist. Doch wenn Menschen die Erfahrung machen, unwirksam zu sein, weil alles, was sie tun und sagen, keine Folgen zeigt, wird das Fehlen der Wirksamkeit deutlich und zeigt sich in einem Gefühl der Unwirksamkeit. Kreative Leibtherapie bietet eine Fülle von Möglichkeiten, Wirksamkeitserfahrungen zu machen, v.a. im kreativen Tun. Besonders wichtig ist auch hier der Beziehungsaspekt, wie immer wieder zu betonen ist. Alle vier Monster sind Beziehungsmonster, alle drei Leere-Erfahrungen sind Erfahrungen von Beziehungsleere. Deshalb ist es besonders wichtig, dass Menschen, die unter deren Folgen leiden, Erfahrungen von Beziehungswirksamkeit machen. Sie müssen in der therapeutischen Beziehung ernst genommen werden und dürfen nicht (wieder) ins Leere gehen.

Wenn Menschen akkumulierte und besonders intensive Leere-Erfahrungen machen, dann kann die in der Zwischenleiblichkeit erfahrene Leere zu einer inneren

Leere werden und den zentralen Ort bzw. inneren Kern eines Menschen umhüllen. Darauf bin ich bei den Persönlichkeitsstörungen eingegangen. Hier beobachten wir oft, dass es nicht reicht, Angebote Primärer Leibbewegungen zu machen, weil neue Erfahrungen zwischenleiblicher Begegnung immer wieder verloren gehen. Wenn der innere Kern von Leere umhüllt ist, können bei diesen Menschen neue positive Erfahrungen oft nicht andocken und so keine nachhaltige Wirkung entfalten. Deshalb bedarf es für sie therapeutischer Hilfen, die darüber hinaus gehen bzw. andere Akzente setzen. Das gilt nicht nur für Menschen mit diagnostizierten Persönlichkeitsstörungen, sondern auch für viele andere, deren „innere Leere" positive Erfahrungen aus therapeutischen Prozessen und anderen Erfahrungsbereichen wie in einem „Fass ohne Boden" verschwinden lässt. Als einfaches Modell des Verständnisses therapeutischer (und sozialpädagogischer!) Hilfen für Menschen mit Persönlichkeitsstörungen oder starken Ausprägungen innerer Leere möchte ich die „doppelten olympischen Ringe" vorstellen.

Doppelt sind sie deshalb, weil wir Begleiter/innen zuerst einmal durch die fünf Ringe der Selbstheilungsversuche hindurch müssen, bis wir an die zweiten fünf Ringe der helfenden Begleitung heran kommen. Denn massive innere Leere ist für fast alle Menschen, die sie erfahren mussten, nicht oder nur sehr schwer aushaltbar. Sie versuchen deshalb, ihr Leere-Erleben zu betäuben.

Am häufigsten begegnen wir fünf Betäubungs- und Ausweichversuchen, die ich als die fünf Ringe der Selbstheilungsversuche zusammengefasst habe.

» Der erste Ring ist der Alkoholismus. Mit Alkohol wird Leere scheinbar gefüllt, die eigene Großartigkeit vermeintlich erhalten, der Blick in den Abgrund vernebelt. Da dies immer nur zeitweilig geschieht, ist die Steigerung des Alkoholkonsums in immer kürzeren Abständen vorprogrammiert.

» Der zweite Ring ist der Konsum von Drogen und Medikamenten. Drogenkonsum und Medikamentenmissbrauch nehmen die Angst vor dem Abgrund und geben kurzfristig Energie angesichts der Müdigkeit im Kampf gegen den Abgrund.

» Der dritte Ring ist die Essstörung. Wer die innere Leere nicht mehr aushält, versucht, sie durch Nahrung oder Nahrungsentzug zu stopfen. Wer sich angesichts der inneren Leere und der extrem hohen Spannung nicht mehr spürt, findet Erleichterung im Ritzen. Wer sein Leben nicht mehr kontrollieren kann, kontrolliert die Waage. All diese Bemühungen führen ebenso in Sackgassen wie Alkohol und Drogen, denn die Leere ist durch wie auch immer geartetes Essverhalten nicht zu stopfen. Die Bemühungen, die Waage zu kontrollieren, führen dazu, dass die Waage den Menschen kontrolliert.

» Der vierte Ring besteht in einem Kampf gegen den Körper, vor allem das Körpererleben. Dies ist auch ein Aspekt bei den anderen drei Ringen, aber einer eigenen Aufmerksamkeit wert. Wenn Menschen Sport betreiben, spüren sie sich und fühlen sich oft „wohl in ihrer Haut". Doch für Menschen mit massiver innerer Leere ist dieses Erleben nicht haltbar und deshalb wird die Joggingstrecke gesteigert und das Tempo erhöht. Manche Fitnessstudios vermitteln eine Atmosphäre nicht der Körperfreundlichkeit, sondern des Kampfes gegen den Körper. Aus dem Sport wird ein Krampfsport.

Auch in der sexuellen Begegnung können Menschen „Erfüllung" finden. Gegen Leere-Erfahrungen helfen erfüllende Beziehungserfahrungen. Doch wenn diese nicht gelingen, kann die Sexualität vom Beziehungserleben abgelöst und ein Teil des Kampfes und des Krampfes werden.

» Als fünfter Ring schließlich begegnen wir häufig der Flucht in Scheinidentitäten. Wenn ein Mensch sich selbst und seine innere Leere nicht aushält, passt er sich an andere Identitäten an. Das kann wie bei Romy Schneider geschehen, die ihre Rollen nicht „spielte", sondern „war", wie sie selbst sagte. Oder wie bei Karl May, der sich Phantasiewelten erschuf und selbst Teil dieser Welten wurde (indem er behauptete, selbst als Old Shatterhand durch die Prärie gezogen zu sein). Oder andere passen sich wie Chamäleons an andere Personen und Milieus an, oft erfolgreich, aber ohne inneren Kern und deshalb auf Dauer erfolglos.

Für Therapeut/innen ist es wichtig, um diese fünf Ringe der Selbstheilungsversuche zu wissen, und vor allem, davon auszugehen, dass bei den meisten dieser Menschen existenzielle Leere-Erfahrungen hinter diesen Phänomenen stehen, ganz gleich, ob es sich um eine ausgeprägte Persönlichkeitsstörung handelt oder um leidvolle Aspekte davon. Leere-Erfahrungen sind nicht die einzigen Quellen, aber sicher eine der grundlegenden.

Als Therapeut/innen müssen wir gleichsam durch das Geröll des Alkoholismus, des Drogen- oder Medikamentenkonsums, der Essstörung, des Anti-Körpererlebens-Kampfes und der Scheinidentitäten hindurch, um die Essenzen des Leidens, das Leere-Erleben, zu sehen und darauf therapeutisch einzugehen.

Auf diese Essenzen einzugehen – was heißt das? Auch dafür soll das Bild der fünf helfenden olympischen Ringe (diesmal als Rettungsringe) die Möglichkeiten leibtherapeutischer Unterstützung illustrieren.

» Kreative Leibtherapie hilft vielen Menschen, ungelebtes Leben zu leben und „eingesperrte" Aspekte ihrer Leiblichkeit und damit Lebendigkeit zum Ausdruck zu verhelfen. Doch was passiert, wenn der innere Kern von Leere umhüllt ist? Wie kann sich Leere entfalten? In der Therapie von Menschen mit existenziellen Leere-Erfahrungen machte ich wie schon erwähnt immer wieder die Erfahrung, dass solche Unterstützungswege eine Zeitlang in enger Anbindung Schein-Erfolge brachten, die aber sich nach einiger Zeit nur als Kopierversuche der Therapeut/innen von Seiten der Klient/innen herausstellten und nicht haltbar waren. Der Weg der Unterstützung von Menschen mit existenziellem Leere-Erleben braucht zumindest anfangs in der Zwischenleiblichkeit weniger den Weg von Innen nach Außen als die Richtung von Außen nach Innen, als Halt und Stabilisierung. Ich bezeichne deshalb den ersten Ring als Ring des „Rahmens", der in der Therapie gegeben werden muss. Das umfasst die Suche nach Sicherheiten, auch Klärungen in der sozialen Lebenswelt (wer ist unterstützend, wer giftig und Leere-verstärkend) usw.

» Der zweite Ring ist der Ring der Beziehung. Leere-Erleben entspringt aus Leere-Erfahrungen. Leere-Leiden ist Ergebnis von Beziehungsleiden und braucht neue Beziehungserfahrungen. Diese müssen durch Misstrauen und Beziehungsabbrüche hindurch getragen werden. Die Frage ist nicht, *ob* Klient/innen mit Persönlichkeitsstörungen therapeutische Beziehungen beenden, sondern ob sie wiederkommen. Klient/innen mit den beschriebenen Störungen werden mit großer Wahrscheinlichkeit eine sich im therapeutischen Prozess entwickelnde Nähe und Vertrautheit nicht aushalten und Brüche bzw. ein erneutes In-die-Leere-gestoßen-Werden inszenieren. Aus Not.

Dass gegen Leere Erfahrungen der Beziehungswirksamkeit helfen und neue spürende Begegnungen der Primären Leibbewegungen und des Mitgefühls notwendig sind, darauf habe ich schon mehrfach hingewiesen.

» Als dritter Ring ist die Trauerarbeit wichtig. Auch dazu wurde schon einiges gesagt. Für Menschen mit existenzieller Leere ist Trauern als Gefühl des Loslassens eine Drohung (oder erlebte Gewissheit), in den Abgrund zu stürzen. Und deshalb gefährlich. Sie brauchen neue Erfahrungen, dass Trauern und Loslassen zu überleben ist. Deshalb ist Trauerarbeit ein Dauerthema in Therapien oder besser: sollte es sein.

» Als vierten Ring nenne ich das „Buch der Sicherheiten". Die innere Leere macht Erfahrungen, die neu und positiv sind, oft flüchtig. Sie gehen schnell verloren. Deshalb habe ich mit solchen Klient/innen ein Buch mit leeren Seiten genommen oder aus Papierbögen gestaltet und die Klient/innen gebeten, in dieses Buch immer alles einzutragen, in Worten oder Bildern, was Sicherheiten oder positive Erfahrungen waren. Das Buch hatte verschiedene Namen. Bei einer Klientin hieß es „Buch der Kostbarkeiten", bei einem anderen „Buch der Komplimente", bei einer dritten Person „Das, was bleibt", bei einer vierten „Heft der Wirksamkeit". Ob man nun die Form eines Buches wählt oder eine andere gestalterische Möglichkeit findet, ist egal. Wichtig ist, eine gestalterische Form zu finden, die festhält, was verloren zu gehen droht.

» Und schließlich ist als fünfter Ring zu nennen: die Körperachtsamkeit. Bei den Selbstheilungsversuchen der ersten fünf Ringe wurde schon deutlich, dass die meisten körperbezogene Quellen und Konsequenzen hatten und in Körperfeindlichkeit mündeten. Umso wichtiger ist es, der Körpermissachtung und -feindlichkeit Übungen und Erfahrungen der Körperachtsamkeit und -achtung entgegenzusetzen. Existenzielle Leere-Erfahrungen gehen fast immer mit massiven Störungen des Körpererlebens einher. Also ist alles gut und unterstützt die Heilungsprozesse, was die Körperachtsamkeit fördert. Dabei kann es nicht um tänzerische Improvisationen gehen, sondern um Körpererfahrungen, die Sicherheit bieten, wie beim ersten Ring beschrieben. Bewegungsrituale wie die „Zehn Schritte zum Ich-bin-Ich" sind hier besonders hilfreich, ebenso wie andere Methoden der Kreativen Leibtherapie.

Diese fünf Ringe als ein bildhaftes Modell beanspruchen weder Vollständigkeit noch Ausschließlichkeit, sondern betonen, was sich nach meinen Erfahrungen als besonders wichtig im Kampf gegen das „Monster Leere-Erfahrung" herausgestellt hat.

6 Einige besondere Aspekte leibtherapeutischer Prozesse

6.1 Die Ich-Du-Perspektive und die therapeutische Beziehung

In der Auseinandersetzung mit dem Objektivismus, dem naturwissenschaftlichen Versuch, nur noch objektiv verifizierbare Daten menschlichen Seins gelten zu lassen, wird dessen Perspektive auf den Menschen als „Dritte-Person-Perspektive" bezeichnet. Es wird *über* den Menschen gesprochen und geforscht, der Mensch wird in der dritten Person betrachtet. Der Objektivismus argumentiert, dass es zur wissenschaftlichen Verallgemeinerung von Erkenntnissen eine Überprüfbarkeit der Daten geben müsse und dass das nur gehe, wenn der Subjektivismus über Bord geworfen werde. Doch der Mensch verfügt auch und primär über eine „Erste-Person-Perspektive". Jedes Forschen in der „Dritte-Person-Perspektive" setzt – und das betont die subjektivistische Gegenseite – eine Vorerfahrung in der „Erste-Person-Perspektive" voraus. Viele Aspekte menschlichen Sein sind nur subjektiv zu erfassen und zu verstehen. Der Mensch ist immer auch „Ich" und betrachtet aus dieser Perspektive sich und die Welt. Auch der Forscher, der die Labordaten untersucht, tut dies aus der „Erste-Person-Perspektive".

Der Streit zwischen den beiden Positionen ist langwierig und heftig. Die Phänomenologie eröffnet die Möglichkeit, aus diesem Konflikt einen Schritt beiseite zu treten und die Überlegungen zu erweitern und zu vertiefen. Die Wirklichkeit der Welt und die Subjektivität sind nicht zwei getrennte, miteinander unvereinbare Regionen, sondern untrennbar miteinander verknüpft. Wie ich in Kapitel 2 beschrieben haben, ist die Lebenswelt der Menschen durch die Leiblichkeit der Menschen geprägt und ihr subjektives Erleben durch die Wirklichkeit. Wenn Leiblichkeit als Pulsieren zwischen leiblicher Zentralität und der Welt beschrieben wurde, verbietet sich jede Trennung. Die „Subjektivität ist keine verborgene Innenwelt, sondern ein offenes Weltverhältnis." (Zahavi 2007, S. 39)

Leibphänomenologie analysiert und betont deshalb gerade die Leiblichkeit als gemeinsamen Prozess der Wechselbeziehung zwischen Welt und Subjekt, um es etwas vereinfacht zu sagen. Selbst diese Formulierung setzt schon eine Trennung voraus, die die Leibphänomenologie aufzuheben versucht. Leibphänomenologie darf deshalb nicht missverstanden werden als bloße Betonung des Subjektiven oder als Reduzierung auf idealistische Positionen: „Gäbe man dem Idealismus Recht, wäre die Welt bloß das Produkt unserer Konstitution und Konstruktion und sie würde in voller Transparenz erscheinen. Sie hätte nur den Sinn, den *wir* ihr geben würden, und würde deswegen auch keine verborgenen Seiten, keine Rätselhaftigkeit mehr aufweisen. Der Idealismus und der Konstruktivismus berauben mit anderen Worten die Welt ihrer Undurchdringlichkeit und Transzendenz. Für sie bildet die Erkenntnis der Welt, des Selbst und des Anderen kein Problem mehr. So einfach verhält es sich jedoch nicht. Die phänomenologischen Analysen enthüllen, dass ich nicht nur für mich selbst, sondern auch für andere existiere, wie auch der Andere nicht nur an sich existiert, sondern auch für mich. Das einzelne Subjekt besitzt also weder das Patent für das Verständnis seiner selbst noch für das Verständnis der Welt. Vielmehr gibt es Aspekte der Subjektivität selbst wie auch der Welt, die nur durch den anderen zugänglich sind." (Zahavi 2007, S. 39)

Und damit sind wir bei einer neuen Perspektive und bei der therapeutischen Beziehung. Die Position der Leibphänomenologie betont eine Perspektive, die ich „Zweite-Person-Perspektive" oder klarer „Ich-Du-Perspektive" nennen möchte. Die Menschen erschließen sich ihre Welt in der sozialen Beziehung, ursprünglich und vor allem in der Ich-Du-Perspektive. Nahezu jede psychische Erkrankung ist auch eine psychosoziale Erkrankung, ist aus zwischenmenschlichen Erfahrungen entstanden und hat zwischenmenschliche Folgen. Und deshalb ist therapeutisches Handeln immer therapeutische Beziehungserfahrung. Weil so viele Aspekte der Subjektivität und der Welt „nur durch den anderen zugänglich sind", bietet Kreative Leibtherapie die therapeutische Beziehung als den Königsweg menschlicher Veränderung und Heilung an. Wenn Therapien gelingen oder wenn sie scheitern, ist immer der ausschlaggebende Faktor die Art und Weise der therapeutischen Beziehung, weder der „Widerstand" der Klient/innen noch die „falsche Methodik" der Therapeut/innen. Beziehung kann heilen. Beziehung soll heilen.

Die therapeutische Beziehung ist der Hauptfaktor der therapeutischen Veränderung. Das zu erkennen, ist wichtig, doch es reicht nicht. Es bedarf theoretischer Modelle und praktischer Handreichungen, um Orientierungen zu geben, *wie* die therapeutische Beziehung gelebt, reflektiert und gestaltet werden kann. Es bedarf dieser drei Elemente im Verständnis und im Umgang mit der therapeutischen Beziehung.

» Die therapeutische Beziehung ist im leibtherapeutischen Verständnis immer ein offener Prozess, in dem jeweils konkret gewürdigt werden muss, was ist. Jede therapeutische Begegnung ist Kunst: die einmalige, nicht wiederholbare Begegnung zweier einzigartiger Subjekte, die sich in einem Prozess lebendiger Veränderung befinden und sich aufeinander einlassen, offen für Überraschungen und Veränderungen. Dafür dürfen alle Pläne, Konzepte, Manuale usw. nicht den Blick verstellen.

» *Und* die therapeutische Begegnung bedarf der Reflektion. Die exzentrische Position einzunehmen, einen Schritt beiseite zu treten und zu reflektieren, was geschieht gerade in der therapeutischen Beziehung, ist Aufgabe und Pflicht der Therapeut/innen. Diese Reflektion erfolgt oft während der therapeutischen Begegnung, oft auch danach in individueller Nachüberlegung oder in der Supervision.

» *Und* die therapeutische Beziehung bedarf der Gestaltung. Auch dies ist Aufgabe und Pflicht der Therapeut/innen, denen sie auf Grundlage ihrer Ausbildungen und Erfahrungen nachkommen müssen. In den Big Ten haben wir viele Gestaltungsmöglichkeiten therapeutischer Beziehungen vorgestellt. Einige besondere Aspekte der therapeutischen Beziehungen werde ich in diesem Kapitel beleuchten. Bei weitem nicht vollständig: Es sind die Aspekte, die mir besonders am Herzen liegen und die sich in unseren therapeutischen Erfahrungen als besonders wichtig herausgestellt haben.

6.2 Spiel, Experiment, Coping

Jede therapeutische Begegnung ist ein Experiment. Es begegnen sich zwei Menschen in einem begrenzten Zeitraum, meist einer Stunde, und sie wissen nicht, was sie am Ende dieser Stunde erfahren und erlebt haben werden.

Unter Experiment verstehe ich nicht solche Experimente, wie Sie sie vielleicht im Physikunterricht durchführen durften oder mussten. Das waren zumeist Experimente, in denen bekannte Prozesse wiederholt und damit bestätigt werden sollten. Solche Experimente kann es im therapeutischen Feld nicht geben. Ich rede im Folgenden von Experimenten im ursprünglichen, weiten Sinn: offene Erfahrungen mit offenem Ausgang.

Bei allem Wissen, bei allen Erfahrungen, bei allen Kompetenzen, über die Therapeut/innen in ihrer jeweils eigenen Weise verfügen, bedürfen sie einer offenen und neugierigen Haltung, um sich auf das Experiment „therapeutische Begegnung" einzulassen. Selbst wenn wir Therapeut/innen Vornahmen und Voranahmen verfolgen, weil wir aus der letzten Begegnung zum Beispiel den Schluss gezogen haben, in der folgenden ein bestimmtes Thema anschneiden oder eine bestimmte Methode anwenden zu wollen, kann bei der Klientin oder dem Klienten ein anderes Thema im Vordergrund stehen oder eine andere Methode notwendig sein. Nicht nur die Klient/innen lassen sich auf das Experiment „therapeutische Begegnung" ein, auch die Therapeut/innen. Wer Therapie nach einem festgelegten Fahrplan durchführen möchte, wird scheitern oder den Klient/innen Gewalt antun.

Innerhalb des „großen Experiments" der therapeutischen Begegnung bieten wir Therapeut/innen den Klient/innen zahlreiche „kleine Experimente" an:

» *„Ich schlage Ihnen vor, Ihren nächsten Atemzügen besondere Achtsamkeit zu schenken und wahrzunehmen, was Sie dabei spüren."*
» *„Suchen Sie sich ein Musikinstrument Ihrer Wahl und spielen Sie, wie es Ihnen geht."*
» *„Ich lege eine Musik auf und lade Sie ein, sich frei zu bewegen. Lassen Sie sich darauf ein, was entstehen möchte."*

Oder noch „verrückter" experimentell:

» *„Lassen Sie die Stille erklingen."*
» *„Welche Farbe hat die Atmosphäre?"*
» *„Aus welchem Stoff ist die ‚dicke Luft', von der Sie sprechen?"*

Solche und viele andere Experimente schlagen wir den Klient/innen vor. Noch einmal: Dies sind keine Experimente, bei denen wir ein bestimmtes Ergebnis erwarten. Wir Therapeut/innen haben möglicherweise die eine oder andere Vermutung, oft aber nicht einmal diese. Wir hoffen lediglich, dass innerhalb der angeregten Experimente eine (kleine) Erfahrung, eine Veränderung des Erlebens ergibt, die die Klientin oder den Klienten weiterbringt. Unsere Kompetenz ist dazu da, im Rahmen des therapeutischen Prozesses geeignete Experimente anzuregen, und besteht nicht darin, das Ergebnis dieser Experimente zu kennen oder zu erwarten.

Was ist all diesen Experimenten gemeinsam? Sie sind leiblich. Ich habe in Kapitel 2.3 beschrieben, wie der Leiblichkeit die Fähigkeit innewohnt, Muster zu bilden. Und ich habe mehrmals darauf hingewiesen, dass Klient/innen an bestimmten verhärteten Mustern leiden, die ihnen keine oder zu wenig Wahlmöglichkeiten lassen und sie in ihren Lebensmöglichkeiten einengen. Das große Experiment Therapie und die vielen kleinen Experimente innerhalb der Therapie sind eine Einladung, kleine Schritte abseits der vorgegebenen Trampelpfade zu gehen, bieten eine Möglichkeit, sich überraschen zu lassen und ungelebte Aspekte des Erlebens zu beleben.

Deswegen bezeichnen wir Leibtherapie als „Kreative" Leibtherapie. Die zahlreichen Wege des Tanzes und des Musizierens, des Gestaltens sowie der Poesie und des Theaters eröffnen intensive Möglichkeiten experimenteller Begegnung mit neuen Lebensqualitäten. Doch Kreative Leibtherapie ist auch kreativ, wenn sie *keine* kreativen Medien einsetzt. Auch wenn „nur" mit Gespräch gearbeitet wird, schlagen wir Therapeut/innen gedankliche Experimente vor, arbeiten mit Imaginationen und inneren Bildern und ermöglichen durch unsere Aktion und Reaktion experimentelle Erfahrungen. Kreative Leibtherapie ist Musterveränderung. Sie ist ein kreativer experimenteller Prozess.

Sich auf Experimente einzulassen, setzt eine zumindest auch spielerische Haltung voraus. Wie erschließen sich Kinder die Welt? Durch Spielen. Manche Erwachsene betrachten eine spielerische Haltung wie die der Kinder mit einem abwertenden Blick und befürchten, dass sie „kindisch" wirken könnten, wenn sie sich auf ein Spielen in der Therapie (oder anderswo) einlassen. Doch dahinter steckt meistens der Verlust der Spiel- und damit auch der Experimentierfreude, verbergen sich Ängste, Beschämungserfahrungen und Festgefahren-Sein. Das kindliche Spiel in sich wieder zu entdecken ist auch eine Wiederentdeckung des Weges zur Veränderung. Uns geht es um eine spielerische Haltung ohne Wettkampfaspekte, dafür um Lust, Neugier und Entdeckungsfreude.

Spiel und Ernsthaftigkeit sind kein Gegensatz, im Gegenteil, sie gehören zusammen. Dies können wir feststellen, wenn wir Kindern, denen das Spielen nicht ausgetrieben wurde, beim Spielen zusehen. Ein Kind, das mit Bauklötzen experimentiert, ist mit großer Ernsthaftigkeit dabei und gleichzeitig befindet es sich in einer spielerischen Haltung. Es probiert dieses und jenes aus, versucht den einen oder anderen Weg zu gehen.

Vom kindlichen Spiel entlehnen Kreative Leibtherapeut/innen auch die spielerische Identifikation. Kinder spielen Verbrecher und Polizist, Luke Skywalker und Darth Vader, Vater, Mutter, Kind, Krankenschwester und Prinzessin Lillifee. Sie identifizieren sich dadurch mit unterschiedlichen Charakteren und Lebensqualitäten, sie gehen über die Identifikation in eine bestimmte Rolle, erfahren diese Rolle, „schmecken" sie – und verlassen sie wieder. Ob sie aus einer Rolle die eine oder andere Erfahrung mitnehmen, ist ihnen überlassen, sie haben die Wahl dies zu tun oder nicht. In der Kreativen Leibtherapie schlagen wir zahlreiche Experimente der spielerischen Identifikation vor.

» *„Nehmen Sie ein Musikinstrument und spielen Sie Ihren Vater, so wie Sie ihn erleben."*
» *„Ich schlage Ihnen vor, einmal für ganz kurze Zeit in die Rolle Ihrer Tochter zu schlüpfen. Suchen Sie einen Platz für sie, gehen Sie dorthin und versuchen Sie mal, eine typische Haltung Ihrer Tochter einzunehmen, um dann wahrzunehmen, wie es Ihnen geht, was Ihnen in den Sinn kommt usw."*
» *„Dieser grüne Fleck auf dem Bild, das Sie gemalt haben, irritiert Sie und macht Sie neugierig. Ich schlage Ihnen vor, doch einmal zu versuchen, dieser grüne Fleck zu sein ..."*
» *„In Ihrem Traum gab es einen Baum, der Sie neugierig macht. Ich schlage Ihnen ein Experiment vor: Erzählen Sie diesen Traum noch einmal aus der Sicht des Baumes. Beginnen Sie mit: Ich bin ein Baum ..."*

Solche und viele andere Experimente der spielerischen Identifikation greifen die kindlichen Identifikationserfahrungen auf und nutzen sie, um sich Erlebensaspekten, die den Klient/innen fremd geworden sind, und die sie nicht integrieren können, wieder anzunähern. Wichtig ist es bei den spielerischen Identifikationen, dass sie ganz klar als solche benannt werden und die Klient/innen in eine Rolle, so wie sie interpretieren, hineingehen können, aber auch Unterstützung bekommen, diese Rolle wieder zu verlassen. Sie haben dadurch die Wahl, Erfahrungen aus der spielerischen Identifikation zu integrieren oder zurückzulassen. Wie jedes Spiel ist solche Identifikation ein Experiment, das Erfahrungen der Leiblichkeit erweitert.

Manchmal kann aber auch schon der Ausdruck eines eingeschränkten Erlebens zu einer Art spielerischer Identifikation führen, wie folgendes Beispiel illustrieren mag.

Eine Klientin beschäftigt sich mit ihrer Unsicherheit und Angst Männern gegenüber. Während Therapeut und Klientin sich darüber unterhalten, spürt sie eine Beklemmung in ihrem Hals.

„Halten Sie einen Moment inne und spüren Sie in Ihren Hals."

Nach einiger Zeit: „Ich weiß nicht. Da ist es eng, ganz eng."

„Welche Farbe hat diese Enge?"

Nach einiger Zeit: „Braun."

Der Therapeut bittet die Klientin, dieses Braun zu malen. Die Klientin nimmt ein großes Blatt Papier sowie eine Flasche Gouachefarbe und kleckert einen fetten braunen Fleck auf das Papier. Nach einer kurzen Weile fängt sie an zu weinen und sagt: „Das bin ich – das ist meine Enge – und das ist auch meine Mutter. Ich musste immer so sein wie sie. Das war so selbstverständlich, dass ich das gar nicht mehr gemerkt habe ..." Sie ist erschüttert. Nach einiger Zeit der Auseinandersetzung damit in der therapeutischen Begegnung greift sie dann zu anderen Farben und kleckert ein bunteres, vielfarbiges Bild.

Wenn man diesen Prozess betrachtet, begegnen wir hier ganz unvermutet einer Erkenntnis durch Identifikation, ohne dass diese jedoch vom Therapeuten als solche explizit angeregt wurde. Die Klientin beschäftigt sich, angeregt durch die Nachfrage des Therapeuten, mit dem Enge-Erleben ihres Halses und gibt diesem einen experimentellen Ausdruck mit der braunen Farbe. Ab dem Moment, wo sie diese Enge selbst aktiv „in die Hand" nimmt und gestaltet, *ist* sie diese Enge. Die Klientin ist in diese Identifikation gleichsam hineingerutscht. Sie erlebt die Enge, sie spürt sie, sie identifiziert sich mit ihr und gelangt so zu der – für sie dramatischen – Erlebenseinsicht, dass sie auch ihre Mutter „ist" und darüber vieles von deren Lebensenge (und damit auch Angst und Unsicherheit gegenüber Männern) übernommen hat.

Solche Identifikationen geschehen im therapeutischen Prozess Kreativer Leibtherapie häufig. Aufgabe der Therapeut/innen ist, die Klient/innen dabei zu begleiten und, ganz wichtig!, sie auch aus dieser Identifikation wieder herauszuführen. Für die Klientin im Beispiel war es wichtig, nicht nur zu spüren, wie sehr sie sich mit ihrer Mutter identifiziert und wie eng sie ihr Leben lebt. Für sie war es auch wichtig, darüber hinauszugehen und zu spüren, dass sie viele andere Seiten und Möglichkeiten zu leben hat, und vernachlässigten und neuen Farben ihres Lebens Raum zu geben. Auch hier gilt: Der Weg aus der Identifikation ist genauso wichtig wie der Weg hinein.

Spiel und Experiment sind auch ein Weg, neue Copings zu erproben. Mit Coping werden Bewältigungsstrategien bezeichnet, mit denen Menschen auf Herausforderungen reagieren. Solche Herausforderungen können sich durch die biologisch-soziale Lebensentwicklung ergeben (Pubertät, Gründung einer Familie u. Ä.) oder als Entwicklungen aufgrund von Krisen, wie zum Beispiel Krankheiten, Trennungen und Ähnlichem. In der Entwicklungspsychologie wurden die Wege, auf denen Menschen solche Herausforderungen bewältigen, untersucht und als Copings klassifiziert (Schenk-Danzinger 1991, Oerter/Montada 1987). Die Besonderheit der Copings besteht darin, dass sie konservativ sind. Menschen, die auf eine Herausforderung einmal mit Rückzug geantwortet haben, werden bei künftigen Herausforderungen wieder auf diese Bewältigungsstrategie zurückgreifen und versuchen, einer Krise z. B. mit Rückzug zu begegnen. Andere spielen bei Herausforderungen den starken Mann oder die starke Frau, machen sich groß und unverwundbar, wieder andere erstarren und noch andere werden aggressiv und folgen dem Weg der „Vorwärtsverteidigung". Solche Copings können zu einem Teil der menschlichen Persönlichkeit werden und viele Menschen können gut oder halbwegs gut damit ihr Leben bewältigen. Doch oft stoßen Menschen auch an die Grenzen mit ihren bisherigen Bewältigungsstrategien. Das, was früher hilfreich war, hilft nun nicht mehr und es bedarf anderer Wege, einer Herausforderung zu begegnen. Dann ist eine spielerisch, experimentelle Haltung eine große, oft entscheidende Hilfe. Zumeist reicht nicht ein einzelnes Experiment, um eine festgefahrene und verhärtete Copingstrategie zu verändern, sondern es braucht oft mehrere und vor allem die Einbettung in die Erfahrungen des gesamten therapeutischen Prozesses. Und es bedarf zumeist der wiederholten, wahrhaftigen und aufmerksamen Rückmeldung der Therapeut/innen, die die Klient/innen dazu auffordern, die experimentell gemachten Erfahrungen und gewonnenen Einsichten zu würdigen. Denn harte Muster, zu denen Coping-Strategien meist zählen, können Neigungen fördern, Veränderungen möglichst schnell wieder zu „vergessen".

Am Ende solcher Prozesse können neue Copingstrategien stehen, in denen Bewältigungen weder abgewehrt noch aggressiv angegangen werden müssen, sondern ein breiteres Spektrum des Umgangs mit Herausforderungen gelebt werden kann.

6.3 Perspektiv- und Haltungswechsel und Verwandlungsprozesse

Die spielerisch-experimentelle Haltung der Kreativen Leibtherapie fördert Perspektivwechsel. Unter Perspektive wird der Blickwinkel verstanden, von dem aus Menschen sich und ihre Lebenswelt betrachten. Je nachdem, welche Perspektive eingenommen wird bzw. welche Blickwinkel sich in einem Menschen verfestigt haben, kann dies die Wahrnehmung der Lebenswelt und damit auch die Haltung zu ihr gravierend beeinflussen.

Wird das eigene Leben unter dem Blickwinkel betrachtet, dass man „falsch" ist und „sowieso nichts auf die Reihe" bekommt, dann prägt dies die Wahrnehmung. Jedes von außen gesehen noch so kleine Problem wird als Bestätigung dieser Weltsicht genommen und wird wahrscheinlich die innere Haltung der Resignation verstärken. Das Gleiche gilt für eine Frau, die von der Generation vor ihr gelernt hat, dass Männer sowieso nur „das Eine" wollen und zu gefühlvollen Verbindungen nicht fähig sind. Diese Perspektive wirkt wahrscheinlich wie eine sich selbst erfüllende Prophezeiung, denn sie wird wohl gefühlvolle Männer gar nicht erst wahr- oder ernstnehmen. Wessen Vertrauen in andere Menschen existenziell enttäuscht wurde, wird das Verhalten anderer häufig mit Misstrauen betrachten, und dieses Misstrauen bestimmt dann die Wahrnehmung und die Haltung den anderen gegenüber.

Diese kleinen Hinweise machen deutlich, wie eng der Blick der Menschen auf sie selbst und ihre Lebenswelt verbunden ist mit der Haltung, die sie einnehmen. Unter Haltung wird in der deutschen Sprache sowohl eine Körperhaltung verstanden als auch die Haltung, die ein Mensch gegenüber anderen und sich selber einnimmt und die sein Verhalten beeinflusst. Verhärtete Muster, unter denen

Menschen leiden, bewirken zumeist verhärtete Haltungen und eingeengte Perspektiven. Perspektiv- und Haltungswechsel sind deswegen ein roter Faden, der sich durch die Kreative Leibtherapie zieht. Wir Therapeut/innen schlagen oft vor, dass die Klient/innen andere Blickwinkel zumindest probeweise einnehmen.

Ein Klient malt seine Angst. Die Therapeutin schlägt ihm danach vor: „Betrachten Sie das Bild aus verschiedenen Perspektiven. Hängen Sie es an die Wand, gehen Sie ganz nah heran und auch weit weg. Betrachten Sie es von vorn, von der Seite, decken Sie einen Teil ab oder betrachten Sie es ganz. Probieren Sie aus, was Ihnen aus den unterschiedlichen Blickwinkeln einfällt."

Der Klient tut dies, und dabei geschieht zweierlei: Er ist der Angst nicht mehr nur ausgeliefert, sondern kann selbst eine unterschiedliche Haltung zu ihr einnehmen. Und zweitens merkt er, dass die Angst für ihn seine Kraft verliert, wenn er sich sehr weit von ihr entfernt oder wenn er sich ihr dicht nähert: „In der Halbdistanz ist sie am mächtigsten."

Einen Weg, die Angst in etwas anderes zu verwandeln, entdeckt er, nachdem er das Bild von der Wand genommen und umgedreht hat. Er sieht auf der Rückseite Schattierungen voller Zartheit und entdeckt seine Zärtlichkeit, die lange von der Angst überdeckt war und die er deshalb nicht leben konnte ... Ein Perspektivwechsel, aus dem sich ein Haltungswechsel ergibt.

Und ein weiteres Beispiel:

Eine Frau leidet darunter, dass sie im Kontakt mit ihrem als übermächtig erlebten Vater erstarrt und aufhört, sich zu spüren. Sie legt mit der Methode des Verraumens einen Ort in den Therapieraum, den sie den „Raum des Vaters" nennt. Sie grenzt eine circa drei mal drei Meter große Fläche mit Seilen ab.

Sie stellt sich einige Meter entfernt von diesem Vaterraum hin. „Ich merke sofort, wie ich eng werde und starr und wie ich nur noch flach atme und mich gar nicht mehr mitbekomme."

Die Therapeutin bittet sie, eine Haltungsänderung vorzunehmen, die ihr ein bisschen mehr Beweglichkeit verschafft, doch die Klientin meint: „Das geht gerade nicht, ich bin wie festgefroren."

„Was wäre Ihr Impuls, wenn Sie nicht festgefroren wären?"

„Wegzugehen."

„Dann gehen Sie weg, entfernen Sie sich von der Stelle, wo Sie jetzt sind."

Die Klientin geht zwei, drei, dann vier Schritte zurück. Sie atmet tiefer, die Starre fällt von ihr ab. Hier kann sie nun mit der Therapeutin gemeinsam expe-

rimentieren, welche Haltungen dem Vater bzw. dem Vaterraum gegenüber möglich sind.

„Ich habe immer gedacht, ich müsste mich groß machen, aber das ist es gar nicht. Wenn ich mich nur groß mache, bleibe ich starr. Das wichtigste ist zu tänzeln, nicht immer nur zum Vater zu gucken, sondern auch mal wegzuschauen, auf der Stelle zu treten, ja zu tänzeln, wie ein leichtfüßiger Boxer – das ist es."

Der etwas distanziertere Blick hat die Suche nach einem Haltungswechsel möglich gemacht, und dieser Haltungswechsel ermöglicht wiederum einen Perspektivwechsel. Die Klientin sagt am Ende: „Ich merke jetzt, dass der sich nur so aufplustert und gar nicht so mächtig ist, wie er tut und wie er für mich als Kind war. Wenn ich mich nicht so klein mache, dann schrumpft der auf Normalgröße."

Auch hier wird deutlich, wie Perspektiv- und Haltungswechsel zusammenhängen und wie beide Veränderungen des Erlebens möglich machen.

Therapie ist Veränderung, und Kreative Leibtherapie bietet Möglichkeiten der Verwandlung an. Zumeist beginnen Verwandlungsprozesse, beginnt der Perspektiv- und Haltungswechsel schon damit, dass Klient/innen ihr Problem der Therapeutin oder dem Therapeuten mitteilen. Dies ist oft der erste Schritt der Verwandlung, da viele diese Probleme nur in sich gewälzt und sich ihre Gedanken „immer im Kreis gedreht" haben. Im zweiten Schritt geht es oft darum, einen experimentellen Ausdruck zu finden, einen Klang für das Problem oder Leiden, ein Bild, eine Bewegung oder Geste, was auch immer. Dieser Ausdruck schafft oft schon Veränderung, und für manche therapeutische Begegnungen „reicht" dies, ist darin schon genug Veränderung für den Moment enthalten. Aber häufig geht es darüber hinaus in dritte, vierte, fünfte Schritte, die Perspektiv- und Haltungswechsel beinhalten, in neue spielerische Experimente münden, wieder zum Austausch mit der Therapeutin oder dem Therapeuten führen und wieder zu Perspektivwechsel und dergleichen mehr. Der therapeutische Prozess ist ein Prozess der Wandlung, ein Weg der Veränderung.

6.4 Zwischenleiblichkeit und leibliche Berührung

Ich habe in Kapitel 2 die Zwischenleiblichkeit in der Tradition der Leibphänomenologie als den zwischen zwei Menschen gespannten Raum leiblichen Austausches herausgearbeitet. Fast alle Leiden, mit denen sich Menschen in Therapie begeben, erwachsen aus zwischenleiblichen Erfahrungen. Manchmal sind diese Erfahrungen nicht mehr zu identifizieren, allenfalls zu erahnen, wie oft bei Persönlichkeitsstörungen oder anderen schweren psychiatrischen Erkrankungen. Doch sehr häufig ist der zwischenleibliche Erfahrungshintergrund deutlich oder wird im Zuge des therapeutischen Prozesses erkannt.

Wenn eine Klientin sich nicht traut, nach dem, was ihr geboten wird, zu greifen, dann hat diese Haltung ihren Ursprung zumindest auch in der frühen Lebenserfahrung, oft ins Leere gegriffen zu haben. Wenn ein Klient seinen Körper hasst und versucht, ihn über eine anorektische Essstörung zu kontrollieren und gleichzeitig zu bekämpfen, dann hat dies wahrscheinlich auch seine Quelle in der zwischenleiblichen Erfahrung sexueller Gewalt. Wenn ein Ehepaar sich nicht in die Augen schauen kann und Angst hat, das, was Partner und Partnerin auf dem Herzen haben, dem oder der anderen mitzuteilen, dann liegt zumindest eine der Wurzeln in den Beschämungserfahrungen, die beide erlitten haben.

Man kann selten sagen, dass nur ein ganz bestimmtes Ereignis die Ursache war, die linear zu bestimmten, leidvollen Wirkungen geführt hat. Zumeist sind es Prozesse zwischenleiblicher Erfahrung, die sich manchmal in bestimmten Szenen verdichten, zugleich aber wiederholte Erfahrungen sind, die über das Leibgedächtnis *erneut* zwischenleibliche Erfahrungen prägen und Muster zwischenleiblichen Verhaltens herausbilden.

Das Leibgedächtnis ändert sich nicht allein dadurch, dass man um solche Zusammenhänge weiß. Dieses Wissen ist hilfreich und ein erster wichtiger Schritt, doch solche Muster brauchen neue zwischenleibliche Erfahrungen. Wer weiß, dass seine Schamanfälle, sich zu äußern, aus Beschämungserfahrungen stammen, wird nun diese Scham etwas anders einordnen können als zuvor und sich nicht noch für die Scham selbst „fertig machen". Doch damit ist noch nicht die Fähigkeit erworben, sich mit dem, was einem Menschen wirklich wichtig ist, anderen durch die Scham hindurch zuzumuten. Diese Fähigkeit zu entwickeln, bedarf *neuer* zwischenleiblicher Erfahrungen.

Der Ort solcher neuen zwischenleiblichen Erfahrungen ist die therapeutische Beziehung. Im ihrem geschützten Raum kann die Klientin, der Klient versuchen, der Therapeutin oder dem Therapeuten durch ihre Scham hindurch etwas mitzuteilen, und sie kann damit Erfahrungen machen, ob sie wieder beschämt wird oder nicht. Jede neue, bewusst erlebte Nicht-Beschämungserfahrung macht Mut zu ungewohnten Experimenten, zu neuen Wagnissen und kann allmählich das festgefahrene Muster aufweichen und neue Möglichkeiten der leiblichen Begegnung mit anderen Menschen eröffnen.

Die Therapieforschungen (u.a. Grawe et al. 1994) zeigen, dass der wesentliche Wirkfaktor von Psychotherapie die therapeutische Beziehung ist. Die therapeutische Beziehung kann heilen, unabhängig von den eingesetzten Methoden. Umso wichtiger ist es, Haltungen einzunehmen und Methoden zu entwickeln, die diese Heilungskraft der therapeutischen Beziehungen unterstützen.

Die Zwischenleiblichkeit und die beschriebenen Veränderungsprozesse zwischenleiblicher Muster erklären die Bedeutung der therapeutischen Beziehung. Unabhängig davon, ob ein Therapeut oder eine Therapeutin bewusst auf zwischenleibliche Begegnung achtet, sie fördert oder sie eher abwehrt – Zwischenleiblichkeit existiert in jeder Therapie. Wird ein Therapeut oder eine Therapeutin sich darum bemühen, die Klientin oder den Klienten auf Distanz zu halten und selbst möglichst neutral und unberührbar zu sein, wird dies für die Klient/innen eine zwischenleibliche Erfahrung der Distanzierung und möglicherweise gar Leere sein, die sie vielleicht aus ihrem Leben kennen.

Uns Kreativen Leibtherapeut/innen ist es wichtig, um die zwischenleiblichen Qualitäten der therapeutischen Beziehung zu wissen und sie zu akzeptieren. Ja, darüber hinaus sind wir bestrebt, sie aktiv zu nutzen. Dabei geht es nicht darum, bestimmte Arten von Nähe einzunehmen, was gelegentlich mit zwischenleiblicher Begegnung verwechselt wird. Kreative Leibtherapeut/innen dosieren idealerweise ihre aktiven Angebote zwischenleiblicher Begegnung je nach den Einsichten, die sie über die Klient/innen gewonnen haben. Einer Klientin zum Beispiel, die unter Distanzierung und Leere gelitten hat, wird die Kreative Leibtherapeutin Angebote neuer zwischenleiblicher Erfahrungen machen, die Nähe und greifbare Begegnung beinhalten. Eine andere Klientin dagegen, deren Mutter keinerlei Distanz zuließ, braucht neue Erfahrungen, in denen ihr Eigenraum und ihre Meinhaftigkeit gewürdigt wird, was eine distanziertere Haltung der Therapeut/innen (nicht zu verwechseln mit einer distanzierten Haltung) beinhaltet, ohne dass dabei auf Zuwendung und Wärme verzichtet wird.

Zwischenleiblichkeit beruht auf der Fähigkeit der Menschen, mit anderen mitzufühlen und sich in ihr Leiden hineinzuversetzen. Deswegen sind Wärme und Mitgefühl eine Grundvoraussetzung für eine heilende therapeutische Beziehung. Sandor Ferenzci schrieb ein Buch mit dem schönen Titel „Ohne Sympathie keine Heilung" (1932, dt. Erstausgabe 1988). Wenn sich im Erstgespräch Therapeut/in und Klient/in begegnen, wird bewusst oder unbewusst die Fähigkeit zum Mitgefühl, die Sympathie, die Möglichkeit der Zwischenleiblichkeit getestet. Ist sie, aus welchen Gründen auch immer, nicht gegeben, kann keine Therapie erfolgreich sein. Dann sollte von ihr auch von Seiten der Therapeut/innen Abstand genommen und ein anderer Therapeut oder eine andere Therapeutin empfohlen werden. Auf dem Boden von Mitgefühl und Sympathie (zumindest grundlegender Sympathie – das schließt ein, dass nicht mit jedem konkreten Verhalten oder jeder Eigenschaft der Klientin oder des Klienten sympathisiert werden muss) entfaltet sich zwischenleibliche Begegnung.

Wenn Klient/innen neue zwischenleibliche Erfahrungen machen, hat dies oft einen Doppelcharakter. Es können alte Erfahrungen wieder lebendig werden, schmerzhafte, kränkende, verletzende Erfahrungen (worauf ich auch im Kapitel Übertragung eingehen werde), und es können gleichzeitig Wege beschritten werden, andere Erfahrungen zu machen. Der Therapeut kann in der therapeutischen Begegnung an den Ex-Mann erinnern, so dass die leidvollen Erfahrungen wieder lebendig werden, *und* es ist möglich, neue Bewältigungsstrategien auszuprobieren, nämlich z. B. nicht zu erstarren, sondern in Bewegung zu bleiben, auszusprechen was ist und neue Wege der Begegnung zu suchen. Um diesen Doppelcharakter müssen Therapeut/innen wissen und sie brauchen viel Erfahrung und Supervision, um damit adäquat umzugehen.

Da das Wort Leib oft mit Körper gleichgesetzt wird, wird manchmal zwischenleibliche Begegnung mit körperlicher Berührung gleichgesetzt. Ich habe schon oft genug die Unterscheidung zwischen Leib und Körper betont, und doch ist es notwendig, hier noch einmal auf die Frage einzugehen, welche auch körperlichen Begegnungen zwischen Therapeut/innen und Klient/innen möglich sind. Es gibt therapeutische Schulen, die jede Art von körperlichem Kontakt zwischen Klient/innen und Therapeut/innen strikt ablehnen. Das hört sich zunächst gut und „sicher" an. Doch dass ein Verbot körperlicher Berührungen sexuelle und andere einseitig machtvolle Übergriffe in Therapien beseitigt, wie wir sie mit allen uns zur Verfügung stehenden Mitteln ablehnen und ahnden, wird niemand behaupten können.

Die Erfahrungen vieler Klient/innen sind erschreckend anders. Viel wichtiger ist die Reflektion des Machtverhältnisses zwischen Therapeut/innen und Klient/innen, zu denen wir mit der Haltung der Klient/innen-Kompetenz einen Beitrag geleistet zu haben glauben, und sind kontinuierliche Selbsterfahrung und Supervision. Die therapeutische Selbsterfahrung für Therapeut/innen ist notwendig, damit diese nicht in Versuchung kommen, ihre Bedürftigkeiten auf Kosten der Klient/innen auszuleben. Die Supervision ist notwendig, damit in therapeutischen Prozessen Muster erkannt und deren Wirkung reduziert werden kann, die solche Machtausübung begünstigen.

Im Rahmen der Werte, die Kreative Leibtherapie vertritt, sind wir weder strikt für noch strikt gegen körperliche Berührungen in therapeutischen Prozessen. Wer unter übergriffig erlebten körperlichen Berührungen gelitten hat, bedarf eines besonderen Schutzes vor ihnen – im Sinne einer erhöhten Achtsamkeit für die Selbstbestimmtheit und zwischenleibliche Abstimmung –, auch und gerade im therapeutischen Prozess.

Wer aber mit seinen Impulsen, getröstet zu werden, immer ins Leere gegangen ist, wird das Bedürfnis verspüren, von der Therapeutin oder dem Therapeuten einmal tröstend in den Arm genommen zu werden. Warum sollte die Therapeutin oder der Therapeut dies nicht tun, wenn es innerhalb der zwischenleiblichen Begegnung stimmig ist, nur zugunsten abstrakter Regeln?

Oft begegnen wir zwiespältigen Bedürfnissen der Klient/innen in der zwischenleiblichen Begegnung. Eine Klientin oder ein Klient hat z. B. Sehnsucht nach Nähe und Berührung und gleichzeitig Scheu davor oder gar Angst. Hier ist das Modell der Primären Leibbewegungen besonders hilfreich. Wir können über Klänge oder über Blickkontakt z. B. in einem Tanz der Augen Begegnungen schaffen und neue zwischenleibliche Erfahrungen ermöglichen, ohne dass es zu körperlichen Berührungen kommt. Entscheidend ist die Qualität, die innerhalb des Spektrums der primären Leibbewegungen als neue zwischenleibliche Erfahrung ermöglicht wird. Leibliche Berührung ist mehr als körperliche Berührung, leibliche Berührung kann körperliche Berührung einschließen, muss dies aber nicht. Sie geht in ihrer Qualität und Wirksamkeit weit über körperliche Berührung hinaus.

Dabei spielen kreative Dialoge eine besondere Rolle. Kreative Dialoge sind tänzerische Dialoge, musikalische Dialoge oder Dialoge im gemeinsamen Malen bzw. Gestalten. Sie beinhalten nahezu immer neue zwischenleibliche Erfahrungen, laden zu ihnen ein, ermöglichen Veränderungen in der zwischenleiblichen Begegnung. Die kreativen Dialoge gehen über die verbalen Dialoge hinaus und ermöglichen so Erfahrungen, die oft unmittelbarer sind als die im Gespräch entstehenden. Dies gilt für beide Beteiligten, sowohl für die Therapeut/innen als auch für die Klient/innen. Kreative Dialoge sind nach unseren Erfahrungen kraftvolle Möglichkeiten, den Kontakt zwischen Therapeut/innen und Klient/innen und damit auch zwischen Klient/innen und anderen Menschen zu bereichern und den therapeutischen Prozess zu fördern.

6.5 Integration, Verstehen und Verständnis

Wenn im therapeutischen Prozess leibliche Verkümmerungen und Verdrängungen wiederbelebt werden, wenn ungelebtes Erleben und Leben wieder lebendig wird, dann kann dies aufwühlend sein, manchmal erschütternd. Wenn alte Muster in Bewegung geraten, gelangen Menschen oft in eine Übergangsphase, die häufig als verwirrend oder chaotisch erlebt wird, bevor sich neue Muster und Strukturen herausbilden. Es ist wichtig, den Klient/innen dies zu erklären. Wenn sie Verwirrung und Desorientierung als Übergangsphase verstehen, irritiert es sie weniger. Doch auch wenn nicht so starke Erregungen und Veränderungen durch die therapeutische Erfahrung angestoßen werden, gilt, dass in jedem Fall das Neu-Erlebte und Wiederbelebte der *Integration* bedarf. Dies umfasst mehrere Aspekte.

Eine Ebene der Integration besteht darin, Aspekte des Neu-Erlebten in die restlichen Bereiche des Erlebens zu integrieren. Das kann bedeuten, für das Neue einen körperlichen Ausdruck oder Worte zu finden, ein Bild oder einen Klang. Dazu dient auch das Gespräch, zum Beispiel die Kommunikation zwischen Therapeut/innen und Klient/innen, in der die Klient/innen Erklärungen finden für das, was geschehen ist, und dies in ihre Biografie und ihr aktuelles Leben einordnen können. Das muss nicht gleich in derselben Stunde geschehen – das kann je nach Heftigkeit des Erlebens sogar ungünstig sein –, aber in jedem Fall in einer der nächsten Stunden. Oft fragen Klient/innen nach Erklärungen, was passiert ist. Deshalb ist es sinnvoll, wenn Therapeut/innen den Faden wieder aufnehmen und Erklärungen anbieten.

Die zweite Ebene der Integration besteht darin, dass die Klient/innen ihre Erfahrungen in ihren Alltag integrieren. Therapie zielt nicht darauf ab, gute Therapiestunden zu verbringen, sondern darauf, das Leben im Sinne der Klient/innen zu verändern. Deswegen bedarf z. B. die im therapeutischen Kontext erfahrene aufrechte Haltung eines Transfers, wie die aufrechte Haltung in der Familie oder am Arbeitsplatz eingenommen werden kann. Um diesen Transfer zu bewerkstelligen, ist es wichtig, nach der von uns so genannten Aktionsphase in der therapeutischen Einheit eine Integrationsphase einzuplanen und dafür Zeit zu reservieren. Zumeist reichen dafür gemeinsame Überlegungen, wie der Transfer bewerkstelligt werden kann. Manchmal schlagen Therapeut/innen Alltagsexperimente vor, zuweilen werden auch kreative Aktivitäten durchgeführt, die der Integration dienen. Zum Beispiel können im Aktiven Symbolisieren Symbole geschaffen werden, die daran erinnern und unterstützen können, das Neu-Erlebte im Alltag lebendig zu halten.

Bei allen Bemühungen um Integration werden dennoch je nach Thema und Hartnäckigkeit des alten Musters neue Erfahrungen der vorherigen Therapieeinheit im Alltag verloren gehen. Deswegen ist es wichtig, den therapeutischen Prozess mit einer Eingangsphase zu beginnen, in der nicht nur die aktuelle Befindlichkeit und das gegenwärtige Thema erkundet wird, sondern auch nachgefragt wird, welche Folgen oder Nachklänge das in der vorherigen Einheit Erlebte gehabt hat. Integration ist also kein einmaliger Akt, sondern Teil des therapeutischen Prozesses und damit des Veränderungsprozesses der Klientin oder des Klienten.

Wie erwähnt ist es für Klient/innen wichtig zu verstehen, was mit ihnen im therapeutischen Prozess geschieht. Wir betrachten deshalb die Therapie nicht als Geheimwissenschaft, in der sich die Therapeut/innen hinter Expertenwissen verstecken. Therapeut/innen sollten Expert/innen sein und sind es in der Regel, doch sie sollten ihr Wissen und ihre Fähigkeiten soweit wie irgend möglich transparent machen und, soweit es von Klient/innen gewünscht wird und sie nicht überfordert, den Klient/innen erklären, was geschieht und was geschehen ist. Wenn eine Frau verstehen kann, dass sie sich nach der Erfahrung sexueller Gewalt in sich und von der Welt zurückgezogen hat und misstrauisch wurde, weil sie nach dieser Erfahrung allein gelassen, weder getröstet noch in Schutz genommen wurde, dann hilft ihr dies, Verständnis für ihr eigenes Misstrauen und ihr Verhalten zu gewinnen.

Verstehen und Verständnis gehören zusammen, unabdingbar. Auch im therapeutischen Dialog besteht die Hilfe der Therapeut/innen darin, dass Klientinnen Verständnis erfahren und so verstehen können, und nicht nur darin, dass die Therapeut/innen Informationen geben. Die „sachliche" Information, dass viele Opfern sexueller Gewalt wie die vorhin erwähnte Klientin Symptome des Misstrauens und des Rückzugs zeigen, kann bei ihr so ankommen wie: „Das geht also vielen so – ich soll mich wohl nicht so anstellen." Wenn diese Information aber eingebettet ist in Verständnis für das Verhalten der Klientin und ihr der ursprüngliche Nutzen des Misstrauens erklärt wird, dann kann dies zum Veränderungsprozess beitragen: „Dass Sie misstrauisch sind, ist bei Ihren Erfahrungen verständlich. Das Misstrauen ist dazu da, dass Ihnen nicht wieder so etwas passiert. Und das ist gut so. Wobei ich Ihnen helfen kann, ist zu suchen, woran Sie unterscheiden können, ob Misstrauen angesagt ist, und wann Sie Vertrauen wagen können ..."

Verstehen ist ein leiblicher Prozess und nicht nur eine sachliche Informationsweitergabe. Wir haben immer wieder die Erfahrung gemacht, dass Informationen, die nicht von Verständnis und Mitgefühl begleitet sind, bestenfalls nicht wahrgenommen oder schnell wieder vergessen werden. Sie rauschen gleichsam vorbei, ohne sich in den Menschen heilsam zu verankern und ohne integriert zu werden. Ein integrationsförderndes Verstehen bedarf des Verständnisses der Therapeut/innen und fördert so auch das Verständnis der Klient/innen für sich, ihr Leben, ihr Verhalten.

6.6 Macht und Klient/innen-Kompetenz

Therapeutinnen und Therapeuten haben in der therapeutischen Beziehung immer die Möglichkeit, Macht auszuüben. Sie sind diejenigen, die eine Dienstleistung erbringen und auch verweigern können, sie werden dafür bezahlt. Sie sind (zumeist) psychisch stabiler als ihre Klient/innen oder wirken zumindest so. Sie haben Erfahrungen und verfügen gerade als Kreative Therapeut/innen über eine Fülle von Instrumenten, mit denen sie bei den Klient/innen Reaktionen bewirken können. Sie wissen viel mehr über das Leben und die Erlebensmuster der Klient/innen als diese von ihnen. All dies sind Machtfaktoren. Doch auch wenn diese Faktoren nicht zutreffen würden, würde den Therapeut/innen von den Klient/innen Macht zugeschrieben. Klient/innen erwarten von den Therapeut/innen Heilung, und sie ordnen ihnen die Macht zu, dies zu bewirken oder zumindest zu beeinflussen. Selbstverständlich gibt es auch eine Gegenmacht der Klient/innen. Sie können zumindest versuchen, Therapeut/innen zu manipulieren, und vor allem können sie sie mit ihren Bemühungen ins Leere laufen lassen. Doch diese Macht ist strukturell schwächer als die zahlreichen erwähnten Machtelemente, die den Therapeut/innen zur Verfügung stehen.

Für uns ist entscheidend, dass vor diesen Machtverhältnissen nicht die Augen verschlossen werden. Wer Machtverhältnisse ignoriert und der Illusion nachgeht, therapeutische Begegnungen könnten immer „auf gleicher Augenhöhe" erfolgen, gerät in die große Gefahr, Machtverhältnisse zu übersehen, daher nicht adäquat mit Macht umzugehen und schlimmstenfalls die eigene Macht zu missbrauchen.

Dass sie ihre Macht nicht missbrauchen wollen, erklären alle Therapeut/innen. Doch dies scheint nicht zu genügen, um einen Missbrauch von Macht vorzubeugen und dem entgegenzuwirken. Allzu häufig sind die Berichte von Klient/innen, die unter Machtmissbrauch von Therapeut/innen gelitten haben oder leiden. Selbst wenn man mögliche Projektionen und Missverständnisse abzieht, ist jede solche Erfahrung eine zu viel, um nicht erkannt und vermieden zu werden. Wir brauchen deshalb Überlegungen und Haltungen, wir brauchen Mittel, die einem Machtmissbrauch entgegenwirken:

Das erste Mittel besteht darin, dass sich Therapeut/innen zu hinreichender Therapie und zu kontinuierlicher Supervision verpflichten. Dies habe ich schon mehrmals betont.

Das zweite Mittel besteht in dem „Wie" der Reflektion des therapeutischen Prozesses. Dafür bedarf es theoretischer Modelle und daraus folgender praktischer Handhabungen. Die Kreative Leibtherapie hat mit den Modellen der Resonanz und der Tridentität, die auf den phänomenologischen Konzepten der Zwischenleiblichkeit beruhen, ein wirksames Mittel entwickelt, um therapeutische Prozesse und ihre möglichen Verwicklungen reflektieren zu können. Wenn man sich diesen Modellen verpflichtet fühlt, können unbewusste Machtverhältnisse und Machtausübungen erkannt und kann einem Machtmissbrauch entgegengewirkt werden.

Das dritte Mittel ist das Verständnis des Doppelcharakters der therapeutischen Begegnung. Der Kontakt zwischen Klient/innen und Therapeut/innen ist ein professioneller Kontakt *und* er ist gleichzeitig eine persönliche Begegnung. In der

Therapie entsteht zwischenleibliche Begegnung, geht es um Freud und Lust und Leid und Last. Therapeut/innen erfahren persönliche, ja, intime Informationen, die die Klient/innen oft mit niemandem anderen teilen.

Klient/innen suchen professionelle Hilfe und wollen als Personen ernst genommen werden, sie suchen Interesse und Wahrhaftigkeit. Leicht gerät dieser Aspekt der persönlichen Beziehung außer Acht, wenn Klient/innen Meinungen äußern, die von Therapeut/innen als Kritik aufgefasst werden. Natürlich haben Therapeut/innen auch das Recht auf die „normale" Reaktion, gekränkt zu sein, aber es gilt, sich solcher Reaktionen bewusst zu sein und sie in den therapeutischen Prozess einzubeziehen. Allzu leicht wird hier die Keule der Übertragung herausgeholt („Das sagen Sie zu mir nicht als Therapeutin, sondern weil Sie in mir Ihre Mutter sehen."); hier werden allzu oft Fragen oder Vermutungen nur mit Gegenfragen beantwortet. Doch genau dies verletzt die Würde der Klient/innen (und letzten Endes auch die der Therapeut/innen). Wenn ein Klient den Therapeuten zum Beispiel fragt oder halb fragend äußert: „Ich habe in der letzten Zeit den Eindruck, dass Sie mit mir ungeduldig werden", dann ist es professionell höchstwahrscheinlich richtig, auch danach zu fragen, ob der Klient diesen Eindruck auch von anderen Menschen hat, ob diese Frage zu einem Muster seiner Interaktionen gehört, woher er das kennt usw. Doch der Klient verdient auch, zuerst und in erster Linie, eine möglichst ehrliche Antwort seitens der Therapeutin oder des Therapeuten. Sonst widerfährt ihm, was er vermutlich kennt, nämlich dass seine Fragen und Äußerungen ins Leere gehen und nicht gewürdigt werden.

Es bedarf des Bewusstseins und der kontinuierlichen Reflektion des Doppelcharakters der therapeutischen Beziehung.

Das vierte Mittel besteht in der Haltung der Klient/innen-Kompetenz. Kreative Leibtherapeut/innen bemühen sich, ihren Klient/innen gegenüber eine durchgehende Haltung der Achtung, der Würde und des Respekts einzunehmen (und achten auf ihre eigene Würde). Für die konkrete therapeutische Beziehung bedeutet das, dass letzten Endes nur die Klient/innen die Kompetenz und das Recht haben, darüber zu befinden, wie ihre Gedanken, ihre Gefühle, ihre körperlichen Empfindungen, ihr Leben, ihre Geschichte, ihre Verhaltensmuster, ihre Träume, Ängste und Ziele sind. Aus dem leibphänomenologischen Menschenbild, das ich ausführlich dargelegt habe, geht hervor, dass das Erleben eines jeden Menschen nicht nur individuell einzigartig, sondern auch subjektiv ist und nur aus der

Erste-Person-Perspektive beschrieben werden kann. Die Trauer der Klientin mag Ähnlichkeiten mit dem Trauererleben des Therapeuten oder anderer Klient/innen aufweisen, doch sie ist einzigartig und in dieser Einzigartigkeit ist sie nur subjektiv zu beschreiben. Die Kompetenz über die Leiblichkeit gehört den Klient/innen, gehört jedem einzelnen Menschen, ist immer im erweiterten Sinne meinhaftig. Wenn wir dies anerkennen und respektieren, dann respektieren wir die Kompetenz der Klient/innen (und unsere eigene).

Wir sagen deshalb auch den Klient/innen, dass nur sie in Bezug auf ihr Leben kompetent sind und dass nur ihnen die Kompetenz innewohnt, ihr Erleben so zu ändern, dass ihre Veränderungswünsche, die sie in die Therapie gebracht haben, erreicht werden können.

Selbstverständlich sind damit die Therapeut/innen nicht überflüssig. Sie brauchen all ihr Wissen und ihre Erfahrung, ihre Professionalität und ihre Persönlichkeit, um den Klient/innen zu helfen. Doch die Hilfe besteht nicht darin, dass die Therapeut/innen diesen sagen, was sie vermeintlich erleben und wie sie ihr Leben verändern können. Die Hilfe besteht darin, dass sie gemeinsam mit den Klient/innen herausfinden, woran diese leiden und gemeinsam auf die Suche gehen, was ihnen wie helfen kann.

Diese Hilfe ist notwendig und bedarf all der professionellen Fähigkeiten der Therapeut/innen. Denn oft „stecken" Klient/innen „fest" und dazu gehört häufig, dass ihr Selbstbewusstsein brüchig geworden ist und ihre Einschätzungen ihrer eigenen Kompetenzen verloren gegangen sind. Therapeut/innen sind Hebammen, die bei der Geburt oder Wiedergeburt dieser Kompetenzen behilflich sind.

Die Haltung der Klient/innen-Kompetenz hat verschiedene konkrete Auswirkungen. Die erste besteht darin, dass Kreative Leibtherapie sich darum bemüht, nicht zu deuten. Es gibt therapeutische Richtungen, die ihr Selbstverständnis darüber bestimmen, dass sie den Klient/innen durch Deutungen und Interpretationen zur Kenntnis ihres unbewussten und sogenannten „wahren Wesens" helfen. Die therapeutische Haltung zum Beispiel der jungianischen Richtung wird darüber definiert, dass die Therapeut/innen in der Lage sein müssen, die in den Symbolen und Farben der Klient/innen verborgenen (archetypischen) Bedeutungen zu erkennen und diesen durch Interpretationen und Deutungen nahezubringen. Kreative Leibtherapeut/innen gehen dagegen davon aus, dass letzten Endes nur die

Klient/innen die Kompetenz haben, Bedeutungen und Sinnzusammenhänge ihrer Bewegungen, ihrer Klänge und ihres Handelns zu verstehen. Die Farbe Schwarz kann für die Mehrheit der Europäer mit Trauer verbunden sein. Doch wir arbeiten nicht mit Bevölkerungsmehrheiten, sondern mit einzelnen konkreten Personen und müssen deshalb die subjektiv individuelle Bedeutung dieser Farbe für die jeweilige Klientin oder den Klienten erkunden. Für eine einzelne Person kann Schwarz durchaus auch mit Frieden, Ruhe oder Angst verbunden sein.

Ich verstehe Deutungsmacht als Macht und meistens wurde viel zu viel Macht über die Klient/innen ausgeübt. Kreative Leibtherapeut/innen bemühen sich darum, soviel Macht wie möglich in die Hände der Klient/innen zu legen, und dies beginnt mit der Deutungsmacht. Damit Klient/innen ihre eigenen Deutungen und Bedeutungen herausfinden können, bedarf es des Wohlwollens und Interesses des Therapeut/innen und vieler, vieler Fragen. Zum Beispiel:

Was bedeutet diese Farbe für Sie?
Was sehen Sie?
Wie geht es Ihnen, wenn Sie Ihr Bild betrachten?
Wie fühlen Sie sich in dieser Haltung?
Was haben Sie erlebt, als Sie auf der Trommel improvisiert haben? Woran erinnert Sie das Bild, das Sie zu dieser Musik gemalt haben? Usw.

Selbstverständlich sind therapeutische Begegnungen nicht vollkommen deutungsfrei. In den therapeutischen Kontakt fließen Vorerfahrungen, Assoziationen, Gewichtungen, Bedeutungszumessungen der Therapeut/innen ein und haben ihre Wirkung. Davon darf und soll hier nicht abstrahiert werden. Doch entscheidend ist, ob Therapeut/innen sich darum bemühen, Deutungen soweit wie möglich zu vermeiden oder sie gar als Mittel der therapeutischen Begegnung einzusetzen, oder nicht.

Es gibt auch Klient/innen, die mit starken Erfahrungen von Leere und fehlendem Gegenüber aufgewachsen sind. Sie sind oft hungrig nach den Meinungen der Therapeut/innen, um etwas zu haben, woran sie sich orientieren oder auch reiben können. Hier ist es oft besonders sinnvoll, als Therapeut oder Therapeutin auch eine eigene Meinung zu vertreten, die aber immer als eigene Meinung gekennzeichnet sein muss, und gleichzeitig nach der Meinung der Klientin oder des Klienten zu fragen. Eine Äußerung darf also nicht heißen: „Die Musik, die Sie gespielt haben, ist unruhig", sie muss vielmehr lauten: „Mich hat diese Musik etwas unruhig gemacht. Wie war das für Sie?" Eine solche Formulierung kann trotzdem die Wirkung ausüben, Klient/innen dazu zu verleiten, sich an der Meinung der Therapeutin oder des Therapeuten zu orientieren. Doch immer eröffnet diese Formulierung zumindest die Möglichkeit, die eigene Bedeutungsmacht der Klient/innen zum Ausdruck zu verhelfen. Sie lädt dazu ein.

Zur Haltung der Klient/innen-Kompetenz gehört jedes Vermeiden von Verhaltensvorschriften. Jede Therapeutin und jeder Therapeut hat eigene Werte und steht hoffentlich für sie, ausgesprochen oder unausgesprochen. Es muss nur klar sein, dass es die Werte und Verhaltensmaßstäbe der Therapeut/innen sind, die nicht die der Klient/innen zu werden brauchen. Wir Therapeut/innen sind immer auch Vorbilder für die Klient/innen und dies müssen wir akzeptieren, und wir müssen verantwortungsvoll damit umgehen, indem wir die Klient/innen ermutigen, ihre eigenen Werte, Maßstäbe und Verhaltensregeln zu entwickeln, mit dem Ziel, größere Wahlmöglichkeiten im Erleben und Leben zu gewinnen. Dazu gilt es gegenüber ausgesprochenen und unausgesprochenen Verhaltensvorschriften wachsam zu sein, die manche Therapien prägen. Selbst noch so gut gemeinte Botschaften, wie: „Farbenfrohes Malen ist besser als eintönige Bilder", „Du sollst authentisch sein", „Du sollst Gefühle zeigen", „Du sollst dich gegen deine Mutter oder deinen Vater wehren, wenn du unterdrückt wirst", „Du sollst deine Meinung laut kundtun" usw., sind Vorgaben darüber, wie eine Klientin oder ein Klient zu sein hat, und stehen deshalb im Widerspruch zur Haltung der Klient/innen-Kompetenz. Kreative Leibtherapeut/innen geben nicht Haltungen oder Verhaltensregeln vor, sondern regen spielerische Experimente an, in denen Klient/innen zum Beispiel den Ausdruck von Gefühlen ausprobieren oder mit unterschiedlichem Farbausdruck experimentieren können. Dieses Vorgehen ersetzt Vorgaben durch eine spielerische experimentelle Haltung und durch Erfahrungen, in denen Klient/innen eigene Meinungen und Verhaltenswege entdecken können.

Es gibt Situationen, in denen die Haltung der Klient/innen-Kompetenz außer Kraft zu treten hat. Wenn eine Klientin am Abgrund steht, wird der Therapeut, die Therapeutin alles in ihrer Macht stehende tun, um sie vom Sprung in den Abgrund abzuhalten. Wenn ein Klient einen Selbstmord vorbereitet, müssen die Therapeut/innen all ihre Macht ausüben, um ihn davon abzuhalten. Wenn Klient/innen sich selbst verletzen, können und dürfen Therapeut/innen nicht mit den Achseln zucken und sagen: „Klient/innen-Kompetenz". Sie werden klar Position beziehen und parteilich für die Gesundheit und das Leben der Klient/innen sein. All das sind Situationen existenzieller Gefährdung, in denen die Haltung der Klient/innen-Kompetenz ihre Grenze hat. Oder anders gesagt: Klient/innen-Kompetenz soll ein würdevolles Leben der Klient/innen ermöglichen – die Voraussetzung dafür ist, dass sie leben.

Und noch ein letzter Satz zu dem Thema: Die Achtung der Klient/innen-Kompetenz schließt ein, dass die Therapeut/innen ihre eigenen Kompetenzen hinsichtlich ihres Lebens und Erlebens, ihrer Erfahrungen und ihrer Werte achten. Klient/innen-Kompetenz stößt dort an ihre Grenzen, wo sie die Würde der Therapeut/innen verletzt.

6.7 Übertragung, Szene, Gegenübertragung

In therapeutischen Beziehungen bemühen sich Kreative Leibtherapeut/innen um eine bestimmte Qualität der Begegnung: um Resonanz. Nur wenn es gelingt, dass etwas in der therapeutischen Beziehung zwischen den Beteiligten hin und her schwingt und ein zwischenleiblicher Raum entsteht, in dem auch Störungen dieses Hin- und Herschwingens thematisiert werden, kann Therapie heilend wirken. Im Komplexen Theorie-Modul „Resonanzmodelle" habe ich die unterschiedlichen Qualitäten, Ebenen und Muster der Resonanzen theoretisch beschrieben und in ihren Auswirkungen auf die Begegnungen zwischen Menschen und damit auch auf therapeutische Begegnungen beschrieben.

Wer sich mit den Besonderheiten therapeutischer Beziehungen beschäftigt, wird unweigerlich auch auf die Begriffe „Übertragung" und „Gegenübertragung" stoßen. Wer ein bisschen genauer nachforscht, wird nach kurzer Zeit unweigerlich verwirrt sein, denn diese Begriffe werden unterschiedlich definiert und in unterschiedlichen Sinnzusammenhängen gebraucht. Wie manch anderen therapeutischen Begriffen, z. B. „Kontakt", „Hysterie", „Neurose", ist ihnen das Schicksal zuteil geworden, inflationär gebraucht zu werden und je nachdem, wer sie in welchem Zusammenhang benutzt, wie ein Chamäleon unterschiedliche Farben anzunehmen.

Da die mit Übertragung zu beschreibenden Besonderheiten der Begegnung jeder Therapeutin und jedem Therapeuten in der Praxis begegnen, ist es notwendig, die Begriffe Übertragung und Gegenübertragung genauer zu betrachten.

Wir Therapeut/innen erleben immer wieder, dass wir von Klient/innen Reaktionen, Worte, Bewegungen, Handlungen „abbekommen", die zwar an uns gerichtet sind, von denen wir uns dennoch nicht wirklich gemeint fühlen. Am eigenen Leib spüren wir das etwa dadurch, dass wir uns falsch verstanden, gekränkt oder irgendwie ungerecht behandelt fühlen oder verwirrt sind, oder dass wir mit Aussagen, Blicken o.Ä. konfrontiert werden, die wir nicht mit uns in Einklang bringen können (wobei nicht alles, was wir als Kränkung oder Ungerechtigkeit erleben, aus dem Übertragungsphänomen geboren ist). Manchmal erleben sich Therapeut/innen auf ein Podest der Bewunderung gehoben, das weit über das Maß der Selbsteinschätzung hinausgeht. Oder es schiebt sich so etwas wie eine Folie oder ein Film zwischen Klient/innen und Therapeut/innen. Oder andere Phänomene wie der plötzlich „fremde" Blick verstören die übliche Begegnung. In jedem Fall scheint dann etwas anderes „in der Luft zu liegen" und wieder lebendig zu werden.

Freud hat das als „falsche Verknüpfung" und schließlich als „Übertragung" bezeichnet: „Eine ganze Reihe früherer psychischer Erlebnisse wird nicht als vergangene, sondern als aktuelle Beziehung zur Person des Arztes wieder lebendig." (Freud 1905, zit.n. Nagera 1974, S. 487) Den Begriff der Gegenübertragung benutzte Freud nicht. Er stammt von seinen Schüler/innen und bezeichnete ursprünglich die Reaktion der Therapeut/innen auf die Übertragung der Klient/innen.

In der Folge wurde der Begriff der Übertragung immer mehr erweitert und damit verwässert, teilweise schon von Freud, vor allem aber, ebenso wie der Begriff der Gegenübertragung, von seinen Nachfolger/innen und Schüler/innen. Für die Jung'sche Psychoanalyse formuliert H. Dieckmann deutlich:

„Ich fasse nämlich die Gesamtheit aller psychischen Aktionen und Reaktionen, die innerhalb der analytischen Situation sowohl im Patienten als auch im Analytiker ablaufen, als Übertragungs- und Gegenübertragungsreaktionen auf und grenze die Übertragungsvorgänge nicht von den Vorgängen in einer so genannten normalen Beziehung ab." (Dieckmann 1980, S. 114)

Damit verlieren diese Begriffe als Fachbegriffe Nutzen und Bedeutung. Wir meinen, dass ein Großteil dessen, was in der Literatur als „Übertragung" oder „Gegenübertragung" beschrieben wird, nichts anderes ist als das, was wir „leibliche Resonanz" genannt haben, die zwischen Klient/innen und Therapeut/innen entsteht. Selbstverständlich reagieren Klient/innen leiblich auf die Therapeut/innen, sei es im Gespräch, in kreativen Dialogen oder in anderen Formen der therapeutischen Wechselbeziehung. Und genauso selbstverständlich entsteht Resonanz im Erleben der Therapeut/innen und kann therapeutisch genutzt werden. Dass diese Resonanz häufiger und intensiver auftritt, wenn Menschen sich nicht nur in Worten begegnen, sondern auch über kreativen Ausdruck und kreative Dialoge, ist naheliegend und wurde beschrieben.

Mit Übertragung ist in unserem Verständnis, und da möchten wir an die ursprüngliche Definition von Freud anknüpfen, etwas Besonderes gemeint: Manchmal betritt in der therapeutischen Begegnung ein unsichtbarer Dritter nicht nur den Raum, sondern der Therapeut, die Therapeutin, wird zu dieser unsichtbaren Person, zum ablehnenden Vater oder zur abwertenden Mutter, zum Ex-Mann oder zur verlorenen Tochter. Hier wird dem Therapeuten oder der Therapeutin eine konkrete Rolle übertragen, wie mit einem Dia-Projektor wird auf ihn bzw. sie das Bild eines anderen Menschen projiziert. Darin liegt nichts „Falsches", das „stört", sondern eine wertvolle und wichtige Erfahrung, die in den Dienst der Therapie gestellt werden kann und sollte.

Oft lässt irgendeine leibliche Erfahrung im Kontakt zwischen Klient/in und Therapeut/in bei der Klientin oder dem Klienten eine Szene oder Beziehung aus einer früheren Zeit ihres oder seines Lebens über das Leibgedächtnis wieder lebendig werden. Diese Szene oder Beziehung ergreift das Erleben, wird aber nicht bewusst. Sie findet ihren Ausdruck in der aktuellen Beziehung zum Therapeuten oder zur Therapeutin.

Das Erleben einer Klientin, für ihren Vater „nie gut genug" gewesen zu sein, wird wieder lebendig und konkretisiert sich darin, wie die Klientin den Therapeuten zu erleben meint. Sie unterstellt dem Therapeuten, dass er die Klientin für eine „schlechte Klientin" hält, die nicht „gut genug" mitarbeitet, und zieht sich vom Therapeuten zurück, so wie sie sich früher von ihrem Vater zurückgezogen hat. Der Therapeut wird merken, dass sich seine Resonanz verändert, und er wird wahrscheinlich auch die Klientin verändert wahrnehmen. Der Therapeut kann der Klientin ein Feedback geben und ihr spiegeln, dass und wie er ihren Rückzug wahrnimmt. Er kann ihr ein Sharing geben, dass er sich „nicht gemeint" fühlt und dass es ihm so vorkomme, als hätte eine unsichtbare Person den Raum betreten oder als spiele er eine Rolle in einer anderen Szene. Auch der musikalische, tänzerische oder gestalterische Dialog bietet hervorragende Möglichkeiten, die Qualitäten des Kontaktes bzw. der Resonanz zwischen Klientin und Therapeut prägnant zutage treten und benennbar werden zu lassen. So kann einerseits die Übertragung aufgelöst, andererseits genutzt werden, um Erlebnismustern auf die Spur zu kommen und verhärtete Muster mit den entsprechenden Verhaltenswiederholungen (in diesem Fall Rückzug) zu verändern.

Ich möchte den Begriff Übertragung auf diese Art von Resonanzphänomenen beschränken. Übertragung entsteht demnach dann, wenn frühere Szenen oder frühere Beziehungen in der Resonanz mit einem Partner oder einer Partnerin lebendig werden und Therapeut oder Therapeutin mit der Rolle dieser anderen Person behaftet werden. Übertragungen entstehen folglich im Zwischenleiblichen und wirken über das Leibgedächtnis. Gäbe es keine Zwischenleiblichkeit, könnte es keine Übertragung geben. Übertragungen sind eine spezifische Qualität zwischenleiblicher Resonanz.

Eine solche Übertragungsresonanz gibt es nicht nur in therapeutischen Beziehungen, sondern überall da, wo Partnerschaften gelebt werden (dabei wird oft von „Projektionen" gesprochen, um noch einen Begriff zu nennen, der eher verwirrt als klärt). In vielen Ehen oder anderen Liebesbeziehungen wissen die Frauen ein Lied davon zu singen, wie oft sie sich vom Mann „wie seine Mutter" behandelt fühlen, und die Männer, wie oft sie sich „wie ihr Vater" oder „wie ein kleines Kind" gesehen und begegnet fühlen. Auch auf der Seite des Therapeuten oder der Therapeutin kann es selbstverständlich Übertragungsresonanzen geben, auch ein Klient oder eine Klientin können für die Therapeutin oder den Therapeuten Szenen oder Beziehungen aus der Vergangenheit lebendig werden lassen. Wir bezeichnen das als Übertragung der Therapeut/innen. Der Begriff Gegenübertragung ist unserer Meinung nach folglich überflüssig. Wenn er benutzt wird, bedarf es der genauen Definition, was damit gemeint ist, um ihn nicht einen verwaschenen Allerweltsbegriff bleiben zu lassen.

Wenn in der Übertragung eine unsichtbare dritte Person den Raum betritt und im Erleben der Klientin oder des Klienten die Therapeutin oder den Therapeuten „besetzt", so entsteht damit häufig, wie schon erwähnt, eine Szene. Unter Szene verstehen wir eine erlebte Situation bzw. eine Situation, die für das Erleben wichtig ist. Das Leibgedächtnis erinnert nicht, sondern schafft das früher Erlebte und leiblich Erinnerte neu im gegenwärtigen Erleben. Deswegen handelt es sich nicht um Erinnerungen an frühere Szenen, sondern um aktuell gegenwärtig werdende und wirkende Szenen, die sich auch in der Begegnung mit den Therapeut/innen niederschlagen.

Je deutlicher eine Übertragung zu einer Szene konkretisiert wird, desto erfolgreicher und leichter kann mit der Übertragung weitergearbeitet werden.

„Ich gehe hier an diese Stelle im Raum und nehme die Rolle Ihres Vaters ein, von dem ich anscheinend etwas an mir habe.", sagte der Therapeut, als er und die Klientin die Übertragungssituation bemerken. „Wie geht es Ihnen, wenn Sie mir gegenüber stehen und mich betrachten?"

Die Klientin wird nervös: „Ich möchte am liebsten verschwinden."

„Probieren Sie es, indem Sie ein bisschen verschwinden. Ändern Sie Ihre Haltung oder den Ort, an dem Sie sich befinden."

Die Klientin legt eine offene Hand schützend vor die Stirn und geht drei Schritte zurück. „Hier fühle ich mich sicherer ..." Sie weint. „Er hat mich so oft geschlagen und fertig gemacht."

Der Therapeut tritt aus dem „Vaterplatz" heraus und sagt: „Ich bin jetzt nicht mehr der Vater, sondern Ihr Therapeut. Erzählen Sie mir mehr davon." Und die Klientin erzählt: Es lösen sich Ängste und Beklemmung. Nach längerer Zeit, in der der Therapeut vor allem eine tröstende und unterstützende Haltung einnimmt, äußerst die Klient/in, dass sie sich „das nicht mehr gefallen lassen will". Der Vater ist zwar verstorben, aber immer noch mächtig. Sie will diese Macht brechen.

Deshalb bietet der Therapeut ihr an, dass er noch einmal an den Ort des Vaters geht und sie so ausprobieren kann, welche Haltungen, Bewegungen, Klänge usw. ihr helfen, sich von seiner Macht zu befreien. Sie tut dies und probiert neue Möglichkeiten im Gegenübersein aus. Der Therapeut gibt ihr Feedback und Sharing, was wie wirkt, und Anregungen aus seiner Übertragungsrolle heraus, was sie noch probieren könnte, um wirksam zu sein. Sie findet durch all diese Erfahrungen schließlich zu einer neuen Haltung.

Hier wurde eine Übertragung erkannt und bewusst in den Dienst der Therapie gestellt. Wir nehmen Übertragungen an, bieten sie an oder suchen sie sogar, um in den Übertragungsrollen Musterveränderungen zu initiieren. Ich spreche hier von *bewusster Gegenübertragung*. Entscheidend für den Erfolg solcher Arbeit ist die Doppelspurigkeit der Gegenübertragung: Die Therapeut/innen sind sie selbst *und* die Rolle und bemühen sich, die beiden Rollen (hier Vater *und* Therapeut), so gut und so sichtbar es geht, zu trennen und möglichst transparent zu machen, in welcher Rolle sie gerade agieren. Dazu sind Orts- und Haltungswechsel der Therapeut/innen hilfreich.

Doch häufig werden Übertragungen und Gegenübertragungen (wie auch andere Resonanzen) nicht oder erst nachträglich bewusst. Ich spreche hier von einer *verdeckten Gegenübertragung*. Deswegen ist Supervision so dringend notwendig, damit Therapeut/innen nicht oder möglichst wenig aus eher unbewussten verdeckten Übertragungen und Gegenübertragungen heraus agieren.

Übertragung beschränkt sich nicht allein auf die negativen Aspekte einer Person oder Rolle, sondern beinhaltet auch positive Bewertungen und Gefühle, die den Blick auf eine reale Person verstellen können. Die Therapeutin wird vielleicht über die Maßen zur fürsorglichen Mutter gemacht, der Therapeut kann in eine Rolle des ersehnten Partners hinein geschoben werden. Andererseits können solche „positiven Übertragungen" therapeutische Prozesse fördern, sind manchmal sogar die Voraussetzung für ihr Gelingen. Eine Klientin konnte z. B. mit einem männlichen Therapeuten trotz Männerangst ihre traumatischen Erfahrungen sexueller Gewalt bearbeiten, weil dieser Therapeut auch Züge des „lieben und unterstützenden Opas" hatte. Auch solche positiven Übertragungen verdienen sorgfältige Beachtung. Sie können eine Falle für Therapeut/innen werden, die sich in narzisstischer Bewunderung und Erhöhung gefallen. Und sie können schnell umschlagen in Ablehnung und Aggressivität.

Jede Übertragungsrolle hat einen Doppelcharakter. Der Therapeut, der zum Vater wurde, wird als Vater gesehen und akzeptiert vielleicht auch seine väterliche Rolle – *und* er ist gleichzeitig der konkrete Therapeut. Die Therapeutin, der Züge der abweisenden Mutter zugewiesen wurden, trägt im Erleben und im Resonanzempfinden der Klientin oder des Klienten diese Züge und ist *gleichzeitig* die konkrete Therapeutin. Therapeut bzw. Therapeutin agieren in dieser Doppelfunktion: In ihrer Übertragungsrolle *und* in ihrer konkreten Persönlichkeit. Das macht die Einflussnahme der Therapeut/innen auf gewünschte Musterveränderungen der Klient/innen möglich.

In Übertragungssituationen bewusst und gezielt hineinzugehen und in ihnen zu handeln und zu fühlen, ist für die therapeutische Arbeit mit manchen KlientInnen mit besonders harten Muster sogar notwendig, damit Prozesse der Musterveränderung initiiert werden können. Die Kreative Leibtherapie bietet dafür eine Reihe übertragungsfördernder Methoden. Solche Methoden sind z. B. die Arbeit mit Erregungskonturen und Primären Leibbewegungen, die unserer Erfahrung nach dazu führen, dass relativ schnell und sehr intensiv Übertragungsphänomene auftreten, mit denen ausdrücklich weitergearbeitet werden kann und muss. Erregungskonturen, die als erste Muster im Säuglingsalter herausgebildet werden, in der Therapie zu erleben, mobilisiert häufig frühe und tiefe Erfahrungen. Szenen werden in einer solchen Intensität lebendig, dass die Therapeutin bzw. der Therapeut in diese Szenen hineingezogen wird und entsprechend Rollen übertragen bekommt. Ähnliches gilt für Primäre Leibbewegungen wie Tönen/Hören, Greifen, Lehnen, Drücken, Schauen.

Einem Therapeuten oder einer Therapeutin bewusst eine Minute lang in die Augen zu schauen, vielleicht gar noch beim Tönen, führt häufig dazu, dass Szenen lebendig werden, in denen die Therapeut/innen frühe und existenziell wichtige Rollen übertragen bekommen.

Noch ein ergänzender Hinweis zu den Szenen sei zum Abschluss erlaubt: Nicht jede Szene muss in eine Übertragung führen. Es gibt zahlreiche Situationen in der Therapie, in denen gerade aus dem kreativen Ausdruck Szenen aus dem Leben eines Klienten oder einer Klientin wieder lebendig werden und den Raum füllen können: beim Musikhören in der rezeptiven Musiktherapie, beim Betrachten eines Bildes oder beim Ausprobieren einer Geste oder Haltung. Hier ist der Therapeut oder ist die Therapeutin nicht unbedingt Teil der Szene, sondern bleibt oft eher am Rande, gleichsam als begleitende/r Beobachter/in. Eines solchen Beobachter /innen-Status kann man sich aber nie ganz sicher sein. Auch wenn er klar definiert zu sein scheint, ist der Therapeut oder die Therapeutin im Erleben der Klientin oder des Klienten „heimlich" doch häufig Teil der Szene. Da gilt es für Therapeut/innen besonders achtsam für Anzeichen von Übertragungen zu sein, um die der Szene innewohnenden Chancen zu nutzen, statt in eine verdeckte Gegenübertragung zu geraten. Szenen haben die Tendenz, sich auszubreiten und andere einzubeziehen.

6.8 Modi und Interaktionen

6.8.1 Therapeutisches Handwerkszeug: Sharing, Feedback, Fragen

Therapeut/innen brauchen ein therapeutisches Handwerkszeug, um ihre Haltung der Klient/innen-Kompetenz in ihrem beruflichen Alltag zu leben.

Eine wichtige Hilfestellung ist der Begriff der selektiven Offenheit, den die Begründerin der Themenzentrierten Interaktion (TZI), Ruth Cohn, geprägt hat. Wir verpflichten uns als Therapeut/innen zu Wahrhaftigkeit gegenüber den Menschen, mit denen wir arbeiten. Therapeut/innen können und sollen meines Erachtens weder all ihre Impulse wahllos und unreflektiert in den therapeutischen Prozess hineinbringen, noch sie grundsätzlich außen vor lassen, sondern differenziert und selektiv entscheiden, welche Aspekte ihres Erlebens und ihrer Wahrnehmung sie ihren KlientInnen gegenüber öffentlich machen und welchen ihrer Impulse sie folgen. Selektive Offenheit bedeutet, dass Therapeut/innen weder alles mitteilen noch eine stille Wand aufbauen, sondern dass sie auswählen. Sie teilen nicht alles mit, aber alles, was sie mitteilen, muss wahr und ehrlich sein! Darauf müssen sich die KlientInnen verlassen können, denn getäuscht worden sind sie schon oft genug in ihrem Leben!

Grundlegend wichtig ist die Art und Weise, wie eigenes Erleben eingebracht wird. Wir unterscheiden in der Kreativen Leibtherapie zwischen Fragen, Feedback und Sharing.

Was *Fragen* sind, ist klar, aber noch lange nicht selbstverständlich. Konkretisierendes Fragen hilft Klient/innen, ihr eigenes Erleben besser zu verstehen und es prägnanter mitzuteilen. Wer fragt, der interessiert sich. Wer konkret fragt, zeigt, dass sein Interesse nicht nur oberflächlich ist. Eine Klient zum Beispiel sagt, nachdem er gerade mit dem Therapeuten zusammen ein Lied gehört und dazu ein Bild gemalt hat: „Das tut weh." Der Therapeut fragt nach: „Was schmerzt?" Oder: „Wo spüren Sie den Schmerz im Körper?"

Oder: „Woran erinnert Sie das Lied?" Oder: „Welcher Teil des Bildes schmerzt am meisten?" Ein Fragen, das sich nicht mit allgemein gehaltenen Aussagen begnügt, sondern konkret und interessiert auf der Spur bleibt, gehört deshalb zum A und O des therapeutischen Handwerkszeugs und stärkt die therapeutische Beziehung, da sich das Interesse der Therapeut/innen in ihm manifestiert und für die Klient/innen erfahrbar wird.

Sowohl in der Alltagskommunikation als auch in Therapie und Ausbildung begegnen wir zahlreichen Fragen, die keine sind, sondern eher rhetorische Fragen, Unterstellungen, Vorwürfe, Vermutungen, Schuldzuweisungen oder verschlüsselte, verdrehte, zumindest doppelbödige Botschaften. Wir Therapeut/innen müssen damit rechnen, dass auch konkrete und wahrhaftige Fragen von Klient/innen mit einem Unterton, einem Subtext gehört werden. Umso wichtiger ist, dass wir uns beim Fragen besondere Mühe geben und uns zum Beispiel korrigieren, wenn uns eine rhetorische Frage herausgerutscht ist.

Zu fragen in diesem Sinne muss geübt werden und bedarf aufmerksamer, professioneller Zuhörer/innen, die in der Supervision auf Untertöne hinweisen und nach Zusammenhängen zu biografischen Erfahrungen mit Fragen oder Schein-Fragen suchen.

Im *Feedback* teilen wir Therapeut/innen den Klient/innen mit, was wir an ihnen beobachtet, gehört, gesehen haben. Das Feedback beinhaltet Du-Botschaften bzw. Sie-Botschaften: „Du hast sehr bedächtig gemalt." „Sie haben eben, als Sie zu weinen begannen, sofort weggeschaut." „Während des Musizierens haben Sie mehrmals gelächelt." Mit einem Feedback versucht der Therapeut oder die Therapeutin, dem Klienten bzw. der Klientin einen Spiegel vorzuhalten. Solche Rückmeldungen sind selbstverständlich auch von dem geprägt, was ein Therapeut oder eine Therapeutin für wichtig hält und deswegen wahrnimmt. Entscheidend ist aber, dass wir Therapeut/innen uns im Feedback um Beobachtungen bemühen, in denen eigene Meinungen und Wertungen, Gefühle und sonstige Regungen möglichst außen vor gelassen werden.

Diese letzteren Regungen sind Teil des *Sharings*. Ist das Feedback Teil des Spiegelns, nehmen die Therapeut/innen beim Sharing die Haltung des Gegenübers ein (siehe Kap. 4.9 Tridentität). Das Sharing beinhaltet Ich-Botschaften darüber, wie es dem Therapeuten oder der Therapeutin ergangen ist, was er oder sie z. B. während einer Gestaltung einer Klientin erlebt hat: „Ich bin traurig geworden, als ich Ihnen zugeschaut habe. In mir entstand das Bild eines einsamen Vogels." Oder: „Ich habe, während Sie gemalt haben, Unruhe verspürt. Ich wurde aufgeregter und rutschte hin und her." Solche Äußerungen sind ein Angebot. Oft ergänzen wir Therapeut/innen sie mit Fragen wie: „So ist es mir ergangen. Wie erging es Ihnen?" Die Klient/innen haben die Möglichkeit, das Erleben der Therapeut/innen als Anregung (und vielleicht als Hinweis auf eine Synchron-Resonanz, s. Kap. 4.11) zu nehmen oder es zu verwerfen.

Nicht immer können Feedbacks und Sharings sauber getrennt werden, Therapeut/innen sollten sich aber darum bemühen. Wobei weiterhin gilt: Noch wichtiger als die Trennung ist, dass Fragen, Feedback und Sharing in sich klar sind und bleiben. Inakzeptabel ist z. B. eine als Sharing verpackte Beleidigung wie: „Ich habe das Gefühl, dass du nicht authentisch bist."

Wenn TherapeutInnen zwischen Fragen, Feedback und Sharing unterscheiden, können sie ihre eigenen leiblichen Regungen, ihre Schwingungen in den therapeutischen Prozess mit einbringen. Wenn ein Therapeut, eine Therapeutin ein eigenes Bild, ein eigenes Gefühl, einen Eindruck, eine Vermutung, ein körperliches Empfinden, eine Stimmung oder eine andere Regung – auch hier gilt es, sich sprachlich möglichst differenziert auszudrücken – als Sharing mitteilt, ist eindeutig, dass es sich um *ihre* Regung handelt und nicht um eine Bewertung der Klientin oder des Klienten. Im günstigen Fall gibt ein Sharing der Therapeut/innen den Klient/innen die Möglichkeit, sich eigenwillig daran zu orientieren. Die Klient/innen haben gegenüber einem Sharing immer die Möglichkeit zu sagen: „Ja, das hilft mir, denn ich fühle mich verstanden", oder aber zu erwidern: „Ja, ok, das ist Ihre Meinung oder Ihr Empfinden. Meines ist anders."

Nun wird es sicherlich KlientInnen geben, die ein Sharing schlucken und etwas, was Therapeut/innen über sich mitteilen, sofort als allgemeingültig und vor allem als für sie gültig ansehen. Bei diesen Klient/innen werden wir mit Sharings zurückhaltend sein, in jedem Fall aber fragen, wie das Sharing auf sie wirkt, was es in ihnen auslöst. Diese Frage zu stellen, ist fast immer günstig. Sie gibt beiden Beteiligten Sicherheit und stärkt Verständnis und Eigensinn. Andere Klient/innen brauchen diese Sharings häufig und deutlich, brauchen andere Meinungen, andere Regungen, um Anregungen zu bekommen und um sich an ihnen zu reiben.

Fragen, Feedback und Sharing sind gleichwertig: eins ist generell so „gut" wie das andere. Resonanzbereitschaft, Resonanzfähigkeit, Übung und Erfahrung helfen bei der Entscheidung, was davon gerade sinnvoll ist, was der Klientin/dem Klienten und dem therapeutischen Prozess weiterhilft.

Das Feedback und das Sharing können verbal oder auch gestalterisch/musikalisch/tänzerisch erfolgen. Ein kreativ ausgedrücktes Sharing ruft oft starke Reaktionen hervor – überraschende und solche, die im besten Sinne alte Unwahrheiten erschüttern – und zeigt nachhaltige Wirkungen.

6.8.2 Therapeutische Interaktion nach dem Tridentitätsmodell

Der Modus, die Art und Weise einer therapeutischen Begegnung, lässt sich aus dem Blickwinkel der Therapeut/innen auf unterschiedliche Weise differenzieren. Beschrieben wurden in diesem Zusammenhang als Komplexes Theoriemodul bereits die drei Ebenen der Tridentität, nach denen die Therapeut/innen unterscheiden, ob sie sich eher nährend, spiegelnd oder in der Haltung als Gegenüber auf die Klient/innen beziehen. Mit der Tridentität werden menschlichen Interaktionen beschreibbar und verständlich und so in besonderer Weise auch die Interaktionen in der therapeutischen Beziehung.

Dabei sind mir mehrere Aspekte wichtig:

Die Begegnung zwischen Therapeut/in und Klient/in kann von der Klient/in als nährend erlebt werden. Dies kann die Therapeut/in nicht unmittelbar beeinflussen, sie kann und sollte sich aber über ihre konkrete Absicht klar werden. In der fachlichen Beschäftigung mit der therapeutischen Beziehung geht es in erster Linie um die Aspekte, die die Therapeut/innen zu verantworten haben, hier darum, sich ihrer Absichten bewusst zu sein: Will ich vor allem nähren? Will ich spiegeln? Will ich Gegenüber sein? Wie die *Wirkung* des beabsichtigten Handelns ist, ist eine andere Angelegenheit, die nicht nur einseitig in der Hand der Therapeut/innen liegt, sondern auch in der der Klient/innen, je nachdem, welchen biografischen Boden an Erfahrungen die Intervention berührt.

Eine Therapeutin bekommt mit, dass ihre Klientin hungrig ist, von anderen zu hören, wie sie sie sehen. Die Therapeutin bietet ihr an, sie zu spiegeln, ihr Rückmeldungen zu geben, wie sie sie wahrnimmt. Die Klientin nimmt den Vorschlag aufgeregt an.

Als die Therapeutin fertig ist, sagt die Klientin, dass diese Erfahrung für sie wie ein „Geschenk" sei, das ihr „gut getan" habe.

Die Therapeutin hatte die Absicht zu spiegeln und tat dies. Für die Klientin wirkte dies nährend. Natürlich weiß die Therapeutin, dass Spiegeln gute Nahrung sein kann, dass damit ein Hunger einer Klientin nach Rückmeldungen und Gesehen-Werden gestillt werden kann. Aber ihre Aufmerksamkeit lag in diesem Moment auf den Tridentitätsaspekt „Spiegeln". Solchen Schwerpunktverschiebungen zwischen Absicht und Wirkungen begegnen wir öfter begegnen wir häufiger, sie wohnen dem therapeutischen Prozess inne. Für die heilsame Nutzung der drei Tridentitätsaspekte ist es in der therapeutischen Beziehung deshalb vor allem wichtig, dass sich die Therapeut/innen ihrer *Absichten* klar werden.

Ein weiterer wichtiger Aspekt besteht darin, dass zwischen generellen Tridentitätsabsichten und konkreten unterschieden werden sollte. Es gibt Klient/innen, die in Leere aufgewachsen sind und auch später viel Leere in den Begegnungen mit anderen Menschen erfahren haben. Viele bedürfen dann neuer Erfahrungen in allen drei Tridentätsinteraktionen, manche brauchen aber besonders einen bestimmten Tridentitätsaspekt. Wenn ein Therapeut oder eine Therapeutin weiß, dass ein Klient oder eine Klientin besonders neue Erfahrungen mit einem wertschätzenden, greifbaren, eigen-sinnigen Gegenüber benötigt, dann ist es sinnvoll, jede Gelegenheit dazu zu nutzen, dass Therapeut bzw. Therapeutin sich als Gegenüber anbieten. Diese Absicht kann sich wie ein „roter Faden" durch die Therapie ziehen, nicht als Zwangsjacke, aber als Orientierung.

Bei manchen Menschen ergeben sich solche Einsichten über einen generellen Tridentitätsbedarf nicht. Hier gilt es, jeweils in der konkreten Situation zu reagieren und die jeweilige Tridentitätsabsicht konkret in der therapeutischen Situation zu formulieren.

Oft können Tridentitätsbedürfnisse der Klient/innen, wie wir in Kapitel 4.9.3 beschrieben haben, nicht über Worte erfasst werden, sondern hängen als Beziehungsaspekte „in der Atmosphäre" zwischen Therapeut/in und Klient/in. Die zwischenleiblichen Erfahrungen und Bedürfnisse der Klient/innen erscheinen als Aspekte in der therapeutischen Beziehung: zumeist unbewusst und präreflexiv, also leiblich. Deswegen sind zumeist die Therapeut/innen darauf angewiesen, über ihre Resonanzen den Tridentitätsbedürfnissen der Klientin oder des Klienten nachzuspüren und das Gespürte als Vermutung in die therapeutische Begegnung einzubringen. Oft werden solche Resonanzen nicht in der konkreten therapeutischen Situation klar, sondern erst im Nachklang und in der Nach-Reflektion. Für diese muss der Therapeut, die Therapeutin sich Zeit nehmen.

6.8.3 Die drei Modi der therapeutischen Begegnung

Hilfreich für das Verständnis der therapeutischen Begegnung ist die Unterscheidung dreier Modi therapeutischer Begegnung, deren Wichtigkeit uns in unserer therapeutischen Arbeit wie auch in Lehrtätigkeit und Supervision deutlich wurde.

Der erste Modus ist die schon beschriebene *Resonanz*. Zwischen Therapeut/in und Klient/in entstehen Schwingungen, die die Achtsamkeit der Therapeutin, des Therapeuten erfordern. Da schwingt etwas hin und her, antwortet auf den jeweils anderen (Response-Resonanz) oder es entstehen gemeinsame Schwingungen (Synchron-Resonanz). Gerade letztere können sich in Gefühlen wie Scham, Trauer, Sehnsucht ausdrücken oder in Zuständen des Körpererlebens wie Beklemmung, Aufregung, lautem Herzklopfen. Häufig sind leibliche Befindlichkeiten wie Enge oder Druck, Resignation, bleierne Müdigkeit und Schwere oder Empfindungen der Leere synchron.

Oft sind solche leiblichen Schwingungen für die Klient/innen unbewusst oder liegen am Rande der Aufmerksamkeit. Wenn in den Therapeut/innen diese Schwingungen der Klientin, des Klienten eigene Schwingungen anregen, z.B. eigene Scham, eigenen Druck, eigene Leere-Empfindungen, dann ist dies keine Unfähigkeit der Therapeutin oder des Therapeuten, die „wegsupervidiert" werden muss, sondern zunächst einmal eine normale menschliche Regung, die durch den Nachweis der Existenz von Spiegelneuronen inzwischen auch wissenschaftlich belegt ist und sogar visuell in Gehirnveränderungen während dieses Prozesses sichtbar gemacht werden kann. Diese generell gegebene Fähigkeit des Menschen ist die Grundlage des Mitgefühls, der Empathie, des einfühlenden Verstehens. Jeder Mensch, dem sie nicht ausgeprügelt oder anders ausgetrieben wurde, hat diese Fähigkeit. Therapeut/innen, die mit Resonanz arbeiten, verfügen über diese Kompetenz in besonders ausgeprägtem Maße und haben sie in besonderer Weise trainiert.

Diese Resonanzfähigkeit und -bereitschaft ist oft lästig und verfolgt uns Therapeut/innen oft bis in die Träume, in die Schlaflosigkeit hinein oder zeigt sicht in psychosomatischen Reaktionen. Wer mag schon gern durch die Angst eines Klienten in seinen eigenen Ängsten aufgewühlt werden. Die Resonanz ist dennoch grundsätzlich hilfreich, weil die Therapeutin, der Therapeut über das eigene Empfinden in der Lage ist, Hinweise auf Empfindungen der Klientin, des Klienten zu erhalten, die diesem nicht bewusst sind und die sich auch nicht (verbal) offenbaren. Das Aufkommen eigener Angstgefühle während einer therapeutischen Begegnung ist kein Beleg für das Auftreten oder Vorhandensein tief versteckter Angst einer Klientin, ist aber oft ein Hinweis, ein Anhaltspunkt für eine Vermutung, eine Spur, an der es sich in der therapeutischen Begegnung zu orientieren lohnt, z. B mit der Nachfrage: „Mir wird gerade ganz eng im Brustkorb und im Herz, während Sie erzählen. Ich spüre Angst. Könnte es sein, dass Sie Angst haben?". Unser Bestreben ist, solche Resonanzen zu nutzen und *in den Dienst der Therapie* zu stellen. Sie sind weder „schlimm" noch Selbstzweck, sondern ein

Weg, unbewusste Anteile des Erlebens eines Menschen spürbar werden zu lassen. Diese Resonanzen wahrzunehmen und ernst zu nehmen, erfordert Achtsamkeit, gute Selbstwahrnehmung und die Fähigkeit, präsent im Hier und Jetzt zu sein, um die Fülle der Schwingungen wahrnehmen und einordnen zu können. Deshalb ist in den leiborientierten Aus- und Fortbildungen das Erlernen von „Sharing" als therapeutisches Handwerkzeug so wichtig – damit die Klient/innen von der Resonanzbereitschaft und -fähigkeit der Therapeut/innen profitieren können, damit ihnen nichts übergestülpt, aber aus Sackgassen herausgeholfen wird.

Der zweite Modus ist die *reflektierende Betrachtung*. Wir treten in der therapeutischen Begegnung oft innerlich beiseite oder halten inne, um zu betrachten: „Was passiert hier eigentlich zwischen uns?" Dies ist die Einnahme einer exzentrischen Position (s. Kap. 2.6). Dabei können uns Schwerpunktsetzungen innerhalb der Tridentität oder Resonanzmuster auffallen, es können diagnostische Hinweise registriert werden bzw. Übertragungsaspekte aufgespürt werden. Manchmal führt diese Spur in einen offenen Dialog mit dem Klienten/der Klientin und ermöglicht so auch ihr/ihm, die Perspektive zu wechseln und für gewünschte Veränderungen zu nutzen. Dieser Modus ist Betrachtung von innen und gleichzeitig von außen, als würde man sich selbst und die therapeutische Begegnung auch aus einer Distanz anschauen. Oft gelingen uns Therapeut/innen solche Momente während der therapeutischen Begegnung. Manchmal erst nachträglich, u.a. wenn wir relativen Abstand brauchen, um das Erlebte betrachten und einordnen zu können. Dies gilt auch, wenn sich Muster überlappen und wunde Punkte getroffen sind.

Um das Wahrgenommene zu reflektieren, bedarf es der Theorie. Theoretische Kategorien und Begrifflichkeiten sind notwendig, um Phänomene, betrachtete Einzelheiten zu verstehen und zu verbinden. Wer nicht weiß, was Übertragung ist, wird sie nicht erkennen. Wer die nährenden, spiegelnden und das Gegenüber betonenden Tridentitätsaspekte nicht versteht, wem diese Kategorien nicht zur Verfügung stehen, wird zwischen ihnen nicht bewusst wechseln können und verpasst therapeutische Chancen. Betrachtung allein genügt nicht, erforderlich ist eine reflektierende, theoriegestützte Betrachtung.

Das Verhältnis beider Modi – der Resonanz und der reflektierenden Betrachtung – ist dadurch gekennzeichnet, dass sie sich gegenseitig unterstützen, ja bedingen.

Die Notwendigkeit der Resonanz betonen wir unermüdlich. Wird sie nicht beachtet, bestimmt nur die reflektierende Betrachtung die therapeutische Begegnung.

Klient/innen können dann nach der Therapie über sich „ein Buch schreiben – verändert hat sich aber nichts", wie dies eine Klientin formulierte. Manchmal wiederholen sich ungewollt, wenn die reflektierende Betrachtung an der ersten Stelle steht und die therapeutische Begegnung prägt, emotionale Kälte, Gefühlsleere und Körperverachtung, wie sie Klient/innen aus früheren Begegnungen ihres Lebens kennen. Solche Erfahrungen haben sie oft krank gemacht, sie brauchen und sie dürfen sich in der therapeutischen Begegnung nicht wiederholen.

Fehlt allerdings die reflektierende Betrachtung, leiden Therapeut/innen oft unter „überschwemmenden" Gefühlen und anderen leiblichen Regungen, die in der therapeutischen Begegnung auftauchen und sie gefangen nehmen. Sicher ist es für viele Klient/innen eine wertvolle und heilungsunterstützende Erfahrung, dass andere Menschen wie die Therapeutin oder der Therapeut mit ihnen in Resonanz gehen und Mitgefühl zeigen. Das ist ein Schritt aus der Vereinsamung und Resignation und schafft einen vertrauensvollen Boden in der therapeutischen Beziehung. Doch das allein fördert noch keine Wahlmöglichkeiten des Erlebens und Verhaltens. Die Scham zu teilen, ist ein Boden, um an ihre Überwindung und Verwandlung zu gehen, doch es überwindet sie noch nicht. Dazu bedarf es der reflektierenden Betrachtung, der Einsicht in die Muster der Klientin oder des Klienten, der Entwicklung von Absichten und des angemessenen und gleichzeitig experimentellen Einsatzes des methodischen Repertoires.

Es gibt noch einen dritten Modus der therapeutischen Begegnung, die *Verantwortung*. Wenn ich mich als Therapeutin oder Therapeut auf eine Begegnung mit einer Klientin oder einem Klienten einlasse, verspreche ich etwas: Ich verspreche, dass ich alles tun werde, was zur Heilung beiträgt. Dafür übernehme ich Verantwortung.

Diese Verantwortung ist begrenzt durch die Würdigung der Kompetenz der Klient/innen. Sie zu achten, ist unsere Aufgabe – und sie entlastet uns von überhöhten und unmöglichen Ansprüchen. Wir Therapeut/innen sind nicht verantwortlich dafür, welchen Lebensweg eine Klientin, ein Klient einschlägt. Wenn wir vorschlagen, ein Kleckerbild zu erstellen oder die Hand auf das Herz zu legen und einige Atemzüge lang dorthin zu spüren, wissen wir nicht, was die Klient/innen spüren werden. Wir sind nicht verantwortlich dafür (und können es nicht sein), ob die betreffende Person etwas Angenehmes oder Unangenehmes spürt. Doch Verantwortung übernehmen wir für das therapeutische Setting, für den Rahmen unserer gemeinsamen Arbeit. Verantwortung übernehmen wir dafür, dass und welche Experimente wir vorschlagen (noch einmal: nicht für deren Ergebnis), und für die Absichten, die wir damit befolgen (auch hier: nicht für deren Verwirklichung). Wir können unserer Verantwortung gerecht werden, indem wir den Klient/innen mitteilen, dass sie sich auf Überraschendes einlassen, wenn sie unserem Vorschlag eines Experimentes folgen. Der Wunsch einer Klientin, Gefühle wie Freude und Lebenslust wiederzubeleben, schließt das Risiko ein, dass auch die Gefühle und Erfahrungen lebendig werden, die die Freude und die Lebenslust in die Emigration getrieben haben. Die Absicht einer Therapeutin, einer Klientin „etwas Gutes" zu tun, indem sie ihr ein bestimmtes Experiment vorschlägt, kann nicht nur Traumhaftes, sondern auch Alptraumhaftes anregen. Das Erleben lässt sich nicht dirigieren.

Unsere Verantwortung ist, dass wir den Klient/innen in Würde begegnen und dass wir unsere eigene Würde achten.

Die gewichtigste Verantwortung besteht darin, dass wir uns bemühen, unsere Klient/innen nicht im Stich zu lassen. Diese Verantwortung ist eine Hilfe und eine innere Unterstützung dafür, wenn Schwierigkeiten in der Resonanz auftreten. Betrachten wir dazu ein Beispiel:

Eine Klientin erzählt von Gewalterfahrungen. Sie erzählt nicht nur, sondern lässt zu, dass ihre Angst und ihre Ohnmacht lebendig werden. Bei der Therapeutin werden eigene Angst- und u.a. Ohnmachtserfahrungen lebendig. „Eigentlich" ist ihr das Mitschwingen zu viel. Doch jetzt die Klientin emotional allein zu lassen, würde bedeuten, sie im Stich zu lassen und ihr den Weg zu verbauen, Angst in Kraft und Ohnmacht in ein Aufrichten umzuwandeln. Der Therapeutin hilft es, zu reflektieren: Die Klientin erlebt eine Krise und braucht Halt. Also bietet sie ihr diesen Halt an, indem sie ihr die Hand anbietet. Als die Klientin sie ergreift, gibt dies auch der Therapeutin Halt. Die Therapeutin weiß auch, dass es für sie wichtig ist, wenn sie Angst verspürt, bewusst langsam und lange zu atmen. Also tut sie dies und verändert ihre Sitzhaltung so, dass dies möglich ist. Diese kleine Haltungsänderung ermöglicht ihr, an der Seite der Klientin zu bleiben und mit ihr einen Weg aus Angst und Ohnmacht herauszufinden.

Und ein anderes Beispiel:
Ein Therapeut arbeitet mit seinem zunehmend in die Erstarrung gehenden Klienten und gerät selbst in die Erstarrung. Die synchrone Resonanz des Therapeuten

verstärkt die Erstarrung des Klienten, bietet zumindest keinen Ausweg. Dass der Therapeut in sich die Erstarrung spürt, ist positiv, würde er darin verharren, wäre dies ein Desaster. Um den Weg der Veränderung zu beschreiten, muss er die beiden anderen Modi zu Hilfe nehmen. Seine reflektierende Betrachtung richtet sich nach innen (Ich sitze fest) und wirft einen Blick von außen auf die therapeutische Begegnung (Ich drehe mich mit dem Klienten im Kreis.) Seine Verantwortlichkeit bewegt ihn, etwas zu tun, um die eigene Erstarrung zu lösen. Er spricht dies aus: „Ich spüre, wie Sie und wie ich immer mehr erstarren – doch dabei will ich es nicht belassen." Und er sucht kleine Schritte, die ihm aus der Erstarrung helfen und die er sich und dem Klienten anbietet. Zum Beispiel: „Lassen Sie uns aufstehen und gemeinsam ein paar Schritte gehen." Dann setzen sie ihre Arbeit fort, innerlich und äußerlich bewegt.

Wenn alle drei Modi der therapeutischen Begegnung ernst genommen und genutzt werden, wird die therapeutische Arbeit für die Therapeut/innen leichter, weil man eigenes Erleben und das, was in therapeutischen Prozessen passiert, professionell durchschaut und auch, aber nicht ausschließlich persönlich nimmt. Und die therapeutische Arbeit wird für die Klient/innen wirkungsvoller.

6.9 Anti-Ideologie: Ideale, Haltungen und Werte

Häufig hören wir von Teilnehmer/innen unserer Fortbildungen, dass Kreative Leibtherapeut/innen „nicht werten". Dies ist ein Mythos. Der Eindruck des „Nicht-Wertens" entsteht offensichtlich bei einigen, weil sie die für sie oft sensationelle Erfahrung machen, dass es uns in der Therapie nicht um Richtig oder Falsch im Sinne von richtigem und falschen Erleben geht, dass wir Erlebnisräume öffnen und die Beteiligten ermuntern und konkret darin unterstützen, ihre eigenen Werte zu entdecken und eigene Bewertungen vorzunehmen. Das ist gut so, das ist richtig, das ist notwendig, um den Menschen, mit denen wir arbeiten, Möglichkeiten der Selbstentdeckung und Selbstentwicklung zu geben und ihnen eine Atmosphäre anzubieten, in der sie ihre Wahlmöglichkeiten erweitern können.

Die Menschen mit denen wir arbeiten, kennen *Ab*wertungen – wenn diese bei uns ausbleiben, erscheint es ihnen so, als würden wir nicht werten. Anderen erscheint die therapeutische Haltung, mit der wir ihnen in der Kreativen Leibtherapie begegnen und die wir lehren, so selbstverständlich, dass sie den zugrunde liegenden Werten zunächst einmal keine Aufmerksamkeit schenken. Unsere therapeutische Haltung und Praxis schließt Werte und Bewertungen ein und zwar in dreierlei Hinsicht:

Erstens fußt unsere therapeutische Haltung auf *humanistischen* Werten, vor allem auf dem Wert der *Würde*. Würde ist für uns kein abstraktes Wort, das seinen Platz lediglich in Leitbildern und Gedenkreden findet. Würde ist praktisch und hat praktisch zu sein, zeigt sich im konkreten Umgang der Menschen miteinander. Sich in der Therapie an Würde zu orientieren bedeutet, die Klientinnen und Klienten zu würdigen, in ihren Auffassungen und Haltungen, in ihren Bewertungen, in ihren Gefühlen und Neigungen.

Die Würde in der Therapie praktisch werden zu lassen, beinhaltet auch, uns als Menschen und Therapeut/innen zu würdigen, auf unsere Grenzen zu achten, unsere Resonanz, unsere Impulse, unsere eigenen Werte und unsere Würde ernst zu nehmen.

Daneben ist uns der Wert der größtmöglichen *Freiheit* wichtig (nicht der absoluten Freiheit!). Wenn wir Menschen darin unterstützen, sich gegen Zwang und Erniedrigung aufzulehnen, dann unterstützen wir auch ihre Freiheit. Wenn wir sie begleiten, ihre Wahlmöglichkeiten zu vergrößern, erweitern wir auch ihre inneren Freiheiten, sich zu diesem oder jenem Leben zu entscheiden.

Noch einen dritten Wert vertreten wir: *Solidarität*. Wenn wir Mitgefühl mit dem Leiden der Klientinnen und Klienten zeigen, dann sind wir solidarisch. Wenn wir den Eigensinn der Klient/innen würdigen und ihre Suche nach Wahlmöglichkeiten unterstützen, dann werden wir dies nie tun, indem wir zu einer Erniedrigung anderer (nicht zu verwechseln mit dem Widerstand gegen Täter und Peiniger!) auffordern. Im Gegenteil: Wir sind der festen Überzeugung, dass die Würdigung der Persönlichkeit des einzelnen Menschen, die Förderung der freien Wahlmöglichkeiten, die Befreiung seiner Lebendigkeit einer solidarischen Haltung anderen gegenüber nicht entgegensteht, sondern sie ebenso voraussetzt wie begünstigt. Die Würdigung der eigenen Person und der solidarische Respekt gegenüber anderen sind Schwestern, die gemeinsam ein würdevolles, solidarisches Leben ermöglichen.

All diese Werte, die wir gemeinsam mit anderen im großen Bereich der humanistischen Therapien vertreten, sprechen wir offen aus und wir verkörpern sie in unserer therapeutischen Praxis. Das schließt zu unserem Bedauern nicht aus, dass wir Menschen auch kränken oder verletzen, seien es Klient/innen, Fortbildungsteilnehmer/innen oder Kolleg/innen. Wir bemühen uns, diese Werte so transparent und konsequent wie möglich zu praktizieren. Dass manches anders wirkt, als es beabsichtigt ist, und dass wir Fehler machen, ist menschlich und erfordert einen möglichst offenen Umgang damit.

In der therapeutischen Praxis zeigt sich auch eine weitere Qualität des Bewertens, indem wir *positiv alles unterstützen, was die Würde der Klient/innen fördert.* Wenn ein Opfer sich gegen den Erniedriger auflehnt, sitzen wir nicht wertfrei mit neutralem Gesicht dabei, sondern sind parteilich und freuen uns. Wenn eine Klientin zögert, ihren kreativen Ausdrucksmöglichkeiten zu vertrauen, dann ermuntern wir sie. Wenn ein Mann es wagt, durch seine Scham hindurch und trotz seiner Beschämungserfahrungen seinen Schmerz zu zeigen, dann begrüßen wir dies. Wenn ein Mensch sich selbst chronisch abwertet, erschüttert uns dies, und wir versuchen, dem entgegenzuwirken. All dies ist nicht „wertfrei" – es ist frei von Abwertungen, aber nicht frei von Werten.

Ist dann die Kreative Leibtherapie zwar nicht wertfrei, kennt aber nur positive Bewertungen? Auch so ist es nicht und damit sind wir bei einem weiteren Aspekt der Werte und Bewertungen Kreativer Leibtherapie: *Wir ziehen Grenzen und sagen laut und deutlich „Nein".* Wenn wir die „Stiftung Würde" ins Leben gerufen haben, dann wenden wir uns gegen Entwürdigung. Wenn wir die Erweiterung von Wahlmöglichkeiten fördern, dann wenden wir uns gegen die Einengung von Wahlmöglichkeiten der Menschen. Wir sagen „Nein", laut und deutlich „Nein" gegen Gewalt, gegen sexuelle Übergriffe (auch in der Therapie!), gegen Verachtung, Missachtung und Beschämung und auch „Nein" gegenüber den Therapeut/innen und auch angehenden Therapeut/innen, die sich dessen schuldig machen. Wir haben ein großes Herz, wie oft gesagt wird, aber auch dieses Herz hat Grenzen. Wir haben kein Herz dafür, wenn die Würde der Menschen mit Füßen getreten wird.

Unser Bild zum Thema der Werte ist ein großer und bunter Garten, in dem die wunderbare Vielfalt menschlicher Lebendigkeit in all ihren Kostbarkeiten erblühen kann. Manche dieser Blüten entsprechen vielleicht nicht unserem individuellen Geschmack, aber wir achten und schätzen ihre Einzigartigkeit und Kostbarkeit. Dieser Wildgarten braucht keine Gärtner, die sagen, was gut ist und was schlecht, was Unkraut ist und was Zierpflanze. Dieser Garten braucht aber

Wächter, Wächter gegen diejenigen, die ihn zerstören wollen, und Wächter gegen diejenigen, die die unnützen Pflanzen aussortieren und die anderen in Reih und Glied sortieren wollen. Wenn Menschen mit diesen ihn würdigenden Werten den Wildgarten beschützen, kann er wachsen und gedeihen.

Den Bemühungen, einen solchen bunten Garten zu normieren, begegnen wir immer wieder in der therapeutischen Szene. Nicht genug, dass viele Klient/innen voll von Botschaften sind, unter denen sie leiden, begegnen sie in der Therapie manchmal zusätzlich offenen oder versteckten Ideologien. Was verstehe ich unter „Ideologien"? Ich meine damit Weltbilder, die in sich geschlossen sind und „wissen", was richtig und was falsch ist. Zu bemerken sind Ideologien an sprachlichen Wendungen:

» „*Immer* steckt hinter der Depression unterdrückte Wut." Warum nicht auch Trauer und andere Gefühle?
» „Nach dem Trauerjahr *muss* die Trauer aber zu Ende sein." Warum darf das Maß der Trauer nicht subjektiv und individuell sein?
» „Wenn etwas in der Atmosphäre hängt, *muss man* Musik anbieten." Warum nicht auch die Arbeit mit Farben, wenn eine Klientin, ein Klient dies bevorzugt?
» „*Nie* darf man Klient/innen berühren." Warum nicht, wenn eine Klientin, ein Klient dies wünscht und sich z. B. nach einer Umarmung sehnt?
» „*Alle* Erkrankungen haben eine psychosoziale Ursache." Warum eigentlich? Warum kann man nicht einfach Pech haben und sich anstecken?
» Usw.

Wenn Formulierungen wie „immer", „nie", „müssen", „alle", „man" u.ä. im Sprachschatz der Therapeut/innen auftauchen, dann droht die Gefahr ideologischer Verallgemeinerungen. Solche Ideologien sind bequem, denn sie bieten einfache Erklärungen und verheißen klare und eindeutige Lösungen. Dies macht die Kraft und Beharrlichkeit verständlich, mit der sie überleben, manchmal auch bei Menschen, die ganz anderes wollen. Die Sehnsucht nach einfachen Lösungen ist groß.

Doch Menschen sind komplex und kompliziert. Die Gefahr ideologischen Denkens und Verhaltens besteht darin, dass die individuelle Besonderheit eines jeden Menschen und damit ein Kern seiner Leiblichkeit negiert werden. Wenn „immer" ein konkretes Phänomen durch dieses oder jenes zu erklären ist und „alle" Therapeut/innen deshalb zu dieser Methode greifen oder sich in einer bestimmten Weise verhalten „müssen", dann braucht „man" sich nicht mehr auf die mühsame Suche nach den individuellen Besonderheiten des Klienten oder der Klientin zu begeben. Doch dieser individuelle Weg ist notwendig, und ich hoffe, mit den Komplexen Theoriemodulen der Big Ten einige Hilfen zur Bewältigung der Komplexität gegeben zu haben.

Die Kraft der Ideologien ist deshalb so groß, weil Menschen Orientierungen suchen im Dschungel der Komplexität menschlichen und damit auch therapeutischen Verhaltens. Solche Orientierungen sind für uns nicht Ideologien, sondern Werte. Kreative Leibtherapeut/innen vertreten Werte, gemeinsame Werte und darüber hinaus individuelle je nach den biografischen und persönlichen Besonderheiten der jeweiligen Therapeut/innen. Solche Werte können wie ein Kompass wirken, an dem sich die Therapeut/innen orientieren können. Nicht: Diesen Weg muss man immer gehen! Sondern: Ich bin dafür, mich in diese Richtung zu orientieren. Wir nehmen eine Haltung ein und vertreten Werte, nicht mehr und nicht weniger.

Dabei ist es wichtig, dass wir Therapeut/innen unsere Werte transparent machen, als *eigene* Werte, nicht als solche, die auch die Klient/innen vertreten „müssen".

Eine Klientin hat viel Gewalt seitens ihres Vaters erfahren. Dies hat dazu geführt, dass sie auf jegliche Aggressivität zu verzichten versucht, um nicht so zu werden „wie er". Sie steht nun in einer Situation, in der sie sich bemüht, gegenüber Ansprüchen einer Kollegin, von der sie sich „klein gemacht" fühlt und der sie es „nie recht machen" kann, auch einmal „Nein" zu sagen.

Als sie dies in der therapeutischen Situation probeweise szenisch spielt, hält sie inne und sagt: „Damit wäre ich doch übergriffig." Die Therapeutin erzählt von sich, dass sie ebenfalls „Übergriffigkeit", Gewalt und Erniedrigung, wie die Klientin sie erfahren hat, für ihr Handeln ablehnt, dass aber für sie Sich-Wehren und Aggressivität nahe beieinander lägen und dass Aggressivität auch zum Leben gehöre, sonst könne man sich nie wehren und überlasse den Tätern und Machtausnutzer/innen das Feld.

„Aber wo ist die Grenze?", fragt die Klientin.

„Das müssen Sie für sich herausfinden", antwortet die Therapeutin, „für mich ist sie da, wo ich andere erniedrige."

„Vielleicht da, wo der andere keine Chance mehr hat? Wo ich ihn als Person zerstören will?" Diese Unterscheidung hilft ihr, „Nein" zu sagen, dies mit Unterstützung der Therapeutin gegenüber der Kollegin beispielhaft zu üben und ihre Art von Aggressivität zuzulassen, ohne die Würde der anderen zu verletzen.

Werte sind oft Thema in den Therapien, und sie werden unbewusst und meist unbenannt in Therapien lebendig. Wichtig ist, dass sich Therapeut/innen mit ihren Werten und Haltungen auseinandersetzen und sie sich bewusst machen. Das hilft gegen ideologische Restbestände im eigenen Denken und Verhalten. Das hilft zur Entwicklung einer anti-ideologischen Haltung. Kreative Leibtherapie und Ideologien sind in ihrem Wesen unvereinbar.

7 Weitere Quellen

Die Kreative Leibtherapie knüpft an zahlreiche wissenschaftliche und therapeutische Traditionen an. Eine bedeutsame Quelle, aus der sie wie jede therapeutische Richtung entstammt, sind die Erfahrungen und Modelle der Psychotherapie. Ohne die Vorarbeiten seit Sigmund Freud und ohne die Ergebnisse der Psychotherapieforschung (u.a. Grawe/Donati/Bernauer 1994) ist Kreative Leibtherapie nicht denkbar. Auf einzelne, besonders wichtige psychotherapeutische Vertreter bin ich in den bisherigen Kapiteln eingegangen.

Auf die reiche Quelle der Phänomenologischen Philosophie wurde bereits ausführlich Bezug genommen. Desgleichen auf unterschiedliche andere (sozial-) wissenschaftliche Autorinnen und Autoren. Ebenso erwähnt und herangezogen wurden eigene Forschungsprojekte, vor allem in den Big Ten. An Ergebnisse der Säuglingsforschung und sonstigen Entwicklungspsychologie habe ich angeknüpft, ausführlicher werde ich mich damit in Veröffentlichungen über leiborientierte kreative Kinder- und Jugendlichentherapie beschäftigen.

Offen bleiben noch einige Bezüge zu den Quellen aus der Neurobiologie, soweit sie nicht schon in diesem Buch, z. B. in Kapitel 5.6 Traumafolgen, Beachtung gefunden haben. Ferner schöpft Kreative Leibtherapie aus dem, was den Künsten innewohnt.

7.1 Neurobiologie

Die Neurobiologie hat, was ihre Relevanz für die Kreative Leibtherapie betrifft, zwei Gesichter: Zum einen verbreiten prominente Vertreter neurobiologischer Forschung ein angeblich auf diese Forschung gestütztes Menschenbild, das dem Leibverständnis diametral entgegengesetzt ist. Auf der anderen Seite gibt es eine Fülle von Forschungsergebnissen, welche Auffassungen der Kreativen Leibtherapie unterstützen und belegen. Auf manche dieser Ergebnisse bin ich in den vorherigen Kapiteln eingegangen, zum Beispiel in den Ausführungen über die Traumafolgen und die leibtherapeutische Arbeit mit Menschen, die unter diesen

Traumafolgen leiden. Ich werde dies hier zunächst um zentrale Aspekte ergänzen, in denen neurobiologische Forschungsergebnisse Grundannahmen, Grundhaltungen und Modelle des Erlebens der Kreativen Leibtherapie unterstützen, bevor ich grundsätzliche Ausführungen zum Verhältnis von Neurobiologie und Menschenbild anschließe.

7.1.1 Neurobiologie und Körperbild

Die meisten Neurowissenschaftler/innen beschränkten sich in ihren Experimenten und in der Entwicklung ihrer theoretischen Modelle ausschließlich auf das Gehirn und seine Funktionen. Schaut man etwas genauer hin, ist das Gehirn aber gar nicht so isoliert zu betrachten, wie es neurobiologisch zumeist beschrieben wird. Es steht im ständigen Austausch mit den anderen Teilen des Körpers. Es ist selbst ein Teil des Körpers und sämtlichen biochemischen und anderen Prozessen, die sich im Gesamtkörper abspielen, unterworfen. Immer gab es und gibt es auch Forscher/innen, die diese Wechselbeziehungen sehen und berücksichtigen. Antonio R. Damasio macht sie ausdrücklich zum Gegenstand seiner Untersuchungen: „Geist erwächst so offenkundig aus der Aktivität von Neuronen, dass man nur das Verhalten von Neuronen erörtert, als vollziehe es sich unabhängig vom Rest des Organismus. Nun habe ich aber bei der Untersuchung von Gedächtnis-, Sprach- und Denkstörungen zahlreicher hirngeschädigter Personen die feste Überzeugung gewonnen, dass geistige Aktivität in ihren einfachsten und höchsten Ausprägungen nicht nur auf das Gehirn, sondern auch auf den restlichen Körper angewiesen ist. Ich glaube, dass der Restkörper für das Gehirn mehr leistet als nur Unterstützung und Modulation: Er ist ein Grundthema für Repräsentationen im Gehirn." (Damasio 1997, S. 18)

Der Körper als Grundthema der Repräsentation im Gehirn – die Lebens- und Erlebensbedingungen eines Säuglings bestätigen diese These. In den ersten Lebenswochen und -monaten entstehen die grundlegenden neuronalen Verschaltungen, die wichtigsten ‚Trampelpfade' im Gehirn. Dies geschieht, wie wir gesehen haben, aufgrund von Erfahrungen. Aber welche Erfahrungen macht der Säugling, der im Bett liegt: er hat den Körper und seinen Nah-Raum, das ist seine Welt. Bevor er erkunden kann, was in einer Schachtel innen und außen ist, weiß er, was in seinem Körper innen ist, und dass etwas hinaus möchte oder von außen etwas als Nahrung hinein soll. Bevor er weiß, dass ein Weg sich nach rechts oder links gabelt, macht er Erfahrungen mit seiner rechten und seiner linken Körperhälfte, mit der rechten und der linken Hand. Bevor er den Himmel erkennen kann und die unterschiedlichen Arten des Bodens betrachtet und erlebt, nimmt der Säugling im Bett wahr, wie sich die Mutter von oben über ihn beugt und die Hände unter seinen Rücken legt, um ihn zu heben. Die primären Leiberfahrungen – primär im doppelten Sinne von früh und grundlegend (s. Kap. 4.8) – sind Körpererfahrungen. Die Erfahrungen mit dem Erleben des eigenen Körpers schaffen die ersten ‚Trampelpfade' im Gehirn.

Und nun bestätigt Damasios Hirnforschung diesen Zusammenhang zwischen Körpererleben und Wahrnehmung der Welt: „Übergeordnete Repräsentationen des Körpers in Aktion liefern nach meiner Auffassung ein räumliches und zeitliches Bezugssystem, eine Metrik, die zur Grundlage anderer Repräsentationen werden könnte. Die Vorstellung dessen, was wir heute als dreidimensionalen Raum konstruieren, wird demnach im Gehirn entwickelt – ausgehend von der Anatomie des Körpers und seinen Bewegungsmustern in der Umwelt." (Damasio 1997, S. 312)

Damasio beschreibt, „dass der Körper, wie er im Gehirn repräsentiert ist, möglicherweise das unentbehrliche Bezugssystem für die neuronalen Prozesse bildet, die wir als Bewusstsein erleben; dass unser eigener Organismus und nicht irgendeine absolute äußere Realität den Orientierungsrahmen abgibt für die Konstruktion, die wir von unserer Umgebung anfertigen, und für die Konstruktion der allgegenwärtigen Subjektivität, die wesentlicher Bestandteil unserer Erfahrungen ist; dass sich unsere erhabensten Gedanken und größten Taten, unsere höchsten Freuden und tiefsten Verzweiflungen den Körper als Maßstab nehmen." (Damasio 1997, S. 17)

Was sind die „übergeordneten Repräsentationen des Körpers" im Gehirn? Was ist der Orientierungsrahmen, den der Körper dem Gehirn fortwährend liefert? Es ist das Körperbild. Im Körperbild kristallisiert sich das Erleben des Körpers und das Erleben der Welt durch den Körper (vgl. Kap. 4.10).

7.1.2 Neurobiologie und Erregungskonturen

Die Hirnforschung bestätigt unseren leibtherapeutischen Ansatz, Erregungskonturen diagnostisch zu erfassen und mit ihnen verändernd zu arbeiten. Erregungsverläufe werden schon von Säuglingen gelernt. Sie ordnen z. B. ein anschwellendes Geräusch einem sich nähernden Fahrzeug zu, das ihnen in einem Film gezeigt wird, nicht einem sich entfernenden. Steigende, anschwellende und abfallende, verblassende, heftige, abgehackte, niedrige oder hohe Erregung, das sind Leibregungen, die sie an sich, in ihrem eigenen Körpererleben und gleichzeitig in ihrer nahen Umgebung, im Kontakt mit der Mutter oder anderen nahe stehenden Personen erfahren. Wir haben diese Ergebnisse der Säuglingsforschung beschrieben und daraus unser Konzept der Arbeit mit Erregungskonturen abgeleitet (Baer/Frick-Baer 2001a/2008).

Die Neurowissenschaften erklären, dass und wie diese Erregungsverläufe zu verfestigten Konturen und damit zu Leibmustern des Säuglings bzw. Kleinkindes werden: Die spezifischen Erregungsverfahren wiederholen sich und bilden Spurrillen, also grundlegende neuronale Verbindungen im Gehirn des Kindes. Gerade weil am Anfang die Sinne noch nicht so ausdifferenziert sind und die Wahrnehmung noch nicht präzise zwischen Hören, Sehen, Fühlen usw. unterscheiden kann, sind die Ähnlichkeiten des Intensitätsverlaufs („hoch – niedrig", „ansteigend – abschwellend", „abrupt – stetig", usw.) ausschlaggebend für die ersten Spurrillen im Gehirn. Erst später können die differenzierteren Wahrnehmungen ihre Spuren hinterlassen.

Hinzu kommt ein weiterer Umstand: In den neuronalen Prozessen des Gehirns finden sich zahlreiche Analogien zu Erregungsverläufen bzw. Erregungskonturen. Neuronen arbeiten, indem sie erregt werden. Zwischen verschiedenen, elektrisch geladenen Atomen besteht ein labiles Gleichgewicht, da diese Atome im Netz von Seiten der Zelle ständig mit der Umgebung ausgetauscht werden. Innerhalb von einer bis zehn Millisekunden kann sich ein lawinenartig zunehmender Prozess ergeben und sich in ebenso kurzer Zeit wieder auf einem Ruhepotenzial einpendeln. „Man nennt einen solchen explosionsartigen Vorgang ein Aktionspotenzial. (…) Der Wert der Spannung, den das Ruhepotenzial überschreiten muss, damit es zu einem Aktionspotenzial kommt, wird Schwelle genannt. Wird ein Neuron erregt, dann verschiebt sich sein Ruhepotenzial mehr und mehr auf die Schwelle zu, bis das Neuron selbst ein Aktionspotenzial produziert (man sagt, es ‚feuert'). Aktionspotenziale finden zwar zunächst an einem bestimmten Ort der Membran statt, bereiten sich jedoch sehr rasch entlang dem Axon aus, das die Aktionspotenziale zu anderen Zellen weiterleitet." (Spitzer 2000, S. 20)

Wohlgemerkt: Aus Erregungsverläufen im Gehirn kann und darf man nicht ohne weiteres auf Erregungsverläufe im gesamten Erleben schließen. Es handelt sich um Analogien, nicht mehr, aber auch nicht weniger. Die primäre Leiberfahrung ist das Erleben im eigenen Körper, und dazu gehören Erregungsverläufe im Gehirn wie in vielen anderen Körperbereichen. Wenn wir nun in der Therapie Erregungsverläufe betrachten, stellen wir fest, dass es auch dort bei vielen Klient/innen Schwellenwerte gibt, an denen eine Erregung sich zu einer Krise entwickelt oder aber bei deren Erreichen der Erregungsverlauf in sich zusammensacken kann. Wenn eine Klientin beispielsweise berichtet, dass ihre Erregung in der Vorbereitung auf ein Ereignis, das sie freudig erwartet, stetig ansteigt, dann an einer bestimmten Stelle jedoch abrupt in sich zusammensackt, wird die Frage wichtig sein, an welcher Schwelle das Umschlagen erfolgt. Wie schon beschrieben, arbeiten wir hier mit Musik, Gestaltung, Tanz und Bewegung, um solche Erregungsverläufe erlebbar werden zu lassen und gleichzeitig Möglichkeiten zu schaffen, verändernde Experimente durchzuführen. Die praktischen Erfahrungen haben gezeigt, dass der Begriff der Schwelle therapeutisch fruchtbar ist.

7.1.3 Neurobiologie, Spiegelneuronen und Resonanz

„Die Patientin liegt wach im Operationssaal eines Krankenhauses im kanadischen Toronto. Ihr Kopf ist fest in einem Metallkäfig justiert, in der Schädeldecke über ihrem Stirnhirn klafft ein Loch. Wie Infusionsschläuche ragen zwei Mikroelektroden aus den Innereien ihres Geistes. Eigentlich unterzieht sich die Frau einem Eingriff gegen schwere Depression; gleichzeitig hat sie aber dem Physiologen William Hutchison erlaubt, an ihrem Gehirn ein neurowissenschaftliches Experiment vorzunehmen.

‚Schmerzt Sie das?‘, fragt Hutchison und piekst die Frau mit einer Nadel in den Zeigefinger. Noch bevor sie ihm mit ‚Ja‘ antwortet, messen die Sensoren das Feuern einer Einzelzelle. Kurze Zeit später sticht sich Hutchison vor ihren Augen selbst in den Finger. Erneut registrieren die Elektroden das Aufflackern der Schmerzzelle. Die Frau verneint jedoch, irgendetwas zu spüren. [Anm. d. Verf.: Das Aufflackern weist auf die Fähigkeit zum Mitgefühl hin.]

Mit diesem Versuch hat der Wissenschaftler der Universität Toronto wohl erstmalig beim Menschen ein einzelnes Spiegelneuron beobachtet. Dieser Zelltyp versetzt Forscher weltweit in helle Aufregung – sehen sie in ihm doch die Basis für eine Reihe ureigener menschlicher Leistungen: das Erkennen fremder Absichten und Gefühle und sogar die Entwicklung von Sprache und Kultur.

Spiegelneuronen sind Nervenzellen mit einer Doppelfunktion. Einerseits sind sie an sensorischen oder motorischen Funktionen des Gehirns beteiligt – wie es bei den Schmerzzellen der Fall ist. Andererseits spiegeln sie Vorgänge, die wir in unserer Umgebung beobachten, in einer Art neuronaler Simulation nach.” (Breuer 2002, S. 70)

Die Entdeckung der Spiegelneuronen ist eine Sensation. Ursprünglich wurden sie von dem italienischen Neurophysiologen Giacomo Rizzolatti durch Zufall bei Experimenten mit Makaken-Affen entdeckt. Man schloss deren Gehirn an visuelle Messgeräte an und versuchte unterschiedliche Gehirnaktivitäten zu messen, je nachdem nach welchen Gegenständen die Affen griffen. Zufällig wurde beobachtet, wie bestimmte Hirnregionen auch aktiv wurden, wenn die Affen nicht selbst nach Gegenständen griffen, sondern sahen, dass ein Wissenschaftler seine Hand nach ein paar Erdnüssen ausstreckte (vgl. Jäger 2003, S. 42).

Die Existenz der Spiegelneuronen ist eine biochemische Grundlage der Resonanz. Der Neuro-Wissenschaftler Vittorio Galese erklärte zu den Spiegelneuronen: „Sie erlauben Menschen vermutlich, sich in andere hineinzuversetzen." (zitiert nach Breuer 2002, S.71) Sie ermöglichen, dass das Gehirn etwas wahrnehmen, speichern und verarbeiten kann, was Menschen selbst nicht erleben. Das Gehirn beobachtet nicht nur, sondern erlebt mit. Das, was wir als Resonanz und Mitschwingen bezeichnen und was Zwischenleiblichkeit ermöglicht (Kap. 2.2.9), ist biochemisch ein Mitfeuern der Spiegelneuronen. Diese Fähigkeit des Gehirns ermöglicht das Mitgefühl, ermöglicht Fantasiereisen, ermöglicht die Resonanz auf andere Menschen oder auf Filme, das ‚Mitgehen' beim Lesen von Romanen und viele andere Alltagsfähigkeiten. Ich betone: „ermöglicht". Die biochemische Existenz von Spiegelneuronen allein schreibt keine Liebesbriefe und leistet keine mitfühlende Solidarität, verhindert keine Herzlosigkeit, Rohheit und Kälte. Aber sie ist offensichtlich eine biochemische Grundlage, dass sich Menschen in andere hineinversetzen können. Welche Schlussfolgerungen sie daraus für ihr Handeln ziehen, hat mit ihren Lebenserfahrungen zu tun und damit, wie sie diese Erfahrungen verarbeiten.

7.1.4 Neurobiologie und Verraumen

Eine Reihe von Forschungsergebnissen belegt, dass das Hirn in vielfacher Hinsicht auf räumliche Orientierung angelegt ist. Tiere wie Menschen müssen sich in Räumen orientieren, Räume können notwendigerweise eine überlebenswichtige Bedeutung haben. Zum Beispiel gibt es unterschiedliche Hirnregionen, in denen mathematische Aufgaben genau berechnet oder ungefähr geschätzt werden. Der Vorgang genauer Lösung von Rechenaufgaben vollzieht sich in dem Hirnbereich, der für Sprache zuständig ist, der Vorgang ungefährer Schätzung vollzieht sich in dem Bereich räumliche Orientierung (s.a. Spitzer 2001, S. 28f). Dass das Gehirn darauf angelegt ist, sich räumlich zu orientieren und Räume Bedeutungen zuzumessen, ergibt sich aus den Notwendigkeiten, in der Natur zu überleben. Dort gibt es keine Hinweisschilder, Autobahnen, keine Fußgängerwege oder Parkplätze. Eine schnelle und manchmal vorläufige und ungefähre Orientierung in den Räumen ist bei der Jagd oder auf der Flucht vor Bedrohungen von überlebenswichtiger Bedeutung. Gerade weil es um das Überleben geht, ist jede räumliche Orientierung mit Bewertungen verbunden: Diese Gegend ist sicher, in jener Gegend gibt es Beeren, die das Überleben ermöglichen, dort ist es gefährlich. Die Neurowissenschaften belegen die Bedeutung der räumlichen Orientierung und Bewertung durch zahlreiche Einzelexperimente, die alle wiederzugeben sich hier nicht lohnt. Die Betonung des Räumlichen ist eine Bestätigung dessen, was wir aus der leibphänomenologischen Philosophie wissen, und was uns die praktische therapeutische Erfahrung täglich bestätigt. Räumlichkeit ist eine der grundlegenden Qualitäten (s. Kap. 2.2.3). Wir nutzen Bedeutungsräume und das Verraumen diagnostisch und therapeutisch (s. Kap. 4.3 und 4.4).

In der Therapie haben wir ebenfalls die Erfahrung gemacht, dass äußere Haltungswechsel häufig mit einem Wechsel der inneren Haltung einhergehen. Wer äußerlich in sich zusammensackt, kann (ich betone: kann) dieses Zusammensacken auch erleben, wer sich aufrichtet, kann darüber einen Zugang zu einer inneren Haltung des Aufrichtens und der Aufrichtigkeit gewinnen. Damit verbunden ist oft der Perspektivwechsel. Ein Bild aus verschiedenen Perspektiven anzuschauen, mal von nah, von fern, stehend oder liegend, auf dem Kopf stehend oder von der Seite her, kann neue Einsichten eröffnen. Die Hirnforschung hat diesen Umstand bestätigt. Es gibt eine Region des Gehirns, die zuständig ist für die räumliche Lokalisation. Dies beinhaltet nicht nur die Orientierung, wo sich was im Raum befindet, sondern auch, wo wir uns als Betrachter/innen befinden und welche Bedeutung welche Bereiche des Raumes für uns haben. Ist dieser Bereich des Gehirns verletzt, hat dies Auswirkungen darauf, wie Menschen sich räumlich zuordnen. So weit, so gut. Überraschend, ja sensationell finde ich, dass mit dem Verlust der Fähigkeit der räumlichen Lokalisation diese Menschen auch die Möglichkeit verlieren, die Sichtweise anderer Menschen zu akzeptieren, also einen Perspektivwechsel vorzunehmen und sich in diese hineinzuversetzen: „Im rechten PP (Parietalen Cortex) dominiert die räumliche Lokalisation, die konkrete oder mentale Konstruktion des Raumes mit der Möglichkeit des Perspektivwechsels. Nach Verletzungen des rechten PP können Patienten ihre verschiedenen Aufenthaltsorte nicht mehr räumlich und zeitlich auseinander halten und behaupten z. B., an verschiedenen Orten gleichzeitig zu sein; sie sehen selbst darin jedoch nichts Eigenartiges. (…). Solche Patienten nehmen generell einen stark egozentrierten Standpunkt ein; sie sind unfähig, die Sichtweise anderer zu akzeptieren." (Roth 1997, S. 167)

Die Möglichkeit des räumlichen Perspektivwechsels ist also immer auch eine Chance des sozialen Perspektivwechsels. Die Möglichkeit des Perspektivwechsels im Gehirn hat einerseits eine räumliche Dimension und beinhaltet andererseits die Chance zum Wechsel des Standpunktes, der Haltung. Dies bestätigt und bekräftigt unseren Arbeitsansatz des Verraumens als Modell des Erlebens, des Perspektiv- und Haltungswechsels als Möglichkeit der Veränderung von Lebensmustern.

7.1.5 Neurobiologie und Menschenbild

Äußerungen mancher (nicht aller!) führender Neurobiologen sind voll davon, neurobiologische Prozesse zu isolieren und in ihrer Bedeutung zu verabsolutieren. In einer experimentellen Situation wurden Menschen vor die Wahl zwischen zwei Gegenständen gestellt, sagen wir zwischen einer Birne und einem Apfel. Dabei wurden per Scan ihre neuronalen Prozesse gemessen und festgestellt, dass einige hundertstel Sekunden, bevor dem Probanden die Entscheidung bewusst ist, dass er nach dem Apfel greift, diese schon durch verstärkte Aktivitäten bestimmter Gehirnregionen sichtbar wird. So schön, so gut und so banal. Spätestens seit Freuds „Traumdeutung" im Jahre 1900 erschien, weiß man, dass es ein Bewusstsein gibt und ein Unterbewusstsein, dass manches im Unterbewusstsein lebendig ist, bevor es bewusst wird. Und seit vielen Jahrzehnten weiß man, dass der Griff zum Apfel nicht nur ein Bewusstseinsakt ist, sondern auch ein motorisch-leiblicher Prozess, in dem oft sogar Muskelkontraktionen beginnen, bevor die bewusste Entscheidung, nach dem Apfel zu greifen, gefällt wird. Es ist therapeutische Alltagserfahrung, dass zum Beispiel Trigger traumatischen Schreckens wirken, bevor sie bewusst werden und oft *ohne* dass sie bewusst werden. Doch was geschieht in der neurobiologischen Fachöffentlichkeit und davon ausstrahlend in manchen Bereichen der öffentlichen Diskussion? Es wird darüber diskutiert, ob der Mensch noch einen freien Willen habe. Das Argument, das am freien Willen zweifeln lässt, besteht in den hundertstel Sekunden neuronaler Aktivität, welche *vor* der bewussten Entscheidung für den Apfel festgestellt werden.

Dass eine solche abstruse Diskussion überhaupt möglich ist, zeugt von einem vereinseitigten und verarmten Menschenbild. Diese Diskussion impliziert, dass der Mensch auf seine bewussten Akte reduziert wird. Als ob die neuronalen Aktivitäten nicht auch Teil des menschlichen Handelns und Willens seien, als ob sie nicht auch Ausdruck menschlicher Lebendigkeit sind! Nur wenn das Gehirn als Maschine gesehen wird und sämtliche sonstigen emotionalen und körperlichen Aspekte menschlichen Seins ausgeblendet werden, nur wenn das menschliche Sein auf bloße Bewusstheit reduziert und diese obendrein nur noch als Widerhall und Ergebnis neuronaler Prozesse verstanden wird, nur dann ist eine solche Diskussion zu erklären.

Äußerungen führender Neurobiologen belegen dieses reduzierte Menschenbild: „Wir sind mentale Selbstmodelle informationsverarbeitender Biosysteme (...) Werden wir nicht errechnet, gibt es uns nicht." (Metzinger 1999, S. 284). „Unser Ich, das wir als das unmittelbarste und konkreteste, nämlich als uns selbst, empfinden, ist – wenn man es etwas poetisch ausdrücken will – eine Fiktion, ein Traum des Gehirns, von dem wir, die Fiktion, der Traum, nichts wissen können." (Roth 1994, S. 253)

Das Menschenbild, das der Kreativen Leibtherapie zugrunde liegt, lehnt solche Reduktionen entschieden ab. Diese beinhalten nämlich eine Reduktion des Menschen auf das, was im Gehirnscan messbar ist. Dass das leiborientierte Menschenbild ein anderes ist, braucht an dieser Stelle nicht mehr begründet zu werden. Wir unterstützen es deshalb, dass sich Thomas Fuchs und andere mit den Reduktionen des Menschenbildes in der Neurobiologie kritisch auseinandersetzen (u.a. Fuchs 2008a).

7.1.6 Neurobiologie und Veränderung

Wenn man auf die konkreten Forschungsergebnisse der Neurobiologie schaut, findet man auch eine Fülle von Belegen, die die Grundauffassungen Kreativer Leibtherapie unterstützen. In der Therapie geht es um Veränderung, deswegen ist die erste und wichtigste Frage: Wie verändern sich Menschen? Alles, was der Mensch wahrnimmt, durchläuft bestimmte Schleusen, in denen es gefiltert wird (dazu später). Was dann im „Arbeitsspeicher" des Gehirns ankommt, aktiviert Verbindungen zwischen Neuronen, den Gehirnzellen: und zwar nicht nur *eine* Verbindung, sondern viele, manchmal viele tausende. Diese Verbindungen aktivieren wiederum andere Verbindungen, rufen schon gespeicherte Erfahrungen ab, vergleichen, bewerten etc. Erfahrungen werden dann gespeichert, wenn sie wichtig für den menschlichen Organismus sind. Dies geschieht nachts, im Schlaf. Dabei werden, was vielleicht Träume erklären mag, neuronale Aktivitäten im Arbeitsspeicher wiederholt und gleichzeitig auf der „Festplatte", in unterschiedlichen Bereichen des Neocortex, abgebildet. Der Neocortex, der größte Teil des Gehirns, ist ausgefaltet ein insgesamt vier Quadratmeter großes Areal, in dem aus mehreren Schichten übereinander Nervenzellen netzwerkartig miteinander verbunden sind.

Ich habe zur Erklärung Bilder und Begrifflichkeiten aus der Computerwelt wie „Arbeitsspeicher" und „Festplatte" benutzt. Beim Speichern müssen wir diesen Vergleich verlassen. Denn das Gehirn speichert nicht einzelne Dateien, die dann wie in einem Dateiverzeichnis abgerufen werden können. Auch der früher häufig benutzte Vergleich zu einer Bibliothek, in der Bücher in Regalen archiviert und wieder hervorgeholt werden können, ist falsch. Die Informationen im Gehirn haben die Form von Verbindungen zwischen Neuronen. Also werden sie auch als Verbindungen gespeichert: Stellen Sie sich eine Rasenfläche in einem Park vor. Auf diesem Rasen gehen Menschen umher. Mal hierhin, mal dorthin. Der einzelne Weg einer einzelnen Person hinterlässt keine Spuren. Aber wenn mehrere Menschen wiederholt die gleiche Strecke begehen, entsteht eine Spur, ein Trampelpfad. Oder ein anderer Vergleich: Stellen Sie sich vor, von einem Flugzeug aus auf eine Wüstenlandschaft zu schauen. Sie sehen von oben, wie die Karawanen und Autos nach der Häufigkeit ihrer Fahrten Spurrillen geschaffen haben. So „lernt" das Gehirn: Aus häufig benutzten Verbindungen, aus deren Trampelpfaden bzw. Spurrillen entstehen Karten, netzwerkartige Landkarten. Im Gehirn entstehen Trampelpfade über die Hebbsche Lernregel: „Immer dann, wenn zwei miteinander verbundene Neuronen gleichzeitig aktiv sind, (wird) die Verbindung zwischen ihnen stärker." (Spitzer 2000, S. 44)

Die Entwicklung dieser Karten erfolgt über die Kriterien Häufigkeit und Ähnlichkeit. „Häufige Eingangssignale nehmen einen größeren Raum ein als seltene. Ähnliche Signale liegen nah beieinander." (Spitzer 2001, S. 18) Ein Trampelpfad bildet sich umso deutlicher heraus, je häufiger Menschen diese Strecke entlanggehen. Dabei müssen sie nicht genau in die Fußstapfen ihrer Vorläufer treten. Wenn sie einen ähnlichen Weg gehen, also ihre Füße nah an den Fußabdrücken der anderen aufsetzen, entsteht der Trampelpfad.

Je häufiger Menschen Erfahrungen machen und je wichtiger diese für einen Menschen sind, desto größer sind die Trampelpfadareale, die neuronalen Netzwerke, die im Gehirn für den jeweiligen Erfahrungsbereich entstehen. Der Trampelpfad-Bereich des Sehens, Hörens, Riechens und Schmeckens ist beim Menschen so groß wie der der Erfahrungen mit dem gesamten Rumpf des Körpers; im Gehirn der Katzen nehmen die sinnlichen Erfahrungen, die mit den Schnurrbarthaaren gemacht werden, ein besonders großes Trampelpfad-Areal ein. Je häufiger eine Strecke begangen wurde, desto breiter wird der Trampelpfad. Je mehr ein Lebewesen Erfahrungen mit einem bestimmten Organ oder einer bestimmten Tätigkeit macht, desto mehr wachsen die entsprechenden Hirnareale.

Wenn wir von Gehirnarealen sprechen, dann sind das Trampelpfad-Bereiche, die im Gehirn durch besonders häufige Benutzung und besondere Wichtigkeit entstanden sind.

Um auf das Thema Veränderung zurückzukommen: Das Gehirn ist ein Organ ständiger Veränderung. Jede neue Erfahrung verändert neuronale Verbindungen. Jede! Das Gehirn ist immer lebendig in der Welt, immer in Austausch, immer im Prozess. Genauso haben Merleau-Ponty, Thomas Fuchs und andere Leibphilosophen den Leib beschrieben. Thomas Fuchs z. B. veranschaulicht den Leib als „offenen Kreis, der sich im wahrnehmenden und handelnden Kontakt mit den Dingen ständig von selbst schließt" (Fuchs 2000b, S. 333). „Der Leib ist unsere Verankerung in der Welt", sagt Merleau-Ponty (1966, S. 174).

Wenn Menschen sich in Therapie begeben, leiden sie unter bestimmten Trampelpfaden, die ich als Muster (s. Kap. 2.3) bezeichnet habe. Solche Trampelpfade können sich verändern, egal in welchem Alter. Die Veränderbarkeit der Trampelpfade im Gehirn vollzieht sich in beide Richtungen: das Gehirn kann lernen, und es kann entlernen. Unser Gehirn ist „ein System, das seine innere Organisation immer wieder neu an die jeweils vorgefundenen äußeren Bedingungen anpasst. Bleiben diese Bedingungen über längere Zeit gleich, bleiben auch die einmal zur Bewältigung dieser Anforderungen eingeschlagenen Lösungswege und die dabei benutzten Verschaltungen so, wie sie sind. Wenn diese Anforderungen zunehmen, passiert zuerst einmal gar nichts. Das Gehirn arbeitet weiter wie ein Computer, der nicht mitbekommt, dass er zu langsam und seine Festplatte zu klein ist. Sobald wir aber spüren, dass die Anforderungen anfangen, unsere Fähigkeiten zu überschreiten, schaltet unser Gehirn einen Mechanismus ein, der diejenigen Verschaltungen ausbaut, bahnt und effizienter nutzbar macht, die zur Bewältigung der betreffenden Anforderungen gebraucht werden. Wenn sich nun die Art dieser Anforderungen grundsätzlich verändert, passiert wieder gar nichts. Wieder arbeitet das Gehirn weiter wie ein zwar intelligenter, lernfähiger Computer, der aber nicht merkt, dass er auf dem falschen Programm läuft. Wenn wir jedoch spüren, dass sich inzwischen etwas ganz grundsätzlich verändert hat, dass wir mit den bisherigen Strategien nicht mehr weiter kommen, schaltet unser Gehirn einen Mechanismus ein, der die zu stark gebahnten Verschaltungen auflöst. So werden wir in die Lage versetzt, noch einmal ganz woanders anzufangen, etwas neu zu versuchen und, wenn es funktioniert, umzulernen." (Hüther 1998, S. 82)

Das Umlernen beginnt mit dem Verlassen von vorhandenen Trampelpfaden, startet mit dem Verlernen. In der Therapie erfahren Klient/innen immer wieder, dass der Anfang einer Veränderung meist mit Verwirrung, Unruhe und Durcheinander beginnt. Viele träumen davon, Altes übergangslos durch Neues zu ersetzen. Doch Veränderungen gelingen so nicht: „Die Aneignung neuer Bewertungs- und Bewältigungsstrategien, grundlegende Veränderungen im Denken, Fühlen und Handeln werden durch die vorangehende Destabilisierung und Auslöschung unbrauchbar gewordener Muster erst ermöglicht. Es ist in diesem Zusammenhang bezeichnend, dass vor allem Umbruchphasen wie die Pubertät oder andere psychosoziale Schwellensituationen, die zu psychosozialen Neuorientierungen zwingen, besonders häufig mit lang anhaltenden, unkontrollierbaren psychischen Belastungen einhergehen." (Hüther 1998, S. 76) „Erst dann, wenn die breiten Straßen und Autobahnen in seinem Hirn weggeräumt und eingeschmolzen sind, hat der Mensch die Freiheit wieder gewonnen, mit seinen Gedanken nun auch einen der vielen anderen, selten benutzten und fast vergessenen kleinen Wege zu gehen. Erst jetzt kann er sich wirklich auf die Suche machen, auf die Suche nach einem ganz anderen, neuen Weg." (a.a.O., S. 77)

Was ich bis hierher an Erkenntnissen zu den Veränderungsprozessen im Gehirn zusammengestellt habe, hat einschneidende Konsequenzen für die Therapie:

» Um Veränderungen zu bewirken, muss man erstens die vorhandenen Trampelpfade und Spurrillen verlassen. Dem dient die Nutzung kreativer Medien, dem dient das Betreten von Neuland durch Experimente und vieles andere mehr, was wir in der Kreativen Leibtherapie Klient/innen anbieten.

» Zweitens reicht nicht die Einsicht, dass es diesen oder jenen Trampelpfad gibt, sondern es bedarf neuer Erfahrungen. Nur dadurch verändert sich das Gehirn. Was zur Veränderung beiträgt ist nicht nur das Erkennen (dies kann ein Türöffner zur Veränderung sein, ist aber nicht die Veränderung selbst), sondern die neue Erfahrung, das neue Erleben!

» Drittens müssen diese Erfahrungen wiederholt werden, damit sich ein Trampelpfad herausbildet. Wer einmal vom gängigen Weg abweicht, wird keine Spuren hinterlassen, zumindest nicht im Gehirn. Also gilt auch für kleine Veränderungen: wiederholen. Und für größere Veränderungen heißt es: wiederholen, wiederholen, wiederholen, in der Therapie und im Alltag. Kurzzeittherapien können in solchen Fällen nicht wirksam sein.

Und noch ein entscheidender Hinweis: Wenn Menschen etwas wahrnehmen, seien es Impulse des eigenen Körpers, sei es ihre Umgebung oder andere Menschen, werden die sinnlichen Wahrnehmungen auf biochemischem Weg in elektrische Impulse umgewandelt und durchlaufen verschiedene Filter. Diese Filter, die ich später näher beschreibe, sortieren aus. Würden sämtliche Sinneseindrücke ungefiltert auf das menschliche Gehirn einstürzen, wäre ein psychischer Zusammenbruch nach kürzester Zeit die Folge. Wir alle (und Therapeut/innen insbesondere) kennen Vorstufen solcher Zusammenbrüche, wenn wir den Eindruck haben, dass zu viel in uns hineinströmt. Aber selbst schwierige Situationen, in denen wir nicht mehr weghören können, in denen wir unserem Erleben nach „ungefiltert" Atmosphären, Geräusche, Bilder usw. mitbekommen, sind nur ein Ausdruck dessen, dass die Filter schwächer werden – aber immer noch ihre Funktion behalten, sonst würden wir zusammenbrechen.

Beteiligt an der Auswahl, an den Filtern, sind mehrere Strukturen des Gehirns, vor allem auch das Limbische System. Das Limbische System setzt sich aus dem Mandelkern (Amygdala), dem Hippocampus und Teilen des Thalamus im Zwischenhirn zusammen. Der Hippocampus ist Organisator des Wissensgedächtnisses, die Amygdala erzeugt zusammen mit Teilen des Thalamus und anderen Hirnstrukturen (z. B. Hypothalamus) Gefühle und Antrieb (s.a. Roth 1996, S. 36). Diese Verbindungen zwischen dem Limbischen System und der Großhirnrinde sind wesentlich und nicht zufällig. Die Teile des Limbischen Systems stufen zusammen mit dem Gedächtnis und dem Bewertungssystem „alles, was die Sinneszentren registrieren, nach den Kategorien ‚bekannt – neu' bzw. ‚wichtig – unwichtig' ein. Dies geschieht innerhalb von Bruchteilen von Sekunden und ohne dass wir uns dessen bewusst sind.

Wir können uns das so vorstellen: Das meiste innerhalb unserer primären, unbewussten Wahrnehmung ist neu und unwichtig oder bekannt und wichtig und dringt deshalb gar nicht oder nur schwach in unser Bewusstsein und hat keine weiteren Folgen. Wenn etwas als bekannt und wichtig eingestuft wurde, dann werden in unserem Gehirn bestimmte Verhaltensprogramme aktiviert, ohne dass wir besondere Aufmerksamkeit darauf richten. Wir haben davon höchstens ein diffuses, begleitendes Bewusstsein. Dies gilt für das Allermeiste, was wir in jeder Sekunde tun: Es wird vom Automatischen, Eingeübten und Routinemäßigen beherrscht.

Einiges aber von dem, was unser Wahrnehmungssystem registriert, ist neu und wichtig. (...) Diese Dinge können wir nur mit Aufmerksamkeit und Konzentration tun, und diese muss umso stärker ausfallen, je schwieriger die gestellte Aufgabe ist. Wenn unser Gehirn mit derartigen Aufgaben konfrontiert wird, dann erhöhen sich in bestimmten Gehirngebieten die neuronale Aktivität und die Hirndurchblutung und damit der Stoffwechsel, und zwar auf Kosten anderer Gebiete ..." (Roth 1996, S. 37f)

Die Schlussfolgerung hat radikale Konsequenzen: Wenn Wahrnehmungen und deren neuronale Verarbeitung das Kriterium der Wichtigkeit erfahren und dieses Kriterium unter wesentlicher Einbeziehung des Limbischen Systems hergestellt wird, dann heißt das, dass keine neuronale Verarbeitung von Wahrnehmungen ohne emotionale Beteiligung erfolgt. Was Merleau-Ponty herausgearbeitet hat, dass nämlich Wahrnehmung ein leiblicher Prozess ist, wird durch solche Erkenntnisse der Neurobiologie bestätigt, und weiter noch: Jede Verarbeitung von Informationen ist ein zutiefst leiblicher Prozess, die Trennung zwischen Denken und Fühlen ist ein theoretisches Konstrukt, das von der Neurobiologie selbst widerlegt wurde.

7.2 Was den Künsten innewohnt

Eine wichtige Quelle Kreativer Leibtherapie ist all das, was den Künsten innewohnt, dem Tanz, der Musik, der Poesie, dem Theater, den gestalterischen Künsten. Die Künste und insbesondere die Erfahrungen, die Menschen mit ihnen machen, können als Quelle therapeutischer Theorie und Praxis wirken, weil sie Teil und Ergebnis eines Erlebensprozesses sind und die Beteiligten und die Zuschauenden leiblich erreichen. Die Biografien von Künstlerinnen und Künstler sind voll von Berichten, durch welche Höhen und Tiefen des Erlebens diese beim Malen, Komponieren, Tanzen oder anderen künstlerischen Prozessen gegangen sind. Und wir beobachten solche Erlebensprozesse bei uns selbst und bei unseren Klient/innen, wenn diese kreativ aktiv werden. Auch die Wirkung von Kunst ist eine leibliche, dabei sehr individuelle: Jede/r wird es kennen, dass sogar hochgelobte, in jedem Fall handwerklich perfekte Bilder, Tänze oder Kompositionen sie oder ihn unberührt lassen, während andere zu Tränen rühren und den Herzschlag erhöhen.

Die therapeutischen Potenziale des Tanzes, der Musik, der künstlerischen Gestaltung und der anderen Künste wurden nicht von Kreativtherapeut/innen erfunden. Sie waren schon lange vorhanden, bevor das Wort Therapie überhaupt erdacht wurde. Therapeut/innen nutzen die den Künsten innewohnenden Möglichkeiten, und um dies zu können, ist es wichtig, sie zu kennen.

Einige Aspekte künstlerischer Erlebensprozesse sind mir besonders wichtig, weil sie nahezu gleichartig in therapeutischen Prozessen anzutreffen sind und sich in der Kreativen Leibtherapie beide Erfahrungen als Möglichkeiten der Veränderung vereinen:

Künstlerisches Erleben bewegt

Komponisten wie Joseph Haydn berichten, dass der Vorgang des Komponierens auch ein leiblicher ist: „Gewöhnlich verfolgen mich musikalische Ideen bis zur Marter. Ich kann sie nicht loswerden, sie stehen wie Mauern vor mir. Ist es ein Allegro, das mich verfolgt, dann schlägt mein Puls immer stärker, ich kann keinen Schlaf finden. Ist es ein Adagio, dann bemerke ich, dass der Puls langsamer schlägt. Die Fantasie spielt mich, als wäre ich ein Klavier." (zit. n. Muthmann 1984, S. 21f)

Auch wenn Menschen ein Bild malen oder wenn sie tanzen, verändert sich ihr Erleben, gerät Starres in Bewegung, körperlich wie seelisch. Gefühle werden angesprochen, das Herz gerät in Bewegung. Auch Erinnerungen werden wach, das Leibgedächtnis tanzt, klingt, visualisiert mit. Der Klang einer Violine oder eines Gitarrenakkordes kann Erinnerungen der Verliebtheit aktivieren, der langsame Walzer Beziehungserfahrungen mobilisieren oder die Gedichtzeile zu Trauer rühren.

Künstlerisches Erleben ist Ausdruck und Eindruck

Künstlerisches Erleben wird manchmal mit Kunsterfahrung oder gar Kunstkonsum gleichgesetzt. Der Eindruck, den die Betrachtung einer Statue oder eines Tanzes bzw. das Anhören eines Konzertes oder einer CD hervorrufen kann, bewegt und kann Erleben verändern. Dieses Wirkungspotenzial nutzen Kreative Leibtherapeut/innen und alle Kreativen Therapeut/innen. Und künstlerisches Gestalten ist mehr als Eindruck, es ermöglichst auch Ausdruck. Den kleinen Ausdruck wie den großen, den zarten wie den kraftvollen.

Tanzen und anderes künstlerisches Tun ermöglichen Ekstase. Dieser Begriff stammt aus dem griechischen ek-stasis und bedeutet: Aus-sich-heraus-Treten, Begeisterung, Verzückung (nicht zu verwechseln mit Exzentrizität, s. Kap. 2.6). In der Therapie nutzen Klient/innen das Tanzen, das Musizieren usw., um „aus sich herauszutreten", aus all dem, was sie fesselt und einengt, in verhärteten Mustern verharren lässt. So kann lebendig werden, was leben möchte.

Künstlerisches Erleben verändert
„Musik versetzt mich oft in einen Zustand ‚außer mir' oder, genauer, in eine Gesellschaft, die weit besser ist als meine eigene", schrieb der Kulturphilosoph George Steiner (zit. n. Fischer 1998, S.84). Dass Künste in andere Welten versetzen können, ist ein Veränderungsaspekt, den viele kennen. Jugendliche schaffen sich ihre Welten hinter den Kopfhörern. Andere „versinken" in Romanen oder Filmen oder werden „jemand anderes", wenn sie tanzen.

Veränderungen, die dem künstlerischen Prozess als Potenzial innewohnen, entstehen in kleinen Schritten darüber hinaus in jedem kreativen Prozess. Es muss nicht gleich eine andere Welt sein, die im künstlerischen Wirken entsteht. Veränderungen im Alltag sind oft schwierig. Im künsterischen Gestalten, im Dichten, Musizieren und Tanzen lassen sich Veränderungen erleben, lässt sich erfahren, dass Veränderungen möglich sind, was sie brauchen (z. B. an Unterstützung) und wie sie „schmecken".

Dem therapeutischen und dem künstlerischen Veränderungsprozess sind dabei einige *Eigenschaften* gemeinsam. Dazu zählen z. B.:

» Absicht und Ziellosigkeit
Wer ein Bild malen möchte, mag eine Absicht verfolgen. Doch der künstlerische Prozess wird verschlungene Wege gehen. Ohne eine Haltung der Ziellosigkeit wird es nicht gelingen, den Prozess stimmig fortzuführen. Gleiches gilt für den therapeutischen Prozess: Absichten der Therapeut/innen: ja, Ziele: nein – auch der therapeutische Prozess muss dem Erleben und der Beziehung folgen und ist folglich ziellos.

» Zerstören und Schaffen
Wer kreativ tätig ist, zerstört etwas: die Leere des Blattes oder die rohe Form des Tonklumpens. Erst durch die Zerstörung des Alten kann Neues geschaffen werden. Auch im therapeutischen Prozess gibt es Phasen des Loslassens, in denen alte Ordnungen zerfallen oder Muster gestört bzw. zerstört werden – bis schließlich nach Durchgangsphasen der Verwirrung und des Durcheinanders Neues entsteht, neue Trampelpfade im Gehirn (s. Kap. 7.1) und auf dem Lebensweg, im Erleben und Verhalten.

Künstlerisches Erleben schafft Sicherheit und ermöglicht Revolten
Gemeinsam durchgeführte Bewegungsrituale bieten die Möglichkeit, mit dem Körper und all den verknüpften Erlebensimpulsen Sicherheit und Gemeinschaft zu erfahren. Sie sind besonders dann sinnvoll, wenn Verunsicherungen bestehen, z. B. in Krisen oder bei verwirrten alten Menschen. Musikalische oder gestalterische Formen können Rahmen, Halt und Sicherheit bieten. Und gleichzeitig kann künstlerischer Ausdruck gegebene Formen sprengen. Selbst Tänze wie der heute meist auf einen Revuetanz reduzierte Can-Can waren einmal Tänze der Revolution.

Heinrich Heine schrieb 1842 aus Paris: „ ‚Wir tanzen hier auf einem Vulkan' – aber wir tanzen ... der Can-Can ist ein Tanz, der nie in ordentlicher Gesellschaft getanzt wird, sondern auf gemeinen Tanzböden, wo derjenige, der ihn tanzt, oder diejenige, die ihn tanzt, unverzüglich von einem Polizeiagenten ergriffen und zur Tür hinausgeschleppt wird." (zit.n. Brandstetter 1993, S. 28ff)

Künstlerisches Erleben veröffentlicht und ermöglicht Intimität
Die Bibel berichtet: „Und da die Lade des Herrn in die Stadt Davids kam, guckte Michal, die Tochter Sauls, durchs Fenster und sah den König David springen und tanzen vor dem Herrn und verachtete ihn in ihrem Herzen." (2. Buch Samuel, 6,1–16) Viele Klient/innen haben Erfahrungen gemacht, dass ihre Bewegungen, ihr Körperausdruck, ihr Tanz, ihr Musizieren, ihr künstlerisches Gestalten missachtet oder verachtet wurden. Sie wurden beschämt. Wenn KlientInnen neue Bewegungen, neue Ausdrucksformen und damit neue Erlebensqualitäten erproben und entdecken, dann betreten auch die Erfahrungen der Beschämung und Missachtung den Raum. Sie klingen an im häufigen „Ich kann nicht tanzen/musizieren/malen …" und begleiten als zumindest leichter Schatten die Freude und den Stolz nach einer künstlerischen Entdeckungsreise. Diese Scham muss ernstgenommen werden. Kreative Leibtherapie hilft, durch sie hindurch zu gehen, hilft zu unterscheiden zwischen der Scham, die eher der Beschämung und Missachtung entspringt, und der natürlichen Scham, die die Intimität eines Menschen schützt. Der Moment, in dem eine Klientin oder ein Klient ein neues Erleben entdeckt und mitteilt, ähnelt dem Moment, in dem ein Musikstück uraufgeführt oder ein Bild erstmals der Öffentlichkeit vorgeführt wird. Es ist ein Moment großer Aufregung, ein Moment, in dem intimes Erleben öffentlich wird. Dieser Moment bedarf besonderer Aufmerksamkeit und besonderen Schutzes.

Künstlerisches Erleben verbindet und ist Beziehungserfahrung
Tanzen verbindet. Je weiter man in die Tanzgeschichte zurückschaut, desto ausschließlicher findet man Ketten- und Kreistänze. Auch in der heutigen Disko oder auf der Fete ist das Anbändeln beim Tanz für viele Jugendliche (und Erwachsene) einer der häufigsten Wege des Flirtens und der Kontaktaufnahme. Als zehntausende Menschen den vom Ehepaar Christo verhüllten Berliner Reichstag bestaunten, entstand Gemeinschaft. Zwischen den Zuhörenden eines Konzertes entsteht das Gefühl der Zusammengehörigkeit, im Rockkonzert wahrscheinlich offensichtlicher und einheitlicher als im Konzertsaal, aber doch immer ist wahr: Musizieren und Musikhören verbindet.

In der Kreativen Leibtherapie nutzen wir die Potenziale der Verbindung, die dem künstlerischen Prozess innewohnen. Therapeutische Beziehung ist Begegnung, kreative Dialoge schaffen Möglichkeiten der zwischenleiblichen Verbindung und Beziehungserfahrung, in denen Altes zutage treten und Neues gewagt werden kann.

John Lennon besingt die Liebe, die aus dem gemeinsamen Tanz entsteht, in seinem Lied „I'm happy just to dance with you":

I just wanna dance with you all night,
in this world there's nothing would rather do,
'cause I'm happy just to dance with you.
Just to dance with you is everything I need,
before this dance is through,
I think I'll love you too,
I'm so happy when you dance with me.
(John Lennon, zit. n. Neff, 1993, S. 372)

Künstlerisches Erleben verbindet Spiel und Ernsthaftigkeit
Im künstlerischen Gestalten wie im therapeutischen Prozess sollten Spielerisches und Ernsthaftigkeit nebeneinander enthalten sein. Jede kreative Tätigkeit ist ernsthaft, ein Ringen um Ausdruck und Gestaltung – und sie ist eine spielerische Suche, eine Entdeckungsreise. Für therapeutische Prozesse gilt das gleiche, für kreativ-therapeutische Prozesse, die das Erleben in den Mittelpunkt stellen, umso mehr.

Wie wichtig das spielerische Erleben und das Erleben des Spielens für die menschliche Entwicklung sind, zeigt v.a. die Entwicklungspsychologie des frühen

Alters. Säuglingsforscher beobachten, dass es schon in den ersten Lebenswochen in den Wechselbeziehungen zwischen Mutter und Kind einen besonders wichtigen Bereich gibt, den Spielraum. „Das Kind ist gebadet, gewickelt und gestillt. Mutter und Kind haben vielleicht etwas miteinander gespielt. Vielleicht setzt die Mutter es in ein Babystühlchen, so dass es sie in seiner Nähe fühlt. Aber sie selbst tut derweilen etwas anderes, sie beschäftigt sich nicht mit ihm. Das Kind ist in einem Gleichgewichtzustand. Weder ist es von inneren Bedürfnissen gedrängt, noch nimmt die Mutter das Kind gefangen. Der Spielraum ist ein ‚privater Raum in der Zeit' (Sander), in der das Kind Wahlmöglichkeit hat und nicht von innen oder außen determiniert ist. Es kann seinen Interessen und seiner Aufmerksamkeit nachgehen. Es kann eigene Handlungen in Gang setzen, Initiativen entwickeln und deren Wirkung beobachten." (Köhler 1985, zit. n. Dornes 1993, S. 71f). Diese Spielräume sind notwendig dafür, dass sich Säuglinge und Kleinkinder entwickeln können. Fehlen sie oder sind sie zu gering vorhanden, fehlt Menschen vielleicht später die Fähigkeit zum Alleinsein. Gibt es zu wenige Gelegenheiten solcher Spielräume oder auch anderer Interaktionen zwischen Mutter und Kind auf einem Niveau niedriger Spannung, haben ältere Kinder oder Erwachsene vielleicht Schwierigkeiten, ihre Spannungen zu lösen und das Verhältnis der Leibbewegungen Spannen und Lösen (s. Kap. 4.7) flexibel zu regulieren. Solche Spielräume, solche Erfahrungen werden später nicht oder kaum erinnert, können aber nichtsdestoweniger gewichtige Wirkungen auf die Erlebnis- und Interaktionsfähigkeit von Menschen haben.

Kreative Leibtherapie kann Spielräume eröffnen, die älteren Kindern wie Erwachsenen ermöglichen, die durch das Fehlen von Spielräumen entstandenen Mängel auszugleichen bzw. sich mit daraus erfolgtem Leiden auseinander zu setzen.

8 Kreative Leibtherapie als Verfahren tiefenpsychologisch fundierter Psychotherapie

Da in Deutschland nur drei psychotherapeutische Verfahren von den Krankenkassen anerkannt und finanziert werden: die Verhaltenstherapie, die Psychoanalyse und die tiefenpsychologisch fundierte Psychotherapie, möchte ich anhand einiger konkrete Hinweise belegen, was die Kreative Leibtherapie zu einem Verfahren tiefenpsychologisch fundierter Psychotherapie macht. Dazu lege ich zunächst dar, was unter letzterer zu verstehen und wie sie entstanden ist. (Die folgenden Ausführungen beruhen auf einem Artikel von Andreas Baer, Psychologischer Psychotherapeut, und mir in der Zeitschrift *therapie kreativ*, Heft 48, 2007.)

Der Begriff Tiefenpsychologie ist kein einheitlicher: Er wird als Synonym für tiefenpsychologisch fundierte Psychotherapie sowie auch für einige konkrete Unterverfahren, also besondere tiefenpsychologisch orientierte Psychotherapie-Formen, verwendet. Da in Tiefenpsychologie nicht das Wort Therapie steckt, könnte sie auch für die wissenschaftlichen Grundlagen stehen, aus denen sich verschiedene psychotherapeutische Verfahren gebildet haben. Damit beinhaltet sie auch die Psychoanalyse selbst, aus der sich die zahlreichen tiefenpsychologischen Therapieformen entwickelt haben.

Die Psychoanalyse wurde von Sigmund Freud um die Jahrhundertwende 1900 herum aus der Praxis hypnokathartischer Verfahren entwickelt, indem er nach mehreren methodischen Zwischenschritten die Techniken der freien Assoziation und Deutung begründete, ein komplexes, biologisch beeinflusstes Theoriegebäude aufstellte sowie den Vorgang der Übertragung entdeckte und in der Psychoanalyse nutzbar zu machen versuchte. Seine triebtheoretisch abgeleitete Behandlungstheorie umfasste zahlreiche Elemente: Pro Woche finden vier bis fünf Sitzungen statt, dabei liegt der Patient bzw. die Patientin auf der Couch, der Therapeut bzw. die Therapeutin sitzt auf einem Sessel dahinter. Das Verhalten der Therapeut/innen wird durch die Prinzipien der Neutralität und Abstinenz bestimmt. Die unbewussten infantilen triebhaften Wünsche der Patient/innen werden durch das sowohl frustrierende als auch die Regression fördernde Setting geweckt, tauchen in den freien Assoziationen auf und werden in der Übertragung zum Ausdruck gebracht, so dass sie therapeutisch bearbeitet werden können.

Noch während der frühen Phase der Psychoanalyse wurde die Triebtheorie in Frage gestellt und wurden neue Schulen entwickelt: die bekanntesten „Abweichler" waren wohl Adler und Jung. Doch erst in der zweiten Hälfte des zwanzigsten Jahrhunderts kam es zu wesentlichen theoretischen Umwälzungen und damit auch Veränderungen der analytischen Methodik. Zu nennen ist hier vor allem die Theorie der frühen Objektbeziehungen und die damit verbundene Selbstpsychologie, welche die wichtige Rolle der Beziehungsgestaltung aufzeigten und damit den Weg von der Triebtheorie zu einer interaktionellen Theorie weiterschritten. Diese neue Betonung des Wirkprinzips der veränderten Beziehungserfahrung im Hier und Jetzt der Therapeut/in-Patient/in-Interaktion führten zu einer enormen Erweiterung der psychoanalytischen Methodik sowie zu zahlreichen neuen therapeutischen Verfahren, die nicht mehr unter dem Dach der Psychoanalyse zusammengehalten werden konnten. Es entstand ein aus heutiger Sicht kaum mehr nachvollziehbarer und lächerlich bis infantil erscheinender „Kampf" der Schulen um die „richtige" Psychoanalyse. Dieser Schulenstreit begann schon mit Freuds heftiger Ablehnung der seiner Theorie und Methodik abtrünnigen, ehemaligen Schüler, welche ansatzweise noch mit seinem Kampf um wissenschaftliche Anerkennung der Psychoanalyse nachvollziehbar erscheint, da ihm aus der Gesellschaft neben Begeisterung, besonders aus fortschrittlichen Kreisen der Literatur und Kunst, vor allem heftige Ablehnung und Diffamierung entgegentrat. Wahrhaft abstrus wirkt dagegen der psychoanalytische Schulenstreit in den 1950er bis 70er Jahren, als die Vertreter der „klassischen Psychoanalyse" vor allem die Methoden Freuds als Dogmen auf die Spitze trieben. So wurde zum Beispiel das in seiner geschichtlichen Entstehung durchaus sinnvolle Prinzip der Abstinenz derart übertrieben, dass einige Psychoanalytiker/innen ihren Patient/innen noch nicht einmal die Hand zur Begrüßung reichten.

Da sich seit der Mitte des 20. Jahrhunderts immer mehr psychodynamische Behandlungsformen außerhalb des „klassischen" psychoanalytischen Settings etabilierten, kam es in Deutschland durch die Einführung der Richtlinien-Psychotherapie 1997 zu einer relativ scharfen Grenzziehung zwischen den beiden Hauptverfahren, der analytischen Psychotherapie und der tiefenpsychologisch fundierten Psychotherapie (TFP). Diese beiden sind bis heute zusammen mit der

Verhaltenstherapie die einzigen von den Krankenkassen anerkannten und finanzierten psychotherapeutischen Verfahren und dürfen auf Antrag von ärztlichen und psychologischen Psychotherapeuten durchgeführt werden.

Zur Begrifflichkeit sollte noch erwähnt werden, dass im internationalen und zunehmend auch im deutschen Sprachraum die TFP als psychodynamische Psychotherapie bezeichnet wird. Nach einem Vorschlag des Wissenschaftlichen Beirats Psychotherapie (2004) sollten sogar beide psychoanalytisch begründeten Verfahren unter diesem Oberbegriff zusammengefasst werden, da der Beirat keine wissenschaftliche Grundlage für die Differenzierung zwischen den beiden Therapieverfahren erkennen konnte, basieren doch beide auf der Psychoanalyse. Diese zumindest begriffliche Wiedervereinigung wird sich aber wohl erst durchsetzen können, wenn auch die für die Krankenkassenfinanzierung der Behandlung so relevanten Psychotherapie-Richtlinien nicht mehr diesbezüglich differenzieren. Sonderformen der TFP werden übrigens auch tiefenpsychologisch orientierte Psychotherapien genannt.

Die TFP wird in Deutschland ca. sechsmal häufiger von den Krankenkassen bezahlt als die analytische, sie wird als Einzel-, als Gruppentherapie sowie im Paar- und Familiensetting angewendet, sowohl in der ambulanten Versorgungspraxis als auch in der stationären Psychotherapie und Rehabilitation, und ist in ihrer Wirksamkeit bei einer Vielzahl von Störungsbildern durch eine beträchtliche Anzahl kontrollierter Studien belegt (Brandl et al. 2004; Rudolf/Rüger 2001).

Die Psychotherapie-Richtlinien des Bundesausschusses der Ärzte und Krankenkassen über die Durchführung der Psychotherapie vom 11.12.1998 sind die Grundlage für alle Vertragsvereinbarungen zur Durchführung von Psychotherapie in Deutschland. In ihnen wird über die TFP gesagt:

„Die tiefenpsychologisch fundierte Psychotherapie umfasst ätiologisch orientierte Therapieformen, mit welchen die unbewusste Psychodynamik aktuell wirksamer neurotischer Konflikte unter Beachtung von Übertragung, Gegenübertragung und Widerstand behandelt werden.

Eine Konzentration des therapeutischen Prozesses wird durch Begrenzung des Behandlungsziels, durch ein vorwiegend konfliktzentriertes Vorgehen und durch Einschränkung regressiver Prozesse angestrebt. Die tiefenpsychologisch fundierte Psychotherapie gelangt auch in jenen Fällen zur Anwendung, in denen eine längerfristige therapeutische Beziehung erforderlich ist." Die Formulierung zur „Begrenzung des Behandlungsziels" dient der Abgrenzung von der Psychoanalyse.

In der Fachliteratur werden drei Essentials der TFP angeführt, die auch in dieser Definition enthalten sind:

» Psychotherapiebedürftiges Leiden wird als biografisch und in zwischenmenschlichen Beziehungen verursacht betrachtet, Psychotherapie zielt auf die Beseitigung dieser Ursachen.
» Als den Symptomen zugrunde liegend können innerpsychische Konflikte, Störungen von Selbststrukturen und/oder besondere Beziehungsmuster identifiziert werden.

» Entscheidender Heilungsfaktor ist die therapeutische Beziehung. In der therapeutischen Beziehung werden durch Übertragung und Gegenübertragung regressive Beziehungsmuster wiederbelebt und veränderbar.

In der TFP wird im Unterschied zur Psychoanalyse weniger Wert auf Regression und mehr auf das Hier und Jetzt gelegt, wird weniger die Neutralität betont und mehr die Unterstützung, wird mehr mit übenden und experimentierenden Methoden gearbeitet. Sie findet zudem seltener statt (nur eine Sitzung pro Woche oder noch größere Stundenintervalle), im Setting sitzen sich Patient/in und Therapeut/in gegenüber.

Als Sonderformen der TFP werden in den Psychotherapie-Richtlinien angeführt: „Kurztherapie", „Fokaltherapie", „Dynamische Psychotherapie" und die „niederfrequente Therapie in einer längerfristigen, Halt gewährenden therapeutischen Beziehung". Beide erstgenannten Verfahren unterscheiden sich konzeptuell kaum voneinander, das dritte wird kaum noch beantragt, das letztgenannte erlaubt die therapeutische Behandlung ich-struktureller Störungen, was sonst der analytischen Psychotherapie vorbehalten bleibt. TFP beschränkt sich bis auf diese Ausnahme von der Vorgabe her auf die Behandlung psychischer Konflikte, es werden mittlerweile aber auch zunehmend Patient/innen mit schweren Persönlichkeitsstörungen, Patient/innen mit somatoformen, schizophrenen und anderen Störungsbildern auf geringem Strukturniveau, Patient/innen mit Suchterkrankungen und körperlich kranke Patient/innen behandelt, vor allem im psychiatrischen und rehabilitativen Praxisbereich. Die theoretischen Grundlagen und methodischen

Spezifikationen bezüglich der Behandlung derartiger spezieller Störungsbilder stehen aktuell im Fokus von therapeutischer Forschung und Ausbildung (Leichsenring, 2004; Reimer & Rüger, 2000).

Die Essentials der TFP sind in der Kreativen Leibtherapie enthalten. Dabei nimmt die Kreative Leibtherapie besondere Akzentuierungen und Erweiterungen vor.

Ätiologie und Biografie
Die Kreative Leibtherapie ist ätiologisch ausgerichtet, d. h. sie sucht nach Ursachen und Zusammenhängen. Dies mag auf den ersten Blick der phänomenologischen Ausrichtung zu widersprechen scheinen, was allerdings einem zu flachen bzw. zu einseitigen Verständnis von Phänomenologie entspränge. Phänomenologie heißt, wie in Kapitel 3 dargelegt, zweierlei:

» Erstens bedeutet Phänomenologie, die Phänomene ernst zu nehmen. Darum bemüht sich Kreative Leibtherapie umfassend und radikal. Phänomene werden im Verhalten und in der Sprache registriert, darüber hinaus aber auch in allen leiblichen Regungen, in allen kreativen Ausdrucksmöglichkeiten, in Resonanzphänomenen und allen weiteren Aspekten des Erlebens.

» Zweitens beinhaltet eine phänomenologische Haltung, nach den Zusammenhängen der Phänomene und deren Geschichte zu suchen. Jedes Phänomen hat einen Sinn und eine Geschichte. Die hohe Erregung eines Klienten kann aktuell ein Phänomen sein, unter dem er leidet. Biografisch betrachtet kann sich erschließen, dass diese Erregung als Reaktion auf für ihn unerträgliche hohe Spannungen zwischen seinen Eltern entstanden ist, als für ihn sinnvoller Schutzwall, hinter dem er seine Persönlichkeit entwickeln konnte. Bei einer Klientin wiederum wird deutlich, dass ihr chronisch hoher Erregungszustand Ergebnis einer traumatischen Erfahrung sexueller Gewalt ist, mit deren Bewältigung sie allein gelassen wurde, so dass sich der Erregungszustand chronifizierte.

Die umfassende und konsequente Wahrnehmung der Phänomene und das Erschließen von biografischen Zusammenhängen und Verknüpfungen verschiedener Phänomene ist ein sich wechselseitig beeinflussender und andauernder Prozess. Wesentlich ist, dass zuerst die Phänomene wahrgenommen und gesammelt werden müssen. Dazu bedarf es der Achtsamkeit und eines möglichst offenen, schweifenden und vorurteilsfreien Blicks. Erst dann kann darangegangen werden, Zusammenhängen zwischen verschiedenen Phänomenen in der Gegenwart und in der Biografie auf die Spur zu kommen. Geschieht dies jedoch zu schnell, wird nur noch nach „passenden" Phänomenen gesucht.

Auch nachdem ätiologische Zusammenhänge festgestellt wurden, muss der Blick für „neue" Phänomene und „neue" Zusammenhänge offen bleiben, um im Sinne einer prozessualen Diagnostik die Offenheit für veränderte Einschätzungen zu bewahren.

Muster
Verschiedene Phänomene hängen zusammen, das heißt, sie treten wiederholt gemeinsam oder in einer bestimmten Abfolge auf. Wenn die erwähnte Klientin bestimmte Gerüche wahrnimmt, spannt sie sich körperlich und seelisch an, es steigt ihr Erregungsniveau und sie tendiert zu Fluchtverhalten. Dies allerdings untersagt sie sich, da ihr Selbstbild von ihr fordert, „nie mehr schwach zu sein". Diese und andere Phänomene wiederholen sich und bilden ein Muster (siehe Kap. 3). Die meisten dieser Phänomene finden sich als Symptome in einem „Mustervordruck" wieder, dem ICD-10, der Internationalen Klassifizierung psychischer Erkrankungen. Dieses Muster wird dort als Posttraumatisches Stresssyndrom charakterisiert.

In der Definition der Psychotherapie-Richtlinien wird die „unbewusste Dynamik" aktueller Konflikte genannt. Mit den Musterbeschreibungen der Kreativen Leibtherapie werden sowohl Zusammenhänge zu den Krankheitsbildern des ICD-10 sichtbar als auch innerpsychische Konflikte, Störungen von Selbststrukturen und/oder besondere Beziehungsmuster deutlich.

Neben den „Mustervordrucken" des ICD-10 und anderer Kategorisierungen bietet die Kreative Leibtherapie weitere Modelle an, mit denen Muster des Erlebens und Verhaltens von Menschen beschrieben werden können. Die Modelle der Erregungskonturen, der Bedeutungsräume, der Leibbewegungen, der Tridentität und der anderen unter den Big Ten heben die Trennungen zwischen innerpsychischen Konflikten, Selbststrukturen und Beziehungsinteraktionen auf und verbinden diese drei tiefenpsychologischen Hauptmodelle miteinander, wenn auch mit unterschiedlicher Gewichtung, je nach Notwendigkeiten, die sich aus dem therapeutischen Prozess und dem individuellen Leiden ergeben. Hinzu kommt, dass die kreativen Tätigkeiten des Musizierens und der Gestaltung, des Tanzes und der Bewegung, der Poesie und des Theaters zahlreiche Hinweise auf Muster geben, also Bestandteile der Diagnostik sind, d. h. des Gewinnens von Einsichten.

Die Modelle der Kreativen Leibtherapie sind alle diagnostisch nutzbar und ermöglichen Veränderungen. Wenn der erwähnte Klient seine hohe Erregung trommelt, wird diese hörbar, in seinem bewegten Körperausdruck sichtbar und in seinem Erleben spürbar: Das ist der diagnostische Aspekt. Da er die Erregung musikalisch ausdrückt, schafft er sie aktiv und kreativ; er ist ihr nicht mehr nur ausgeliefert und kann sie sogar improvisierend und/oder im Dialog mit der Therapeutin oder dem Therapeuten experimentell verändern.

Therapieziel der Kreativen Leibtherapie ist neben der Beseitigung des handlungsbedürftigen Leidens immer auch ein Zugewinn an Freiheit und Autonomie.

Dies wird durch Kreativität als Weg der Selbstentfaltung, größerer Wahlmöglichkeiten und breiterer Ausdrucksformen gefördert. Kreative Leibtherapie steht damit sowohl in der Tradition der Pioniere kreativer Therapien wie Trudi Schoop, Prinzhorn und vieler anderer als auch des Freud-Schülers Otto Rank, der die Förderung der Kreativität in der Psychoanalyse forderte und realisierte.

Therapeutische Beziehung

Die Betonung der Wichtigkeit der therapeutischen Beziehung teilt die Kreative Leibtherapie mit anderen Verfahren tiefenpsychologisch fundierter Psychotherapie. Das Resonanzmodell (Cramer 1998, hierzu und zum Folgenden: Baer/Frick-Baer 2001 und 2005, s. Kap. 4.11) erweitert das Übertragungsmodell (s. Kap. 6.7) und vertieft es. Zusammen mit dem Tridentitätsmodell (s. Kap. 4.9) differenziert es die therapeutischen Haltungs- und Interaktionsmöglichkeiten. Die helfende Beziehung differenziert sich in den drei Tridentitätsmodalitäten (Nähren, Spiegeln, Gegenüber).

All dies wurde in Kap. 4 bei den Big Ten und in Kapitel 6 ausführlich beschrieben. Die Abstinenzforderung entsprang Freuds Bemühungen, Grenzverletzungen und dabei v.a. sexuellen Übergriffen gegenüber Patient/innen einen Riegel vorzuschieben, nachdem mehrere Patient/innen durch ihre Therapeuten wie z. B. C. G. Jung schwanger wurden. Doch nach unserer Meinung und Erfahrung sind Regeln, die nur negativ auf etwas zielen, was zu vermeiden ist, nicht dauerhaft wirksam. Kreative Leibtherapie hat deshalb mit der Haltung der Klient/innen-Kompetenz und differenzierten Resonanz-Modellen Möglichkeiten entwickelt, über ethische Richtlinien hinaus positiv auf die Würde und die Würdigung der Klient/innen Bezug zu nehmen.

Kreative Leibtherapie beinhaltet eine Reihe theoretischer Modelle und praktischer Methoden, die in einem inneren Zusammenhang stehen. Sie ist insofern ein eigenständiges psychotherapeutisches Verfahren tiefenpsychologisch fundierter Psychotherapie. Sie ist grundsätzlich offen und öffnend angelegt. Sie kann mit anderen Verfahren integriert werden und bemüht sich um Integration und einen fruchtbaren Austausch. Ihre Abgrenzung gilt nicht anderen Verfahren, sondern Verletzungen der Würde.

9 Würde und würdigen: Kreative Leibtherapie und Gesellschaft

Würde ist ein großes Wort, ein gewichtiges Thema. Das Grundgesetz sagt zwar, dass die „Würde des Menschen unantastbar" ist, doch wir sehen alltäglich, wie sie „angetastet" wird. Je bedeutsamer ein Begriff, desto leichter kann er missbraucht und sinnentleert als Abstraktion benutzt werden. Die Selbstdarstellung als ein „an Würde orientiertes Altenheim" kann durchaus entwürdigendes Verhalten verdecken. Umso wichtiger ist es, sich mit dem Verständnis von Würde konkret zu beschäftigen.

Dass mir die Würde der Menschen, mit denen ich arbeite und lebe, ein hoher Wert und ein gewichtiges Anliegen ist, dürfte aus dem bisher Dargelegten deutlich geworden sein. Ich gehe davon aus, dass die Würde jedes Menschen zu achten und zu fördern all jenen ein Anliegen ist, die wie wir als Therapeut/innen jeden Tag erfahren, wie Menschen entwürdigt worden sind und werden.

Der oben zitierte Satz des Grundgesetzes ist selbstverständliche Grundlage unserer Arbeit. Was bedeutet das für die therapeutische Haltung und Praxis? Würde kommt von „würdigen". Würde mag ein erstrebenswerter Zustand sein und manchmal sogar wie die Eigenschaft einer Person wirken – doch vor allem muss Würde praktiziert werden, alltäglich und konkret. Ob die Würde der Menschen eine Leitorientierung ist, zeigt sich an der Aktivität, am Prozess, andere Menschen (und sich selbst) zu würdigen. Würdigen geschieht in der Interaktion, in der Wechselbeziehung zwischen den Menschen.

Ich bin davon überzeugt: Wer leiborientiert therapeutisch arbeitet, muss die Würde zur Leitorientierung seines Handelns machen. Und umgekehrt: Wer würdig und würdigend therapeutisch arbeitet, muss das Erleben der Menschen ernst nehmen – unabhängig davon, ob das Wort „Leib" benutzt wird oder explizite Bezüge zu Leibphänomenologie und Leibtherapie hergestellt werden. Leiblichkeit ernstzunehmen, heißt, die Subjektivität und Meinhaftigkeit menschlicher Impulse zu achten und zu respektieren. Und das heißt: würdigen.

Der Weg der Würde bzw. der Würdigung sollte sich für Kreative Leibtherapeut/innen nicht auf das Feld der Therapie beschränken. Wir wissen, dass Erleben immer auch geprägt wird vom nahen Umraum und von der Lebenswelt. Und damit von der Gesellschaft. Für mich ist mein Eintreten für die Wertschätzung und Würdigung der Leiblichkeit immer auch gesellschaftliches Engagement. Ich wünsche mir, dass gesellschaftliche Unterstützer und Legitimationen der Entwürdigung bekämpft werden, und ich bekämpfe sie. Wie kann ich die Folgen massiver Beschämungserfahrungen einer Klientin therapeutisch zu heilen versuchen, wenn ich toleriere, dass Beschämungen anderer Menschen als „Verstehen Sie Spaß?" im Fernsehen verbreitet werden? Wie können wir den Folgen sexueller und anderer Gewalt und Erniedrigung in der Therapie begegnen, ohne dagegen in alle gesellschaftlichen Bereichen aufzustehen? Wie ist es möglich, die massiven und nachhaltigen Wirkungen von Leere-Erfahrungen bei den Klient/innen zu erleben, ohne dafür einzutreten, dass Kinder und andere Menschen mit ihren Nöten und Sehnsüchten nicht mehr ins Leere gehen müssen? Wie können wir verhindern, das kranke Menschen als „Diagnosen" behandelt werden und nicht als Menschen? Dass Bluttests mehr geglaubt wird als dem, was die erkrankten Menschen sagen?

Für mich und uns sind das Eintreten für eine leiborientierte Therapie und gesellschaftliches Engagement nicht voneinander zu trennen. Menschen zu würdigen ist nicht nur Sache der Praxisräume und Kliniken. Ich möchte, dass die würdigende Haltung (und viele einzelne Aspekte, wie Menschen mit Menschen umgehen) das Feld der Therapie verlässt und weit in die Gesellschaft hinaus geht. Deswegen haben wir das SMEI-Konzept entwickelt, das würdigende Arbeit mit alten Menschen, die an Demenz erkrankt sind, fördert. Deswegen haben wir das therapeutische Konzept der Primären Leibbewegungen in das pädagogische bzw. sozialpädagogische Konzept der „Spürenden Begegnungen" einfließen lassen, das in vielen pädagogischen und sozialen Bereichen eingesetzt wird. Deswegen bieten wir nicht nur Wege der Therapie mit traumatisierten Menschen, sondern sind aktiv in der Entwicklung auch von prophylaktischen Angeboten. Die Liste ließe sich fortsetzen und ist dennoch viel zu kurz angesichts der Entwürdigungen in der Welt.

Kreative Leibtherapie ist ein Weg des Würdigens.

Literaturverzeichnis

Folgende Orts- bzw. Zeitschriftennamen werden in diesem Verzeichnis in Kurzform aufgeführt:

Neuk.-Vl. = Neukirchen-Vluyn

Sozialtherapie = Sozialtherapie, Zeitschrift für Theorie und Praxis der Sozialtherapie

therapie kreativ = therapie kreativ, Zeitschrift für kreative Sozial- und Psychotherapie

Abels, H. (2006/2010): Identität. Wiesbaden

Agger, I.; Jensen, S.B. (1990): Testimony as Ritual and Evidence in Psychotherapy for Political Refugees. In: Journal of Traumatic Stress, 3, zit. nach Herman (1997)

Ameln, F. v. (2004): Konstruktivismus. Grundlagen systemischer Therapie, Beratung und Bildungsarbeit. Stuttgart

Andreatta, P. (2007): Der Schrecken unserer Verwundbarkeit – Traumatische Erschütterung und Neuorientierung. In: *Psychologie in Österreich*, 27 (1), S. 13-16

Antze, P.; Lambek, M. (1996): Tense Past. Cultural Essays in Trauma and Memory. New York

Arendt, H. (1993): Besuch in Deutschland im Jahr 1950. Berlin

Assmann, A.; Friese, H. (Hrsg.) (1998): Identitäten. Erinnerung, Geschichte, Identität 3. Frankfurt a. M.

Baer, A.; Baer, U. (2007): Kreative Leibtherapie ist Teil der tiefenpsychologisch orientierten Psychotherapie. In: *therapie kreativ*. Heft 48, S. 26-35. Neuk.-Vl.

Baer, U. (1991): *Sozialtherapie*. Versuch einer Begriffsbestimmung. In: Sozialtherapie. Heft 1, 1991. Duisburg

Baer, U. (1992a): Von Qual und Ekstase, von Spiel und Scheu. Über das Erleben im künstlerischen und therapeutischen Prozess. In: *Sozialtherapie*. Heft 4, Duisburg

Baer, U. (1993): SensoMotorische Erlebniszentrierte Interaktionen (SMEI). Ein Verfahren Kreativer Sozialtherapie mit alten Menschen. In: *Sozialtherapie*. Heft 6 – 7. Duisburg

Baer, U. (1994a): Bedeutungsräume. Raum- und Richtungsinterventionen (Teil I). In: *Sozialtherapie*. Heft 9. Duisburg

Baer, U. (1994b): Raum- und Richtungs-Interventionen (Teil I): Bedeutungsräume. In: *Sozialtherapie*. Heft 9. Duisburg

Baer, U. (1995): Sozialkartographie und Bedeutungsräume. Raum- und Richtungsinterventionen (Teil II). In: *Sozialtherapie*. Heft 12 – 13. Düsseldorf

Baer, U. (1996a): Frageleitfaden Tridentität. In: *Sozialtherapie*. Heft 16. Münster

Baer, U. (1996b): Tridentität – Identitätsbildung und Therapie. Thesen. In: *Sozialtherapie*. Heft 16. Münster

Baer, U. (Hrsg.) (1996c): Kreative Sozialtherapie. Ausgewählte Artikel aus der Zeitschrift *Sozialtherapie*. Münster

Baer, U. (1999/2008): Gefühlssterne, Angstfresser, Verwandlungsbilder ... Kunst- und gestaltungstherapeutische Methoden und Modelle. Neuk.-Vl. Erweiterte Neuausgabe 2008.

Baer, U. (1999): Der innere Ort der Bewertung. In: *therapie kreativ*. Heft 23. Neuk.-Vl.

Baer, U. (2001b): Erlebend in die Welt. Säuglingsforschung und die Folgen. In: *therapie kreativ*. Heft 31. Neuk.-Vl.

Baer, U. (2003/2004): Hirn und Erleben. Neurowissenschaften und Therapie: Grundlegungen, Folgerungen, Anregungen. In: *therapie kreativ*. Heft 35 (Teil 1), Heft 36 (Teil 2), Heft 37 (Teil 3), Heft 38 (Teil 4). Neuk.-Vl.

Baer, U. (2004): Neurowissenschaften, Säuglingsforschung und Therapie. Summaries, Anregungen, Folgerungen. KompetenzKompakt Band 1. Neuk.-Vl.

Baer, U. (2007): Innenwelten der Demenz. Das SMEI-Konzept. Neuk.-Vl.

Baer, U. (2010): Wo geht's denn hier nach Königsberg? Wie Kriegstraumata im Alter nachwirken und was dagegen hilft. Neuk.-Vl.

Baer, U.; Barnowski-Geiser, W. (2005): Hyperaktive Kinder kreativ. Neuk.-Vl.

Baer, U.; Costagliola, R.; Frick-Baer, G. (2007): Das große Verschwinden und die Ge-Wichtigkeit. Wie Menschen mit Essstörungen sich und ihre Welt erleben und wie Kreative Leibtherapie ihnen helfen kann. Neuk.-Vl.

Baer, U. ; Frick-Baer, G. (1996): Die Grammatik der Gefühle. In: *Sozialtherapie*. Heft 15. Münster

Baer, U.; Frick-Baer, G. (2000/2006a): Vom Schämen und Beschämtwerden. Band 1 „Bibliothek der Gefühle". Neuk.-Vl. Erweiterte Neuausgabe 2006.

Baer, U.; Frick-Baer, G. (2001a/2008): Leibbewegungen, Herzkreise und der Tanz der Würde. Methoden und Modelle der Tanz- und Bewegungstherapie. Neuk.-Vl.

Baer, U.; Frick-Baer, G. (2001b): Kreative Therapie ist Leibtherapie. Thesen zur Standortbestimmung. In: *therapie kreativ*. Heft 30, Neuk.-Vl.

Baer, U.; Frick-Baer, G. (2002): Resonanz. In: *therapie kreativ*. Heft 32/33. Neuk.-Vl.

Baer, U.; Frick-Baer, G. (2004/2009e): Klingen, um in sich zu wohnen. Methoden und Modelle leiborientierter Musiktherapie. 2. Aufl. 2009: 2 Bände. Neuk.-Vl.

Baer, U.; Frick-Baer, G. (2005): Bausteine einer kreativen Sozio- und Psychotherapie. Ausgewählte Beiträge 1991 bis 2005, KompetenzKompakt Band 2. Neuk.-Vl.

Baer, U.; Frick-Baer, G. (2006): Über die phänomenologische Untersuchungsmethode am Beispiel der Bibliothek der Gefühle. In: *therapie kreativ*. Heft 43. Neuk.-Vl.

Baer, U.; Frick-Baer, G. (2008a): Das ABC der Gefühle. Band 1 „Bibliothek der Gefühle". Weinheim

Baer, U.; Frick-Baer, G. (2008b): Wie Kinder fühlen. Band 2 „Bibliothek der Gefühle". Weinheim

Baer, U.; Frick-Baer, G. (2008c): Vom Sich-fremd-Sein zum In-sich-Wohnen. Band 3 „Bibliothek der Gefühle". Weinheim

Baer, U.; Frick-Baer, G. (2008d): Vom Schämen und Beschämtwerden. Band 4 „Bibliothek der Gefühle". Weinheim

Baer, U.; Frick-Baer, G. (2008e): Vom Trauern und Loslassen. Band 5 „Bibliothek der Gefühle". Weinheim

Baer, U.; Frick-Baer, G. (2009a): Der kleine Ärger und die große Wut. Band 6 „Bibliothek der Gefühle". Weinheim

Baer, U.; Frick-Baer, G. (2009b): Würde und Eigensinn. Band 7 „Bibliothek der Gefühle". Weinheim

Baer, U.; Frick-Baer, G. (2009c): Vom Sehnen und Wünschen. Band 8 „Bibliothek der Gefühle". Weinheim

Baer, U.; Frick-Baer, G. (2009d): Gefühlslandschaft Angst. Band 9 „Bibliothek der Gefühle". Weinheim

Baer, U.; Frick-Baer, G. (2010a): Wege finden aus der Einsamkeit. Band 10: „Bibliothek der Gefühle". Weinheim

Baer, U.; Frick-Baer, G. (2010b): Wie Traumata in die nächste Generation wirken. Untersuchungen, Erfahrungen, therapeutische Hilfen. Neuk.-Vl.

Baer, U.; Frick-Baer, G. (2011): Schuldgefühle und innerer Frieden. Weinheim

Barnowski-Geiser, W. (2001): „Wenn ich nicht mehr zu Musikförder kann, bau ich nur noch Scheiß". Ein Plädoyer für soziotherapeutische Arbeit in der Schule. In: DFS – Deutscher Fachverband für Sozialtherapie (Hrsg.) (2001): Sozialtherapie in Aktion. Neuk.-Vl.

Barnowski-Geiser, W. (2009): Hören, was niemand sieht. Kreativ zur Sprache bringen, was Kinder und Erwachsene aus alkoholkranken Familien bewegt. Neuk.-Vl.

Barnowski-Geiser, W. (2009): Schule braucht Gefühl. Kinder kreativtherapeutisch fördern. Neuk.-Vl.

Barnowski-Geiser, W. (2011): Vater, Mutter, Sucht. Wie erwachsene Kinder trotzdem ihr Glück finden können. Neuk.-Vl.

Bar-On, D. (1993): Die Last des Schweigens. Frankfurt a. M.

Bar-On, D. (1997): Hoffnung bis zu den Enkeln des Holocaust. Furcht und Hoffnung. Von den Überlebenden bis zu den Enkeln. Drei Generationen des Holocaust. Frankfurt a. M.

Beck, A. T. (1979): Wahrnehmung der Wirklichkeit und Neurose. Kognitive Psychotherapie emotionaler Störungen. München

Becker, D. (1992): Ohne Hass keine Versöhnung. Das Trauma der Verfolgten. Freiburg

Becker, D. (2006): Die Erfindung des Traumas – verflochtene Geschichten. Freiburg

Belting, H. u.a. (Hrsg.) (1988): Kunstgeschichte. Eine Einführung. Berlin

Benedetti, G. (1975): Psychiatrische Aspekte des Schöpferischen und schöpferische Aspekte der Psychiatrie. Göttingen

Benedetti, G. (1992). Psychotherapie als existenzielle Herausforderung: Göttingen

Benedetti, G.; Piacentini, T.; Corsi, d'Alfonso, L.; Elia, C.; Medri, G.; Saviotti, M. (1983): Psychosentherapie. Psychoanalytische und existentielle Grundlagen. Stuttgart

Benedetti, G; Peciccia, M. (1995): Das schizophrene Symbol in der Kunsttherapie. In: Tretter, F.; Bender, W. (Hrsg.): Kunsttherapie in der Psychiatrie. Köln

Bermes, C. (1998): Maurice Merleau-Ponty zur Einführung. Hamburg

Besems, T.; van Vugt, G. (1990): Wo Worte nicht reichen. Therapie mit Inzestbetroffenen. München

Bieber-Zai, K.; Baer, U. (1996): Anti-Kopfschmerz-Gruppen. Interaktive Gesundheitsarbeit in der Praxis. In: Udo Baer (Hrsg.): Kreative Sozialtherapie. Münster

Bilz, R. (1957): Pole der Geborgenheit. Eine anthropologische Untersuchung über raumbezogene Erlebnis- und Verhaltensbereitschaften. Studium generale. 10. Jg, o. O. S. 552ff

Bischoff, N. (1966): Psychophysik der Raumwahrnehmung. In: Metuger, W. (Hrsg.): Handbuch der Psychologie. Bd. 1, 1. Halbband. Göttingen

Bloch, E. (1985): Das Prinzip Hoffnung. Band 1 – 3. Frankfurt a.M.

Blumer, H. (1973): Der methodologische Standort des Symbolischen Interaktionismus. In: Arbeitsgruppe Bielefelder Soziologen (Hrsg.) (1973): Alltagswissen, Interaktion und gesellschaftliche Wirklichkeit 1

Bock, T. (1997): Lichtjahre. Psychosen ohne Psychiatrie. Krankheitsverständnis und Lebensentwürfe von Menschen mit unbehandelten Psychosen. Bonn

Bock, T. (2002): Achterbahn der Gefühle. Leben mit Manien und De-pressionen. Herder, Freiburg

Bock, T. (Hrsg.); Buck, D.; Gross, J.; Maß, E.; Sorel, E.; Wolpert, E. (1995): Abschied von Babylon. Verständigung über Grenzen in der Psychiatrie. Bonn

Bock, T.; Deranders, J. E.; Esterer, I. (1995): Stimmenreich. Mitteilungen über den Wahnsinn. Bonn

Bock, T.; Weigand, H. (Hrsg.) (1991): Hand-werks-buch Psychiatrie. Bonn

Böckem, J. (2005): Lass mich die Nacht überleben. Mein Leben als Journalist und Junkie. München

Bollnow, O. F. (1963/2000): Mensch und Raum. Stuttgart

Bommert, C. (1993): Körperorientierte Psychotherapie nach sexueller Gewalt. Weinheim

Bortz, J.; Döring, N. (2006): Forschungsmethoden und Evaluation für Human- und Sozialwissenschaftler. Heidelberg

Borucki, H. (1989): Einführung in die Akustik. Mannheim, Wien, Zürich

Bosch, C. F. M. (1998): Vertrautheit. Studie zur Lebenswelt dementierender alter Menschen. Wiesbaden

Boszormeny-Nagy, I.; Spark, G. (1991): Unsichtbare Bindungen. Stuttgart

Bowlby, J. (2008): Bindung als sichere Basis: Grundlagen und Anwendung der Bindungstheorie. München

Brandl, Y. et al. (2004): Psychoanalytische Therapie. Eine Stellungnahme für die wissenschaftliche Öffentlichkeit und den Wissenschaftlichen Beirat Psychotherapie. In: *Forum Psychoanalyse*, Heft 20, S. 13-125

Brandstetter, G. (1993): Aufforderung zum Tanz. Geschichten und Gedichte. Stuttgart

Brandt, U. (1964): Flüchtlingskinder. *Wissenschaftliche Jugendkunde* 6. München

Braun, K.; Bock, J.: Gehirnentwicklung. Die Narben der Kindheit. In: *Gehirn & Geist*. 01/2003, Heidelberg

Braun, R.: Momentaufnahmen in der Erleuchtung. In: *Gehirn & Geist*. 01/2003, Heidelberg

Bräutigam, W.; Christian, P.; Rad, M. von (1992): Psychosomatische Medizin. Ein kurzgefasstes Lehrbuch. Stuttgart, New York

Breuer, H.: Zellen, die Gedanken lesen. In: Gehirn & Geist. 02/2002, Heidelberg

Brewin, C.R.; Andrews, B.; Valentine, J.D. (2000): Meta-Analysis of risk-factors for posttraumatic stress disorder in trauma-exposed adults. *Journal of Consulting and Clinical Psychology*, 68, S. 748-766

Brisch, K.H.; Hellbrügge, T. (Hg.) (2003): Bindung und Trauma. Stuttgart

Brüsemeister, Thomas (2000): Qualitative Forschung. Ein Überblick. Wiesbaden

Buber, M. (1977): Ich und Du. Heidelberg

Buber, M. (1994): Das Dialogische Prinzip. Gerlingen

Butello, W. (1997): Traumatherapie. Die Bewältigung schwerer posttraumatischer Störungen. München

Butello, W.; Krüsmann, M.; Hagl, M. (1998): Leben nach dem Trauma. Über den therapeutischen Umgang mit dem Entsetzen. München

Canetti, Elias (1977): Das autobiografische Werk: Die gerettete Zunge. Die Fackel im Ohr. Das Augenspiel. München, Wien, Frankfurt a. M.

Ciompi, L. (1982): Affektlogik. Stuttgart

Ciompi, L. (1997): Die emotionalen Grundlagen des Denkens. Entwurf einer fraktalen Affektlogik. Göttingen

Clarkson, P.; Mackewn, J. (1995): Frederick S. Perls und die Gestalttherapie. Köln

Cohn, R. C. (1975): Von der Psychoanalyse zur Themenzentrierten Interaktion. Von der Behandlung einzelner zu einer Pädagogik für alle. Stuttgart

Cohn, R. C.: Alfred Farau (1984): Gelebte Geschichte der Psychotherapie. Zwei Perspektiven. Stuttgart

Costagliola, Rosalia (2002): Körperbildarbeit mit Essgestörten. In: *therapie kreativ*. Heft 32/33. Neuk.-Vl.

Cramer, F. (1998): Symphonie des Lebendigen. Versuch einer allgemeinen Resonanztheorie. Frankfurt a. M.

Damasio, A. R. (2000): Ich fühle, also bin ich. Die Entschlüsselung des Bewusstseins. München
Damasio, A.R. (1997/2001): Descartes' Irrtum. Fühlen, Denken und das menschliche Gehirn. München
Daniel, B. (1998): Auf der grünen Wiese. Körperbild und Körperklang mit einer psychotischen Langzeitpatientin. In: *therapie kreativ*. Heft 20. Neuk.-Vl.
Davis, L.; Siegel, L. J. (2000): Posttraumatic stress disorder in children and adolescents: a review and analysis. In: *Clin Child Fam Psychol Rev*. Vol. 3, 135-154
Descartes, R. (2009): Meditationes. Neuausgabe der "Meditationen" über die Erste Philosophie (1642). Leipzig
DFS – Deutscher Fachverband für Sozialtherapie (Hrsg.) (2001): Sozialtherapie in Aktion. Neuk.-Vl.
Dieckmann, H. (1980): Übertragung und Gegenübertragung. Hildesheim
Dörner, K.; Plog, U. (1986/2002): Irren ist menschlich. Bonn
Dörr-Zegers, O. (2002): Phänomenologie der depressiven Leiblichkeit. In: Fuchs, Thomas; Mundt, Christian (Hrsg.) (2002): Affekt und affektive Störungen. Phänomenologische Konzepte und empirische Befunde im Dialog. Paderborn Wien, S. 144ff
Dornes, M. (1993): Der kompetente Säugling. Die präverbale Entwicklung des Menschen. Frankfurt a. M.
Dornes, M. (1997): Die frühe Kindheit. Entwicklungspsychologie der ersten Lebensjahre. Frankfurt a. M.
Dornes, M. (2000): Die emotionale Welt des Kindes. Frankfurt a. M.
DSM-IV-TR (2003): s. Wittchen

Ehrig, C. (2003): Stationäre Verhaltenstherapie von Essstörungen am Beispiel der Anorexia nervosa. In: Steinbrenner, B-; Schönauer-Cejpek, M. (Hrsg.): Essstörungen: Anorexie – Bulimie – Adipositas; Therapie in Theorie und Praxis. S. 53-65. Wien.
Ekstrom, L. W. (1993): A Coherence Theory of Autonomy. In: *Philosophy and Phenomenological Research* 53
Erikson, E. H. (1964): Einsicht und Verantwortung. Die Rolle des Ethischen in der Psychoanalyse. Stuttgart

Erikson, E. H. (1973): Identität und Lebenszyklus. Frankfurt a. M.

Ferenczi, S. (1988): Ohne Sympathie keine Heilung. Das klinische Tagebuch von 1932. Dt. Erstausgabe 1988. Frankfurt a. M.

Fischer, G. N. (1990): Psychologie des Arbeitsraumes. Frankfurt a. M.

Fischer, G.; Riedesser, P. (2003): Lehrbuch der Psychotraumatologie. München

Flick, U. (2002/5): Qualitative Sozialforschung. Eine Einführung. Reinbek

Franke, J. (1976): Zur Strategie einer praxisbezogenen Ökologischen Psychologie. In: Kaminski, G. (Hrsg.): Umweltpsychologie. Perspektiven – Probleme – Praxis. Stuttgart, S. 107-132

Frankfurt, H. (1988): The Importance of What We Care About. Cambridge

Freud, S. (1961): Die Traumdeutung. Frankfurt a. M.

Frey, J. (2005): Tausend kleine Scherben. München

Frick, E. (2009): Psychosomatische Anthropologie. Ein Lehr- und Arbeitsbuch für Unterricht und Studium. Stuttgart

Frick-Baer, G. (1991): Körperbild. Erlebniszentrierte sozialtherapeutische Arbeit in der Erwachsenenbildung. In: *Sozialtherapie*. Heft 1. Duisburg

Frick-Baer, G. (1993): Über Filmplakate und Panoramatechnik, über zu kurz gekommene Körperteile, Zeitungspapier und Tiere. Anregungen für die Praxis. In: *Sozialtherapie*. Heft 6/7. Duisburg

Frick-Baer, G. (2009): Aufrichten in Würde. Methoden und Modelle leiborientierter kreativer Traumatherapie. Neuk.-Vl.

Frick-Baer, G. ; Baer, U. (1995): Schattenbewegungen. In: *Sozialtherapie*. Heft 12 – 13. Düsseldorf

Frick-Baer, G.; Baer, U. (1992) Sensomotorische Simulation. In: *Sozialtherapie*. Heft 2. Duisburg

Friedrich, G.; Preiss, F. (2002): Lehren mit Köpfchen. In: *Gehirn & Geist*. 4/2002. Heidelberg

Fuchs, T. (1992): Die Mechanisierung des Herzens. Frankfurt a. M.

Fuchs, T. (2000a): Leib – Raum – Person. Entwurf einer Phänomenologischen Anthropologie. Stuttgart

Fuchs, T. (2000b): Psychopathologie von Leib und Raum. Phänomenologisch-empirische Untersuchungen zu depressiven und paranoiden Erkrankungen. Darmstadt

Fuchs, T. (2002): Zeitdiagnosen. Philosophisch-psychiatrische Essays. Zug

Fuchs, T. u.a. (2003): Angst und Zuversicht. Heidelberg

Fuchs, T. (2008a): Das Gehirn – ein Beziehungsorgan. Eine phänomenologisch-ökologische Konzeption. Stuttgart

Fuchs, T. (2008b): Leib und Lebenswelt. Neue philosophisch-psychiatrische Essays. Zug

Fuchs, T. (2011): Leibgedächtnis, Phänomenologie und Therapie. Vortrag auf der Konferenz „Leibgedächtnis und Therapie". Heidelberg (Audio-CD)

Fuchs, T.; Mundt, Ch. (Hrsg.) (2002): Affekt und affektive Störungen. Phänomenologische Konzepte und empirische Befunde im Dialog. Paderborn, Wien

Gindl, B. (2002): Die Resonanz der Seele. Über ein Grundprinzip therapeutischer Beziehung. Paderborn

Glinka, H.-J. (1998): Das narrative Interview. Eine Einführung für Sozialpädagogen. Weinheim

Goffman, E. (1982): Das Individuum im öffentlichen Austausch. Frankfurt a. M.

Goltermann, S. (2009): Die Gesellschaft der Überlebenden. Deutsche Kriegsheimkehrer und ihre Gewalterfahrungen im zweiten Weltkrieg. München

Göpel, H. (2001): Demenz: Rheingauer Gespräche zur Versorgung und Therapie. In: *Geriatrie Journal*. Jg. 3

Göper, E. (Hrsg.) (2004): Gesundheit bewegt. Wie aus einem Krankheitswesen ein Gesundheitswesen entstehen kann. Frankfurt a. M.

Graumann, C.F. (Hrsg.) (1978): Ökologische Perspektiven in der Psychologie. Bern, Stuttgart, Wien

Grawe, K.; Donati, R.; Bernauer, F. (1994): Psychotherapie im Wandel. Göttingen

Grossmann, K. E; Grossmann, K. (2006): Bindungen – das Gefühge psychischer Sicherheit. Stuttgart

Gugutzer, R. (2002): Leib, Körper, Identität. Wiesbaden

Gugutzer, R. (2005): Der Körper als Identitätsmedium: Essstörungen. In: Schroer, Markus (Hrsg.) (2005): Soziologie des Körpers. Frankfurt a. M.

Günzel, S. (Hrsg.) (2010): Raum. Ein interdisziplinäres Handbuch. Stuttgart

Haeckel, E. (1866): Generelle Morphologie der Organismen, Bd. 1 und Bd. 2, Berlin

Hall, E.T. (1976): Die Sprache des Raumes. Düsseldorf

Hansa, H. (2002): Der Geisterschmerz. In: *Gehirn & Geist* 02/2002

Hanses, A. (1996): Epilepsie als biografische Konstruktion. Eine Analyse von Erkrankungs- und Gesundungsprozessen anfallserkrankter Menschen anhand Lebensgeschichten. Bremen

Heckel, J. (2004): sich das Leben nehmen. Alkoholismus aus der Sicht eines Alkoholikers. München

Heidegger, M. (1927): Sein und Zeit. Halle a. d. Saale

Hell, Daniel (2003): Seelenhunger. Der fühlende Mensch und die Wissenschaft vom Leben.Bern

Henning, T. (2012): Personale Identität und personale Identitäten – Ein Problemfeld der Philosophie. In: Petzold, H.G. (Hrsg.) (2012): Identität. Ein Kernthema moderner Psychotherapie – Interdisziplinäre Perspektive. Wiesbaden

Hentig von H. (2001): Ach, die Werte. Weinheim

Herman, J. (1997/2003): Die Narben der Gewalt. Traumatische Erfahrungen verstehen und überwinden. Paderborn

Hersey, G: L. (1988): Verführung nach Maß. Ideal und Tyrannei des perfekten Körpers. Berlin

Höfer, R. (1993): Die Hiobsbotschaft C. G. Jungs. Folgen sexuellen Missbrauchs. Lüneburg

Hoffmann, A.; Reddemann, L.; Gast, U. (Hg.) (2003): Behandlung dissoziativer Störungen. Stuttgart

Horowitz, M. J. (1986): Stress-response syndromes. New York

Huber, M. (2003): Trauma und die Folgen. Trauma und Traumabehandlung, Band 1 und 2. Paderborn

Husserl, E (1993): Logische Untersuchungen. 3 Bände. Untersuchungen zur Phänomenologie und Theorie der Erkenntnis. Tübingen

Husserl, E. (1995): Ideen zu einer reinen Phänomenologie und phänomenologischen Philosophie. Erstes Buch, S. 52. Dordrecht

Hüther, G. (1998): Biologie der Angst. Wie aus Stress Gefühle werden. Göttingen

Hüther, G. (2001): Bedienungsanleitung für ein menschliches Gehirn. Göttingen

ICD-10 (2010): s. Weltgesundheitsorganisation

Jacobi, C.; Paul, T.; Thiel, A. (2004): Fortschritte der Psychotherapie, Band 24: Essstörungen. Göttingen

Jäger, L. (2003): Ohne Sprache undenkbar. In: Gehirn & Geist. Das Magazin für Psychologie und Hirnforschung. Heft 2, S. 36ff. Heidelberg

James, W. (1950): Principles of Psychology. Band II. New York, London

Jaspers, K. (1965): Allgemeine Psychopathologie. Berlin, Heidelberg

Jung, C.G. (19915): Praxis der Psychotherapie. Olten

Jung, C.G. (19928): Die Archetypen und das kollektive Unbewusste. Olten

Kaminski, G. (1985): Zehn Jahre Ökopsychologie. In: Albert, D.: Bericht über den 34. Kongress der Deutschen Gesellschaft für Psychologie, Bd. 2, S. 837-840. Göttingen

Kaminski, G. (Hrsg.) (1985): Ordnung und Variabilität im Alltagsgeschehen. Göttingen

Keil, A. (1982): Rekonstruktion von Gesundheit aus Leidensbildern. In: Schulz, R.; Schubert, P. (Hrsg.): Die Wiederentdeckung des Körpers. Theater, Therapie und Unterricht. Reinbek

Keil, A. (1999): Wird Zeit, dass wir leben. Wenn Körper und Seele streiken. Kreuzlingen

Keilson, H. (1979): Sequentielle Traumatisierung bei Kindern. Stuttgart

Keupp, H. u.a. (1999/2002): Identitätskonstruktionen. Das Patchwork der Identitäten in der Spätmoderne. Reinbek

Khan, M. M. (1963): Das kumulative Trauma. In: Khan, M. M. (1963): Selbsterfahrung in der Therapie. München

Kitwood, T. (2000): Demenz. Der personenzentrierte Ansatz im Umgang mit verwirrten Menschen. Bern

Klages, L. (1998): Vom Wesen des Bewusstseins. Bonn

Klußmann, R. (1986): Psychosomatische Medizin. Eine Übersicht. Berlin, Heidelberg, New York, Tokyo

Knill, P.J. (1991): Ausdruckstherapie. Lilienthal

Kobasa, S.C.; Puretti, M. C. (1982): Personality and social resources in stress resistance. *Journal of Personality and Sozial Psychology* 45, 839-850

Koffka, K. (1935): Principles of gestalt psychology. New York

Kogan, I. (1998): Der stumme Schrei der Kinder. Die zweite Generation der Holocaust-Opfer. Frankfurt a. M.

Kolk, B.A. van der; Mc Farlane, A.C.; Weisaeth, L. (Hg.) (2000): Traumatic Stress. Grundlagen und Behandlungsansätze. Paderborn

Kriz, J. (1991): Grundkonzepte der Psychotherapie. Weinheim

Kruse, L. (1974): Räumliche Umwelt. Die Phänomenologie des räumlichen Verhaltens als Beitrag zu einer psychologischen Umwelttheorie. Berlin

Kruse, L. (1980): Privatheit als Problem und Gegenstand der Psychologie. Bern, Stuttgart, Wien

Kruse, O. (1985): Emotionsdynamik und Psychotherapie. Grundlagen zum Verständnis menschlicher Emotionen und ihrer psychotherapeutischen Beeinflussung. Weinheim

Kruse, O. (1995): Entwicklungstheorie der Emotionen und Psychopathologie. In: Petzold, H.G. (Hrsg.): Die Wiederentdeckung des Gefühls. Emotionen in der Psychotherapie und der menschlichen Entwicklung. Paderborn

Kuiper, P.C. (1993): Seelenfinsternis. Die Depression eines Psychiaters. Fischer, Frankfurt a. M.

Labrèche, M.-S. (2004): Borderline. Berlin

Laing, R. u.a. (1976): Interpersonelle Wahrnehmung. Frankfurt a. M.

Lang, H.; Faller, H.; Schowalter, M. (Hrsg.) (2007): Struktur – Persönlichkeit – Persönlichkeitsstörung. Würzburg

Lauveng, Arnhild (2005): Morgen bin ich ein Löwe. Wie ich die Schizophrenie besiegte. München

Lewin, K. (1943): Psychologische Ökologie. In: Lewin, K. (1963): Feldtheorie in den Sozialwissenschaften. S. 98 - 101. Bern/Stuttgart

Lewin, K. (1982): Feldtheorie. Band 4 der Kurt-Lewin-Werkausgabe. Hrsg.: Graumann, C.-F. Stuttgart

Lorenz, K. (1965): Über tierisches und menschliches Verhalten. Bd. II. München

Mahler, M. S.; Pine, F.; Bergman, A. (1980): Die psychische Geburt des Menschen. Frankfurt a. M.

Marquard, Odo (2003): Zukunft braucht Herkunft. Philosophische Essays. Ditzingen

Mead, G. H. (1934/1977): Geist, Identität und Gesellschaft. Frankfurt a. M.

Mehrabian, A. (1987): Räume des Alltags. Wie die Umwelt unser Verhalten bestimmt. Frankfurt a. M.

Merleau-Ponty, M. (1966): Phänomenologie der Wahrnehmung. Berlin

Merleau-Ponty, M. (2003): Das Primat der Wahrnehmung. Frankfurt a. M.

Mertens, W. (19932): Einführung in die psychoanalytische Therapie. Band 2. Stuttgart

Metzinger, T. (1999): Subjekt und Selbstmodell: die Perspektivität phänomenalen Bewußtseins vor dem Hintergrund einer naturalistischen Theorie mentaler Repräsentation. 2. , durchgesehene Aufl. Paderborn

Miller, R. (1984): Ökologische Psychologie. In: Lück, H.E.; Miller, R.; Rechtien, W. (Hrsg.) (1984): Geschichte der Psychologie. Ein Handbuch in Schlüsselbegriffen. München

Miller, R. (1986a): Einführung in die Ökologische Psychologie. Fernuniversität Hagen

Miller, R. (1986b): Umweltpsychologie. In: Rexilius, G.; Grubitzsch, S. (Hrsg.). Psychologie – Ein Grundkurs. Reinbek

Muthmann, K. D. (Hrsg.) (1984): Musik und Erleuchtung. Der Weg der großen Meister. München

Nagera, H. (Hrsg.) (1974): Psychoanalytische Grundbegriffe. Frankfurt a. M.

Neff, K. (Hrsg.) (1993): Vom Tanz. Ein Lesebuch. Frankfurt a.M.

Neuner, F. (2008): Stabilisierung vor Konfrontation in der Traumatherapie – Grundregel oder Mythos? In: *Verhaltenstherapie* 2008;18. S. 109-118

Neyraut, M. (1996): Die Übertragung. Literatur der Psychoanalyse. Frankfurt a. M.

Noy, G. (2000): Grauzeit: Mein Weg aus der Depression. S. 80. Bonn

Oerter, R.; Montada, L. (1987): Entwicklungspsychologie. Weinheim

Otto, M. (2006): Der Tiger zwischen den Seidenhemden. Leben mit Angststörungen. Oldenburg

Panksepp, J. (1998): Affective Neuroscience. The foundation of human and animal emotions. New York, Oxford

Pauen, M. (2002): Von Fledermäusen und der Freiheit des Willens. In: Gehirn & Geist. 01/2002. Heidelberg

Peichl, J. (2001). Die Transformation der traumatischen Erinnerung: Techniken der Traumatherapie. Eine Revue der Erklärungsmodelle und Therapieansätze. In: A. Streeck-Fischer; U. Sachsse; I. Özkan (Hrsg.): Körper, Seele, Trauma. S. 151-174. Göttingen

Perls, F. S. (1976): Grundlagen der Gestalttherapie. Einführung und Sitzungsprotokolle. München

Perls, F. S. (1980/1992): Gestalt-Wachstum-Integration. Aufsätze, Vorträge, Therapiesitzungen.

Perls, F. S., Hefferline, R. F.; Goodman, P. (1981a): Gestalttherapie. Lebensfreude und Persönlichkeitsentfaltung. Stuttgart

Perls, F. S.; Hefferline, R. F.; Goodman, P. (1981b): Gestalttherapie. Wiederbelebung des Selbst. Stuttgart

Perls, L. (1989): Leben an der Grenze. Essays und Anmerkungen zur Gestalt-Therapie. Köln

Petersen, P. (Hrsg.) (2002): Forschungsmethoden künstlerischer Therapien. Grundlagen – Projekte – Vorschläge. Stuttgart

Petzold, H. (1993): Integrative Therapie. Modelle, Theorien und Methoden für eine schulenübergreifende Psychotherapie. 1. Klinische Philosophie. Paderborn

Petzold, H. G. (1995): Die Kraft liebevoller Blicke. Psychotherapie & Babyforschung. Band 1 und 2. Paderborn

Petzold, H., G.; Josic, Z. (2007): Integrative Traumatherapie. Ein leiblicher Ansatz nicht-exponierender Therapie. In: *Gestalttherapie. Forum für Gestaltperspektiven*, hrsg. von der Deutschen Vereinigung für Gestalttherapie, Heft 1/2007

Petzold, H.G. (Hrsg.) (2012): Identität. Ein Kernthema moderner Psychotherapie – Interdisziplinäre Perspektive. Wiesbaden

Piaget, J. (1974): Der Aufbau der Wirklichkeit beim Kinde. Stuttgart.

Piaget, J. (1974/1988): Das Weltbild des Kindes. München

Piaget, J.; Inhelder, B. (1986): Die Psychologie des Kindes. München

Platon: Politeia. (verfasst 370 v. Chr.)

Plessner, H. (1975): Stufen des organischen und der Mensch. Einleitung in die philosophische Anthropologie. Berlin – New York

Plessner, H. (2003): Conditio humana. Gesammelte Schriften VIII. Frankfurt a. M.

Polenz, S. von (1994): Und er bewegt sich doch. Ketzerisches zur Körperabstinenz der Psychoanalyse. Frankfurt a. M.

Prinzhorn, H.(1922 / ...): Bildnerei der Geisteskrankheiten. Berlin

Reddemann, L. (2004): Psychodynamisch Imaginative Traumatherapie. München

Rogers, C. R. (1954): Auf dem Wege zu einer Theorie der Kreativität. In: Petzold, H.; Orth, I. (Hrsg.) (1990): Die neuen Kreativitätstherapien. Handbuch der Kunsttherapie, Band I. Paderborn

Rogers, C. R. (2003): Der neue Mensch. München

Röhr, H.-P. (2006): Ich traue meiner Wahrnehmung. Sexueller und emotionaler Missbrauch. München

Röhricht, F. (1909): Das Körperbild im Spannungsfeld von Sprache und Erleben – Terminologische Überlegungen. Stuttgart. In: Joraschky, P.; Löw, T.; Röhricht, F. (2009): Körpererleben und Körperbild. Ein Handbuch zur Diagnostik. S. 25ff. Stuttgart

Rorarius, W. (1991): Viktor von Weizsäckers Pathosophie. Stuttgart, New York

Rosenfield, I. (1992): Das Fremde, das Vertraute und das Vergessene. Frankfurt a. M.

Roth, G. (1996): Schnittstelle Gehirn. Interface Brain. Zwischen Geist und Welt. Bern

Roth, G. (1997): Das Gehirn und seine Wirklichkeit. Kognitive Neurobiologie und ihre philosophischen Konsequenzen. Frankfurt a. M.

Roth, G. (2002a): Fühlen, Denken, Handeln. Wie das Gehirn unser Verhalten steuert. Frankfurt a. M.

Roth, G. (2002b): Gleichtakt im Neuronennetz. In: *Gehirn & Geist*. 01/2002, S. 38ff. Heidelberg

Roth, G. (2002c): Interview mit G. Roth. In: *Gehirn & Geist*. 02/2002. Heidelberg

Roth, G. (2003): Aus Sicht des Gehirns. Frankfurt a. M.

Roth, G. (2007): Fühlen, Denken, Handeln. Frankfurt a. M.

Rudolf, G.; Rüger, U. (2001): Zur Differentialindikation zwischen tiefenpsychologisch fundierter und analytischer Psychotherapie. In: Psychotherapeut, Heft 46, S. 216-219

Rüger, U.; Blomert, A.F.; Förster, W. (1990): Coping. Theoretische Konzepte, Forschungsansätze, Messinstrumente zur Krankheitsbewältigung. Göttingen

Rutter, M. (1985): Resilience in the face of adversity. Protective factors and resistance of psychiatrie disorders. *Brit. J. Psychiatr.* 147, 589-611

Rutter, M. (1990): Psychosocial resilience and protective mechanism. In: Rolf, J. et al.: Risk and protective factors in the development of psychopathology. S. 181-214. Cambridge

Sachsse, U. (Hg.) (2005): Traumazentrierte Psychotherapie. Theorie, Klinik und Praxis. Stuttgart, New York

Sacks, O. (1987): Der Mann, der seine Frau mit einem Hut verwechselte. Hamburg

Sandler, J.; Dare, C.; Holder, A. (19967): Die Grundbegriffe der Psychoanalytischen Therapie. Stuttgart

Scheler, M. (1994): Schriften zur Anthropologie. Ditzingen

Schenk-Danzinger, L. (1991): Entwicklungspsychologie. Wien

Schilder, P. (1923/1935): Das Körperschema. Ein Beitrag zur Lehre vom Bewußtsein des eigenen Körpers. Berlin

Schlippe van, A.; Schweitzer, J. (1996): Lehrbuch der systemischen Therapie und Beratung. Göttingen

Schmitz, H. (1989): Leib und Gefühl. Materialien zu einer philosophischen Therapeutik. Paderborn

Schmitz, H. (1998a): System der Philosophie. Der Leib. Erster Teil. Bonn

Schmitz, H. (1998b): System der Philosophie. Der Raum. Erster Teil. Bonn

Schult-Gambard, J. (1985): Räumliches Verhalten. Fernuniversität Hagen

Schütze, F. (1977): Die Technik des narrativen Interviews in Interaktionsfeldstudien. In: Arbeitsberichte und Forschungsmaterialien Nr. 1 der Universität Bielefeld, Fakultät für Soziologie

Schütze, F. (1994): Ethnografie und sozialwissenschaftliche Methoden der Feldforschung. In: Groddeck, N.; Schumann, M. (Hrsg.): Modernisierung Sozialer Arbeit durch Methodenentwicklung und -reflektion. Freiburg

Sechehaye, Marguerite (1973): Tagebuch einer Schizophrenen. Frankfurt a. M.

Shalev, A.; Yehuda, R.; McFarlane, A.F. (Hg.) (2000): International Handbook of Human Response to Trauma. New York

Simmat, W. E. (o.J.): Über das Triptychon als bildnerische Form, Frankfurter Projekt II, Ausstellungskatalog

Singer, W. (2002): Der Beobachter im Gehirn. Essays zur Hirnforschung. Frankfurt a. M.

Solomon, Andrew (2001): Saturns Schatten. Die dunklen Welten der Depression. 4. Auflage. Frankfurt a. M.

Spaemann, R. (1995): Zum Begriff des Lebens. In: Kockott, G.; Möller, H.-J. (Hrsg.): Sichtweisen der Psychiatrie. S. 84 ff. München

Spaemann, R. (2006): Personen. Versuche über den Unterschied zwischen ‚Etwas' und ‚Jemand'. Stuttgart

Spitz, R. A. (1967/1996): Vom Säugling zum Kleinkind. Naturgeschichte der Mutter-Kind-Beziehungen im ersten Lebensjahr. Stuttgart

Spitzer, M. (2000): Geist im Netz. Modelle für Lernen, Denken und Handeln. Heidelberg

Spitzer, M. (2001): Geist, Gehirn und Nervenheilkunde. Grenzgänge zwischen Neurobiologie, Psychopathologie und Gesellschaft. Stuttgart, New York

Spitzer, M. (2002): Musik im Kopf. Hören, Musizieren, Verstehen und Erleben im neuronalen Netzwerk. Stuttgart

Spitzer, M. (2002): Lernen. Gehirnforschung und die Schule des Lebens. Heidelberg, Berlin

Spitzer, R.L.; Gibbon, M.; Skodol, A.E.; Williams, JB.W.F; First, M.B. (1991): DSMIII-R Falldarstellungen. Diagnostisches und Statistisches Manual Psychischer Störungen DMS-II-R. Weinheim,

Springer, M. (2002): Warum wollen wir keine blauen Nudeln essen? Forscher debattierten über unbewusste Gefühle und die Bedeutung von Farben beim Essen. In: *Gehirn & Geist.* 02/2002. Heidelberg

Staemmler, F. M. (2000): Der schiefe Turm von Pisa oder: Das unstimmige Konzept der „frühen Störung". In: I*ntegrative Therapie*. Heft 1 / 2000. Paderborn

Staemmler, F.-M. (1993): Therapeutische Beziehung und Diagnose. Gestalttherapeutische Antworten. München

Stern, D. (1992/1998): Die Lebenserfahrung des Säuglings. Stuttgart

Stern, D. (2000): Mutter und Kind. Die erste Beziehung. Stuttgart

Straus, E. (1932): Vom Sinn der Sinne. Berlin

Straus, E. (1960): Psychologie der menschlichen Welt. Berlin

Strauß, B. (1996): Muss sich die Psychoanalyse wandeln? Schlussfolgerungen aus der empirischen Psychotherapieforschung. *Psychotherapie Forum 4*

Streeck-Fischer, A.; Sachsse, U.; Özkan, I. (Hg.): Körper, Seele, Trauma. Biologie, Klinik und Praxis. Göttingen

Sturm, F. (2007): Buddha, Bier und Zwänge aus Beton. Mein Weg aus den Zwängen. Swisttal

Suess, G. J., & Sroufe, J. (2008). Klinische Implikationen der Minnesota Längsschnittstudie zur Persönlichkeitsentwicklung von der Geburt bis ins Erwachsenenalter. Frühe Kindheit, 11(6), 8-17.

Tomasello, M. (2006): Die kulturelle Entwicklung des menschlichen Denkens. Zur Evolution der Kognition. Frankfurt a. M.

Traumatic Stress. Grundlagen und Behandlungsansätze. Paderborn

Uexküll, T. von (1963): Grundfragen der psychosomatischen Medizin. Reinbek

Ulich, M. (1988): Risiko- und Schutzfaktoren in der Entwicklung von Kindern und Jugendlichen. *Z. Entwpsychol. Pädagog. Psychol.* 20, 146-166

Volkan, V.D. (1995): Intergenerational transmission and ‚chosen' traumas: A link between the psychology of the individual and that of the ethnic group. In: Rangell, V.L. and Moses, R. (Hg.) (1995): Psychoanalysis at the Political Border. Essays in Honor of Rafael Moses. S. 251-276. Madison. CT.

Vygotskij, L. S. (2002): Denken und Sprechen. Weinheim

Waldenfels, B. (1992/2001): Einführung in die Phänomenologie. München

Waldenfels, B. (1994): In den Netzen der Lebenswelt. Frankfurt a. M.

Waldenfels, B. (2000): Das leibliche Selbst. Vorlesungen zur Phänomenologie des Leibes. Frankfurt a. M.

Waldenfels, B. (2010): Phänomenologie in Frankreich. Frankfurt a. M.

Weizsäcker, V. von (1923a): Das Antilogische. In: Gesammelte Schriften. Bd. 2. Frankfurt a. M.

Weizsäcker, V. von (1923b): Das Antilogische. In: Gesammelte Schriften. Bd. 2. Frankfurt a. M.

Weizsäcker, V. von (1986a): Gesammelte Schriften. Bd. 6. Frankfurt a. M.

Weizsäcker, V. von (1986b): Soziale Krankheit und soziale Gesundung. In: Gesammelte Schriften. Bd. 8. Frankfurt a. M.

Weizsäcker, V. von (1987a): Anonyma (1944). In: Gesammelte Schriften. Bd. 7, Frankfurt a. M.

Weizsäcker, V. von (1987b): Gesammelte Schriften. Bd. 7. Frankfurt a. M.

Weizsäcker, V. von (1988): Der kranke Mensch. In: Gesammelte Schriften. Bd. 9. Frankfurt a. M.

Weizsäcker, V. von (1997a): Gesammelte Schriften. Bd. 4. Frankfurt a. M.

Weizsäcker, V. von (1997b): Der Gestaltkreis (1940). In: Gesammelte Schriften. Bd. 4. Frankfurt a. M.

Weizsäcker, Viktor von (1986): Gesammelte Schriften. Bd. 6. Frankfurt a. M.

Weltgesundheitsorganisation; Dilling, H.; Mombour, W.; Schmidt, M. H. (Hrsg.) (2010): Internationale Klassifikation psychischer Störungen. ICD-10. Kapitel V-F. Klinisch-diagnostische Leitlinien. Bern, Göttingen, Toronto, Seattle

Wertheimer, M. (1964): Produktives Denken. Frankfurt a. M.

Wichelhaus, B. (1990): Körper, Körperwahrnehmung, Körpererfahrung. In: *Kunst und Unterricht. Zeitschrift für Kunstpädagogik vereint mit Kunsterziehung.* Heft 202. Seelze

Wiesel, E. (1960): Die Nacht ist begraben, Elischa. Frankfurt a. M., Berlin

Wilz, G. (2002): Belastungsverarbeitung bei pflegenden Angehörigen von Demenzkranken. Eine Tagebuchstudie. Göttingen

Winnicott, D.W. (1993): Vom Spiel zur Kreativität. Stuttgart

Wirtz, U. (1989/2005): Seelenmord. Inzest und Therapie. Stuttgart

Wissenschaftlicher Beirat Psychotherapie (2005): Stellungnahme zur Psychodynamischen Psychotherapie bei Erwachsenen vom 11.11.2004. *Deutsches Ärzteblatt*. Heft 102, S. 73-75.

Wissmann, P. (Hrsg.) (2004): Werkstatt Demenz. Hannover

Wittchen, H.-U.; Saß, H.; Zaudig, M.; Koehler, K. (2003): Diagnostisches und Statistisches Manual Psychischer Störungen. DSM-III-R. Revision. Göttingen, Basel ...

Woggon, B. (1999): Ich kann nicht wollen. Berichte depressiver Patienten. Bern

Wyss, D. (1982): Der Kranke als Partner – Lehrbuch der anthropologisch-integrativen Psychotherapie. Bd. 1 und 2. Göttingen.

Zacher, A. (1978): Der Krankheitsbegriff bei Viktor von Weizsäcker. Anthropologie des kranken Menschen. Dissertation. Universität Würzburg

Zacher, A. (1984): Der Begriff des „ungelebten Lebens" im Werk Viktor von Weizsäckers. In: *Psychother. med. Psychol.* 34, S. 237-241

Zacher, A. (1984): Der Begriff des „ungelebten Lebens" im Werk Viktor von Weizsäckers. In: *Psychother. med. Psychol.* 34, S. 237-241

Zacher, A. (1988): Die Krankengeschichte und das „ungelebte Leben". In: *Z. f. klein. Psych. Psychopath. Psychother.* 33, S. 237-241

Zacher, A. (1988): Kategorien der Lebensgeschichte. Ihre Bedeutung für Psychiatrie und Psychotherapie. Berlin, Springer

Zahavi, D. (2007): Phänomenologie für Einsteiger. Paderborn

Stichwort- und Personenverzeichnis

(sehr häufig vorkommende Begriffe wie Leib, Erleben u.ä. wurden nicht aufgenommen)

B

C

F

G

H

I

J

K

L

N

O

P

S

T

U

V

W

Z

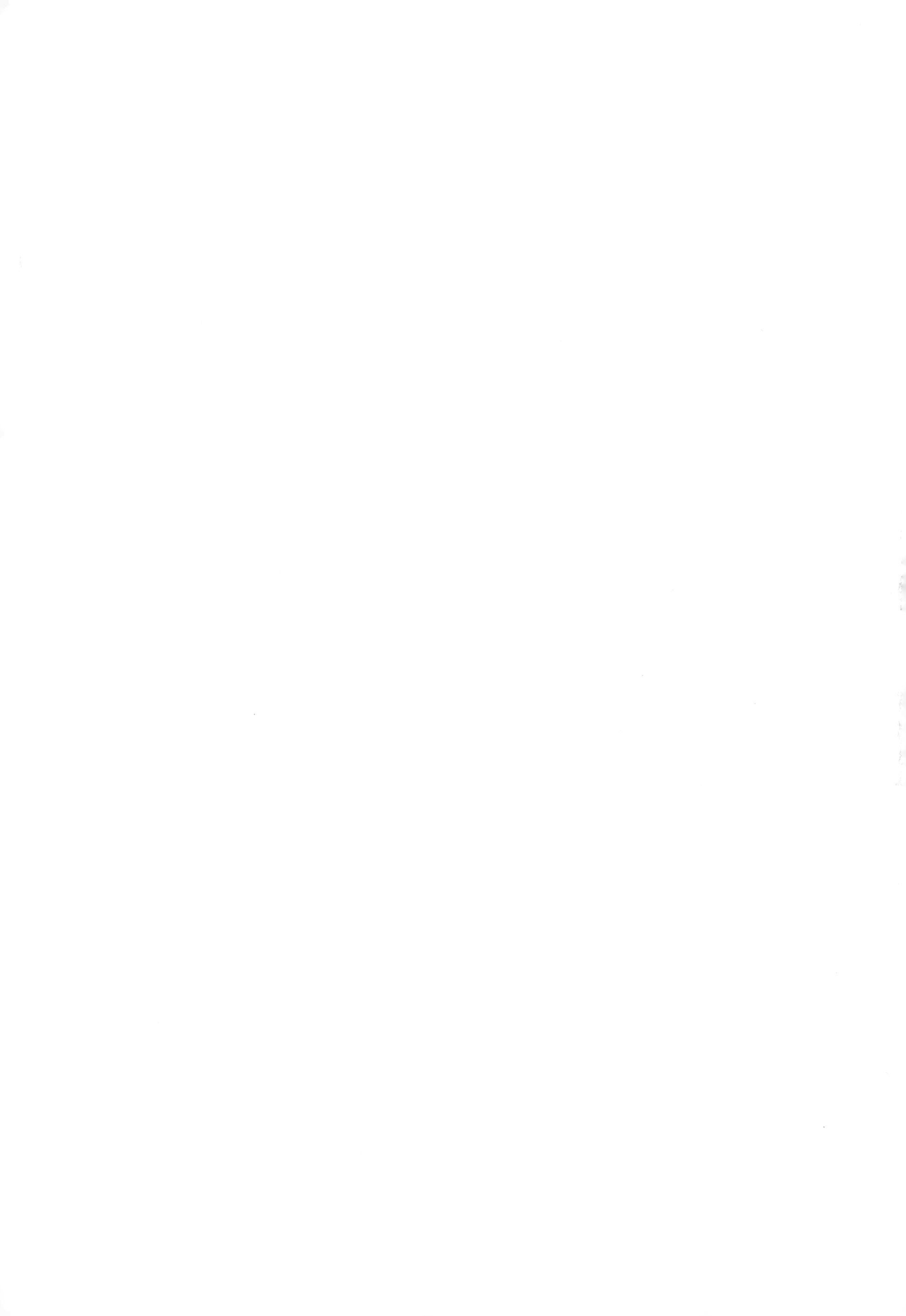